"北大医学"研究生规划教材

急诊危重病理论与实践

主　编　马青变　李　姝

主　审　熊　辉　朱继红　郑亚安

副主编　葛洪霞　田　慈　郑　康

编　委（以姓名汉语拼音排序）

崔丽艳（北京大学第三医院）　　马刿芳（首都医科大学附属北京地坛医院）

邓正照（北京大学第三医院）　　汤亚南（北京大学第三医院）

杜兰芳（北京大学第三医院）　　田　慈（北京大学第三医院）

杜毅鹏（北京大学第三医院）　　王　斌（北京大学第三医院）

高　莉（北京大学第一医院）　　王　凡（北京医院）

葛洪霞（北京大学第三医院）　　王武超（北京大学人民医院）

郭治国（北京大学第三医院）　　温　伟（北京医院）

怀　伟（北京大学第三医院）　　吴春波（北京大学人民医院）

李　辉（北京大学第三医院）　　熊　辉（北京大学第一医院）

李　姝（北京大学第三医院）　　姚　颖（北京大学第三医院）

李　硕（北京大学第三医院）　　张国强（中日友好医院）

李　涛（北京大学第三医院）　　张华纲（北京大学第三医院）

李卫虹（北京大学第三医院）　　张新超（北京医院）

李晓晶（北京大学第一医院）　　张英爽（北京大学第三医院）

练　睿（中日友好医院）　　　　张玉梅（北京大学第三医院）

刘　耕（北京积水潭医院）　　　赵　斌（北京积水潭医院）

刘桂花（北京大学第三医院）　　郑　康（北京大学第三医院）

刘韶瑜（北京大学第三医院）　　郑亚安（北京大学第三医院）

刘　维（北京大学第三医院）　　朱继红（北京大学人民医院）

马青变（北京大学第三医院）

北京大学医学出版社

JIZHEN WEIZHONGBING LILUN YU SHIJIAN

图书在版编目（CIP）数据

急诊危重病理论与实践 / 马青变，李姝主编．—北京：
北京大学医学出版社，2024.1
ISBN 978-7-5659-3019-5

Ⅰ．①急…　Ⅱ．①马…②李…　Ⅲ．①急性病-诊疗-
研究生-教材②险症-诊疗-研究生-教材　Ⅳ．①R459.7

中国国家版本馆CIP数据核字（2023）第193193号

急诊危重病理论与实践

主　　编：马青变　李　姝
出版发行：北京大学医学出版社
地　　址：（100191）北京市海淀区学院路38号　北京大学医学部院内
电　　话：发行部 010-82802230；图书邮购 010-82802495
网　　址：http://www.pumpress.com.cn
E-mail：booksale@bjmu.edu.cn
印　　刷：北京信彩瑞禾印刷厂
经　　销：新华书店
责任编辑：郭　颖　孙敬怡　　责任校对：靳新强　　责任印制：李　啸
开　　本：850 mm×1168 mm　1/16　印张：23　字数：660千字
版　　次：2024年1月第1版　2024年1月第1次印刷
书　　号：ISBN 978-7-5659-3019-5
定　　价：89.00元

本书由

北京大学医学出版基金资助出版

前　言

急诊医学是一门讲究救治时效性的学科，临床实践中需要在最短的时间内对急危重症进行识别及快速处理，对临床医生的专业素养要求较高。急诊医学研究生是医学领域培养的高端医学人才，课程需贴合临床实际，其在学习实践过程中需要融知识传授、技能培养、决策引导、科研拓展为一体的，内容全面且具有急诊特色的专业教材，区别于内科学和重症医学，不拘泥于某一系统疾病，内容广泛并涉及多学科知识。

依托于北京大学医学部研究生专业课课程体系建设项目，作者牵头并邀请北京大学医学部各附属医院和教学医院的多学科顶级专家，经过热烈的讨论，统一思想、潜心备课，自 2019 年秋季学期开始进行"急诊危重病理论与实践"的授课。随着课程的日渐成熟，延续课程的建设精神，编写此配套教材，希望能在党的二十大精神鼓舞下，以广大人民群众的健康为中心，勇于探索，大胆创新，吸取面授课程精华，引导学生进行深入思考，并践行思政教育。

本教材分为导论篇、常见急重症篇、操作技能篇。其中，导论篇基于急诊医学的普遍性问题，从急诊医学的特点出发，涵盖了检伤分诊、急诊超声、影像、用药、检验各类专题以及医学人文内容。常见急重症篇以症状为导向，着重挑选了急诊科常见的急危重症，对其诊断、危险分层、诊断要点及治疗原则进行阐述，引用了最新的指南及其他循证医学证据；急诊科作为重大突发传染病第一道防线的重要组成部分，探讨了常见急性传染病防控相关问题。操作技能篇紧扣创新技术前沿，介绍了急诊常用生命支持治疗技术，尤其是目标温度管理及体外心肺复苏等热点技术的临床应用实践经验。

本教材虽以急诊医学为主要教学内容，主要面向急诊医学专业型研究生，着眼于临床能力培养，但由于学科的综合性及交叉性，也适用于内科学、外科学、妇产科学、危重症医学、麻醉学等其他专业型研究生的拓展学习。

本教材在出版时，得到北京大学医学出版社的帮助，深表谢意。

虽经几次修改，但由于编委能力所限，不足之处在所难免，敬请专家、读者批评指正。

马青变

目 录

第一篇　导论篇

第一章

急诊医学概论及进展

◎ 学习目标

基本目标

1. 熟悉急诊医疗服务体系。
2. 熟悉急诊医学特点。

发展目标

了解急诊医学发展简史。

一、急诊医学的发展历史

急诊医学（emergency medicine）是近几十年来得到迅速发展的一门跨专业、跨学科的独立的医学分科，就其本身而言，人们对于急性疾病及意外事故的医疗需求推动了急诊医学发展。1924年，意大利的佛罗伦萨建立了世界上第一个急诊急救服务体系，进行伤病员的急救和转运；1936年，法国最早建立急救医疗系统，这是一种以医师为主的全国性服务，并且派出专科医师进行现场急救服务；1968年，医学博士 John Wiegenstein 和其他 7 名全职急诊医师成立了美国急诊医师学会（American College of Emergency Physicians，ACEP）；1972年，美国医学会正式承认急诊医学是医学领域中的一门新学科；1979年，美国医学会和美国医学专业委员会批准急诊医学成为第23 个医学专科，至此，急诊医学在国际被公认为一门独立的学科。

在我国，1980年，卫生部颁布了《关于加强城市急救工作的意见》；1984年发布了《关于发布医院急诊科（室）建设方案（试行）的通知》。此后，我国急诊医学专业队伍不断壮大，中华医学会急诊医学分会于 1987年 5 月成立；随即，全国范围内开始建立包括《中国急救医学》《中华急诊医学杂志》等各类专业期刊，举办各项全国性急诊医学学术会议。

20 世纪以来，自 1983 年第一个急诊科建立以来，我国急诊科已经历了 30 余年的迅速发展，急诊医学已成为我国医疗体系中不可或缺的部分，逐步发展成包含危重病学、复苏学、急性中毒学、创伤学、灾难医学等亚专业的一门学科。在急诊专科人才培养方面，2004 年起，北京市率先在国内试行急诊专科医师培养计划；此后，全国范围内各医科院校相继设立急诊医学临床课程教学，开设急诊医学专业；2013 年，卫生部将急诊医学列为一门独立的学科，进行急诊医学规范化培训，培养具备急诊医学专业知识的专业人才队伍。总的来看，我国急诊医学正在向现代急诊医学专科模式方向迈进。

二、急诊医疗服务体系

（一）院前急救

院前急救是指在医院之外的环境中对各种危及生命的重症、创伤、中毒和灾难事故等伤病员进行现场急救、转运及途中救护，院前急救质量的好坏直接关系到患者的生存及预后。院前急救的三要素是通信、医疗、车辆。目前，我国主要城市的院前急救组织管理形式各有自己的特点，主要包括以下几种模式：调度指挥型、院前院内紧密结合型、单纯院前型、院前院内松散结合型等。

（二）院内急诊科

院内急诊科是急诊医疗服务体系的核心，是院内治疗危急重症、慢性疾病急性加重、突发公共事件、创伤、自然灾害、中毒等患者的重要场所。现代，规模较大的急诊科设置一般分为预检分诊台、抢救室、各种急诊的诊疗室、观察室、急诊病房、急诊重症监护病房，有的急诊科还设有独立的急诊实验室检查室、急诊超声检查室、急诊影像检查室、急诊药房等。急诊外科还有独立的、具有一定规模的手术室。此外，部分医院急诊科承担胸痛中心、卒中中心、创伤中心等的功能，建立了诊治此类疾病的绿色通道，显著提高此类疾病的救治成功率。

（三）重症监护

重症监护是急诊医疗体系的重要组成部分，对于危重患者的治疗具有重要的意义。在重症监护病房内，医护人员对患者进行全面和系统的检查，准确、细致的监测和护理，及时、精确的治疗，以最大限度地保证患者的生命安全并有效地提高抢救成功率。在重症监护病房，可以开展中心静脉置管、机械通气、床旁血液滤过、血液灌流、血浆置换等危急重症相关的技术。近年来，在部分医院急诊重症监护病房，尚可开展如床旁气管镜、床旁超声、骨髓腔输液、血流动力学监测、目标温度管理、体外心肺复苏等新型医疗技术。

三、急诊医学的特点

1. 不同于其他二级临床学科，急诊医学是一门新兴的二级学科，急诊医学的重点在于各种危急重症的快速诊断及有效治疗，它不以系统器官界定而是以病情急缓和程度界定临床活动范围。

2. 具有急诊临床思维和临床决策的特殊性。急诊科专科医生具有特殊的临床思维方式、知识体系和临床技能，需要运用有限的医疗资源完成危重患者的紧急评估、内科和外科紧急问题的评估和最初治疗、创伤患者的非手术处置等。急诊医生须具备在最短的时间内综合利用各种临床信息得出结论并正确处置的能力。

3. 急诊工作尤其强调时间的紧迫性。在急诊工作中，无论是院前急救，还是灾难现场紧急救援、院内急诊，急诊医学所服务的对象都是急需医学帮助的伤员和患者，非常强调第一时间的诊断正确率与抢救成功率。

4. 急诊医学与院前急救和突发公共卫生事件关系密切。急诊科医师应有较强的识别并应急处理突发公共卫生事件的能力，预防重大传染病疫情的流行和蔓延。

知识拓展

5G 救护车

　　5G 救护车是以 5G 技术为基础，将多功能生理监测仪、超声机、车载 X 线片机、CT 机、高清视频会诊设备、AR 眼镜、车载无人机等多种设备的数据整合起来，实现院前 - 院内无缝的数据连接，把目前只能在医院等固定场所才能进行的远程会诊、远程 B 超、指标监护、生化指标判读等工作前置于救护车，实现"进入救护车就相当于进了医院"。院内专家可以通过 5G 网络和救护车内医护人员进行实时高清视频沟通，这对于提高院前急救的能力有重要作用。

综合思考题

　　1. 急诊医疗服务体系包括什么？

　　2. 急诊医学最重要的特点是什么？急诊科医生需要具备什么样的能力？

第一章
综合思考题解析

参考文献

[1] 陈远华，陈方军. 急诊医学. 3 版. 北京：北京大学医学出版社，2020.

[2] 徐腾达，于学忠，徐军，等. 我国急诊医学发展及其专业特点. 中华医院管理杂志，2007，23（6）：3.

[3] Zink BJ. Anyone，Anything，Anytime：A History of Emergency Medicine. Philadelphia：Mosby，2005.

[4] Xiaofeng Shi，Jiating Bao，Haili Zhang，et al. Emergency medicine in China：A review of the history of progress and current and future challenges after 40 years of reform. Am J Emerg Med，2019，38（3）：662-669.

[5] Pan C，Pang J J，Cheng K，et al. Trends and challenges of emergency and acute care in Chinese mainland：2005-2017. World J Emerg Med，2021，12（1）：5-11.

（马青变）

第二章

医患沟通与叙事医学

一、医患沟通

说到临床沟通，每一位医务人员都不陌生，但到临床实际操作时就会出现五花八门的结果。做医生少不了说话，按道理说，与患者说话就是沟通。但当医生站在人学的角度去诊疗，沟通就扩大了内涵。这时医生与患者的对话，不再是就事论事，而要有同理心，要带着关爱，要体谅患者的心情，要晓之以理动之以情。从沟通的技巧来看，需要注意在不同的场合，针对不同的患者、不同的疾病，在不同的时间点，如何去沟通；哪些话可说，哪些话以后说或者永远不说。见什么人说什么话，在医患沟通中不是贬义。临床沟通如同诊疗，不学不会，不悟就不会开窍。临床沟通没有年轻、年长之分，谁学习谁受益。沟通也不仅是语言，还有更多的肢体动作。年轻人说话可能没有那么周到，可年轻人不缺乏活力和热情、关爱的眼神、会心的一笑、轻轻的抚摸，这些都是化解患者痛苦的良药，都是医生走进患者心里的助力器。

（一）患者眼中的医生"语言"

语言是交流不可或缺的工具，我们每天都在用。如果给语言下一个正式的定义，即：语言是一种约定俗成的符号系统，是人类交流思想、沟通信息和表达喜怒哀乐的心理过程，是最基本的人际交往工具。即使有这样的定义，从古至今人们对语言的认识和看法还是各有不同。古希腊的亚里士多德说：语言表达的是心灵印象符号，这些符号产生之初反映的心灵印象对所有人都是相同的；这如同事物对所有人也都是相同的，至于人们对事物的印象则是对事物的反应的结果。德国语言学家穆勒说：语言是自然现象，语言的变化不是历史的发展，而是自然的生长。俄国喀山派代表人物博杜恩说：语言不论整体还是它的各个部分，只有当它为人们的相互交流的目的服务时，才有价值。美国描写语言学派代表人物布龙菲尔德说：语言只是谈话人双方神经系统之间的桥梁，而言语过程，则是概念的刺激和反映。听到的话是替代性刺激，说出的话是替代性反应。

在医学行业中，语言举足轻重，不仅仅用于医患交流，它还可以成为获得患者信任、减轻患者精神负担、预防和治疗疾病的重要手段。现代医学心理学证实，医生的语言能够影响患者的生理活动。患者的大脑皮质可依据不同语言的刺激，促使病情好转或恶化。医生恰当地使用语言，不仅可以给患者温暖、信心和力量，使患者"精神不倒"，产生信任感和安全感，而且能调动机体的积极性，增强抵抗力，使机体处于接受治疗的最佳状态。这也是希波克拉底所说的"医生有三件宝：语言、药物和手术刀"，每件宝都与患者和疾病密切相关。

语言表达艺术是医生在医疗过程中医技水平、职业道德、业务知识等诸方面的综合体现。那么，患者眼中的医生"语言"到底是什么呢？

1．要真诚有爱 诊疗是项技术活，就事论事，严谨冷静不为过。但诊治患者又是一项暖心的工作，如果语言都是冰冷的数据，难免让患者觉得医生过于理性，并未走心，这样患者无从感受医生的真诚和关爱，只是见识了客观、冰冷冷的数据。患者是弱者，弱者意味着需要同情和关爱。医生的语言不只是一个科学事实的解读工具，而需要融入对患者在疾病境遇下的同情，医生的每一句话都让患者有如沐春风的温暖。

2．要简练明确 医生在患者心目中的形象是整洁、干练，不拖泥带水。所以医生说话也不应絮絮叨叨、词不达意、找不到主题。患者患病心里会十分着急，很希望医生能言简意赅，把事情说明白。一般来讲，医生说话不拖泥带水，表明医生的自信心强，这样的医生容易赢得患者的信任和喜欢。

3．要亲切生动 语言反映了一个人的性格。主动热情总让人与好医生划等号；而生硬呆板，枯燥无味，永远让人与医生的身份有若即若离感。患者在医院求医看病，从环境到人群都很陌生，如果遇到冷漠，只能以忍为先。但遇到医务人员主动亲切的话语，内心的喜悦会使得疾病更快康复。

4．要谦逊谨慎 傲慢让人感觉高高在上、心存畏惧、敬而远之。医生要与患者打成一片、获得患者的配合，就要放下身段，平易近人。不说不靠谱的大话，不说言不由衷的话。医学如临深渊，如履薄冰，说话实实在在患者听得出来。

5．要委婉灵活 医生说话要有技巧。患者在临床遇到的问题不是一成不变，病情时好时坏，治疗措施也不是始终如一。有的患者对病情明白，有的患者不理解，有的患者一时转不过弯。医生说话不要过于直白，简单生硬，毫无章法。要针对不同的患者，针对不同的消息，灵活掌控。许多时候，委婉是一种艺术，对艺术人人都有亲近感。

6．要吐字清楚 每一个人的嗓音不一定悦耳动听，但字字讲清楚是可以做到的。医生的每一句话对患者都很重要。吐字不清，会让人感觉不知所云。所以医生说话也要字正腔圆。

7．要大大方方 医生的性格多种多样，有人内向，不善言谈。但在患者面前就要养成有说话的冲动。医生是患者的主心骨，说话要有底气，不拘谨。患者可以胆怯，但不希望医生也不沉着应战。

8．要音调柔和 医生与患者交流就像聊天，不是会场作报告，不需要慷慨激昂，更不要拿腔拿调，以本色出演就足够了。患者患病后，心脏承受力低，高分贝的语言、没有感情的语调，都不适应。

9．要控制时间 医生说话太多，难免会言多语失，有些患者会受不了；医生说话太少，惜字如金，有些患者会有遗憾。了解患者的病情，知道患者的性格，医生就会把话说得游刃有余。该结束的时候就结束，也是患者所希望的。

当然每一个患者都是独一无二的，有着各自的特点，找出适用于每一位患者的语言不易。但多数情况下，医生按照以上要求去做，患者的满意度会得到提升。做医生不是只把手中的活做好就能胜任了，语言过不了关，患者依然不买账。

下面介绍一下在医院不同的地方，医生应该采用的语言。

1. 医生初次见新入院患者，主管医生自我介绍："您好，我叫××，是您的主管医生，您觉得哪里不舒服？"患者叙述完后，进行查体，检查期间嘱患者放松，告诉患者放松后可减少痛苦，检查方法尽量轻柔。

2. 通过体格检查和各种辅助检查后已确诊："您患了心脏病，这种疾病的恢复需要一段时间，请放心配合我们的治疗，我们一定尽全力把病情控制好，如果有什么困难和想法请及时告诉我们，我们会想办法给您解决。"

3. 日常查房时应说："您觉得怎么样？通过治疗有好转吗？"若患者诉无好转，甚至加重，医生一定要沉稳，并向患者解释病情变化的原因。若患者将信将疑，应及时向上级医师报告，同时对患者说："您别着急，您现在的病情处于进展期，这样吧，我马上请我们主任再给您看看，您看可以吗？"如果患者病情明显好转，这时对患者说："您的病情目前控制得不错，说明诊断明确，用药得当，关键您配合得也非常好。下一步您最好按疗程治疗，以巩固疗效，避免再复发。"

4. 给患者进行某项操作治疗前说："等一下为您做胸腔穿刺治疗，不要紧张，这是我们常用的治疗手段，穿刺时您可能稍微有些疼痛，只要您放松心情，配合好体位，很快就会好的。"操作中说："您感觉怎么样？有不舒服就告诉我。"操作后说："操作完了，谢谢您的配合，请翻过身来，慢点。期间有什么不适可随时告诉我们，我们也会经常过来看您。"

5. 对术前准备的患者："10点我们给您做手术，请您别紧张，手术不复杂，术后还有镇痛泵，所以您不会有太疼的感觉。早上醒来就不要吃东西了，也不要喝水，这样做是怕进食后手术时会恶心，增加您的痛苦，也影响手术，请您配合一下。"

6. 患者要出院了："今天要出院了，出院后的注意事项您一定要记住，平时需口服的药物要按我们告诉您的去执行，不要忘了。这是我的电话，如果病情有什么变化或有不明白的事情随时联系我。"

7. 当遇到患者表扬时的应答："谢谢您的表扬""您太客气了""这是我们应该做的，其实我们还有很多做得不到位的地方，请您多给我们提宝贵意见。"

8. 当患者不理解、不满意时说："非常抱歉给您带来的这些不便，这些是我们疏忽了，我想这样给您做一下……这可以帮助解决这些不便，您看可以吗？""谢谢您的谅解"。

医生对患者的语言应做到将心比心，换位思考。医生也会成为患者，在患者的境遇下，人人都希望从外界的语言中感受到理解、同情、关爱、包容、不嫌弃和不放弃。所以患者眼中医生的语言可以用一句话来概括——有温度的语言。

（二）临床沟通与医生职业素养

医生是一个特殊的行业，服务对象是患者，也就是疾病和人。疾病是痛苦的，疾病也加速了死亡，世间人们最想远离的就是疾病；人都是有思想的，每个人都有各自的思想、性格，世间没有一模一样的人。所以，患者不管从躯体层面，还是心理层面都是痛苦的，有同样的疾病，没有同样的患者，治疗没有放之四海而皆准的公式。这些使得医生的职业具有巨大的挑战性，也就要求医生的职业素养与众不同。职业素养是指职业内在的规范和要求，是在职业过程中表现出来的综合品质，包含职业道德、职业技能、职业行为习惯和职业意识等方面。

吴孟超院士在谈到医生的职业素养与临床技能孰轻孰重时说：医生评估包括两个层次，第一个层次是临床技能的评估，第二个层次是职业素养的评估。临床技能评估是容易的，因为临床技能可以通过具体的临床操作和量化的考题，对候选医师进行考核，考评的结果是直观的。而职业素养是个很大的概念，对其评估是困难的。专业虽是第一位，但除了专业，敬业和道德是必备的，体现在职场上就是职业素养，体现到生活中就是个人素质或道德修养。职业素养不能通过直观的考核来评估，它是候选医师在临床工作中逐渐显露出来的个人素质和品质。只有临床素养合格，才能成为百姓需要的医生。

可将每个人的成长都比喻为一棵树，根系就是一个人的职业素养，枝、干、叶、形就是其显现出来的职业素养的表象。要想枝繁叶茂，首先根系必须发达。如同医生的学历证书、职业证书、职称证书是其显性的职业素养，而职业道德、职业行为习惯、职业意识是看不见的隐性职业素养。不可否认，后者决定了一个人的职业走向和事业是否成功。

虽然医生职业素养的概念比较宽泛，但在我看来以下几方面是不可或缺的。

1. 骨子里的善良 患者病情复杂，感到痛苦、恐惧、孤独、焦虑、懦弱和无助等，所以患者最需要理解、同情和关爱。医生的善良应该是职业素养的门槛，没有善良不能成医。有了善良医生才可以尊重对方、看重对方、全心全意为对方服务。善良不是一时一刻，善良不是装饰，善良要融在血液里，永生与医生为伴。

2. 良好的职业道德 医生的职业道德即通常所说的医德。唐朝名医孙思邈在《大医精诚》中论述了医德的两个问题：第一是精，亦即要求医生要有精湛的医术；第二是诚，亦即要求医生要有高尚的品德修养。不管从古至今，还是西医或中医，医德是医生在各种工作过程中贯彻始终的指导思想和行为准则，也可以说是医生的灵魂。医德就是将心比心、设身处地、换位思考。

3. 高度的敬业精神 南宋哲学家朱熹说过："敬业者，专心致志，以事为业也。"医生这个职业更要求做人兢兢业业、任劳任怨、对患者富有同情心、对自己不计较得失，先为患者考虑。应该说，对工作极端负责，对技术精益求精，应该永远是医生的职业信条。

4. 广博的知识和不断的学习 医学是人学，是艺术。作为医生仅经营眼前的专业知识是远远不够的。人类对疾病的认知，还是沧海一粟。当出现未曾经历过的疾病时，应如何面对？医生要汲取更多专业以外的知识，触类旁通。医学是一个活到老、学到老的职业，对医学的探究永无止境。一句话：知识就是力量。

5. 充沛的精力和心理承受力 临床工作繁杂而琐碎，许多时候没有一定之规，更有突发意外频频出现，防不胜防。医生需要体力的支撑，更需要充沛的精力做到忙而不乱，稳扎稳打，步步为营。医生的救治是在与生命赛跑，有时在参与突发公共卫生事件和疫情时，医生的生命也会受到威胁，所以要求医生必须具有一个"大心脏"，处而不惊，临危不惧。

6. 把握细节的能力 俗话说：细节决定成败。医生的职业与患者的痛苦相关，与患者的性命相连。医生的一举一动，在患者面前都不是可有可无。患者都是先天的侦探家，医生的喜怒哀乐会被尽收眼底。卡耐基说过"一个不注意小事情的人，永远不会成就大事业。"所以，在职业场上，医生要大事拿得起，小事不放过。一旦医生失去了对细节的把控力，职业生涯也就走到尽头。

7. 态度决定一切 不管做什么工作，态度第一重要，态度也是一个人具备怎样的职业素养的核心。医疗来不得半点的马虎，好的态度在工作中就会表现为负责、积极、自信、乐于助人。反之，就会表现为拖沓、懒散、被动、没有效率。医疗工作不以人的意志为转移，没有那么多想当然。所以保持一种积极的工作态度，就会知难而进，想方设法解决问题。没有主动的工作态度，最好远离医生这个职业。

8. 与公众相符合的形象 医生需要从言谈、举止及穿着上时刻保持与自身职业身份相一致。在现代社会里，高度分工合作，每一个成员都有其代表性的职业谈吐、行为方式与着装要求，这就是社会角色意识。说的、做的与穿着像医生，本质上也是获取患者信任的有效途径。很难想象，一个说话大大咧咧，穿着邋里邋遢的医生能赢得患者的信任。

当然医生的职业素养还不仅于此，其实作为医生还应该具备一个必不可少的能力——娴熟的沟通和交流能力。它既是职业素养的一部分，也与其他职业素养密切相关、相辅相成。医护人员如能和患者沟通得非常融洽，不但可为治疗疾病提供信息，促进疾病的好转，提高疾病的治愈率，更重要的是还能及时化解医患之间的误解和矛盾，减少医患纠纷和医疗事故的发生。

世上没有无缘无故的爱，也没有无缘无故的恨。对患者善良就有沟通的欲望；对患者心诚就有化解患者痛苦的动力；对患者态度积极就促进了医患之间的共情。临床沟通不是就事说事，它是医患之间的黏合剂。临床沟通说的是话，聊的是情。临床沟通不是走走过场，它让医患之间设身处地地换位思考。临床沟通不是卖弄技巧，它是医患彼此的真情表达。

没有临床沟通，也使得其他职业素养举步维艰，因为语音在医学占有举足轻重的位置。只有通过沟通交流，患者才能感受到医生的关爱；只有通过沟通交流，医生才能发现患者的心结所在。有情怀的医生从来不会吝啬自己的语言，有仁爱的医生从来不把技术作为手中唯一的法宝。沟通不仅是化解分歧的良药，临床沟通也给医生带来了想象不到的自信。

成为医生容易，技术可以熟能生巧；成为合格的医生不容易，职业素养需要悟；成为大众喜爱的医生更难，需要把骨子里的善良和行动，通过语言让患者接受这份爱。

（三）在沟通中高效获得诊疗线索的方法

我们所说的沟通并不是说病床旁的文明举止，也不是巧舌如簧、虚情假意、可有可无的华丽辞藻，而是直接关乎临床结局的语言。生物医学技术的点滴进步若想得以安全成功实施，都必须要通过有效的沟通和关系才能够在社会环境中被有效利用。基础知识、沟通技巧、体格检查和解决问题的能力是构成临床能力的四大要素，有效的沟通是高质量医疗的关键。

症状是患者的主观感受，成为医生之前，医学生都要接受诊断学的培训，其中症状学是诊断学最重要的一部分内容。知道了症状，医生就有了疾病的模型，也就有了诊断疾病的线索。自古以来，再高明的医生都不会忽略患者的主观症状在临床医学中的重要价值。只是进入生物医学模式后，越来越多的临床辅助检查应运而生，特别是近代的医生更喜欢不受患者主观控制的客观数据。但临床医学不是纯科学，科学数据在临床疾病的诊断中也会说谎。所以问病史这项古老的医学基本功，即使在医学科技高速发展的今天，仍然不能被放在可有可无的位置。张孝骞医生曾经说过：问病史、体格检查可以让临床 70% 的疾病得到诊断。这样看来，每一位临床医生不应把自己陷在冰冷的数据上不能自拔，通过问病史捕捉疾病的蛛丝马迹还是评价合格医生的试金石。

问诊是沟通的一部分，每一位医生都明白，也是现实临床工作必须走的流程。但问诊的效果可大不一样，有些医生通过问诊，对疾病有了八九不离十的考虑，即便还有些存疑，也有了解决的目标。但有些医生的问诊简直流于形式，有些医生的问诊没有重点，有些医生的问诊就是在浪费时间。为什么医生在问诊这件事上会有这么大的差距？其一是被现代医疗高大上的仪器所左右，相信数据，不关注患者的真实感受；其二是缺乏在沟通中获得关键信息的能力，该问的不问，不该问的啰啰嗦嗦。问诊时间有限，医生如何在沟通中高效获得诊疗线索就成了今天讨论的话题。

1. 医生要养成穿上白衣就有沟通的冲动　医生是与人打交道的职业，对人全方位的了解是医生做好临床工作的前提。每个患者患的病、每个人的心思都是独一无二的，通过公式、通过推理、通过别人的介绍是搞不明白的。医生穿上白衣就意味着进入了诊疗状态，诊疗就是医生和患者在语言上的短兵相接，你有来言我有去语。通过语言医生认识患者，了解患者，知道了患者的需求。医生可以在脱下白衣后保持沉默，可以在医院之外恢复内向、少言寡语的性格。但医生在穿上白衣那一刻，就像战士打起行囊准备上战场一样，要有一种职业的沟通冲动。

2. 要对每个患者都有好奇心　无疑每个患者扮演的都是他自己，这个世界上可以有同一个病名，但绝没有一模一样的患者。医生的职业理应丰富多彩，没有职业倦怠，因为医生一辈子接触的患者都不会重复。好奇心的驱使容易使医生迫不及待地去接触患者、询问患者、观察患者。所以医生没有与患者的沟通基础，怎能满足其工作中的好奇心呢？

3. 要知道患者共有的心情 生人之间的见面，如果能事先了解对方的文化、素养和对事物的看法，就可以使彼此的交流很顺畅地走下去。虽然每个患者都是独一无二的，但并非不能寻找到患者就医的共性。多数患者都愿意遇到一位热情、有同情心、平易近人，看上去有自信和负责任的医生。这样的医生可以倾听患者的诉说并会对患者的语言暗示产生反应，问的问题也是更加易懂且具体，很少重复提问。这样的医生获得患者的信息量就大，包括患者的难言之隐。

4. 站在患者的角度沟通 什么是患者？患者首先是被痛苦折磨着的人，躯体和精神都是痛苦的；患者容易自卑、容易敏感、容易多疑、容易以自我为中心、容易脆弱。任何人都有一天会成为患者，设想在医生成为患者的那一天，期望主管医生怎么做？那你现在就用在你的患者身上吧。好心总会有好报，这就是换位思考。医生站在患者角度去沟通，定能化解临床许多困惑的问题。

5. 口、眼、手都是沟通的工具 语音在沟通中的重要性不容置疑。眼睛是心灵的窗户，患者通过医生的眼睛可以感受到医生的仁爱之心、善良之心、同情之心；医生通过患者的眼睛看到了困惑、迷茫、恐惧，对疾病的纠结，以及对医生的信任。手的抚摸可以让患者放松心情，集中精力回答医生的提问。看似一个不经意的动作，如用手温暖一下听诊器，再给患者听诊，这时的手不仅是在完成一项操作，更是在诠释一种爱的力量。所以，医生不仅要学会与患者的语言沟通，还要善于用眼与患者进行情感的互动，同时借助肢体语言帮助强化沟通的效果。

6. 沟通需要在实践中学 不是每位医生在沟通上都游刃有余，是否把这些都要归罪于其没有学习过沟通技巧，答案是否定的。实际上，沟通也像其他任何能力一样，要想掌握它一定要走心。沟通不仅是会开口说话，它更需要一个人的悟性。形式的东西容易掌握，但把形式理解吃透、铭记于心，不是一件容易的事。所以在临床实践中看着老师与患者在一起的一举一动，悟一悟老师与患者讲过的话，无疑对医生高效获得诊疗线索有着事半功倍的作用。

7. 扎实的基础知识 基础知识是临床四大能力之一。症状学、病理生理学、解剖学、免疫学等都是基础知识，它们是患者主诉和疾病之间的桥梁。基础知识越雄厚，医生对临床的可疑线索越敏感，警觉性越高。问诊谁都会，如何做到问得巧、问得准、问得没有一句废话，就看谁的脑子里有多少知识了。看病和破案一样，有没有本事就看基本功了。

8. 沟通前预热 医院是让人紧张的地方，特别对于初来乍到的患者。医生与患者说些题外话，放松一下患者紧张的心情，同时也让患者和医生相互熟悉。在医患沟通这件事上，距离不产生美，因为你们之间彼此都不熟悉。医生上来就聊患者的病情，看似效率高，实际患者的心里并没有完全认可你，好多线索不会提供。所以，医生要学会迂回策略，先让患者跟你熟悉起来，这样就会产生更好的沟通效果。

9. 态度决定沟通的效果 做任何事情都是积极主动强于被动应付，只有树立起积极沟通的态度，才可能获得预期的沟通结果。有欲望的沟通，才能使你的思维更加敏捷，才能激发只能成功不能失败的热情。而消极的沟通，就是应付差事，能得到的线索有限。所以医生要知道，沟通的态度直接决定了诊疗效果。

10. 随意的沟通也有效果 人骨子里愿意向往轻松愉快的生活，不愿意被清规戒律所束缚。所以平素说话也习惯更随意一些，一是随意的话本身就有使人放松的感觉，二是随意的话比较接地气。如果治疗、查房总是搞得很正式，说话正襟危坐，医生和患者都会有紧张、不舒服的感觉，偏离了人的本性。沟通中医生和患者开开玩笑，也显示医生的幽默和智慧，说明医患之间的关系处于一种轻松和谐的状态。患者也会在这种气氛中，缓解疾病带来的心理压力，尽可能调动思考，给医生带来意想不到的信息。

11. 开放式和封闭式提问要收放适度 在问诊之初，尽量采用开放式提问，让患者把可能有用或无用的信息都说出来，医生适当合理引导，少打断。在医生头脑里对患者的疾病有了大致的预判后，对有些问题可以采用封闭式提问。适度与经验有关，不涉及科学性。

12．重点问题有笔记　沟通的时间有长有短，问题有多有少，内容有熟悉或不熟悉。所以不管是记忆力好的医生，还是记忆力不太好的医生，都要养成用笔记录的好习惯。针对重点问题不放过，可以展开话题，有时也可以请求其他医生帮助。记录的内容易追踪，说过的容易忘。

13．边沟通边思考　患者说的都是他的感受，哪里难受就说哪里，思考的成分少。医生是专业人士，要把患者的感受经过大脑的思考。医生问的问题都是有备而说，不能心血来潮。患者容易把躯体的感受放大，融进诸多的心理因素，医生要通过分析摘出哪些是添油加醋部分。

14．沟通需要反反复复　患者也好，医生也好，不要指望一次沟通就让问题圆满解决。病情会有发展，患者的认识也会有变化，医生的思维也有盲点。高效不是指时间的快慢，欲速则不达，而是尊重医学发展规律，少走弯路，尽早发现诊疗线索。有的症状是冰山上的一角，无疑反复沟通就会对疾病的发生发展有更加确切的了解。

在沟通中高效获得诊疗线索，态度是第一位，技巧是第二位。虽然说了 14 条，也可以再说出更多条，但没有把患者的利益和解除患者的痛苦的态度摆正，还是会在寻找诊疗线索上磕磕绊绊。以上所讲的内容涉及态度的多，看似涉及技巧的少，实际上，在沟通中态度就是技巧。

二、叙事医学

叙事医学虽近年才被人熟知起来，但它不是新兴学科，它和临床沟通有着先天的联系，临床沟通是叙事医学的基础，而叙事医学的每一步都有临床沟通的身影。叙事就是讲故事，也可以说聊天，只是这里的故事是发生在医患之间的故事。它与我们平常接触到的生活中的故事不一样，疾病的故事都关乎人的痛苦与生死，所以这里的故事蕴含了真实、无常、恐惧、情感、愤怒、渴望、关爱和共情等，这里每一个词都会直射人的心灵，这里的每一件事都会让当事者陷入深深的情感旋涡和反思。疾病是人生大事，是痛苦的缩影，死亡是人类不敢踏进的雷区。医患之间通过叙事这个纽带把彼此连接起来，在疾病的痛苦下见证了人的情感力量，相互关注、相互理解、攻克难关。

（一）叙事医学中的故事性

人对听故事有先天的敏感，人对故事的喜爱是发自骨子里的。毛姆说：听故事的欲望在人类身上就像对财富一样根深蒂固。故事里有知识、有情感、有快乐，除了物质之外，故事满足了人们对精神上的许多欲求。对孩子的成长来说，故事是最好的启蒙教育，不管是神话故事、历史故事、侦探故事、爱情故事……有虚构的，有真实的，五花八门，让孩子们尽情地享受在精神娱乐当中。即使在当代语境下，任何娱乐、艺术、传播，都不可避免地闪露出了"故事"的存在，可以说故事串联起了当代媒体爆炸式的景观。故事让人有了依靠感，使精神不再孤单；故事拉近了人的距离，使彼此心灵有了相通；故事促进了合作，让人们的关系变得更加紧密、牢靠。

生老病死是人之常情，但方式是多种多样，有的事件突如其来，如疫情、天灾、突发事件等；有的事情顺理成章，如老年患者的器官衰竭、肿瘤疾病的晚期转移。虽说同一件事的背景是相同的，就疫情来说，可疫情下的人与人不同，这样每一个医疗事件就变得独一无二，这就构成了医院是产生故事的"数据库"。也就难怪世界上的文学家，都喜欢以医院作背景，以患者和疾病作题材，书写医学的故事。托尔斯泰的《伊凡·伊里奇之死》、契诃夫的《第六病室》、莫里亚克的《给麻风病人的吻》、加缪的《鼠疫》、托马斯·曼的《魔山》等。

可作为医院的主角，医生是愿意从故事的角度审视自己的工作，还是乐于从客观平淡的叙事去理性面对医疗本身，一定会产生截然不同的结果。为什么这样说，就拿"叙事"一词来说，可以是理性的，也可以是感性和有冲突的。刚做医生的时候，采集病历就要与患者叙事，但这样的叙事是理性的，虽有时间、地点、人物、事件经过，基本上病是叙事的主体，任何左右疾病的患者的话语都被排斥在理性叙事之外。看似医患两个人聊得挺热闹,而且还可能是患者说得多,可患者说的许多话不算数,病历的模板是最终的"仲裁者"。在这样的叙事后就形成了疾病的格式化病历,之后针对患者一系列的医疗过程都会始于这份病历,如每天的病程记录、上级医生的查房意见等。最后医生记住了病,忘记了人。当有一天患者站在我面前的时候,说他就是我曾经治过的患者时,我会感觉一脸茫然。在我的记忆里,患者是为疾病服务的,他们都是疾病的符号,如肺炎、哮喘、冠心病等。

把患者当成疾病的符号,这让每一位患者的心里都有不好的感受。虽说患者因病就医,但疾病产生的一切后果,都是由患者表现出来的,没有患者,医生哪里会见得到疾病。疾病可以有故事,那是病理生理学的故事,是解剖学的故事。这样的故事缺乏情感、没有活力,说着说着就会落入俗套。故事之所以被人喜欢,不管它是神话,还是传说,因为它表现出强烈的人性特点,与众不同的思想风暴,也就是故事情节中的冲突、变化、转折吸引了听故事的人。临床医学也是这样,不管是患者的患病经历,还是医生治疗患者的感受,都各有各的所思、所想,构成了各自精彩和独特的临床叙事。

叙事医学中的故事性是理所当然的,因为在这里患者被疾病的痛苦折磨,被死亡的恐惧威胁,每一位患者的故事都不会带有人工雕琢的痕迹,而是发自内心骨子里的真实。一般来讲,评价一件事是否有故事性都是从时间性、独特性、因果/偶然性、主体间性和伦理性着眼。叙事医学就是通过讲故事把医者与患者紧紧地联系在一起。不管是谁说、谁听,临床出现的事件都有时间这个大前提。春夏秋冬,白日黑夜,人的生理状况不同、心理情绪不同,对疾病的敏感性就不一样。春天过敏性疾病多,夏天胃肠道疾病和体温调节异常的中暑多,秋天各种呼吸道感染性疾病开始萌发,冬天心脑血管疾病多。时间不同,患病的种类不同,患病的概率也不一样,这就是医学故事中时间的重要性。患病有其因果关系,也存在病因不清的偶然性,如中东呼吸系统综合征冠状病毒来时,同一个屋檐下都是易感人群,有人患病了,有人健康如常。对患病的人,因果关系清楚,对不患病的人,只能归结于偶然性了,这不就是故事中的冲突性吗?虽都是病毒感染的患者,患者身体的反应性不同,心理对病毒感染的恐惧感也有差别,有些患者初期是轻症,有些患者初期是重症,但最后疾病的转归却是180°大逆转。这就说明临床中患者表现的特殊性,让每一个临床实例都不可复制,这也给故事增加了吸引眼球的亮点。患者与医生是一对关系,这对关系在医学中各有其意义,互相影响,它的价值是因为它的存在,没有它的存在也谈不上它的价值,所以两者都应视作主体,而无所谓主次。我们熟知的故事都是在解读各种关系,处理好关系,故事就会栩栩如生,人物之间的关系是故事的精髓,均是以主体间性存在。故事总是以道德观和价值观为出发点,以期使人向善,而伦理学是对人类道德生活进行系统思考和研究的学科。医学中的诊断和治疗,每一步都会留有医生从伦理角度的思考和决策。从以上分析不难看出,如果临床医学以患者为主导,医学就需要从叙事开始。

这几年在叙事医学实践中,越来越强化了与患者互动的故事性。临床的每一个场景,都是由故事组成,有的故事长,感性的成分多;有的故事短,理性的成分为主。但不管怎样,医者和患者一旦进入了故事的情境中,彼此关系就会发生质的改变。由生疏到熟悉,由淡漠到亲切,由冰冷到温暖。之前理性的格式化病历书写模式,渐渐有了感性化平行病历的书写欲望。

人在故事中,情绪是饱满的,心态是平和的,思考是感性和理性兼顾的。故事让患者有了敞开心扉、一吐为快的轻松;故事让医生放弃了刻板的思维框架,站在人的高度看待疾病。叙事医学的故事性,捅破了医患之间隔阂的窗户纸,缓和了彼此之间不平等的尴尬关系。人人都有听故事的兴趣,也一定有讲故事的潜能。医患在听与讲的互动中,看到了医学技术的局限,也体验了带有人情味的医学照护。

(二)解读《叙事医学》的三个要素

在《叙事医学》中,卡伦谈到了三个要素:关注、再现和归属。即践行叙事医学就必须从这三个点着手。卡伦在《叙事医学的原则与实践》一书中专门对这三个要素的含义进行了解读。"关注"意指听者对于讲者的高度精神聚集和专注，不论讲者是患者、学生、同事还是朋友。它要求听者把自我作为容器，接纳并揭示讲者所讲。"再现"为所听、所感赋予了形式，从而为听者和讲者揭示之前不可见的信息。再现的形式一般为书写。"归属"是专注倾听和完全再现产生的结果，把医生和患者、教师和学生、自我和他人紧紧地联系起来，使他们在共同经历的过程当中相互支持、相互认识、共同行动。

对于叙事医学的三个要素，在不同的学习阶段有不同的领悟。医学是与人打交道的职业，而叙事的手段多种多样，如果总是按照理性的思维方式，把叙事医学的规则说得过于严谨，就不符合人的多变性和故事的复杂性了，所以每一位学习叙事医学的医务人员对于关注、再现和归属的理解都有各自的心得。一名初识叙事医学的临床医生，应当学习如何在自己的工作中从关注开始，反思再现的场景，最后升华到人与人之间的归属中。

1. 关注　其字面解释包括：一指关心重视；二指用眼睛去看某人、某事；三指用实际行动或用心去对待某人、某事，所以关注就是极为认真地和上心地对待人或事。在医学场景下，关注更多的是医者带着想知道问题究竟的心理，来倾听患者的故事。关注有好奇心的色彩，好奇就会催生兴趣，有兴趣就会有动力，有动力就会有热情。医生这个职业怕无法激发热情，没有热情形同于倦怠。所以，这也是叙事医学序幕的拉开——为什么从对患者的关注开始。

当然，在叙事医学中强调的关注并不是疾病，而是患病的人。因为医生对疾病早已耳熟能详，不需要再提醒，加之疾病千篇一律，有太多的重复性。但医生对于患者的关注，却没有那么乐观，只看病不看人的医生大有人在，且世界上找不到一模一样的患者。所以关注患病的人，不但需要提醒，而且还要告知怎么做。①医生要放下科学家的架子，把自己恢复成有七情六欲的普通人；②谦卑地、兴趣盎然地、平等地听取患者的故事；③对患者故事中的痛点不要无动于衷，医生也是有感情的人；④适时地与患者互动，并表达鼓励的话语，让患者知道医生不是在敷衍；⑤放下自己的成见，对患者的故事照单全收；⑥眼神是关注的焦点，医生的双眼要始终与患者对视；⑦细枝末叶里也有故事；⑧隐喻就是故事；⑨听故事要有耐心；⑩故事要边听边思考，它能衡量出医生的智慧高低。

所以关注从字面的解释比较简单，可如果用在叙事医学里，它的含义是很深刻的。临床医学从关注开始，关注从倾听做起。它代表的不仅是医生的智商，更是医生情商的扩展。医学的人学属性，没有对人的关注，就形同虚设，没有任何价值。

2. 再现　其字面的解释就是指过去的事情再次出现；如果用文学用语去理解是将经历过的事物用艺术手段如实地表现出来。后者与《叙事医学》中谈到的再现，即创造性地理解你所听到、看到和感知到的内容，最终赋予形式、秩序，从而带来意义，有相似之处。没有再现，就不可能实现关注，这说明再现非常重要。关注是前提，没有关注是不会为再现创造出意义的，关注是为再现服务的。

虽然之前没有经历过叙事医学的学习，但在实际工作中，医生也在不知不觉地做着再现的事情。如病历的书写，当医生在与患者第一次见面的时候，关注的就是患者患病的全过程，时间、地点、症状表现、治疗情况。医生再把这些关注的内容加工整理，以传统格式化病历的形式表现出来，这样就对疾病的来龙去脉形成了再现。一旦看到这样的病历，就会让医生理性地想到这位患者的疾病。但叙事医学谈到的再现，不仅是疾病的再现，更多是从整个患者的角度实现的再现，包括在疾病之外，思想层面的再现、精神层面的再现和情感层面的再现。只有摆脱单纯疾病意义上的再现，才能进入到叙事医学所倡导的更加宏大意义上的再现。

实现叙事医学的再现，光靠医生想当然的惯性思维是不够的，还需要医生花一些力气，从思想上重视、从大局上着眼、从感情上投入。①以人为本，做好关注，特别是在情感话题上的关注；②做看病的医生还不够，医生要有情怀；③不要铁石心肠，要有悲悯之心；④充分理解医学的人学属性，要有广博的知识视野；⑤培养文学的领悟力，多读经典；⑥在叙事上多花一些时间，把爱听故事，变成爱讲故事；⑦写是再现的一种表现形式，要在写上下功夫；⑧再现不会一蹴而就，需要在临床不厌其烦地摸爬滚打，体验再现的内涵；⑨要有良好的价值理念，不能人云亦云；⑩端正生命观，不被负能量所左右。

再现不是医生对患者的同声传译。卡伦说：再现行为绝不是复印机，不可能中立地复制某个"现实"。再现行为是将感知、神经处理、相关体验等复杂过程进行组合，然后再想象性地补充、迂回、发展之所见，创造出新的东西。所以不要把叙事医学的再现看成是一项纯技术活，就病说病不是再现，而在医生良好的品行上，站在人的高度，反思疾病的意义，进而为患者解读疾病中的千辛万苦，并给予积极的关爱、帮助和回应，这才是我理解的再现。医生的再现要高于患者的期望，要让患者有惊喜感。

3. 归属 其字面的意思是划定从属关系，但显然这不是叙事医学归属的真正含义。叙事医学的归属是在关注、再现实施和努力下，让医患之间最终达成一种平等的伙伴关系。这里的平等就是医生眼里有患者，患者眼里有医生，彼此都是对方存在的前提条件，没有高低贵贱之分；这里的伙伴形容的是一种紧密关系，说明医患之间不是陌生人，他们走的是同一条路，在这条路上医生因为患者发现了自己的价值，患者因为医生去掉了病痛，愉悦了心情。这种伙伴关系只要有医学在场，就变得密不可分。

虽说叙事医学的归属关系在有了前期的关注、再现后，看似是一种自然而然的过程，但三者的重要性都是不可忽视的，它们犹如心肺复苏的生存链，环环相扣。如果医生在归属关系上戛然而止，前面的关注、再现工作就要前功尽弃。所以即使看到了曙光，并不意味着胜利已经到手，在最后一环归属关系上，医生还需要再冲刺。

如何在关注、再现逐渐递增的作用下，向着归属关系发起冲刺？①要认识叙事医学是做什么的，这就要求对叙事医学有足够的知识储备；②关注、再现和归属的三者关系要熟记于心，先后次序不要颠倒；③医生要有强烈与患者建立和谐关系的欲望；④在前期关注、再现的互动中，要始终以归属为目标；⑤归属关系的界限要清楚，先是平等，进而成为伙伴；⑥不要把归属看成一种工作程序，而是要用心在做；⑦人对归属感的获得程度不尽相同，它是价值指标，是感性指标，不要用科学来定义；⑧归属感的阈值有高有低，医患两者可能不在一根弦上，不要有挫败感；⑨达不到归属关系，首先要反思自己，医者是归属关系的主导者；⑩归属关系像其他医疗决策一样，不会100%成功，但这不是放弃归属的理由。

关注、再现、归属，是叙事医学实践的一项重要内容。它始终围绕医患双方之间良好关系的确立这一出发点，通过感性与理性的交叉融合，借着叙事这个媒介达到医患彼此的共情。正如卡伦所说：临床实践中目前缺乏的能力，以及临床医生和患者所需要的能力（患者方面的认可和临床医生自我权威的树立），这些都可以通过我们正在发展的关于照顾患者的叙事知识和技巧的培训培养起来。

（三）叙事医学中的平行病历

想必每个医生都知道，在自己会诊疗之前，应先学会如何写病历。病历记载了患者的发病经过，包括发病的诱因，不适的表现，以及伴随症状，既往健康情况。一份合格的病历就是一个患者的病史资料，从中能了解患者在疾病中的点点滴滴，读出写病历医生的临床思维，每一份病历都是为日后临床研究和临床证据做回顾性的准备。虽然病历字数不多，辞藻不华丽，也没有太多的修辞手法，更多是平铺直叙，按时间顺序书写。但对于初学者，不管是文学素养高的，还是语言表达能力不够强的医生，在刚刚接触病历书写的时候都遇到了不同程度的困惑和烦恼。第一个烦恼就是见患者不知道问什么，前后逻辑不明，说话吞吞吐吐；第二个烦恼就是无法把问的内容和患者说的情况连贯起来，写出的病历质量不高，不但让别人一头雾水，自己看了也不清楚所谓何意；第三个烦恼就是病历千篇一律，既没有重点，也没有特点。当然对大多数医生来说，只要努力，不乏临床思考，敢于接近患者，加上前辈指点，很快就会进入写病历的良性状态。中国有句老话：见字如见人。实际在临床也可以这么说：看到病历就知道了医生的水平。所以写病历看似是一项基本功，也是一项对医生能力鉴别的试金石。有文章称，北京协和医院有"三宝"：病案、教授、图书馆。正因为此，北京协和医院才成为医学大师的摇篮，人才辈出，薪火相传。而病案就是我们说的病历。不管是否夸张，病历对医生的作用举足轻重。

格式化病历遵从一定模式，顺序不能颠倒，反映的都是患者客观的主诉，不能有情感的词汇在里面，就事说事不要引深，不要猜测，更不需要评论。格式化病历只要把病说清楚，讲明白，顺着病历推出临床诊断就算完成病历的使命。格式化病历的书写反映了医生的临床思维。如果抛开患者不说，单就疾病这件事来说，会写格式化病历对医生也就够用了。可问题是对疾病的感受，人各不相同，所以导致同一个疾病在不同人身上表现得千差万别。以一个高血压患者为例，年龄、饮食、情绪、运动、睡眠质量和依从性都会影响血压的变化。叙事医学的出现强调了人在疾病进程中不可替代的价值，人有思想，谈到人就要说到情感，就要聊到爱心，就不要忘掉人的自尊。而叙事医学通过对疾病的叙事化将患者、疾病、病痛折磨联系起来，将疾病的生物学世界和人的生活世界联系起来，使疾病得到阐释并产生意义。叙事医学提倡的三要素：关注、再现、归属。就是让医生关注患者的疾苦，通过医生感情的共鸣把患者的经历加工再现，进而把医生接纳到患者的共情圈里，达到急患者之所急，想患者之所想的情感升华。无疑叙事医学提到的平行病历书写是使医生体验患者疾苦，再现对患者疾苦的反思，融入与患者携手共情、共抗疾病的一个最好的落地手段。

平行病历与格式化病历存在很大不同，最关键的不同：一个是对人的描写，另一个是对疾病的阐述。平行病历赋予了人活着的生命，有了感情的注入，再现了医患心灵的碰撞，体现了医学的人文价值。格式化病历就病说病，形式单一，只谈病不说人。医生是客观的，态度是冷静的，患者少了温度感，人的价值在医生眼里也变得渺小了。平行病历没有固定的模式，它是以患者为出发点，而不是以病为写作要点，只要人不同，平行病历就不同。格式化病历有确定的模板，不得随意突破。从主诉、现病史、既往史、个人史，无论在字数、顺序、用词，还是在专一症状的描述上不能主观发挥。书写平行病历光有医学功底还不行，还要涉猎一些文学；光有冷静的态度还不行，还需要有做人的情感。格式化病历需要搞懂医学的常见术语，如夜间阵发性呼吸困难、铁锈色痰、饥饿痛、转移性右下腹痛等，写起来就不是太困难。平行病历缺规范、少模式，所以写起来就费时间，因为有情感的互动，教起来也无一定之规。格式化病历有公式，每位医生书写时间基本固定，长短适度。教学容易，病历修改也方便。平行病历书写除了医学的基本功，更需要有人文的包容度，所以入门门槛高。格式化病历除了看出医生的缜密思维外，很难流露出医生关爱之心。这些可能是平行病历与格式化病历的不同点。

人在很大程度上决定了疾病的走向。不关注人只关注病，将会给我们带进医学救治的死胡同。要想让医学有温度，就医过程不再是仪器的反复检查和数据一遍一遍的堆积，而是让医生从见到患者那一刻起，就要把就医的温度预热起来。平行病历的书写给了医生这样一个机会，发掘疾病背后的所思所想。

（1）平行病例是患者真实的疾病体验，既有疾病的表现，又有心理的压力，更有思想的困惑。

（2）既给患者谈不适的机会，更要鼓励患者说出想说但不习惯说或不敢说的悄悄话。

（3）医生不仅要写出问出的东西，还要倾听患者聊出的内容，甚至猜出患者隐喻的话语。

（4）医生如果没有思想火花或情感匮乏，会厌恶平行病历的书写，需要补上这一课。

（5）谈感情、聊心理需要文学的底蕴，需要有哲学的思考，医生要读专业之外的书籍，要读经典，要读大家的书。

（6）平行病历不需要一气呵成。有了时间才能有更好的思考和反思。

（7）格式化病历还有市场，但注重格式，也不要忽视感情，患者的感情一定要了如指掌。

（8）平行病历是训练医生与患者共情的最直接的工具，一旦成了习惯，会有悲悯之心。

（9）平行病历不是写轰轰烈烈的事件，细节决定成败。

（10）平行病历没有固定模板，写的好坏与情商、文学水准有关。情商有先天的成份，文学水准需要后天的发奋。写总会有收获。当然也不要忘了熟能生巧。

（11）不写平行病历也还可以继续当医生，但有一天你会觉得怎么做都会与患者有隔阂，怎么照顾患者都不会走在点上。

（12）平行病历书写不分年龄高低，先下手为强。早培养比晚入门要开悟得快。在医学生时期，格式化病历要掌握，平行病历也要学，一个是训练临床思维，一个是培养人文情怀。

（13）平行病历可以改变医生的职业倦怠，因为它没有框架，只有与众不同、感人至深的故事。故事影响人、感动人，赋予职业的认同感、使命感、愉悦感。

（14）平行病历可以助医生发现比数字更有临床价值的患者对疾病的体验。

（15）平行病历给了医生对临床事物更多的反思机会。从写作中医生比以往任何时候更加认识了自己，也证实了自己。

（16）平行病历让医生融入到患者的境况，使医生对自己今后将要面临同样的疾病的苦难、死亡的恐惧有了充分的思考，也做了必要的心理准备。

医学不是纯科学，它有艺术的属性，所以医学的许多事情是仁者见仁，智者见智。平行病历现在在我们国家的医院未被普及，相信在将来有一天，它会被大多数临床医生接受。发表在《新英格兰医学杂志》上的一篇题为"对丽塔·卡伦写的《叙事医学》的书评"一文中表达到：理论认为，像训练有素的读者与小说家、故事叙述者及有趣的人物互动的方式一样与患者互动是重拾医学人文的一种方式，可使医生更谦逊、更尊重患者、更能够站在患者的立场思考问题。

知识拓展

共情的能力

医务人员在沟通中应善于运用共情能力，让患者感到被关注、尊重、理解，从而更愿意与医生配合，有利于良好医患关系的建立，也有利于提高患者依从性和治疗效果。

临床上的共情，即医生把自己投射到患者的境遇，想象自己在患者的立场如何看待问题。因此，共情既是认知能力，也是情感能力。在认知方面，共情体现了医生理解患者经历和感觉的能力，以及从患者立场看待外部世界的能力；在情感方面，共情体现了医生进入患者感觉和体验的能力。

为了培养共情的能力，医生应做到：避免主观臆断，注意验证自己是否做到了共情；能够因人而异、适时适度地表达共情；善于运用口头和躯体语言表达共情。

综合思考题

1. 在急诊科，与愤怒情绪的患方沟通的有效策略是什么？
2. 急诊科书写平行病历的作用是什么？

第二章
综合思考题解析

参考文献

[1] 丽塔·卡伦. 叙事医学：尊重疾病的故事. 郭莉萍，译. 北京：北京大学医学出版社，2015.

[2] 韩启德. 医学的温度. 北京：商务印书馆，2020.

[3] 王锦帆，尹梅. 医患沟通. 2版. 北京：人民卫生出版社，2018.

（赵　斌　刘　耕）

第三章

急诊影像学诊断思路

◎ **学习目标**

基本目标
熟悉影像学技术在急诊中的应用。

发展目标
了解不同急症的影像学技术特点及其选择策略。

随着影像学技术的进展，影像学在临床医学诊断中的地位变得越来越重要，也使得辅助临床医生做出快速而有效的临床决策成为可能。对于急诊科医生而言，快速而准确地诊断疾病，减少不必要的时间消耗，为及时治疗患者争取到更多时间，在日常工作中占据了重要的位置，因此掌握急诊中常见疾病的影像学特点对于急诊科医生是必不可少的临床技能。

本章从影像学的角度，基于患者的临床症状来探讨这种临床诊断方法在临床实践中的应用。影像学作为一种方法学，它的临床应用和不同影像检查的内在特质密切相关。某种影像只能反映某一疾病在某个时间点的特点，也就是说不同系统、不同疾病在不同诊疗期间的最佳影像学方法的选择，不是固定不变的，要根据不同疾病和临床的需求来选择最佳的影像学检查方法。以下以不同系统为单元，分别阐述不同疾病的影像学方法选择和特征性影像学改变。

一、急诊影像学在中枢神经系统中的应用

（一）中枢神经系统的影像学方法选择

脑组织外周有致密的骨骼结构保护，因此常规的头颅 X 线片和超声检查的诊断价值极其有限。头颅计算机体层成像（computed tomography，CT）和头颅磁共振成像（magnetic resonance imaging，MRI）检查常用于中枢神经系统疾病的诊断。其中，CT 的扫描时间短，对于患者配合度要求低，因而应用最广泛。总体来讲，CT 对于脑内急性出血和骨骼病变的诊断价值较高，因而常用于脑外伤和急性脑出血的诊断。而 MRI 因急性期出血的信号变化复杂，不易解读，所以很少用于急性脑出血的诊断，对急性脑卒中、颅内占位性病变和颅内感染性疾病的诊断价值较高。

同时，造影剂强化的 CT 灌注扫描结合 MRI 的弥散加权成像（DWI）可以用于评估急性脑血管病中脑梗死的面积，对于急诊的溶栓治疗有很好的指导价值。

（二）脑血管意外的影像学特点

脑梗死不同时期的影像学特点见表 3-1。

表 3-1　不同时期脑梗死的影像学特点

病变时期	CT	MRI
急性期（＜ 24 小时）	50%～60% 无阳性发现（＜ 8 小时）；低密度改变，占位效应不明显	T1 加权成像（T1WI）略低信号，T2 加权成像（T2WI）略高信号；DWI 明显高信号（发病 2 小时内）
亚急性期（24 小时至 4 周）	楔形或扇形低密度区，占位效应，边缘渐变清晰；第 2～3 周出现"模糊效应"	T1WI 低信号，T2WI 高信号，形态和占位效应同 CT
慢性期（4 周至 2 个月）	病变区域密度（脑脊液密度）下降，体积缩小，边缘清晰，相邻脑沟、脑室扩大	病灶信号特征同脑脊液

从表 3-1 可见，MRI 的 DWI 图像对于急性期脑梗死的诊断极具价值，可以发现 CT 表现正常的极早期脑梗死。而脑内出血的诊断，应该首选头颅 CT 平扫（表 3-2）。

表 3-2　不同时期脑出血的 CT 检查特点

病变时期	成分	密度	体积
急性期	血浆 + 血红蛋白	高密度	由大到小
亚急性期	血红蛋白破坏 纤维蛋白溶解	等密度	融冰征
慢性期	脑脊液	低密度	

对于头颅外伤的患者，头颅 CT 平扫既可以显示颅骨骨折改变，又可以显示继发的硬膜外血肿以及硬膜下血肿、脑挫裂伤等改变。

二、急诊影像学在胸部疾病中的应用

（一）胸部疾病的影像学方法选择

胸部肺组织因含气而和周围软组织及骨骼之间有非常好的自然对比，因此对于呼吸系统疾病，胸部 X 线片和胸部 CT 这两种影像学检查方法都极具诊断优势。通常，胸部 X 线片是最基础的影像学检查方法，具有便捷、快速和经济的特点，是初筛的影像学检查手段，但由于所有经过成像 X 线线束的物质都投射在一张胶片上显像，因此有重叠干扰的问题。胸部 CT 是断层影像，可以消除这种干扰，所以为了进一步评估疾病或显示较小的病变，可以选择胸部 CT。胸部 CT 对于软组织的分辨率较低，因此要想显示胸腔纵隔内尤其是大血管和心脏的病变，需要进行造影剂强化的 CT 检查，如果考虑血管来源的病变，应该选择 CT 血管造影检查，包括冠状动脉 CTA（CT 血管造影）、胸主动脉 CTA 和 CT 肺动脉造影（CTPA）。

（二）不同临床症状的影像学方法应用和影像学特点

1. 急性胸痛　因外伤引起的胸痛，选择胸部 X 线片或胸部 CT，可以评估骨折的部位及继发的胸腔积液、气胸和肺挫裂伤情况，胸部 CT 能更好地显示肺内挫伤的情况，表现为外伤对应区域肺内边界模糊的毛玻璃，其内可见圆形或椭圆形小气囊腔，气囊腔内可以有液气平面。

如果患者突发胸痛，胸部 X 片显示未见异常或者有上纵隔增宽，要考虑到有动脉瘤或主动脉夹层的可能，选择造影剂强化的主动脉 CTA 检查，可以显示病变血管增宽，并可评估增宽血管范围和程度，在造影剂强化的血管腔内可以见到细线状的撕裂动脉内膜瓣，延续多个层面，某些层面可见内膜瓣上的破口，通常内膜瓣两侧的血管腔内造影剂密度不一致，密度较高的一侧常为真腔，密度较低的一侧为假腔，假腔内可以有低密度的附壁血栓形成。

2．呼吸困难 如果患者有胸痛同时伴有呼吸困难，胸部 X 片和胸部 CT 平扫未见异常，考虑到心肌缺血的可能，可以选择冠状动脉 CTA 或冠状动脉血管造影检查，评估冠状动脉狭窄位置、程度以及粥样斑块的性质；考虑为肺动脉栓塞可能时，应进行 CTPA 检查，显示为肺动脉血管管腔扩张，低密度的栓子位于造影剂充盈的血管腔中央，周围环绕造影剂，在血管长轴位表现为"轨道样"改变，可以并发肺梗死改变，合并肺动脉高压和右心扩大、室间隔偏移改变。

3．呼吸困难伴发热 如果患者出现呼吸困难伴有胸部 X 片上的"渗出"改变，则需要进行胸部 CT 检查，鉴别是感染性疾病还是非感染性疾病。

常见需要鉴别的疾病及其影像学特点如表 3-3 所示。所有以下影像学特点都应该结合患者的临床表现进行评估，例如：病毒性肺炎和肺孢子菌肺炎感染患者的缺氧改变常较细菌性肺炎患者显著，而肺水肿患者常有心功能不全或肾功能不全等实验室指标异常等。

表 3-3 常见需要鉴别的疾病及其影像学特点

影像学特点	大叶性肺炎	支气管肺炎	病毒性肺炎	肺水肿	肺孢子菌肺炎
病变	实变为主	实变为主	毛玻璃＋网格	实变／毛玻璃	毛玻璃＋索条
分布	单／多叶	小叶／腺泡	支气管周围／外周	中央区	中央区多
支气管改变	支气管气相	支气管管壁增厚	（−）	支气管弥漫管壁肿胀	（−）
血管改变	（−）	（−）	（−）	血管增粗	（−）

三、急诊影像学在腹部疾病中的应用

（一）急性腹痛的影像学方法选择

急性腹痛是一组需要急诊医生快速做出诊疗决策的疾病，疾病谱非常广泛，既包括良性自限性疾病，也包括快速危及生命的疾病。而腹腔脏器大部分为软组织密度，自然对比较差，所以常规的腹部 X 线片的诊断价值有限，仅用于评估尿路结石和发现腹腔游离气体。腹部 X 线片显示正常的患者也不能排除肠梗阻和其他疾病，因此超声和腹部 CT 检查在急腹症的诊断中占有非常重要的地位。对急性腹痛患者，应在全面评估患者临床症状、体征和实验室检查后进一步决定首先采用哪种影像学检查。通常超声检查更便捷，可同时评估影像学特点和患者体征而更好地定位病变位置和程度。腹部 CT 检查的诊断准确性高于超声检查，超声检查不能明确诊断时，可以进行腹部 CT 检查进行补充，反之亦然。为了更好地明确疾病病因，推荐腹部 CT 扫描行造影剂增强检查。因腹部脏器较多，所以按照不同腹部分区腹痛来推荐合适的影像学方法，并介绍引起相应急性腹痛的常见疾病。

（二）不同腹部分区腹痛的影像学方法应用和影像学特点

1．右上腹痛 常见于胆结石继发的急性胆囊炎引起。因胆结石多为 X 线阴性结石，腹部 X 线片可以显示的阳性胆结石仅占所有结石的 10%～20%，腹部 CT 也不能很清晰地显示阴性结石，因此对于胆结石继发的胆囊炎首选的影像学检查方法为超声。其典型的影像学改变表现为胆囊壁增厚伴肿胀，其内可见高回声结石，结石后方可见声影，结石可以随着体位的改变而移动。超声医生在操作探头显示肿胀胆囊时可以引发墨菲征（Murphy sign）。CT 检查用于怀疑继发胆囊脓肿的诊断，以及其他病因引发的胆囊肿胀。

2．右下腹痛 通常需要首先排除发生阑尾炎的可能。超声和腹部 CT 的诊断价值相似，通常

体型较纤细的患者可以选择超声检查，而体型丰满的患者可以选择腹部 CT 检查。其典型的影像学表现为阑尾增粗，直径大于 6 mm，阑尾的回声 / 密度减低，阑尾周围的脂肪间隙模糊，腔内可以见到强回声 / 高密度的阑尾粪石，CT 可以显示阑尾腔内的液体充盈，多普勒超声显示阑尾血供增加，增强 CT 可以更好地显示阑尾及阑尾周围炎症和累及范围。

3. 季肋区疼痛　常见于输尿管结石和胰腺炎。腹部 X 线片通常可以显示大部分结石，表现为双肾区或双侧输尿管走行区的高密度类圆形或不规则小结节，可以单发或多发。如果腹部有大量肠气和粪便干扰，可以选择腹部 CT 检查。CT 检查能够更好地评估结石继发的积水和炎性改变。如果怀疑急性胰腺炎，应该进行腹部增强 CT 检查。增强 CT 可以更好地评估胰腺炎的严重程度。其典型的影像学表现为胰腺肿胀，内部结构不清，密度不均匀，可见高密度的出血改变，周围脂肪间隙模糊伴渗出改变，邻近的肾周筋膜增厚，造影剂强化后可见胰腺内无强化的坏死区域。

4. 急性弥漫性腹痛　常见的病因包括肠梗阻、胃肠道穿孔、肠缺血和主动脉夹层。主动脉夹层的影像学特点在"急性胸痛"部分已有阐述。站位腹部 X 线片可以显示肠梗阻改变，表现为肠管增宽，肠腔内液气平面呈阶梯状排列。如果出现胃肠道穿孔，表现为膈下的游离气体影。但是腹部 X 线片正常，不意味着没有肠梗阻和穿孔的问题，应该进行腹部增强 CT 检查，评估早期的肠梗阻、少量游离气体以及肠梗阻的病因。腹部增强 CT 可以显示肠管病变累及长度、肠管扩张程度、扩张和狭窄交界区、肠壁强化方式、肠腔内容物以及周围肠系膜的改变，综合上述几个影像学特点来判定肠梗阻、肠穿孔的位置和病因。如果显示血管供血区分布的肠管肿胀伴肠管低强化或无强化，要考虑到肠缺血可能。

影像学可以非常直观地显示病变，可以快速获取急诊医生想要的疾病信息，并且具备可重复性的特点，这些特点可以辅助急诊科医生节约诊疗时间，快速诊断。影像学是一种有效的诊疗工具，具有多样性，只有依据临床病情选择最有效的影像学方法，熟悉常见疾病的影像学特点，才能达到准确、快速诊断的目的。以上仅阐述了一些常见疾病的影像学诊疗思路，而临床实践中疾病的发生发展要更复杂，需要急诊科医生在日后的临床诊疗工作中不断积累经验，扩大对于少见病的认知。

知识拓展

远程影像诊断

未来，影像学将从 2D-3D-4D 解剖形态到功能影像，继而显示细胞分子水平的改变，从而对疾病的评价更完善、更具特异性。随着信息科学和计算机技术的发展，影像学的诊断模式也将由"定性"向"定量"图像分析方向发展。无线网络强大的传输数字信息功能带来的最根本变化就是图像的共享。随着网络技术的提高，传输速度不再成为瓶颈时，远程影像诊断将成为可能。而随着网络化建设的继续深入，不同的医院可能会具有相同的影像诊断水平。尤其是偏远地区和农村，通过远程放射学和 e-hospital 的建设，将实现共享全国以至全世界的高水平医疗服务。

综合思考题

胸部疾病应如何选择影像学检查方法？

第三章
综合思考题解析

参考文献

［1］ Stuart EM，kathirkamanathan shanmuganathan，Lisa AM，et al. 急诊影像病例点评 200 例. 王继琛，译. 北京：北京大学医学出版社，2013.

［2］ Daehnert W. Radiology Review Manual. 7th ed. philadelphia：Lippincott．Williams&Wilkins，2011.

（高　莉）

第四章

急诊超声

◎ 学习目标

基本目标

1. 区别胸痛的三大急症的超声表现。
2. 总结超声心动图在心包疾病中的运用。
3. 比较不同类型休克的超声特点。
4. 掌握创伤 FAST 探查流程。
5. 掌握肺部超声常见病理征象：彗星尾征、条码征、肝样变、肺点。
6. 掌握下腔静脉管径及呼吸变异率的测量方法。

发展目标

1. 运用超声对胸痛合并休克患者的病因进行鉴别。
2. 根据血流动力学的特点分析休克患者的诊治要点。
3. 能熟练运用任一呼吸困难超声诊断流程。
4. 能熟练运用床旁超声辅助诊断不同类型休克。

第一节　心脏大血管急症的超声心动图

随着经济水平的提高，我国心血管疾病的发病率在逐年增加，据《中国心血管健康与疾病报告 2022》，我国心血管疾病现患病人数 3.3 亿，而心血管疾病是疾病死亡的首位原因，所以心血管急症的及时诊断及治疗很重要。超声心动图（echocardiography，UCG）可对心脏结构、功能和血流动力学状态做出评价，并具有无创、方便易行、费用低、可以床边进行并能及时获得检查结果的特点，在心血管急症评估中的作用越来越受到临床医生的重视，成为急诊医生的另一双"眼睛"。

常见的心脏大血管急症包括急性胸痛、急性呼吸困难、休克等。

一、急性胸痛

胸痛是急诊科患者常见就诊原因之一，急症内科 5%～20% 的患者是因胸痛就诊。而病因包括从骨骼肌疾病到心脏血管疾病等各种疾病，其中急性心肌梗死、肺动脉栓塞、主动脉夹层因病情危重被称为"胸痛三联征"（图4-1）。

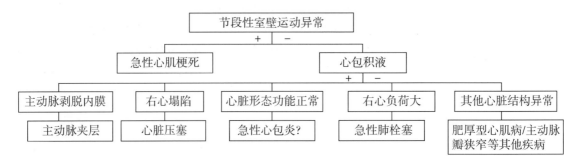

图 4-1　胸痛患者的急诊超声心动图诊断流程

（一）急性心肌梗死

急性心肌梗死是冠状动脉急性完全闭塞导致冠状动脉供血范围的心肌缺血、坏死，超声表现为与冠状动脉供血相应的节段性室壁运动异常（regional ventricular wall motion abnormality，RWMA）。当缺血发生时，节段性室壁运动异常发生在心电图改变之前，因此，超声可以提高诊断的敏感性。

1. 节段性室壁运动异常评估　左室心肌的节段划分一般采用美国超声心动图学会推荐的16段分法，左室基底部分6段（前壁、前间隔、后间隔、下壁、后壁、侧壁），在乳头肌水平左室中部也分为同样的6段，心尖部分前壁、室间隔、下壁、侧壁4段，共16段。左室心肌分段及相应的冠脉供血的关系见图4-2。

室壁运动异常可通过室壁运动评分来半定量表示。主要依据心内膜收缩期运动幅度和室壁收缩期增厚率来判断。如果心内膜收缩期运动幅度大于5 mm，室壁厚度收缩期比舒张期增厚30%以上，属于正常的室壁运动，计为1分；心内膜收缩期运动幅度在2~5 mm，收缩期室壁增厚率小于30%，为运动减低，计为2分；心内膜收缩期运动幅度 < 2 mm，收缩期室壁无增厚，定义为无运动，计为3分，一般见于透壁性缺血或坏死（图4-3）；如果收缩期出现反向运动，室壁无增厚，定义为矛盾运动（室壁瘤形成），计为4分。室壁运动积分等于各段的室壁运动分值的总和除以室壁总段数，所以室壁运动积分正常值为1。积分越大，说明室壁运动异常越严重，或者受累的范围更大。

超声通过检测室壁运动异常的部位，可以推测病变的血管及梗死的范围（参考图4-2）。根据室壁的厚度及回声可以帮助判断是陈旧性心肌梗死还是急性心肌梗死，前者因心肌纤维化，一般室壁变薄，回声强。

2. 急性心肌梗死的并发症评估

（1）乳头肌功能不全/乳头肌断裂：当乳头肌发生缺血或坏死导致功能不全甚至乳头肌断裂时，会造成二尖瓣关闭时位置异常引起反流。多见于下壁心肌梗死时，因为后内侧乳头肌与下壁一般由右冠状动脉（right coronary artery，RCA）供血。临床上急性二尖瓣反流导致左心室舒张末期压增加，可发生急性肺水肿。

图4-4左侧为下壁心肌梗死合并乳头肌功能不全导致二尖瓣反流，彩色多普勒血流显像（color Doppler flow imaging，CDFI）显示二尖瓣反流信号达左房顶部；右侧箭头所指为下壁心肌梗死合并后内侧乳头肌断裂的残端。

（2）室间隔穿孔（图4-5）：坏死心肌破裂发生在室间隔，将导致类似室间隔缺损的血流动力学改变，常见于心尖部，二维超声显示心肌回声中断，CDFI显示缺损处左向右分流信号。患者临床会出现左心衰竭加重，甚至出现心源性休克表现，在胸骨左缘第3~4肋间可闻及新发的收缩期杂音。

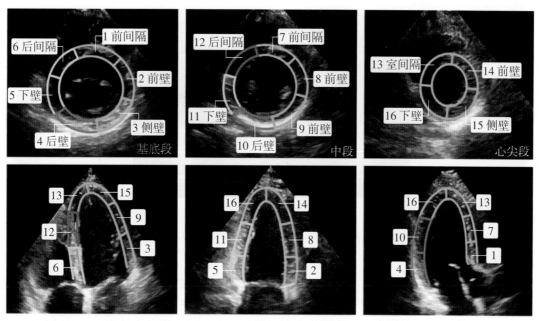

图 4-2　左室心肌节段 16 段分法及冠状动脉左前降支、回旋支和右冠状动脉的主要分布情况

　　由右冠状动脉（right coronary artery，RCA）供血；　　由左前降支（left anterior descending，LAD）或回旋支（circumflex，CX）供血；　　由左前降支供血；　　由右冠状动脉或回旋支供血；　　由右冠状动脉或左前降支供血

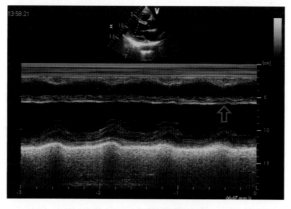

图 4-3　室壁运动异常

M 型超声显示前间隔运动幅度明显减低，收缩期室壁无增厚

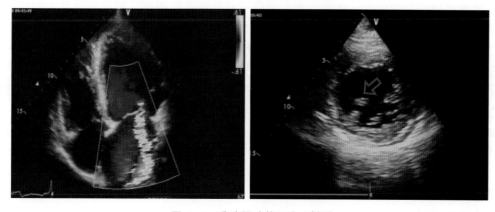

图 4-4　乳头肌功能不全 / 断裂

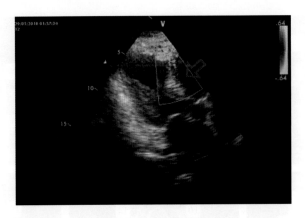

图 4-5 室间隔穿孔
左室前间隔中段及心尖部室壁运动异常，箭头所指为前间隔心尖段穿孔处，CDFI 显示左向右分流信号

（3）室壁瘤及附壁血栓形成（图 4-6）：多发于心尖部，下壁基底段亦可见，表现为局部室壁收缩期向外膨出。室壁瘤部位由于无收缩运动，血流淤滞容易发生附壁血栓，表现为不同于心内膜的增强回声团块突出于心腔内。如表现为有蒂、活动度大的团块则发生栓塞事件的风险较大。

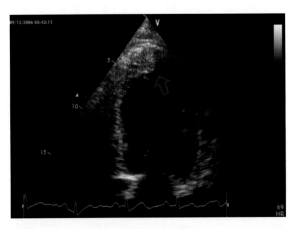

图 4-6 室壁瘤及附壁血栓
左心室心尖部室壁瘤及附壁血栓（箭头所示）

（4）游离壁破裂或假性室壁瘤形成：游离壁心肌完全破裂是最凶险的急性心肌梗死机械性并发症。老年女性、既往无心肌梗死史、高血压、使用皮质类固醇或非甾体抗炎药以及溶栓治疗可能增加发生游离壁破裂的危险。多发生于左室前壁或侧壁透壁梗死，可导致急性心包出血和心脏压塞。临床常表现为电机械分离、循环崩溃而死亡，很少有机会通过超声看到破口。如果因为心包粘连或破裂处血栓形成未破裂至心包腔，则形成假性室壁瘤，表现为心肌层的连续性中断，突出于心脏外的囊性假腔，仅有薄的心包层作为假腔外壁，心室腔与假性室壁瘤间有窄的颈部，二者之间可有血流交通。假性室壁瘤有很高的自发性破裂风险，一旦发现应该尽早进行外科干预。

（二）肺动脉栓塞

肺动脉栓塞是各种栓子阻塞了肺动脉及其分支造成的一组疾病。超声表现包括直接征象——肺动脉内栓子，以及肺动脉高压、右心负荷增加的间接征象。

1. 直接征象 肺动脉内栓子极少部分患者可通过超声检测到肺动脉内的栓子（图 4-7），如下肢深静脉来源的血栓或下腔静脉来源的癌栓进入到主肺动脉及左、右肺动脉分叉近段时，表现为不同形态的增强回声突出于肺动脉内。

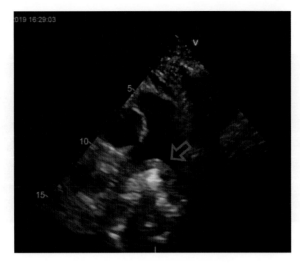

图 4-7 肺动脉栓塞的直接征象

肺动脉分叉处可见一骑跨左右肺动脉的血栓（箭头所指）

2. 间接征象

（1）三尖瓣反流速度增高（图 4-8 左图）：根据简化伯努利方程式，可以通过测得三尖瓣反流的峰速度（peak velocity of the tricuspid regurgitation，TRV），根据以下公式估测肺动脉收缩压（systolic pulmonary artery pressure，SPAP），SPAP = $4 \times TRV^2$ + 估测的右房压。右房压（right atrial pressure，RAP）则根据下腔静脉（inferior vena cava，IVC）内径及呼吸变异率来估测。当下腔静脉内径 ≤ 21 mm 时，深吸气时内径缩小 > 50%，RAP= 3 mmHg；当 IVC > 21 mm 时，深吸气时内径缩小 < 50%，RAP=15 mmHg；介于二者之间时，RAP=8 mmHg。当 TRV > 2.8 m/s 时提示可能存在肺动脉高压。

（2）右心形态改变

右室扩大（图 4-8 中图及右图）：右心室与左心室内径比 > 1，室间隔平直，左室短轴呈"D"字征。右房扩大，肺动脉增宽。

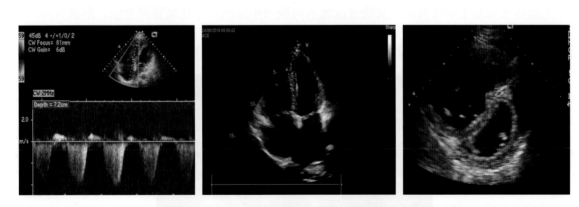

图 4-8 肺动脉栓塞的间接征象

左图示三尖瓣反流频谱；中图示右心室与左心室内径比 > 1；右图示室间隔变平，左室短轴呈"D"字征

（3）右室收缩功能异常

右室局部收缩减低（McConnell 征）：右室游离壁运动减低，但心尖段运动正常。McConnell 征对肺栓塞有较高的阳性预测价值。

整体收缩功能减低（图 4-9）：三尖瓣环平面收缩期位移（tricuspid annular plane systolic excursion，TAPSE）< 17 mm，三尖瓣环收缩期运动峰速度 S' < 9.5 cm/s 提示右室收缩功能不全。

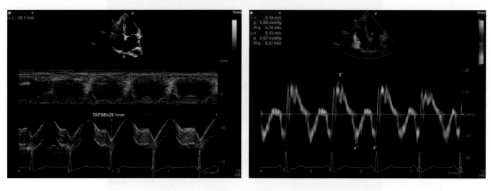

图 4-9 TAPSE（左图）与三尖瓣环收缩期运动峰速度 S'（右图）的测量方法

3．肺栓塞的危险分层及临床决策（表 4-1） 超声发现的右心功能不全表现是肺栓塞患者危险分层和临床决策的依据之一，主要包括以下 4 条。①右心室扩张；②右心室游离壁运动减低；③三尖瓣反流速度 > 2.8 m/s；④ TAPSE < 17 mm。

表 4-1 肺栓塞危险分层和临床决策

危险分层	休克 / 低血压	影像学表现 （右心功能不全）	心脏生物学 标志物升高	推荐治疗
高危	+	+	+	溶栓 / 取栓
中高危	-	+	+	住院抗凝
中低危	-	+/-	+/-	住院抗凝
低危	-	-	-	早期出院 / 院外治疗

（三）主动脉夹层

主动脉夹层是主动脉内膜撕裂使血液流入内膜与中层间，导致血管壁分层，形成真假两腔，进而影响分支的血供，并可能导致血管破裂。超声可以观察到撕裂的内膜在血管腔内漂动以及破口位置，假腔内是否有血栓形成，是否累及主动脉瓣、冠状动脉及有无心包积液（图 4-10）。

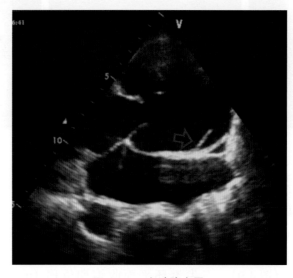

图 4-10 主动脉夹层

胸骨旁长轴切面显示主动脉根部及升主动脉明显增宽，后壁可见一漂动的内膜片（箭头所指）

根据累及的范围，可将主动脉夹层分为不同类型。常用的有 DeBakey 分型：Ⅰ 型夹层起自升主动脉并延伸至降主动脉，Ⅱ 型夹层局限于升主动脉，Ⅲ 型夹层起自降主动脉并向远端延伸。Stanford 分型：A 型夹层累及升主动脉，B 型夹层不累及升主动脉。

二、急性呼吸困难

急诊患者中呼吸困难约占 3.5%，病因多数是心肺疾病。其中，心血管急症主要是急性心源性肺水肿、急性肺栓塞、心包积液。

（一）急性心源性肺水肿

急性心源性肺水肿是心脏结构或功能异常导致左心室舒张期充盈或收缩期射血减少，表现为迅速发生或恶化的肺淤血及组织器官低灌注。病因可能为心肌缺血、炎症等导致的心肌损伤、坏死，或者急性瓣膜功能不全、严重高血压等所致的心脏负荷增加。

左室收缩功能异常的超声心动图表现为室壁运动减低，如呈节段性分布提示病因可能为冠心病，应激性心肌病或脓毒性心肌病则可能表现为与冠状动脉分布不相关的局部室壁运动减低，其他原因多导致左室壁运动弥漫性减低（图 4-11）。

左室舒张功能异常主要通过二尖瓣口舒张早期血流速度 E 与组织多普勒二尖瓣环舒张早期速度 e' 及左房大小、三尖瓣反流速度来评估。当 E/e' > 14；侧壁 e' < 10 cm/s 或间隔 e' < 7 cm/s；左房增大；TRV > 2.8 m/s 这 4 项中满足 3 项以上时，提示左室舒张功能异常导致左室充盈压增加。

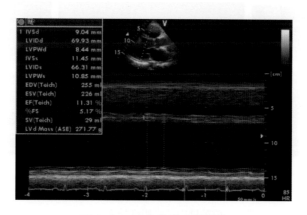

图 4-11 左室收缩功能异常

M 型超声显示左室扩大，左室壁运动幅度减低，左室射血分数减低

（二）心包积液

心包积液可为心包的感染、炎症、肿瘤或其他系统疾病累及所致。超声可以检测心包脏层与壁层是否分离，中间是否出现无回声区来确定是否有心包积液。

1. 心包积液半定量评估 根据无回声区的深度及分布可半定量积液量（表 4-2，图 4-12），确定是否有心脏压塞超声表现，并可指导心包穿刺抽液。

表 4-2 超声对心包积液半定量评估

	后心包舒张期液深	液体量
少量	< 10 mm	< 100 ml
中量	10 ~ 20 mm	100 ~ 300 ml
大量	> 20 mm	> 300 ml

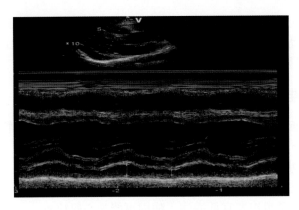

图 4-12　超声测量后心包液深

2．心脏压塞超声表现（图 4-13）　当心包积液量短期内增加或量很大时，造成心包腔内压力上升，心室充盈受限，导致心排血量减少，即心脏压塞。超声主要表现为：①右室壁舒张期塌陷；②二尖瓣口或主动脉瓣口血流速度在吸气时明显减少，呼吸变异率＞25%；③下腔静脉内径增宽（＞21 mm），呼吸变异率下降（＜50%）。心脏压塞是临床危急的情况，需要及时处理，包括心包穿刺抽液解除压塞。

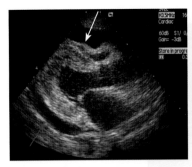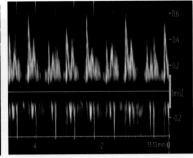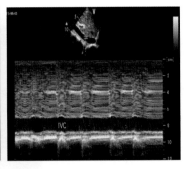

图 4-13　心脏压塞超声表现

左图：心包腔大量无回声区（红色箭头），右室前壁舒张期塌陷（白色箭头）；中图：二尖瓣口 E 峰速度吸气时（IN）较呼气时（EX）明显下降；右图：下腔静脉内径呼吸变异率减小

3．心包穿刺　超声引导下心包穿刺可提高穿刺的安全性。穿刺定位的原则是选择液深最大、距胸壁最近、可避开毗邻脏器的位置，一般舒张期液深＞10 mm 处相对安全。常用部位是剑突下或心尖部。超声可探测进针深度，引导进针部位、方向。

三、休克

休克是急诊常见的危重症，因导致器官灌注减少及组织缺氧，如不能进行及时有效的处理具有很高的病死率。其血流动力学的变化是病因诊断及治疗的重要参考。超声心动图可以在床旁，发现关键的病因诊断信息，为快速启动合适的治疗策略提供帮助。2014 年欧洲危重病医学会"休克及血流动力学监测共识"推荐心脏超声检查用于动态监测休克患者的心功能，不推荐休克患者常规留置肺动脉漂浮导管（1A 级）。按病理生理机制可将休克分为 4 种类型：低血容量性休克、心源性休克、梗阻性休克和分布性休克。

1．低血容性休克　出血或体液丢失导致血容量不足，心脏前负荷减少导致心排血量减少和脏器灌注不足。超声心动图可通过下腔静脉及心腔的变化来评估血容量。如下腔静脉＜10 mm，吸气时塌陷率＞75% 一般提示血容量不足，同时心腔减小，心肌收缩力增强，收缩时室壁几乎靠近，称为"kiss"征。

2．心源性休克　心肌收缩乏力导致泵血减少。超声心动图表现为心腔扩大，室壁运动幅度减低，下腔静脉回流受限表现为扩张及吸气时塌陷率减小。

3．梗阻性休克　血液循环的主要通道受机械性梗阻，导致回心血量或心排血量减少。病因包括心包积液导致心脏压塞、肺动脉栓塞、张力性气胸。超声心动图表现因病因不同而不同。

4．分布性休克　血管张力不足导致液体异常分布。病因包括脓毒症、脊髓损伤导致的神经性休克以及过敏性休克。超声心动图表现为心脏收缩呈高动力性，下腔静脉正常或减小。脓毒性休克在晚期可表现为心脏收缩减低、下腔静脉扩张及塌陷率减小。

超声心动图在急性胸痛、呼吸困难、休克等常见心脏大血管急症的病因鉴别及治疗策略选择上可提供及时、有效的信息，并且方便动态监测，利用好这一辅助检查，并与临床表现密切结合，将助力心血管急症的诊治。

✅ 知识拓展

超声心动图

超声心动图（echocardiography，UCG）是根据超声的原理，利用不同超声技术对心脏结构、功能及血流动力学进行评价的检查方法。20世纪50年代，瑞典医生 Helmut Hertz 与 Inge Edler 首次将脉冲反射超声技术应用于心脏检查，最早这一技术被称为 ultrasound cardiography，缩写为 UCG。在当时，最广泛应用于医学的是用来探测脑中线的 A 型超声技术，称为 echoencephalography。因此，心脏超声也被称为 echocardiography，缩写为 ECG，但缩写 ECG 早已被心电图（electrocardiography）占用。到后来，因为 echoencephalography 作为一项检查技术在临床上消失了，echo 才成为唯一代表 echocardiography 的缩写。

最初，Hertz 和 Edler 只能记录到来自于心脏后壁的结构回声。通过对装置的改进，能够记录到二尖瓣前叶的回声，并进行了用于检测二尖瓣狭窄的研究。之后，其他国家的医生在超声应用于心脏领域也进行了一系列的研究，A 型、M 型、声学造影、二维、多普勒、经食管等多种技术使得超声对心血管疾病的诊断能力得到极大的提高。中国是国际上较早应用超声心动图技术的国家。1962 年，上海第一医学院中山医院徐智章用 A 型示波法和自制的 M 型超声心动图仪观察心脏与大血管的活动波型。同年，武汉医学院附属第一医院王新房等研制慢扫描驱动的 M 型超声心动图仪。1963 年，王新房在武汉超声学术年会上报告了 A 型和 M 型胎心与胎动超声反射的观察方法和临床价值，使中国成为最早开展胎心超声检查的国家。1978 年，王新房等创建过氧化氢（双氧水）心脏声学造影法。20 世纪 80 年代初，中国超声工作者分别以维生素 C、醋酸或盐酸与碳酸氢钠作用，产生二氧化碳进行右心超声造影。胎儿超声心动图以及应用过氧化氢和二氧化碳的心脏声学造影成为中国学者对超声技术发展的独特贡献。

随着超声新技术的不断出现，组织多普勒、三维、斑点追踪应变成像、左心声学造影、负荷超声、血管内及心腔内超声等在临床的应用越来越成熟，而超声心动图不仅在诊断方面起到重要作用，在心血管疾病的治疗过程中也是不可或缺的手段，例如：在结构性心脏病介入术中 [房间隔、室间隔、动脉导管未闭介入封堵和经导管主动脉瓣置换术（transcatheter aortic valve replacement，TAVR）、经导管二尖瓣钳夹术（transcatheter edge-to-edge repair，TEER）、MitraClip 等瓣膜病介入治疗] 的指导。另外的研究进展是靶向超声分子成像技术，即利用超声微泡表面的固有生物学特性构建成靶向超声微泡，或者将靶向与病变组织特定分子的特异配体连接至超声微泡外壳，经静脉将靶向超声微泡注入人体内，使其选择性地聚集于靶组织。通过对比超声检查产生靶组织细胞水平、分子水平显影，可以使炎症、血栓、新生血管等显影。超声靶向微泡破坏技术是一种安全物理靶向治疗方式，以微泡壳或核为载体包裹药物或基因等物质，经静脉注射后行超声观察微泡进入靶区并予以一定条件下辐照，使微泡发生空化效应产生破裂，从而达到定点释放的目的，可在分子水平实现病变显影诊断的同时进行靶向治疗。

（李卫虹）

第二节　急诊床旁超声

目前，国内的超声检查基本都是由超声科的医生完成，临床医生对于进行超声检查的认识还非常缺乏。有鉴于此，急诊医师学习床旁超声的初衷就是抛弃晦涩难懂的超声术语和过于复杂的超声多普勒图像，运用超声集中于某个需要紧急判断和处理的具体问题，其操作要求及掌握时间与超声专科医师相比要明显简单和快速。通过本节的学习，期望大家能够熟练应用超声对急危重症患者呼吸、循环等系统常见问题进行评估，并建立起常见急重症的超声规范诊断流程，以促进急危重症救治水平的进一步提升。

一、概述

在急诊科，急诊医生每天都要接诊大量急危重症患者，这里所指的"急危重症"通常表示患者所患疾病为某种紧急、濒危的病症，应当尽早进行医学处理，否则可能对患者身体产生重度伤害或导致死亡。这类患者共同的特点就是病情急重、恶化迅速、不宜搬运。对于这类患者的处理，其难度和要求已非一般临床专科能力所及。随着现代医学分工的日趋精细，目前三级医院的急诊科俨然已成为集急诊、急救与重症监护三位一体的急危重症抢救中心。虽然创造了新仪器及开展了一系列生命支持技术，但是急危重症患者仍有很高的死亡率，给社会和家庭带来沉重的负担。

急危重症救治的关键是临床医师能够快速准确地评估患者的情况，然后立即采取相应的有效措施。影像学辅助检查作为现代医学的重要进展之一，大大拓宽了人们对疾病认识的深度和广度，但多数影像学检查必须将危重患者转运到放射科，这样有潜在的危险且都有射线暴露，而且短时间内反复检查的可操作性差。因此，急危重症患者的临床救治迫切需要一种简单、方便、安全、有效而易于反复进行的床旁评估手段。急诊床旁超声就是在这样的环境下应运而生的。该检查由于实时成像、无射线、无创且无须搬动患者而具有较高的安全性，对危重患者更具价值。如果由临床医师取代超声科医师进行随时随地的床旁检查则更能实现目标导向性的重点筛查。

二、床旁超声在创伤中的临床应用

（一）应用历史及发展

超声在创伤患者中的应用最早可追溯至 20 世纪 70 年代，有报道称超声可用于脾损伤的诊断。80 年代初，针对腹部钝性伤患者有无腹腔游离积液的创伤超声重点评估（focused assessment with sonography for trauma，FAST）开始应用于外科领域。到了 90 年代，超声在创伤患者中的应用进一步在北美地区得到极大的普及推广。FAST 的内容不只局限于腹腔，还包括对心包腔有无积液 / 积血的筛查。随着肺超声检查的应用，FAST 检查的部位进一步拓展到胸腔，包括血胸、气胸的筛查，也被称为扩展的创伤超声重点评估（extended focused assessment with sonography for trauma，e-FAST）。因为超声具有无创、无辐射、易反复操作等特点，创伤患者也是床旁超声最佳的适用人群。起初，床旁超声主要用于检查创伤患者有无大量腹水，便于筛查需要立即进行剖腹探查和止血的患者。早在 1997 年，FAST 就成为创伤高级生命支持（advanced trauma life support，ATLS）课程的内容之一。目前，美国外科医师、急诊医师协会均推荐将 FAST 检查作为住院医师培训的必备内容。

（二）常见异常征象的超声影像特点

1. 腹水 / 积血　腹腔液体积聚的位置取决于患者的体位和出血的部位。当患者呈仰卧位时，腹腔的形状刚好形成 3 个下垂的区域，即肝肾间隙、脾肾间隙、盆腔。超声的局限性是无法鉴别积液性质，对于血流动力学不稳定，可疑腹腔出血患者，进行 FAST 检查的阳性结果可表现为：①肝肾间隙积液（图 4-14）；②脾肾间隙积液（图 4-15）；③盆腔积液（图 4-16）。

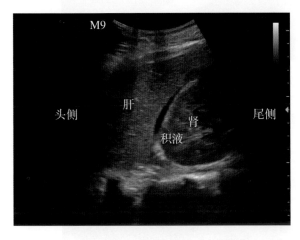

图 4-14　肝肾间隙积液超声图像（红色箭头所示）
（浙江大学医学院附属第二医院张茂供图）

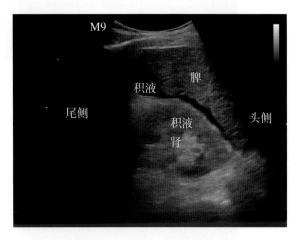

图 4-15　脾肾间隙积液超声图像（红色箭头所示）
（浙江大学医学院附属第二医院张茂供图）

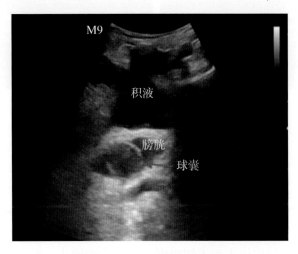

图 4-16　盆腔积液超声图像
膀胱受压，可见导尿管球囊居中
（浙江大学医学院附属第二医院张茂供图）

2. 心包积液　钝性或穿透性胸部创伤都可造成心脏的损伤。心包积液的快速增多，会导致静脉回心血流受阻，心腔舒张受限，出现不同程度心脏压塞的表现。心包积液的超声表现：心脏周围明亮的高回声的心包，心包脏层与壁层之间的无回声区。依据舒张末期最大液体的宽度，将心包积液半定量分级为 < 1 cm 少量、1～2 cm 中等量、> 2 cm 大量。须注意心包积液与心包脂肪垫、胸腔积液的鉴别（图 4-17）。

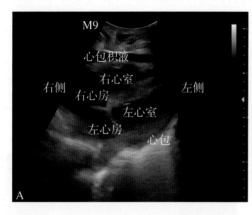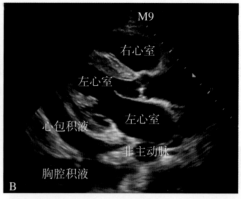

图 4-17 心包积液超声图像

A：剑突下四腔心切面；B：胸骨旁长轴切面，注意与胸腔积液鉴别

（中日友好医院张国强供图）

3. 气胸 张力性气胸是胸部损伤患者致死性并发症之一，肺部超声用于气胸的诊断是床旁超声里程碑式的进展，详见呼吸困难超声相关内容。气胸的 M 型超声表现见图 4-18。

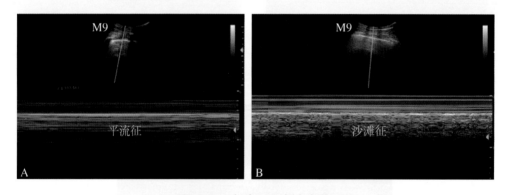

图 4-18 气胸 M 型超声表现

A：气胸超声征象平流征；B：正常肺部超声征象沙滩征

（浙江大学医学院附属第二医院张茂供图）

4. 血胸 常见于严重胸部损伤患者，超声可探查有无胸腔积血，还可辅助胸腔积血的引流。胸腔积液 / 积血在超声下表现为无回声的液性暗区，肝样变的不张肺组织，部分胸腔积液可见条索样高亮的回声影，与不同性质的液体有关（图 4-19）。

5. 肺挫伤 可表现为肺组织表面不同程度、不均质的渗出，肺部超声检查可见肺部渗出的征象，包括 B 线及胸膜下小的肺不张，详见肺超声相关章节。肺挫伤超声下可见不规则 B 线，依挫伤程度见胸膜下不完全膨胀的肺组织（图 4-20）。

6. 肋骨 / 胸骨骨折 超声检查可见骨皮质高回声带连续性中断，骨折端周围软组织低回声影（图 4-21）。

（三）创伤 FAST 探查方法

FAST 是针对腹部损伤患者有无腹腔、盆腔及心包腔出血的快速筛查方法，其在腹部钝性伤患者中的应用流程如图 4-22 所示。腹腔游离液体的特性是容易积聚在由腹膜反折和系膜附着处形

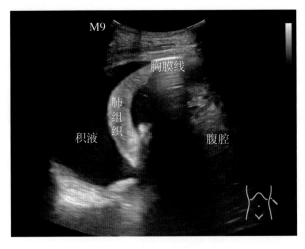

图 4-19 胸腔积液超声图像

边界清晰的液性暗区，可见受压呈条索样的肝样变肺组织

（中日友好医院张国强供图）

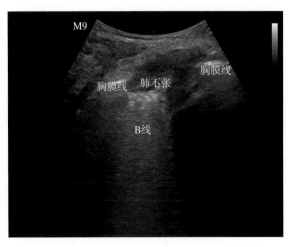

图 4-20 肺挫伤超声图像

可见 B 线，胸膜连续性中断，胸膜线肺不张表现

（浙江大学医学院附属第二医院张茂供图）

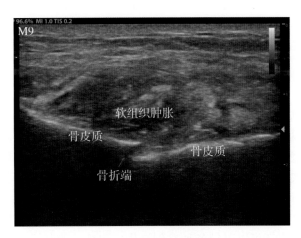

图 4-21 骨折超声征象

可见骨皮质连续性中断，骨折端附近软组织肿胀

（浙江大学医学院附属第二医院张茂供图）

成的独立的腹膜间隙内。FAST 检查的步骤：①右上腹，肝肾间隙；②左上腹，脾肾间隙；③耻骨上方，盆腔；④剑突下，心包腔。针对创伤患者的超声图像解读需小心谨慎，虽然超声对液体很敏感，FAST 阳性具有很高的可信度，但由于超声操作者的差异性，对于 FAST 的阴性结果应反复确认，或者需要结合其他影像学检查手段，如 CT 进行确认。FAST 在腹部钝性伤患者中的应用流程（图 4-22）：对于腹部钝性伤患者，血流动力学不稳定，如有腹腔出血，超声下可见无回声液性暗区，即为 FAST 阳性，需要直接进行手术；如果 FAST 阴性，需要进行进一步的 CT 检查。血流动力学稳定的腹部钝性伤患者，FAST 阳性需进一步进行 CT 检查；FAST 阴性，因敏感性和特异性低，仍需要 CT 检查，后续还可以进行动态的 FAST 评估。对于腹部穿透伤患者，FAST 检查不及 CT 检查可靠，可作为初步筛查的工具。

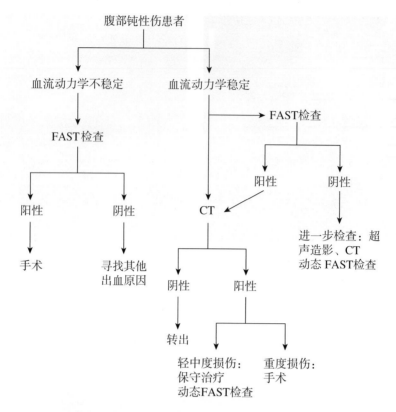

图 4-22 FAST 在腹部钝性伤患者中的应用流程

e-FAST 是在 FAST 基础上，增加了气胸、血胸的筛查。e-FAST 操作步骤：① FAST；②两侧胸腔，筛查血胸；③两侧前胸壁，筛查气胸。e-FAST 检查可快速评估创伤患者呼吸困难的病因。对于血流动力学不稳定患者，在不宜搬动等行 CT 检查条件不具备时，床旁超声快速筛查胸腹腔和心包腔，有助于快速提供有效的信息，及时手术。对于血流动力学稳定的患者，动态床旁超声监测可以及时发现病情变化，及时采取干预措施。

虽然超声不及 CT 敏感，但对于严重创伤患者，在不宜搬动或无 CT 检查条件时，超声或可进行有效的全身筛查。超声还可以引导各种有创操作，包括动静脉穿刺置管，可提高操作的成功率和速度，尤其适合于紧急抢救的情况。对胸腔积液、腹水和心包积液，超声能够精确地引导穿刺引流，增加操作的安全性。超声也可以用于软组织中异物的定位和取出，协助气管导管和鼻饲管的定位等。

三、床旁超声在急性呼吸困难中的临床应用

（一）应用历史及发展

呼吸困难的病因众多，主要包括：肺源性、心源性、神经精神性、血源性及中毒性。其中心肺疾患所致的呼吸困难占绝大多数。呼吸困难是急诊科常见的急危重症主诉之一，有研究显示，在美国每年约有 1.15 亿主诉为呼吸困难的急诊就诊患者，占所有急诊患者的 3.5%。而主诉咳嗽、胸部不适等呼吸困难相关症状的患者比例更是高达 7.6%。呼吸困难的病因有多种，重症患者如不能得到及时救治可在数分钟至数小时内死亡。呼吸困难救治的关键是临床医师能及时准确地评估患者情况，根据初步诊断，立即采取相应的诊治措施。因此快速识别其病因十分重要。目前，针对病因的传统检测手段主要包括生物学标志物、超声心动图和放射影像学检查。其中影像学辅助检查是诊断急性呼吸困难的主要手段，X 线摄影是最常用的方法，它对骨骼系统病变具有很高的诊断价值，但对软组织、内脏的价值很有限，敏感性较低。计算机体层成像（CT）无疑是全身

大部分脏器检查的"金标准",在急危重症患者的救治中显示出巨大的作用。但CT检查不能床旁开展,检查需要耗费一定时间,并在危重症患者转运和检查过程中存在潜在的风险;此外X线和CT检查都有射线暴露,反复检查可能导致的累积辐射效应也限制了患者的动态观察和疗效评估。因此,临床迫切需要一种无创、快速、可重复的床旁检查手段。床旁超声就是在这种环境下应运而生的。床旁超声检查能涵盖全身大部分脏器和部位,具有床旁实时成像、方便、有效、无创、无射线的优点,不但能诊断疾病还能引导各种介入操作,对急危重症患者的救治具有重要价值。与传统的X线平片、CT及超声科医师完成的超声检查相比,该技术具有简单、快速、方便、准确性高的明显优势,且技术掌握过程不复杂,应当成为本学科的常规技术而得到普遍推广和应用。

随着超声影像技术的发展,特别是对肺部超声的研究,床旁超声作为急性呼吸困难的诊断工具成为可能。传统观念认为:超声波无法穿透充满气体的肺部,肺部一直被认为是超声禁区,也是超声专科医师不曾涉及的领域。近年研究表明,肺部超声不只局限于胸腔积液,还可以对危重症患者很多的胸部问题进行诊断,有专家甚至认为胸部超声可以代替重症监护室(intensive care unit,ICU)危重症患者日常的胸部X线平片检查。原因在于受损肺的肺泡和间质充气、含水量的改变产生一些特征性超声影像及伪影,这些特征性超声影像及伪影与普通胸部X线平片对比,对心肺疾病诊断具有更高的敏感性和特异性。由急诊医师操作的急危重病超声是重点的有范围限制的目标导向性检查,因而并不是传统超声的低级模仿,它们通常局限在判断某一重要征象存在与否,对某些重症患者可直接影响临床决策。

（二）急性呼吸困难常见病因的超声影像特点

1. 肺水肿 急性肺水肿时可见多条与胸膜表面垂直的大B线及火箭征,呈双侧对称性(图4-23)。

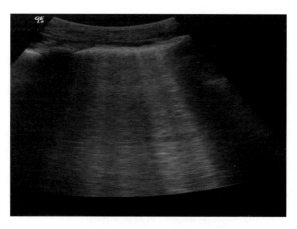

图4-23 肺水肿火箭征超声图像
B线代替A线,起于胸膜,与胸膜垂直呈激光状高回声延伸至远场
（中日友好医院张国强供图）

2. 肺炎 可出现肺实变征象,即肝样变、碎片征、胸腔无回声区,还可出现胸膜改变和胸膜下结节。有研究认为,炎症性肺实变在不同阶段,肺部超声表现不同,初期表现为累及胸膜,胸膜下结节,合并融合B线征象,进展期可出现碎片征,在实变区内可以看到高回声点状影像,具有吸气增强的特点,称"支气管气像",也称"空气支气管征",进而出现肝样变肺组织(图4-24)。

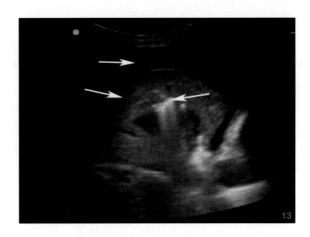

图 4-24 肺实变征象

肺组织实变后其回声近似于肝回声，其内可见高回声的含气支气管影（右侧箭头）

（中日友好医院张国强供图）

3.气胸 1987 年，Wernecke 等最早描述了气胸的超声征象，气胸时由于脏层胸膜和壁层胸膜之间的气体阻碍超声波的进入，无法观察到活动的肺组织，即"肺滑行"和"彗尾样伪影"消失，应用这 2 个指标的阴性预测值都达 100%。Lichtenstein 等发现气胸患者的胸壁上存在特定的部位，该部位气胸征象（"肺滑行"消失合并出现"水平伪影"）与排除气胸的征象（"肺滑行"或"彗尾样伪影"）交替出现，称为"肺点（lung point）"。其诊断的特异性为 100%，其研究结果发表在 Chest 杂志上。我国急诊医师张茂等 2011 年发表于 Chest 杂志的文章通过 meta 分析进一步充分肯定了肺部超声在气胸诊治的临床应用价值。综上所述，气胸超声征象可概括为肺滑行征及肺搏动消失伴 A 线，M 型超声下可见条码征（图 4-25）。肺点则为局灶性气胸的特异性征象。

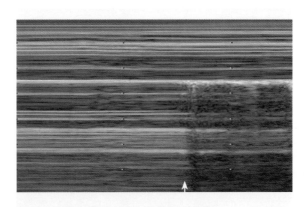

图 4-25 气胸超声图像

条码征及"肺点"（箭头所示）（中日友好医院张国强供图）

4.肺栓塞 急性肺栓塞常用的影像学诊断方法有通气-灌注同位素显像、螺旋 CT 等，但肺血管造影仍是诊断的"金标准"。而对于一些表现为顽固性低氧血症、低血压→休克的危重患者常不能耐受转运，因而不适于进行肺血管造影检查。床旁超声检查避免了患者的搬运，在这类疑似患者的初筛中显示出巨大的作用。床旁心脏彩超诊断肺栓塞主要依赖间接征象，主要包括右室增大、肺动脉增宽和肺动脉压升高，且能提供早期对肺栓塞进行干预的影像信息。肺栓塞导致右室压力增加时，右室室壁向外突出导致右室体积看起来和左室相当或大于左室。因此，在特定临床状态下，探及扩张僵硬的右室并通过三尖瓣反流估测肺动脉压大于 60 mmHg 时，可以提供肺栓塞进行溶栓治疗的证据。具体超声影像为右室扩大、室间隔左移、肺动脉压升高、胸膜下结节

（图4-26）。已有的一些研究表明，虽然超声诊断肺栓塞的特异性、敏感性因操作者经验及手法不同有较大的差异，但总体而言，超声对肺栓塞的诊断价值已得到了越来越多的急重症医生的关注。

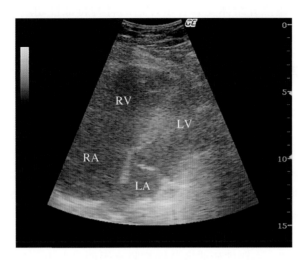

图4-26 肺栓塞超声影像

右心室显著增大，大于左室

（中日友好医院张国强供图）

四、床旁超声在休克容量评估中的临床应用

（一）应用历史及发展

不明原因低血压或休克是急诊室和重症监护室常见的急危重症，快速正确地处理这类患者对急诊医师和ICU医师来说都是很大的挑战，首要的难点在于快速识别引起低血压或休克的病因，如急性心脏压塞，需要紧急行心包穿刺解除压迫才能纠正血流动力学紊乱。此外，准确判断这类患者的容量状态及液体反应性也是救治成功的关键，液体复苏不足或过度复苏都会导致患者死亡率明显增加。

目前，根据休克的发生机制通常将休克分为以下4种类型。①低血容量性休克：各种原因出血或体液丢失导致血容量减少。②分布性休克：最常见病因是脓毒性休克，炎症因子释放引起外周血管扩张导致血管内容量不足。③心源性休克：心脏泵衰竭导致心排血量下降，不能维持重要脏器血供，常见病因有心肌梗死、心肌病或瓣膜病急性加重。④梗阻性休克：常见病因为心脏压塞、大面积肺栓塞或张力性气胸。有研究报道最常见的休克类型是分布性休克，占66%（其中脓毒性休克占62%），其次为心源性休克（占17%）和低血容量性休克（占16%），梗阻性休克占1%。

如果不能早期识别这些休克患者并给予及时恰当的处理，其死亡率是非常高的，例如脓毒性休克患者，尽管早期目标导向治疗（EGDT）在临床已广泛应用，但死亡率仍在30%左右，而急性心肌梗死导致的心源性休克患者，死亡率则高达40%以上。尽管很多休克病因能通过病史、体检和辅助检查很快做出判断，但有些病因则比较隐匿，如心包积液或肺栓塞引起的梗阻性休克，甚至有些时候心源性休克或分布性休克可以同时存在，给临床医师在诊断和治疗上造成很大困扰。而近年来出现的床旁超声技术在危重症患者诊断和监测方面有很多的优势，正逐渐改变医生诊治危重症患者的策略，成为急诊科和ICU医生手中的有利武器。床旁超声能够通过测量下腔静脉（IVC）的内径及呼吸变异度来判断容量状态，而且能快速筛查是否存在腹主动脉瘤。心脏超声可以了解左心室收缩功能、是否存在心包积液和右室扩张，为休克的病因提供帮助，而肺部超声则能提供肺水信息以及诊断或排除气胸。

现已有研究将上述不同器官超声整合起来对休克患者进行评估，用于快速鉴别休克病因，有助于提高诊断的准确率，并能改变休克的治疗方案；也有很多学者提出不同的床旁超声草案用于检查休克患者。本部分重点介绍休克和容量评估的各种特征性超声影像，以及 RUSH 草案和FALLS 草案的检查方法，并介绍一种简化的床旁超声检查草案以帮助临床医师更好地处理不明原因休克患者。

（二）各种休克的超声影像特点

1. 低血容量性休克　通常出现在创伤出血或非创伤原因导致的活动性出血患者，也可发生在非出血情况下的大量体液丢失。其典型超声改变包括：心脏收缩增强，心腔变小；下腔静脉、颈静脉塌陷；可出现腹水、胸腔积液；血管超声可发现腹主动脉瘤、主动脉夹层等。

2. 分布性休克　是血管系统扩张，以至于有效血容量不足以维持终末器官灌注。其典型范例是脓毒性休克，除此之外，还包括神经源性休克（脊髓损伤导致）、过敏性休克。其典型超声特点包括：心脏收缩亢进（脓毒症早期）或减弱（脓毒症晚期）；下腔静脉正常或变窄（脓毒症早期）；可出现胸腔积液和（或）腹水。

3. 心源性休克　是心脏泵衰竭导致心脏无力将所需要的氧合后血液泵入重要器官。心源性休克可以出现在心肌病晚期、心肌梗死或者急性瓣膜衰竭的患者中。其典型的超声表现包括：心脏收缩减弱，心室腔扩大，下腔静脉、颈静脉扩张；可出现胸腔积液、腹水。

4. 梗阻性休克　是血液循环的主要通道（心脏和大血管）受到机械性的梗阻，造成回心血量或心排血量下降而引起循环灌注不良，组织缺血缺氧。通常由心脏压塞、张力性气胸或肺动脉栓塞导致。其典型超声特点包括：心脏收缩增强；中、大量心包积液，心脏压塞；右室壁塌陷；心脏血栓；下腔静脉、颈静脉扩张；肺滑行征消失（气胸）。

（三）休克的超声诊断草案和流程

早期识别休克并给予恰当的处理能明显降低休克的死亡率，对不明原因休克患者使用床旁超声检查可以快速发现可逆性病因，提高诊断的准确率。近年来，随着床旁超声技术在危重症患者中的广泛应用，很多休克的超声诊断草案都发展起来，尽管它们在检查顺序上有所不同，但都包含一些共同的核心检查内容（表 4-3）。RUSH 草案和 FALLS 草案是其中具有代表性的。

表 4-3　各种休克超声诊断草案的检查内容和顺序

草案	ACES	EGLS	FALLS	POCUS	RUSH	RUSH（HIMAP）
心脏	1	2	3	3	1	1
IVC	2	3	4	4	2	2
FAST	4	—	—	1	3	3
主动脉	3	—	—	5	7	4
肺（气胸）	—	1	2	2	6	5
胸腔积液	5	—	—	—	4	—
肺水肿	—	4	1	6	5	—
DVT	—	—	—	7	8	—

注：数字表示每个草案各器官的超声检查顺序。

1. RUSH 草案　2010 年，Perera 提出了休克患者的 RUSH 草案；2012 年，Perera 和 Seif 对该草案做了进一步修订。RUSH 草案分 3 步进行重点超声检查。第一步是对心脏"泵"功能进行检查，内容包括：是否有心包积液 / 心脏压塞，左心收缩功能和右室大小。第二步对容量状态进行评估，包括：下腔静脉（IVC）和颈内静脉（IJV），FAST 检查和胸部超声明确是否有腹水和胸腔积液、肺水肿和气胸。第三步是血管检查，包括腹主动脉和下肢深静脉，排除主动脉瘤或深静脉血栓形成（DVT）。具体内容见表 4-4 和表 4-5。

表 4-4 RUSH 草案总结

检查内容	低血容量性休克	心源性休克	梗阻性休克	分布性休克
泵	收缩增强，心腔变小	收缩减弱，心腔扩大	心包积液，右室压力负荷增加；收缩增强	收缩增强（脓毒症早期）；收缩减弱（脓毒症晚期）
容量	IVC/IJV 扁平；腹腔/胸腔游离液体	IVC/IJV 扩张；肺火箭征；胸腔积液/腹水	IVC/IJV 扩张；肺滑行征消失	IVC/IJV 正常或扁平；胸腔积液（脓胸）；腹水（腹膜炎）
血管	主动脉瘤/夹层	正常	DVT	正常

表 4-5 RUSH 草案检查步骤

步骤	泵	容量	血管
第一步	是否有心包积液？ 是否有心脏压塞？ ● 右室/右房舒张期塌陷？	下腔静脉： ● 扩张伴塌陷小？（高 CVP） ● 扁平伴塌陷大？（低 CVP）	腹主动脉瘤： 直径＞3cm？
第二步	左心收缩功能： ● 增强？ ● 正常？ ● 降低？	e-FAST： ● 胸腔/腹腔/盆腔游离液体？ 肺水肿？火箭征？	主动脉夹层： ● 主动脉根部＞3.8 cm？ ● 内膜漂动？ ● 胸主动脉＞5 cm？
第三步	右室压力负荷重？ ● 右室扩张？ ● 室间隔从右室偏向左室？	张力性气胸？ ● 滑行征消失？ ● 彗尾征消失？	股静脉/腘静脉 DVT？ 静脉不可压缩？

2. FALLS 草案 2015 年，Lichtenstein 在 BLUE 草案的基础上制订了 FALLS 草案（图 4-27），用于处理急性循环衰竭患者。FALLS 草案通过逐步排除梗阻性休克、心源性休克、低血容量性休克，从而明确分布性休克（常为脓毒性休克）的诊断。这些检查都可通过简单的便携式超声机和凸阵探头来完成。

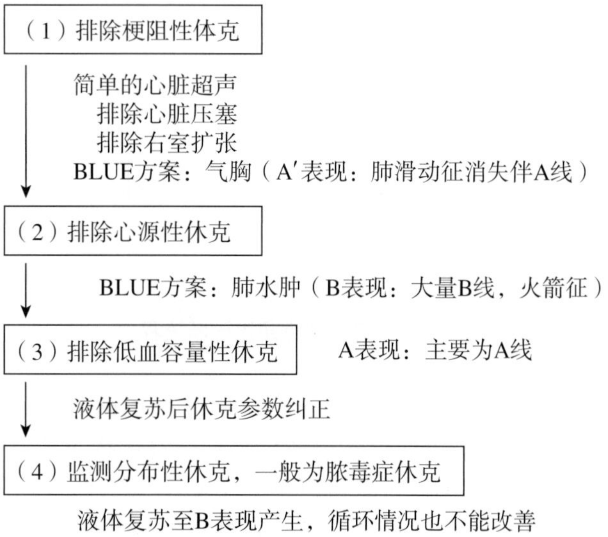

（1）排除梗阻性体克

简单的心脏超声
排除心脏压塞
排除右室扩张
BLUE方案：气胸（A′表现：肺滑动征消失伴A线）

（2）排除心源性休克

BLUE方案：肺水肿（B表现：大量B线，火箭征）

（3）排除低血容量性休克　　　A表现：主要为A线

液体复苏后休克参数纠正

（4）监测分布性休克，一般为脓毒症休克

液体复苏至B表现产生，循环情况也不能改善

图 4-27 FALLS 草案

3．简化休克超声诊断流程 相比较而言，RUSH 草案检查内容较多，步骤较为繁琐，FALLS 草案不包含心脏超声对左心功能的评估，故结合 FALLS 草案的内容，制订了简化休克超声诊断流程（图 4-28）。

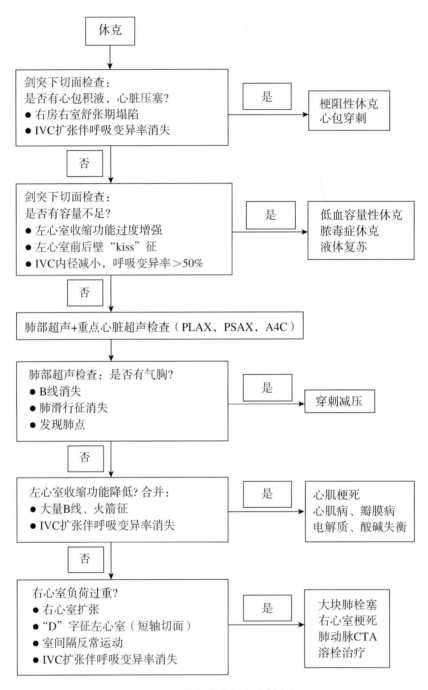

图 4-28 简化休克超声诊断流程

综上所述，目前国外主要用于休克诊断的超声诊断流程包括 RUSH、FALLS 和 EGLS 等草案。RUSH 草案是多器官系统重点超声检查，包括对心脏、容量状态和血管的评估，对休克的鉴别内容非常全面；FALLS 草案在 BLUE 肺部超声草案基础上发展而来，除了提供快速便捷判别休克的方法外，对液体复苏也有较好的指导意义。目前没有证据说明哪个草案更好，但临床上休克类型多样，须将不同脏器的超声检查整合在一起才有助于休克的诊疗。另外还要方便急诊医师使用，故希望此简化休克超声诊断流程有助于推动休克超声诊断的规范化，为休克患者的提供新的诊治思路。

以上介绍的是床旁超声在急诊应用最广泛的三个方面。目前，床旁超声已逐渐扩展到心脏骤停心肺复苏、急性胸痛、血管置管、脓肿/包块/积液穿刺引流、胃肠功能评估等众多领域，但基本征象及探查方法均离不开上述描述和讲解，希望通过本节阐述的急诊常见危重症的超声征象、操作手法及诊断流程抽丝剥茧，揭开床旁超声神秘的面纱，使大家认识到床旁超声并不是晦涩难懂的，而是临床必需、简单而容易学习的技术。

知识拓展

肺栓塞的超声征象

床旁超声检查避免了患者的搬运，在血流动力学不稳定的疑似肺栓塞患者的初筛中显示出巨大的作用。床旁心脏彩超诊断肺栓塞主要依赖间接征象，超声心动图下的肺栓塞其实存在九大征象。

（1）右心扩大：最具特异性，当右室/左室前后径比值＞0.5；右室/左室横径（右房/左房横径）比值＞1.1或者左心室收缩末期和舒张末期径均减小，尤以舒张末期为著时，应高度怀疑。

（2）右室壁运动幅度减低。

（3）肺动脉增宽。

（4）下腔静脉（IVC）增宽伴随吸气塌陷率减小。

（5）三尖瓣反流速度（VTR）增大。

（6）肺动脉血流频谱改变。

（7）血栓是血栓性肺栓塞最典型的特征，位于右房或右室中的血栓可形态各异，而位于肺动脉内时则常表现为大块血栓，从主干延续至一侧或双侧肺动脉分支。右肺动脉主干血栓易于显示，左肺动脉因显示较短，血栓不易显示。此外，须注意将血栓与右心系统肿瘤相鉴别。

（8）左室短轴切面"D"字征：室间隔偏向左室侧，运动平直，收缩期运动幅度减低，与右室前壁及左室后壁运动不同步。

（9）慢性血栓性肺栓塞患者的肺动脉高压常造成卵圆孔未闭（patent foramen ovale，PFO）重新开放，往往会造成矛盾性栓塞。

综合思考题

第四章
综合思考题解析

1．关于创伤的 e-FAST 评估相对于 FAST 评估添加了

　　A．胸腔积液　　　　　　　　B．腹水　　　　　　　　C．盆腔积液

　　D．心包积液　　　　　　　　E．肺部超声

2．气胸的典型 B 超征象是

　　A．沙滩征　　　　　　　　　B．胸膜滑动征　　　　　C．碎片征

　　D．肺点　　　　　　　　　　E．"D"字征

3．当评价存在肺水肿的可能时，1 个 B 超界面上可观察到的粗大 B 线的数量至少是

　　A．1 条　　　　　　　　　　B．2 条　　　　　　　　C．3 条

D．4 条   E．5 条

4．正常的肺部 B 超影像为

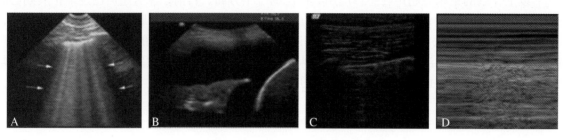

（中日友好医院张国强供图）

5．测量下腔静脉直径更为方便、准确的超声模式是

A．B 超模式   B．M 超模式   C．多普勒模式

D．血流模式   E．组织多普勒模式

6．以下超声影像代表的是心脏的

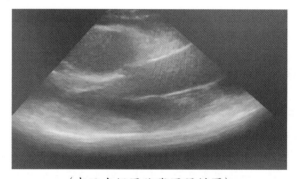

（中日友好医院张国强供图）

A．胸骨旁长轴切面   B．胸骨旁短轴切面

C．心尖四腔心切面   D．剑突下四腔心切面

E．心尖五腔心切面

7．男性，54 岁，因"胸痛 3 小时"收入急诊。患者 3 小时前活动时突发剧烈胸骨后压榨样痛，曾于外院就诊为"急性冠脉综合征"，给予吗啡及硝酸甘油等药物治疗胸痛症状无缓解，转入我院急诊。既往有高血压及吸烟史，未规律用降压药。查体：血压 170/70 mmHg（左侧），140/50 mmHg（右侧），呼吸频率 24 次 / 分，心率 50 次 / 分，心律齐，主动脉瓣第二听诊区闻及舒张期叹息样杂音。右侧脉搏减弱。心电图：窦性心律，心率 50 次 / 分。Ⅱ、Ⅲ、AVF、$V_7 \sim V_9$、$V_{3R} \sim V_{5R}$ 导联 ST 段弓背向上型抬高 > 0.1 mV。TnI 0.25 ng/ml。

（1）此患者胸痛的原因是什么？判断依据是什么？

（2）下一步首选什么辅助检查？检查时需要重点探查什么？

（3）如行超声心动图检查，可能有什么异常表现？

8．女性，70 岁，突发胸痛 1 天，伴呼吸困难 4 小时就诊。1 天前静息时突发胸骨后闷痛，向左背部放射，自行含服硝酸甘油无效，持续不缓解，4 小时前突发呼吸困难，逐渐加重，不能平

卧，急诊就诊。既往有高血压、高脂血症病史，服用药物治疗，血压常为（140～150）/80 mmHg。查体：血压 90/60 mmHg，呼吸频率 28 次 / 分，双肺中下部闻及细湿啰音，心率 110 次 / 分，心律齐，心音低，胸骨左缘第 3 肋间闻及 3/6 级收缩期吹风样杂音。心电图：窦性心律，心率 110 次 / 分。$V_1 \sim V_5$ 导联 ST 段弓背向上型抬高 > 0.3 mV。TnI 1.4 ng/ml。

（1）此患者胸痛的病因是什么？判断依据是什么？

（2）呼吸困难可能的原因是什么？

（3）如行超声心动图检查，需要重点关注什么？

参考文献

[1] 床旁超声在急危重症临床应用专家共识组. 床旁超声在急危重症临床应用的专家共识. 中华急诊医学杂志, 2016, 25（1）：10-21.

[2] 中华医学会呼吸病学分会肺栓塞与肺血管病学组, 中国医师协会呼吸医师分会肺栓塞与肺血管病工作委员会, 全国肺栓塞与肺血管病防治协作组. 肺血栓栓塞症诊治与预防指南. 中华医学杂志, 2018, 98（14）：1060-1087.

[3] 不明原因休克急诊超声临床实践专家共识组. 不明原因休克急诊超声临床实践专家共识. 中华急诊医学杂志, 2017, 26（5）：498-516.

[4] 王新房. 我国超声心动图发展简史. 北京：第十届全国超声医学学术会议, 2008.

[5] 杨国良, 杨君, 唐君辉, 等. 精准医疗时代下超声靶向微泡破坏技术研究与应用. 医学综述, 2021（24）：7.

[6] 张茂, 干建新. 关注超声在胸腹部创伤救治中的价值. 中华创伤杂志, 2012, 28（11）：969-972.

[7] Roberto ML, Luigi PB, Victor Mor-Avi, et al. Recommendations for Cardiac Chamber Quantification by Echocardiography in Adults：An Update from the American Society of Echocardiography and the European Association of Cardiovascular Imaging. J Am Soc Echocardiogr, 2015, 28（1）：1-39.

[8] The Task Force for the diagnosis and management of acute pulmonary embolism of the European Society of Cardiology（ESC）. 2019 ESC Guidelines for the diagnosis and management of acute pulmonary embolism developed in collaboration with the European Respiratory Society（ERS）. Eur Heart J, 2020, 41（4）：543-603.

[9] Labovitz AJ, Noble VE, Bierig M, et al. Focused cardiac ultrasound in the emergent setting：a consensus statement of the American Society of Echocardiography and American College of Emergency Physicians. J Am Soc Echocardiogr, 2010, 23（12）：1225-1230.

[10] Via G, Hussain A, Wells M, et al. International evidence-based recommendations for focused cardiac ultrasound. J Am Soc Echocardiogr, 2014, 27（683）：e1-33.

[11] Williams S R, Perera P, Gharahbaghian L. The FAST and E-FAST in 2013：Trauma Ultrasonraphy. Critical Care Clinics, 2014, 30（1）：119-150.

[12] Wongwaisayawan S, Suwannanon R, Prachanukool T, et al. Trauma Ultrasound. Ultrasound Med Biol, 2015, 41（10）：2543-2561.

[13] Okeeffe M, Clark S, Khosa F, et al. Imaging Protocols for Trauma Patients：Trauma Series, Extended Focused Assessment With Sonography for Trauma, and Selective and Whole-body Computed Tomography. Semin Roentgenol, 2016, 51（3）：130-142.

[14] Bouzat P, Oddo M, Payen J. Transcranial Doppler after traumatic brain injury. Current Opinion in Critical Care, 2014, 20（2）：153-160.

[15] Lichtenstein D, Meziere G, BidermanP, et al. The comet-tail artifact. An ultrasound sign of alveolar-interstitial

syndrome. Am J Respir Crit Care Med，1997，156（5）：1640-1646.

[16] Lichtenstein D，Meziere G. A lung ultrasound sign allowing bedside distinction between pulmonary edema and COPD：the comet-tail artifact. Intensive Care Med，1998，24（12）：1331-1334.

[17] Picano E，Frassi F，Agricola E，et al. Ultrasound lung comets：a clinically useful sign of extravascular lung water. J Am Soc Echocardiogr. 2006，19（3）：356-363.

[18] Agricola E，Bove T，Oppizzi M，et al. "Ultrasound comet-tail images"：a marker of pulmonary edema：a comparative study with wedge pressure and extravascular lung water. Chest，2005，127（5）：1690-1695.

[19] Fagenholz PJ，Gutman JA，Murray AF，et al. Chest ultrasonography for the diagnosis and monitoring of high-altitude pulmonary edema. Chest，2007，131（4）：1013-1018.

[20] Jones AE，Tayal VS，Sullivan DM，et al. Randomized，controlled trial of immediate versus delayed goal-directed ultrasound to identify the cause of nontraumatic hypotension in emergency department patients. Crit Care Med，2004，32（8）：1703-1708.

[21] Perera P，Mailhot T，Riley D，et al.The RUSH exam：Rapid Ultrasound in SHock in the evaluation of the critically Ⅲ. Emerg Med Clin North Am，2010，28（1）：29-56.

（练　睿）

第五章

急诊危重症的特殊用药问题

◎ 学习目标

基本目标

1. 能概括老年人的药代动力学及药效学特点。
2. 能概括老年患者合理用药原则。
3. 了解妊娠期和哺乳期生理特点及其对药物体内过程的影响。
4. 能运用妊娠和哺乳分级标准进行适宜的药物选择。

发展目标

1. 能判断老年人多重用药及不合理用药。
2. 能运用老年人合理用药评估工具。
3. 能灵活运用妊娠期合理用药原则进行药物方案调整。
4. 能灵活运用哺乳期合理用药原则指导哺乳期用药。

第一节　老年患者用药

随着人口老龄化的加速和带病生存老年患者人数的不断增多，急诊已经成为老年急危重症患者的首诊科室和聚集地。在美国，65 岁及以上的患者占 38% 的急诊医疗服务，几乎是年轻患者的 4 倍；国内多家三级综合医院的急诊报道，60 岁及以上危重症患者皆占比 60% 以上，且病死率较高，已经是急诊抢救工作的重中之重。

老年人存在的器官结构和功能退化，如肝功能、肾功能减退，血浆蛋白结合率改变等可导致药代动力学的变化；而老年人组织器官的反应性降低，受体的数量与功能、酶活性等因素的改变，使老年人对药物的敏感性和耐受性也发生了变化。因此，老年急危重症患者用药要充分考虑上述特点，制订出最适宜的治疗方案，避免和减少不良反应的发生。

一、老年人的药代动力学特点

1．药物的吸收　老年人胃酸分泌量减少、胃肠蠕动减弱，导致一些弱酸性药物、不易溶解的药物吸收减少。老年人肠蠕动减弱，也可使一些药物因长时间停留在肠道内而吸收增加。老年人循环功能下降，肠壁血流量和肝血流量减少，使药物吸收减慢。但是，一些主要经肝消除的药物如普萘洛尔等首过效应降低，使得血药浓度升高。

2．药物的分布　老年人组织器官的血液循环、机体组成成分、血浆蛋白结合率、组织器官与药物的亲和力等都有不同程度的变化，从而影响药物在体内的分布。老年人循环功能下降，可影响药物到达组织器官的浓度。老年人体内脂肪比例随着年龄的增长而逐渐增加，对于脂溶性或水溶性药物的分布则有不同的影响。老年人血浆蛋白含量的减少及同时服用多种药物的竞争作用，使得某些与蛋白高亲和力的药物不易吸收。

3．药物的代谢　药物主要在肝代谢。肝的生物转化功能随着年龄增长而相应降低，主要由肝重量、有功能的肝细胞数减少，肝血流量下降及肝微粒体酶活性降低等因素所致，尤其以后两项因素更为重要。因此，老年人机体的药物代谢能力下降，可导致一些药物代谢和消除减慢、半衰期延长。

4．药物的排泄　药物经代谢后主要从肾排泄。老年人随着年龄的增长，肾实质重量减少，表面积与容积也减少，肾血流量也降低，肾小球滤过率降低，导致肾对药物的排泄功能下降。这些因素导致老年人药物的排泄明显低于成年人，血药浓度增高或延缓药物机体消除，致使大多数经肾排泄的药物的消除半衰期延长。

二、老年人的药效学特点

老年人患有多种疾病，同时合用多种药物，体内重要器官和各系统功能随着年龄增加而降低，受体数目及亲和力等发生改变，使药物反应性调节能力和敏感性改变。老年人药效学的总体特征如下。

1．对大多数药物，如中枢抑制药、肝素与口服抗凝药、肾上腺素与耳毒性药等敏感性增高，对使内环境稳定的药物作用增强，药物的变态反应发生率增高。

2．由于老年人多种内分泌的受体数目随着年龄增加而而减少，相关药物的效应降低。对少数药物，如类固醇、胰岛素及β受体兴奋剂的敏感性降低、反应减弱，这也可能是受体对药物的亲和力减弱的结果。

3．老年人对药物的耐受性下降，不良反应发生率增加。

4．老年人用药依从性较差，影响药效。

三、老年人用药特点

老年急重症患者多合并基础疾病，以高血压、冠心病、慢性阻塞性肺病和脑血管病多见，合并肿瘤的比例也较非老年患者明显升高。老年急重症患者平均每人罹患 3 种以上基础疾病，在急性诱因作用下，多种疾病相互影响，致使病情的复杂与严重程度增加。

多病共存必然会多重用药。多重用药目前尚无公认的定义，简单定义为一名患者使用多种药物，通常为 5～10 种。美国强调临床需要，指老年人应用比临床需要更多的药物或药物方案中含有 ≥1 种潜在不恰当用药，强调临床应用不需要 / 不必要药物为多重用药。欧洲强调用药品种，定义老年人每天用药品种 ≥5 种为多重用药，此定义虽简单可行，但目前老年人共病率高，使得多数老年人用药已超过这一标准。

四、老年人药物不良反应与不合理用药

多药合用增加了药物间相互作用和药物不良反应的发生率。药物相互作用（drug-drug interaction，DDI）是指 2 种或以上药物同时应用（包括不同途径）所产生的效应，包括药效增强或不良反应减轻，也包括药效减弱或出现不良反应甚至中毒，作用增加的称为药效的协同或相加，作用减弱的称为药效的拮抗。药物不良反应（adverse drug reactions，ADR）是指正常剂量的药物用于预防、诊断、治疗疾病或调节生理功能时出现的有害或与用药目的无关的反应。合并用药的品种数与药物不良反应呈明显的正相关，2002 年的报告显示，合用 5 种药物可使不良药物相互作用风险增加 50%，合用 8 种药物增加 100%。多药合用还显著增加了潜在不合理用药（potentially inappropriate medication，PIM）的发生率。所谓 PIM，最简单的定义就是患者所用药物中至少有一种药物的潜在危害远超过其受益。不合理用药的严重危害是造成老年人住院甚至死亡的重要因素之一。老年人不合理用药可能导致药源性疾病、营养不良、骨折、老年综合征等不良后果，还增加了"处方瀑布"的可能性。"处方瀑布"是指 ADR 被误认为是新出现的医学状况，进而开具新的药物，用于治疗 ADR，以致药物越用越多，如同瀑布一样。

值得注意的是，老年人常见药物不良反应中，有近 30% 是可以预防的。老年人用药过程中，新出现的症状均应考虑药物不良反应的可能，要及时评估当前药物治疗，简化用药方案，停用不必要的治疗，降低剂量或采用非药物性治疗方法，以减少老年人药物不良反应与不合理用药的发生率。

五、老年人合理用药评估工具

临床上，判断老年人是否合理用药常根据老年人不适当用药的评估工具。其中以美国的 Beers 标准和欧洲的 STOPP/START 准则为代表。我国也在 2017 年发布了中国老年人不适当用药标准。

（一）Beers 标准

1991 年，美国老年医学会（American Geriatrics Society，AGS）以及临床药理学、精神药理学及药物流行病学等专家在回顾相关文献后达成共识，建立了判断老年患者潜在不适当用药比尔斯（Beers）标准，在识别老年患者潜在不适当用药、降低不合理用药和治疗费用等方面发挥了积极作用。为预防老年人用药的不良反应和其他药物相关问题，2015 年新增修订版，扩展后的更新版明确了对于 65 岁及以上的老年人风险可能大于益处的药物。

虽然 Beers 标准为老年人用药提供了很好的参考工具，但是仍存在以下缺陷：①标准中的很多药物在中国、欧洲国家没有上市或已经被淘汰；②标准中的一些药物是否为老年人绝对避免使用尚待商榷，如胺碘酮、阿米替林、多沙唑嗪等；③未涉及药物相互作用。因此，医生在决定是否给老年人处方药以及处方何种药物时可参考 Beers 标准，但不能仅依靠标准做出决定。

（二）STOPP 标准

Beers 标准中大约有一半的药物是欧洲国家的处方集中没有的，因此限制了 Beers 标准在欧洲的应用，STOPP 标准正好弥补了这一不足。STOPP 标准自 2008 年建立以来，在欧洲国家得到广泛应用，一定程度上被认为是欧洲的 Beers 标准。STOPP 标准包含 65 条不适当用药，按系统分为十大类，包括心血管、中枢神经和精神、消化、呼吸、肌肉骨骼、泌尿生殖、内分泌、增加跌倒风险的药物、治疗性重复用药和镇痛药，每一条都注明了在特定疾病状态下使用某类药物是不适当的。不足的是，虽然 STOPP 标准涵盖了多系统的用药，但很多条目都只提及药物类别，并未注明具体的药物名称，容易造成使用上的困难和歧义。

（三）中国老年人不适当用药标准

2016 年，中国老年保健医学研究会合理用药分会、中华医学会老年医学分会等 5 个学会组织

相关领域专家,借鉴国外老年人潜在不合理用药(PIM)标准,参考国家药品不良反应监测中心、解放军药品不良反应监测中心和北京市药品不良反应监测中心的老年人严重不良反应所涉及药物情况,以及北京市参与"医院处方分析合作项目"的 22 家医院 60 岁以上老年患者的用药数据,采用 3 轮德尔菲法进行遴选,将遴选出的药物按照专家评分的高低分为高风险和低风险药物,并按照用药频度的高低分为 A 级警示和 B 级警示药物,于 2017 年 11 月在北京联合发布"中国老年人潜在不适当用药判断标准"。

六、老年人合理用药六大原则

老年人合理用药六大原则见图 5-1。

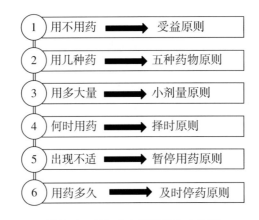

图 5-1　老年人合理用药六大原则

(一)受益原则

受益原则就是要求用药要有明确用药指征,用药的受益 / 风险＞ 1,同时选择疗效确切而毒副作用小的药物。

(二)五种药物原则

联合用药品种越多,ADR 发生的可能性越大。用药品种要少,最好 5 种以下,治疗时分轻重缓急。执行五种药物原则时应注意了解药物的局限性,抓主要矛盾,选主要药物治疗,选用具有兼顾治疗作用的药物,重视非药物治疗,减少和控制服药种类。

(三)小剂量原则

老年人用药量在中国药典规定为成人量的 3/4,一般开始用成人量的 1/4 ～ 1/3,然后根据临床反应调整,直至疗效满意而无 ADR 为止。老年人用药遵循从小剂量开始逐渐达到适宜个体的最佳剂量的原则。只有把药量控制在最低有效量,才是老年人的最佳用药剂量。

(四)择时原则

择时原则即选择最佳时间服药。择时用药可提高疗效,减少毒副作用,根据疾病的发作、药代动力学和药效学的昼夜节律变化来确定最佳用药时间。

(五)暂停用药原则

老年人用药后应注意密切观察药物反应,一旦出现新的症状,应考虑为药物不良反应或病情加重,前者应停药,后者可能要加药;如停药受益大于加药受益,暂停用药是现代老年病学中最简单有效的干预措施。

(六)及时停药原则

老年人用药要采取及时停药原则,用药时间的长短应视病种和病情而定。①立即停药:感染性疾病经抗生素治疗后,病情好转、体温正常 3 ～ 5 天即停药;一些镇痛等对症治疗的药物,也可在症状消失后停药。②疗程结束时停药：如抑郁症、甲状腺功能亢进等疾病在相应的药物治疗后症状消失，尚需要继续巩固一段时间疗效，待疗程结束时停药。③长期用药：原发性高血压、慢性心力衰竭、糖尿病等疾病在药物治疗后，病情得到控制，需要长期用药，甚至终身用药。

除以上所述外，老年人安全用药还应注意：用药前充分了解患者过去用药史（包括家族用药不良反应史）；用药前严格明确诊断、用药适应证和可能发生的不良反应；有完整而精练的治疗方案，随时根据病情及药物疗效加以调整；细致观察用药反应，注意鉴别与疾病本身相混淆的药物所致副作用症状群；对用药目的、用药规律应向老年患者（或其家属）交代清楚，争取患者的合作和良好依从性；让患者及家属了解用药的费用，尽可能争取符合患者的经济承受能力。

知识拓展

瑞士奶酪模型

"瑞士奶酪模型"又称"Reason 模型"，1990 年由英国曼彻斯特大学精神医学教授 James Reason 在 *Human Error* 中提出，也被称为"累积行为效应"。每片奶酪代表一层防御体系，每片奶酪上存在的孔洞代表防御体系中存在的漏洞或缺陷，这些孔的位置和大小都在不断变化。当每片奶酪上的孔排列在一条直线上时，就形成了"事故机会弹道"，危险就会穿过所有防御措施上的孔，导致事故发生（图 5-2）。

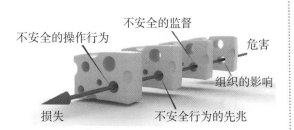

图 5-2 瑞士奶酪模型

急诊收治各种急危重症患者，用药安全是影响患者安全较为突出的问题之一，患者用药差错在医疗不良事件报告中占比超过 1/3，不仅会对患者的生命安全带来危害，而且还会引起医疗纠纷。瑞士奶酪模型可以作为分析用药差错的理论框架，杜绝不良药物事件的发生，保障临床用药的安全。

（王 凡 温 伟）

第二节 孕产妇用药

对于发生急危重症的孕产妇，从妊娠期到围生期，再到哺乳期，都需要在药物治疗过程中考虑药物对母亲和胎儿或婴儿两方面的影响。妊娠期用药时，一方面需要考虑妊娠生理变化对于药物动力学和药效动力学的影响，另一方面需要考虑药物透过胎盘的量以及药物对胎儿的影响。哺乳期用药时，也需要考虑药物是否会经乳汁分泌，以及对婴儿的可能影响。

一、妊娠期用药

（一）妊娠期生理特点

药物吸收方面：在妊娠期，妇女的胃酸分泌减少、胃肠排空延迟、肠动力减弱，使得部分弱酸性药物的吸收减少、药物在胃肠道停留时间延长，并且由于生理性过度换气，会加快某些吸入性药物的吸收。

药物分布方面：妊娠期妇女体内血容量增加，在孕 32～34 周达到高峰，初次妊娠者血容量增加可达 40%，由此可能使得药物的血药浓度降低，血清白蛋白浓度渐进性降低，游离药物浓度增加。

药物消除方面：妊娠期某些肝药酶的活性会发生变化，此外由于血容量增加，药物的肝肾消除可能会加快。例如，亚胺培南、西司他丁在妊娠晚期妇女中的消除率较妊娠早期妇女加快，且为未妊娠女性的消除率的近 3 倍。

（二）胎盘屏障及其影响因素

母体 - 胎盘 - 胎儿形成一个药动学整体，其中胎盘起到重要的传送作用。

胎盘屏障：胎儿的血液循环经过胎盘屏障与母体血液系统进行物质交换。胎儿的血液循环与母体血液循环各自独立，不直接相通。胎盘功能非常复杂，不但有代谢和内分泌功能，而且具有生物膜特性，故许多药物可通过胎盘屏障进入胎儿体内。

影响药物透过胎盘屏障的因素：药物分子量、脂溶性、蛋白结合率、离子化程度以及胎盘血流量等。

（三）用药评估

美国食品药品监督管理局（FDA）的妊娠期用药安全性分级是目前临床常用的分级标准，有助于判定药物对胚胎的影响（表 5-1）。FDA 于 1979 年根据动物实验胚胎毒性和临床实践经验及对胎儿的不良影响的观察和数据整理，将妊娠期用药安全性分为 A、B、C、D、X 五级。

表 5-1　FDA 妊娠期用药安全性分级

分级	内容	详细内容
A	非常安全	有充分证据证明，在对妊娠早期妇女进行的充分严格的对照研究中未见到对胎儿产生损害（在其后 6 个月中也未见到危害证据）
B	可能安全	尚未进行孕妇研究，但在动物繁殖性研究中，未见到对胎儿的影响，并且孕妇使用该药品的治疗获益可能胜于其潜在危害。或者，该药品尚未进行动物实验，也没有对孕妇进行充分严格的对照研究
C	可能有害	动物繁殖性研究证明该药品对胎儿有毒副作用，但尚未对孕妇进行充分严格的对照研究，并且孕妇使用该药品的治疗获益可能胜于其潜在危害。或者，该药品尚未进行动物实验，也没有对孕妇进行充分严格的对照研究
D	孕妇慎用	调查或经市场经验等研究显示，该药品有危害人类胎儿的明确证据；但在某些情况（如孕妇存在严重的、危及生命的疾病，没有更安全的药物可供使用，或药物虽安全但使用无效），孕妇用药的获益大于危害
X	孕妇禁用	人体及动物实验均证实有明确的致胎儿畸形或者有来自调查或市场经验报道的胎儿危害，而且妊娠妇女使用该药物的危险远高于任何可能的获益（如存在更安全的药物或治疗方法），因而禁用于妊娠或即将妊娠的患者

此外，须关注药物在不同妊娠时期的用药安全性分级可能会发生变化。例如，阿司匹林的妊娠期用药安全性分级为 C/D，因在妊娠晚期服用高剂量的阿司匹林（大于 300 mg/d）可能导致妊娠期延长、母体子宫的收缩受抑和胎儿的心肺毒性（例如动脉导管提前关闭），此外，母体和胎儿的出血风险也增加。分娩前短期服用高剂量阿司匹林可导致胎儿颅内出血，尤其是早产儿，因此所有含有阿司匹林的药物禁用于妊娠最后 3 个月的妇女，除非在正确的临床专家建议和严密监测下极有限地应用于心血管和产科。

（四）合理应用要点

总结妊娠期用药的基本原则如下。

1. 有明确指征时用药，妊娠早期若病情允许，尽量到妊娠中、晚期治疗。

2. 尽量避免联合用药，合理选择短期用药、使用最小有效剂量的药物。

3. 新药和老药同样有效时尽量选用老药。

4．危及孕妇健康或生命时，充分权衡利弊，随时调整用量或终止妊娠。

（五）妊娠期常用药物安全性分级

1．抗感染药妊娠期安全性分级（表5-2）

表5-2　抗感染药妊娠期安全性分级

药物种类	安全性分级			
	A	B	C	D
青霉素类		青霉素 阿莫西林 哌拉西林		
头孢类		头孢唑林 头孢羟氨苄 头孢呋辛 头孢丙烯 头孢尼西 头孢曲松 头孢地尼 头孢他啶 头孢哌酮 头孢吡肟		
碳青霉烯类		厄他培南 美罗培南	亚胺培南	
喹诺酮类			氧氟沙星 环丙沙星 莫西沙星	
四环素类及甘氨酰环素类				四环素 米诺环素 替加环素
噁唑烷酮类			利奈唑胺	
糖肽类			万古霉素	
大环内酯类		红霉素 阿奇霉素	克拉霉素	
氨基糖苷类			庆大霉素	阿米卡星

2．抗凝药妊娠期安全性分级（表5-3）

表5-3　抗凝药妊娠期安全性分级

药物种类	安全性分级				
	A	B	C	D	X
低分子肝素		依诺肝素钠 那屈肝素钙 达肝素钠			
其他		磺达肝癸钠＊	普通肝素		华法林
新型口服抗凝药			利伐沙班 达比加群酯		

＊分级来源：用药助手与临床用药须知。

3．其他危急重症可能用药妊娠期安全性分级（表5-4）

表5-4　其他药物妊娠期安全性分级

药物种类	安全性分级			
	A	B	C	D
血管活性药			肾上腺素 去甲肾上腺素 异丙肾上腺素 多巴胺	
抗心律失常药		利多卡因	艾司洛尔	胺碘酮
扩血管药			硝酸异山梨酯 硝普钠	
扩张支气管药			茶碱 氨茶碱	
降血糖药		胰岛素 地特胰岛素 赖脯胰岛素 门冬胰岛素 阿卡波糖 二甲双胍 格列本脲 西格列汀 利格列汀	甘精胰岛素 那格列奈	
甲状腺素及抗甲状腺素	左甲状腺素钠			丙硫氧嘧啶 甲巯咪唑
利尿剂		氢氯噻嗪	呋塞米	螺内酯

二、哺乳期用药

哺乳期用药一方面需要考虑药物是否会经乳汁分泌，另一方面也要考虑药物是否会口服吸收并对婴儿产生可能影响。

（一）血乳屏障及其影响因素

进入母亲血液的药物理论上都可以进入母亲的乳汁中，血乳屏障是决定乳汁中药物浓度的关键。

影响药物透过血乳屏障的因素包括药物分子量、血浆蛋白结合率、脂溶性、离子化程度和pH等。例如，华法林血浆蛋白结合率非常高，血浆游离药物在0.5%～3%，说明书明确写明"不分泌进入乳液，可继续华法林治疗"；而甲硝唑的蛋白结合率＜5%，可大量分泌进入乳汁，乳汁药物浓度与血药浓度相当，新生儿血药浓度也可达到母体血药浓度的20%，因此说明书注明哺乳期妇女禁用。

（二）哺乳期用药安全性分级

哺乳期用药安全性分级见表5-5。

表5-5 哺乳期用药安全性分级

分级	内容	详细内容
L1	最安全	大量哺乳期妇女用药研究发现，该药并不明显增加婴儿的副作用，这类药物可能对哺乳婴儿的危害甚微
L2	较安全	目前对哺乳期妇女用药研究显示，该药并不明显增加婴儿的副作用，哺乳期妇女使用该类药物对婴儿有害的证据很少，只是此类研究的数量还比较有限
L3	中等安全	目前还没有针对该药的哺乳期妇女用药的对照研究数据，喂哺婴儿出现不良反应的危害性可能存在；部分研究结果显示有轻微的非致命性副作用。本类药物只有在权衡对婴儿的利大于弊后才可使用。没有发表相关数据的新药自动划分至该级别
L4	可能危险	有明确证据显示哺乳期妇女用药对婴儿会造成危害，但哺乳母亲用药后的益处大于对婴儿的危害。例如：母亲处于危及生命或严重疾病的情况下，且没有其他更好的替代药物时可考虑使用，并考虑停止母乳喂养
L5	禁忌	有研究结果证实哺乳期妇女用药对婴儿有明显危害；或本类药物对婴儿产生的危险性较高，哺乳期妇女使用这类药物对婴儿造成的风险明显大于服药可能带来的任何益处。本类药物禁用于哺乳期妇女

（三）哺乳期药物合理应用要点

1．在医生或药师指导下用药，首先要明确用药指征，能外用时不口服。
2．选用有效的最小剂量。
3．选择经乳汁分泌量少的药物，优选半衰期短的药物。
4．选择在药物浓度最低时哺乳，并尽可能选用药频次少的药物。
5．根据药物的半衰期来调整哺乳间隔的时间。

知识拓展

FDA 妊娠期用药安全性分级

FDA 在 2015 年 6 月修订妊娠期与哺乳期标示规则，包括三个小节：妊娠期、哺乳期、对女性和男性生殖系统影响。每个小节均有风险概要、临床考量与支持性数据的内容，虽更为复杂，但能提供较详细的资料以支持临床决策。虽然 FDA 妊娠期用药安全性分级已不再在说明书中进行标示，但由于妊娠期用药安全性分级简单直观，且临床实践的参考意义较强，因此目前仍广泛应用在临床实践中。

综合思考题

1．老年共病患者不适当多重用药处方的表现形式有哪些？
2．何为处方瀑布？请举例说明。
3．简述妊娠期用药原则和安全性分级标准。
4．简述哺乳期乳腺炎的用药原则。

第五章
综合思考题解析

参考文献

[1] 韩会德，雒效臣，赵学俭. 老年人的药动学、药效学特点及给药注意事项. 中国误诊学杂志，2008，8（30）：7550-7551.

[2] 国家重点研发项目（2018YFC2002400）课题组，中国老年医学学会医养结合促进委员会. 高龄老年共病患者多重用药安全性管理专家共识. 中华保健医学杂志，2021，23（5）：548-554.

[3] 中国老年保健医学研究会老年内分泌与代谢病分会，中国毒理学会临床毒理专业委员会. 老年人多重用药安全管理专家共识. 中国全科医学，2018，21（29）：3533-3544.

[4] O'Mahony D，O'Sullivan D，Byrne S，et al. STOPP/START criteria for potentially inappropriate prescribing in older people：version 2. Age Ageing，2015，44（2）：213-218.

[5] American Geriatrics Society 2015 Beers Criteria Update Expert Panel. American Geriatrics Society 2015 Updated Beers Criteria for Potentially Inappropriate Medication Use in Older Adults. J Am Geriatr Soc，2015，63（11）：2227-2246.

[6] 中国老年保健医学研究会老年合理用药分会，中华医学会老年医学分会，中国药学会老年药学专业委员会，等. 中国老年人潜在不适当用药判断标准（2017年版）. 药物不良反应杂志，2018，20（1）：2-8.

[7] 殷立新，张立辉. 特殊人群用药指导丛书：老年人用药指导. 北京：人民卫生出版社，2012.

[8] 刘志勤. "瑞士奶酪模型"用于临床风险管控. 医院院长论坛，2013（5）：25-32.

[9] 郭瑞臣. 妊娠临床药理学. 北京：化学工业出版社，2008.

[10] 顾岳山，叶家明. 哺乳期乳腺炎诊治专家建议. 中国临床医生杂志，2019，47（11）：1276-1281.

（刘　维）

第六章

妇产科急症——异位妊娠

◎ 学习目标

基本目标

掌握异位妊娠的临床表现及诊治原则。

发展目标

能及时识别异位妊娠并完成初步处理及转诊。

妇产科急症种类较多，其中典型的妇产科相关疾病，如已知妊娠的妇女合并各种内外科疾病，典型的女性生殖系统疾病如痛经、外阴瘙痒、异常阴道出血等疾病会直接被分诊至妇产科专科进行诊治。异位妊娠是妇产科常见的急腹症，发病率为 2%～3%，是早期妊娠妇女死亡的主要原因。由于症状不典型，起病隐匿，或患者本身不知晓妊娠，异位妊娠很容易与其他内外科疾病相混淆，如果无法早期识别可能因病情延误导致孕产妇生命受到威胁甚至导致孕产妇死亡，故本章着重讲述如何识别易与内外科疾病相混淆的妇产科急症——异位妊娠。

既往妇产科急症识别的难点常见于两方面：无法识别异常子宫出血和正常月经（menstruation），从而忽略了包括异位妊娠在内的早孕状态，无法识别典型的妇产科急腹症相关疼痛。故后面针对这两个常见症状展开。

一、定义

受精卵在子宫腔外的部位着床称为异位妊娠（ectopic pregnancy，EP），又称宫外孕（extrauterine pregnancy）。受精卵可以着床在子宫腔外多个部位（图 6-1），最常见的部位是输卵管，少见的还有宫角、卵巢、宫颈、剖宫产瘢痕、阔韧带、腹腔等。输卵管妊娠（tubal pregnancy）占异位妊娠的 90% 以上，下面主要介绍输卵管妊娠。

输卵管妊娠指受精卵着床于输卵管内，以输卵管壶腹部妊娠多见（78%），其后依次为输卵管峡部、输卵管伞端、输卵管间质部妊娠。在辅助生殖技术和促排卵受孕者中，可见宫内与宫外同时妊娠。

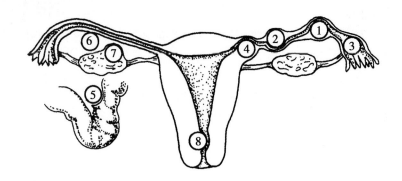

图 6-1 异位妊娠发生的部位

1. 输卵管壶腹部妊娠；2. 输卵管峡部妊娠；3. 输卵管伞部妊娠；4. 输卵管间质部妊娠；5. 腹腔妊娠；6. 阔韧带妊娠；7. 卵巢妊娠；8. 宫颈妊娠

二、病因

受精卵由卵子和精子在输卵管壶腹部相遇结合形成。受精后 30 小时，受精卵借助输卵管蠕动和输卵管上皮纤毛推动向宫腔方向移动，受精后第 4 日，早期囊胚进入宫腔，受精后 6～7 日胚胎植入子宫体腔内膜，完成着床。

如果存在盆腔炎性疾病，或者有输卵管妊娠史或手术史，输卵管发育不良或功能异常等，输卵管的形态或功能就会受到影响。盆腔炎症特别是输卵管炎症可使输卵管周围粘连，输卵管扭曲、管腔狭窄，或者导致黏膜皱褶粘连，宫腔变窄，纤毛功能受损，导致受精卵在输卵管内运行受阻，受精卵就会在输卵管内着床。

输卵管妊娠史者再次妊娠时发生异位妊娠的概率达 10%。有输卵管手术史者再次妊娠时异位妊娠的发生率为 10%～20%。尤其是接受过输卵管粘连松解术、输卵管整形术者，再次妊娠时输卵管妊娠的风险增加。受精卵本身发育异常也可能导致异常着床。辅助生殖技术的应用也会增加异位妊娠的发生率。口服避孕药或者宫内节育器避孕失败也容易发生异位妊娠。33%～50% 的异位妊娠没有明确的高危因素。

三、病理

输卵管管腔狭小，最窄的间质部仅 1mm 宽，且输卵管管壁薄，受精卵如着床在输卵管，受精卵或胚胎常发育不良，易发生以下结局。

（一）输卵管妊娠破裂

受精卵着床后需要汲取营养，绒毛向管壁方向种植侵蚀输卵管的肌层及浆膜层，就会导致浆膜破裂。输卵管肌层血管丰富，如破裂出血多为活动性出血，短期内可导致大量出血流入腹腔，形成腹腔内出血，导致患者循环血容量减少，出现休克。输卵管妊娠破裂（rupture of tubal pregnancy）的时机取决于着床的部位。如果着床在肌壁较厚的输卵管间质部，破裂时间发生相对晚，可能出现在停经 3～4 个月。如果着床在较薄的输卵管峡部，妊娠 6～8 周即可发生破裂。

（二）输卵管妊娠流产

输卵管妊娠流产（tubal abortion）多见于输卵管壶腹部或伞部妊娠。由于输卵管壶腹部及伞端较为宽大，受精卵种植后发育过程中胚泡会向管腔突出，而由于蜕膜形成不良，容易突破包膜出现出血。如果胚泡继续突出脱落，进入管腔，刺激输卵管逆向蠕动，就会将妊娠组织经伞端排出到腹腔，形成输卵管妊娠流产。

（三）陈旧性异位妊娠

输卵管妊娠流产或破裂后没有被吸收，反复出血形成血肿，血肿机化并与周围组织粘连而形成机化性的包块，形成陈旧性异位妊娠。

（四）继发性腹腔妊娠

如果输卵管妊娠时存活的胚胎经过输卵管排入腹腔，就有可能出现腹腔内种植，并生长发育形成继发性腹腔妊娠。

四、临床表现

异位妊娠的发展早期和宫内妊娠一样，形成滋养层细胞，分泌人绒毛膜促性腺激素（human chorionic gonadotropin，hCG），参与维持妊娠黄体功能。妊娠黄体生成雌孕激素，诱发妊娠早期母体的变化，如子宫内膜增厚及子宫轻微增大变软。因此在妊娠早期，未发生流产与破裂之前，异位妊娠的临床表现可与早孕或先兆流产类似。由于着床位置异常，随着胚胎发育，可能会出现特异临床表现。其临床表现与着床位置、是否流产及是否破裂等有关。

（一）症状

典型症状为停经、腹痛与阴道流血，称为异位妊娠三联征。

1. 停经　妊娠后月经不再来潮为停经。患者多有停经 6～8 周的病史。20%～30% 的患者由于把不规则出血误认为是月经而无明确停经史。

2. 腹痛　输卵管妊娠患者中约 95% 会出现腹痛症状。腹痛的部位与妊娠的部位有关，如左侧输卵管妊娠多为左侧下腹痛。在发生破裂或流产之前，受精卵在空间有限的输卵管内生长，患者可出现酸胀不适或隐痛。流产型输卵管妊娠会因少量出血自输卵管伞端流出，而出现轻微下腹持续性隐痛。如发生输卵管妊娠破裂，如输卵管峡部或间质部破裂会出现撕裂性剧痛。出血少时，腹痛局限于下腹部，如出血增多，可出现全腹痛或者上腹部不适，血液向上刺激至膈肌可能会出现肩部放射痛等。

3. 阴道流血　妊娠后子宫内膜增厚，在 hCG 的作用下形成蜕膜，然而由于非正常妊娠，hCG 水平偏低而蜕膜脱落，形成阴道出血。阴道出血通常较月经量少，表现为点滴、少量的不规则出血。

4. 其他症状　如早孕相关的乳房胀痛、胃肠道症状、泌尿系统症状；腹腔内出血刺激子宫直肠陷凹可出现肛门坠胀或里急后重感；出血进一步增加，循环血容量下降，可能会出现头晕、晕厥等休克表现。

（二）体征

1. 生命体征　出血多时，可出现生命体征不稳定的休克表现：心动过速（> 100 次 / 分）或低血压（< 100/60 mmHg）。

2. 一般情况　可能因贫血出现面色苍白；因循环血容量减少或休克出现脉搏细弱、四肢厥冷等表现。

3. 腹部体征　腹部有压痛，可能出现反跳痛、肌紧张。腹腔内出血量大时可有腹部膨隆，叩诊移动性浊音阳性或浊音。

4. 盆腔体征　妇科查体可因血液聚积盆腔而出现有宫颈举痛、子宫饱满、子宫压痛、附件区压痛等表现。如输卵管妊娠形成包块，未发生破裂或者流产时可触及附件区包块。

五、辅助检查

（一）人绒毛膜促性腺激素测定

可以通过尿液或者血清 β-hCG 水平来判定妊娠。最早在妊娠 4 周的血清和 5 周的尿液中就能测出。尿液 hCG 检测通过试纸完成，简单快速，又称尿妊娠反应，是临床上非常重要的妊娠定性的检查手段。

血清 β-hCG 水平测定可以辅助判断妊娠活性与部位，如为宫内妊娠，血清 β-hCG 每 48 小时可升高 66%，异位妊娠 β-hCG 的上升通常较缓慢。因此，β-hCG 水平需要动态进行监测，同时需要结合患者的病史、临床表现和超声检查以协助诊断。

血清 β-hCG 水平检测耗时较长，对于急诊患者，尤其对于生命体征不稳定的患者，需要快速鉴别患者是否妊娠，故常规首选尿液 hCG 检测，再酌情留取血清检测 β-hCG，进一步判断患者病情。

（二）阴道后穹隆穿刺或腹腔穿刺

由于阴道后穹隆贴近的子宫直肠陷凹位于盆腔最低点，对于可疑腹腔内出血的患者，可自阴道经后穹隆进行细针穿刺，如抽出暗红色不凝血则说明存在腹腔内积血（图 6-2）。此方法不仅可运用于异位妊娠腹腔内出血评估，对于其他腹腔内出血相关妇科疾病如黄体破裂等都是一种快速诊断的方法。适用于需快速判断腹水性质的患者。

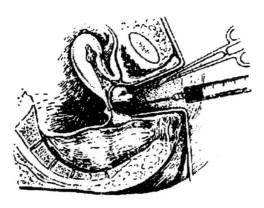

图 6-2 阴道后穹隆穿刺

（三）超声检查

超声检查是异位妊娠诊断的重要辅助检查。阴道超声能够更清楚地显示子宫附件的情况（图 6-3）。超声如提示附件区见卵黄囊和（或）胚芽的宫外孕囊，宫内未见孕囊时可明确诊断异位妊娠。当患者妊娠试验阳性、宫腔内见无回声囊性结构、附件区未见包块，则可能是宫内妊娠，也有可能是宫外妊娠，须结合血清 β-hCG 的变化及复查超声进行进一步判断。

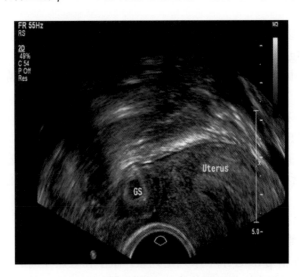

图 6-3 输卵管峡部妊娠超声图示

六、诊断

无典型临床表现的输卵管妊娠主要通过 hCG 测定结果及超声进行诊断。如发生输卵管破裂或流产，可根据停经及腹痛病史、生命体征变化、典型腹部体征及血红蛋白下降，结合 hCG 测定结果及超声进行判断。

七、鉴别诊断

（一）附件肿物扭转

来源于卵巢、输卵管或者有蒂连于子宫的肿物，可能会于活动、体位改变、排便后出现肿物蒂扭转，表现为突发一侧下腹绞痛，伴恶心呕吐。腹痛常阵发出现，扭转后缺血坏死或扭转复位后疼痛可减轻，可出现腰部或者大腿根部牵扯痛。盆腔检查时可扪及附件区包块，包块蒂部明显压痛。超声可见附件区肿物。

（二）卵巢囊肿破裂

卵巢囊肿如发生破裂，会因囊内液或囊壁血管出血流入腹腔，刺激腹膜出现一侧下腹疼痛，有腹膜刺激症状，后可能成为持续中下腹及双侧下腹痛。患者可有卵巢囊肿病史，出现突发下腹疼痛，查体可及下腹压痛，可出现腹膜刺激征。盆腔检查可扪及附件区囊性包块。超声可提示附件区包块伴盆腔积液。

临床上常见的易破裂囊肿为卵巢子宫内膜异位囊肿或黄体囊肿。如为卵巢子宫内膜异位囊肿破裂，由于囊肿生长和月经有关，破裂常发生在月经前或者月经来潮后，囊内液为陈旧血液，腹痛较重。卵巢黄体囊肿是一种生理性薄壁囊肿，常发生在黄体期，即月经后半周期，常发生于同房后或外力撞击后。囊壁破裂后囊壁血管发生出血，如血液流出缓慢，患者腹痛可十分轻微，出血可自凝；如出血无法自凝，出血量逐渐增大，血液刺激腹膜可出现明显疼痛；黄体破裂出血常较缓慢，因此大部分患者腹痛症状较轻，出血缓慢增多时可出现腹胀症状。

（三）急性盆腔炎

盆腔炎一般为生殖系统上行感染，常发生于劳累后或经阴道操作或不洁性生活后，常为中下腹持续疼痛，伴发热，阴道分泌物增加，常伴腰疼。查体腹部有压痛，明显盆腔炎症可及反跳痛、肌紧张等腹膜刺激症状，可见阴道分泌物异常。血常规检查提示白细胞及中性粒细胞升高。炎症早期时超声可无特异性表现，输卵管积水、积脓时可有典型超声表现。

八、治疗

（一）期待治疗

病情稳定、血液 hCG 水平 < 2000 U/L，无明显腹痛，无腹腔内出血表现，生命体征平稳，知情同意的患者可采取监测下期待治疗。

（二）药物治疗

甲氨蝶呤（methotrexate，MTX）是治疗输卵管妊娠最常用的药物，MTX 通过抑制滋养细胞增生，破坏绒毛而使胚胎组织坏死脱落。对于生命体征平稳，诊断异位妊娠并排除宫内妊娠的患者，如果符合以下条件可进行药物治疗：①无药物应用的禁忌证；②妊娠囊直径小于 4 cm；③血液 hCG < 2000 U/L；④无腹腔内出血表现且具备随访条件。

（三）手术治疗

以下患者需要手术治疗：①生命体征不稳定，有腹腔内出血表现的患者；②异位妊娠活胎，有胎心搏动，不符合保守治疗指征的患者；③药物治疗禁忌证或治疗失败需行手术治疗患者。一般采用根治性手术切除输卵管或保守性手术如输卵管切开取胚术（移除异位妊娠灶，保留输卵管）。经腹手术适用于生命体征不稳定、有大量腹腔内出血、腹腔镜检查中视野受限者。随着腹腔镜的应用逐渐广泛，腹腔镜手术已成为输卵管妊娠手术治疗的金标准术式。

 知识拓展

异常月经识别

　　月经（menstruation）是青春期下丘脑 - 垂体 - 卵巢轴逐渐成熟、卵巢周期性排卵并分泌雌孕激素，子宫内膜周期性脱落而出现的阴道出血。周期性的月经形成说明生殖系统功能的成熟。月经期出血第 1 天为月经开始，两次月经第 1 天间隔称为 1 个月经周期，每次月经持续的时间称为月经期。

　　正常排卵周期女性的月经持续 2 ～ 7 天，平均月经周期是 28±7 天，即每 3 ～ 5 周月经来潮一次。每次月经出血 20 ～ 80 ml。由于盆腔充血、前列腺素释放，一部分女性在月经期可能出现腰骶部不适、肛门坠胀感、子宫收缩痛、腹泻等症状。

　　大部分女性月经周期、月经量、月经期和月经期症状基本固定。受情绪、压力等影响，月经偶尔可能出现变化，且部分女性可能对于月经周期及月经量关注不够，不能及时察觉月经异常，因此在急诊接诊育龄期女性问诊月经婚育史时，需要特别关注患者月经是否出现变化，着重与患者本人平素月经进行比较。一旦月经发生变化，如月经来潮时间延迟、月经量减少、平素月经期的不适症状此次没有出现等，均需要怀疑是不是正常生理性月经来潮，是不是规则出血，需要排除妊娠可能。

第六章
综合思考题解析

综合思考题

异位妊娠等妇科急症的关键体征是什么？

参考文献

[1] 谢幸，孔北华，段涛 . 妇产科学 . 北京：人民卫生出版社，2018 .

[2] 王玉东，陆琦 . 输卵管妊娠诊治的中国专家共识 . 中国实用妇科与产科杂志，2019，35（7）：780-787 .

[3] 薛晓红，顾蔚蓉 . 妇产科急症诊治及经典案例点评 . 北京：人民卫生出版社，2018 .

[4] Bulletins-Gynecology C. ACOG Practice Bulletin No. 191：Tubal Ectopic Pregnancy. Obstetrics and Gynecology，2018，131（2）：e65-e77 .

（姚　颖）

第七章

儿童急症

◎ 学习目标

基本目标

1. 能够完成儿童心脏骤停心肺复苏、气管内插管基本操作流程。
2. 运用流程图对儿童休克、昏迷、惊厥和严重过敏反应进行初步治疗。

发展目标

1. 了解儿童心律失常时常用的急救药物使用方法。
2. 熟悉危重症儿童的转运流程。

一、心脏骤停

早期识别并治疗心脏骤停是提高儿童生存率的关键之一。婴儿和儿童的心脏骤停通常是由呼吸衰竭和（或）休克引起了进行性的组织缺氧和酸中毒，而成人心脏骤停的原因多为心脏疾病。儿童常见病因包括创伤、呼吸窘迫、脓毒症等。有效心肺复苏（CPR）的关键是充分的通气和胸外按压。

由于院内复苏常识别和启动更早，其存活率高于院外复苏。基于对临床和实验室资料的大量回顾，2020 年美国心脏协会（AHA）和国际复苏联合委员会发布了儿童生命支持的更新指南。指南中推荐，儿童心肺复苏时，人工循环 - 开放气道 - 人工呼吸（C-A-B）的顺序仍然是首选。

儿童在医院内（IHCA）和医院外（OHCA）心搏呼吸骤停复苏生存链如图 7-1 所示。

儿童心脏骤停的复苏流程操作要点如下。

（1）确保现场对自身和患者安全。

（2）确定无反应，获取帮助并启动应急医疗系统。

（3）在 10 秒内评估确定有无脉搏和呼吸。

（4）单人施救按 C-A-B 顺序，以 30 : 2 的按压通气比开始 CPR；2 人以上施救按 15 : 2 的按压通气比开始 CPR（成人按压通气比为 30 : 2）。

（5）人工呼吸每分钟 20～30 次 / 分（2～3 秒 1 次）（成人为 10～12 次 / 分）。

院内心脏骤停（in-hospital cardiac arrest，IHCA）

及早识别与预防 → 启动应急反应系统 → 高质量CPR → 高级心肺复苏 → 心脏骤停恢复自主循环后治疗 → 康复

院外心脏骤停（out-of-hospital cardiac arrest，OHCA）

预防 → 启动应急反应系统 → 高质量CPR → 高级心肺复苏 → 心脏骤停恢复自主循环后治疗 → 康复

图7-1　儿童在医院内和医院外心搏呼吸骤停复苏生存链

（6）脉搏 < 60 次 / 分并伴有灌注不良，需胸外按压，频率 100 ~ 120 次 / 分，深度 > 1/3 胸廓前后径；婴儿可使用双指法或拇指环绕法，较小儿童可使用单掌法。

（7）每 2 分钟检查脉搏，根据流程图使用 AED 或除颤仪。

（8）高质量 CPR 的重点是有效胸外按压，尽量减少中断，避免过度通气。

（9）人工通气送气时间应超过 1 秒，气量应足够观察到胸壁抬起。

（10）已行气管插管的患儿，胸外按压可不中断，人工通气 8 ~ 10 次 / 分。

在心肺复苏过程中常见心动过缓，治疗重点是：

（1）处理原发病（缺氧、低温、代谢异常、中毒等），优化氧合和通气环节。

（2）灌注不良，心率持续 < 60 次 / 分，给予胸外按压。

（3）使用药物（肾上腺素或阿托品），必要时体外起搏。

心动过速的处理：儿童窦性心动过速的处理重点是基础病的支持治疗。非窦性起源的快速性心律失常，处理方法主要看 QRS 波形态和患儿状态是否稳定。

儿童心脏骤停经复苏抢救自主循环恢复后，建议用以下的核查表（表7-1）来指导治疗。

表7-1　儿童心脏骤停自主循环恢复后治疗核查表

心脏骤停自主循环恢复后治疗的要素	检查
1. 氧合和通气	
（1）测量氧合情况，目标为正常血氧水平，即 94% ~ 99%（或者儿童的正常 / 适当血氧饱和度）。	☐
（2）测量 $PaCO_2$，目标是使其适合患者的潜在病情，并尽量避免出现严重高碳酸血症或低碳酸血症。	☐
2. 血流动力学监测	
（1）在心脏骤停自主循环恢复后治疗期间设定具体的血流动力学目标，并每天检查。	☐
（2）通过心脏遥测进行监测。	☐
（3）监测动脉血压。	☐
（4）监测血清乳酸、尿量和中心静脉血氧饱和度，以帮助指导治疗。	☐
（5）使用含或不含正性肌力药物或血管加压药的肠道外液体推注，使收缩压维持在患者年龄和性别的第 5 百分位以上。	☐
3. 目标温度管理（TTM）	
（1）测量和持续监测核心温度。	☐
（2）在心脏骤停恢复自主循环后及复温期间预防和治疗发热。	☐
（3）如果患者昏迷，依次进行 TTM（32 ℃ ~ 34 ℃）和（36 ℃ ~ 37.5 ℃），或者仅进行 TTM（36 ℃ ~ 37.5 ℃）。	☐
（4）预防寒颤。	☐
（5）在复温期间，监测血压并治疗低血压。	☐

续表

心脏骤停自主循环恢复后治疗的要素	检查
4. 神经监测	
（1）如果患者患有脑病，并且当前有可用的资源，则可通过持续脑电图进行监测。	☐
（2）治疗抽搐。	☐
（3）考虑进行早期脑成像，以诊断心脏骤停的可治病因。	☐
5. 电解质和葡萄糖	
（1）测量血糖并避免低血糖症。	☐
（2）将电解质维持在正常范围内，避免可能的危及生命的心律失常。	☐
6. 镇静	
使用镇静剂和抗焦虑药进行治疗。	☐

二、气管插管

在儿童患者中采用传统直接喉镜进行经口气管插管的适应证、禁忌证和操作流程与成人基本相同。不同之处主要是要准备型号较小的气囊、面罩和气管插管、喉镜。可参考以下的计算公式和表 7-2 选用不同的器材。气管插管型号 2.0～7.0 不等，婴幼儿可优选无套囊气管插管，以避免带囊的导管引起压力性缺血性损伤。喉镜叶片 0～3 号不等，2 岁以下小儿优选直型的喉镜叶片。

儿童气管插管型号公式：

无套囊气管插管型号 = 4+ 年龄（岁）/4，或年龄（岁）/4+4.5

有套囊气管插管型号 = 3.5+ 年龄（岁）/4

儿童气管插管深度公式（cm）：年龄（岁）/2+12，或插管内径 ×3

表 7-2　气管插管年龄对照表

年龄	喉镜叶片型号	无套囊插管型号（ID）	有套囊插管型号（ID）	插管深度（cm）
新生儿	0/1 直型	2.0～3.5	N/A	6～10
6 个月	1 直型	3.5～4.0	3.0～3.5	11～12
1 岁	1～1.5 直型	4.0	3.5	12
2 岁	1.5～2 直型	4.5	4.0	13～14
5 岁	2 直型或弯型	5.0	4.5	14～15
8 岁	2 直型或弯型	6.0	5.5	16～18
10 岁	2～3 直型或弯型	6.5	6.0	18～20
12 岁	2～3 直型或弯型	7.0	6.5	20～21
15 岁	3 直型或弯型	7.0	6.5	20～21

三、休克

休克的特征是组织灌注不足、血管内血容量减少、血管内容量分布异常和心血管功能受损，发病后数小时内给予积极治疗或许能阻止休克的进展，避免不良预后。休克的不良结局是终末器官损伤，多系统脏器衰竭和死亡。儿童休克的常见原因是严重腹泻、创伤、脓毒症。心源性休克（先心病、心力衰竭、心肌炎、心肌病、中毒、心律失常等）和阻塞性休克（心脏压塞、张力性气胸、肺栓塞等）相对少见。

儿童休克的初始评估目标如下。

（1）立即识别危及生命的情况（张力性气胸、血胸、心脏压塞、肺栓塞）。

（2）迅速识别循环障碍。

（3）尽早对休克的类型和原因进行分类。

在病史询问中应注意的要点：

（1）液体丢失（胃肠炎吐泻、糖尿病酮症、消化道出血）符合低血容量休克。

（2）创伤儿童可能有低血容量休克、阻塞性休克和神经源性休克。

（3）发热和免疫功能缺陷者可能有脓毒性休克。

（4）变应原接触史提示过敏性休克。

（5）慢性心脏病、心力衰竭、毒物／药物接触（重金属、钙通道阻滞剂等）可引起心源性休克。

（6）长期接受肾上腺皮质激素治疗、垂体功能减退、先天性肾上腺疾病患儿，要考虑肾上腺危象。

体格检查的要点如下。

（1）生命体征：体温、呼吸速率、心率和心律、血压、毛细血管再充盈时间。

（2）喘鸣音、哮鸣音、异常呼吸音或呼吸音不对称。

（3）颈静脉怒张。

（4）异常心脏杂音。

（5）肝肿大。

（6）腹部膨隆、包块、压痛、肌紧张。

（7）皮肤荨麻疹或面部水肿。

儿童休克的初步处理步骤包括以下内容。

（1）输注等渗晶体液（生理盐水或2∶1含钠液），30分钟1次，最多60 ml/kg。

新生儿：10 ml/kg，5～10分钟入

儿童：20 ml/kg，20分钟入

注：心源性休克、严重贫血Hb < 50g/L、DKA、重度营养不良、误服钙拮抗剂等患儿需根据心功能及耐受程度调整液体量及输液速度。

（2）尽快予以下必要处理措施：

严重出血者予输血。

严重过敏者肾上腺素（1∶1000，0.01 mg/kg肌注，最大0.5 mg，可10～15 min重复应用）。

导管依赖性先天性心脏病（如主动脉弓缩窄、主动脉闭锁、完全性大动脉转位等）患儿予前列腺素E。

怀疑脓毒症积极抗感染、怀疑心源性改善心功能。

胸穿、心包穿刺、溶栓等。

（3）持续生命体征监测（心率、血压、呼吸、经皮氧饱和度），监测血糖。

（4）完善辅助检查［血尿常规、血气分析、生化、C反应蛋白（CRP）、降钙素原（PCT）、血培养、凝血功能、术前免疫八项、交叉配血、心电图、胸片、超声心动图等］。

（5）呼吸通道建立，心率、血压在正常范围后，扩容后输入1/3～1/2张液体30～60 ml/kg或400～800 ml/m^2（6～8小时入），尽快转至监护病房。

四、昏迷

昏迷是高级神经活动的极度抑制状态，表现为意识完全丧失，对外界刺激无反应。昏迷是儿科急症，需要快速、全面、系统评估，早期识别昏迷的基础病因对治疗和预后至关重要，治疗和评估应同时进行。病因鉴别如表7-3所示。

表 7-3　昏迷病因鉴别

儿科患者昏迷的主要病因		
颅内	感染性疾病	脑炎、脑膜炎、脑脓肿、脑寄生虫病
	非感染性疾病	脑水肿、癫痫持续状态、肿瘤、外伤、出血、产伤、脑栓塞
颅外	感染性疾病	脓毒症、感染中毒性脑病
	非感染性疾病	代谢紊乱：电解质紊乱、酸中毒、低血糖、高血糖、肝昏迷、尿毒症、糖尿病、肾上腺危象、甲状腺功能低下、缺氧缺血、遗传代谢病
		中毒：药物、食物、农药、乙醇、一氧化碳、重金属等中毒
		其他全身性疾病：窒息、中毒、溺水、高血压、肺性脑病、休克、心力衰竭、中枢系统白血病、肿瘤脑转移等

昏迷急诊评估要点如下。

（1）评估生命体征，仔细检查有无外伤。

（2）检查瞳孔、眼球运动、眼底。

（3）神经系统检查，注意有无局灶体征和颅内压增高（头围增大、前囟膨隆、骨缝分离）。

（4）Glasgow 昏迷量表（GCS）（表 7-4）。

（5）急查血糖、血气、血常规、尿常规、血生化、血培养、尿培养、凝血功能、血药浓度、毒物，必要时进行遗传代谢病筛查。

（6）颅脑影像学：CT、MRI、DWI。

（7）腰穿脑脊液检查。

（8）脑电图监测。

昏迷急诊治疗要点如下。

（1）ABCs：如 GCS < 8 分，或有呼吸衰竭，行气管插管；保持颈椎稳定；吸氧，建立静脉通路，维持血压稳定。

（2）低血糖：0.25g/kg（10% 葡萄糖 2.5ml/kg）静脉滴注。

（3）纠正酸碱和电解质平衡紊乱。

（4）控制体温：避免高热；心肺复苏后昏迷患者体温管理参照复苏后目标体温。

（5）控制惊厥：按惊厥流程。

（6）抗感染：酌情可考虑头孢曲松、万古霉素、阿昔洛韦等。

（7）中毒解救：按中毒流程。

（8）颅内压增高：甘露醇 0.5 ~ 1 g/kg/ 次，q6h ~ q8h；或高张盐水 3% 氯化钠 5 ml/kg。

表 7-4　儿童改良 Glasgow 昏迷量表（GCS）

内容			得分
睁眼反应			
所有年龄			
自动睁眼			4
对言语有反应			3
对疼痛有反应			2
无反应			1
最佳言语反应			
> 5 岁	2 ~ 5 岁	0 ~ 23 个月	

续表

内容			综合
言语定向力良好	短语、单词得当	恰当的微笑、发声	5
言语混乱	词语不当	哭闹、可安慰	4
言语错误	持续哭闹、尖叫	持续哭闹、尖叫	3
发声不能理解	呻吟	呻吟	2
无反应	无反应	无反应	1

最佳运动反应

> 1 岁	< 1 岁	
听从指令运动	自发	6
因局部疼痛而运动	因局部疼痛而运动	5
因疼痛而屈曲回缩	因疼痛而屈曲回缩	4
去皮层样僵硬回缩	去皮层样僵硬回缩	3
去皮层样伸展	去皮层样伸展	2
无反应	无反应	1

评分标准：

1. 15 分正常，13 ~ 14 分轻度昏迷，9 ~ 12 分中度昏迷，< 8 分重度昏迷，< 3 分脑死亡。

2. < 12 分提示严重脑损伤，< 8 分可能需要气管插管和机械通气，< 6 分需要监测颅内压。

3. 当患者被插管，无意识或无言语，对运动反应的评分就是最重要的部分。

五、小儿惊厥

惊厥是小儿时期最常见的神经系统急症，惊厥的原因是大脑皮质运动神经元突然、大量异常放电，导致全身或局部的骨骼肌不自主、突然、强直或阵挛样收缩，常伴有不同程度的意识障碍，大部分惊厥持续不到 5 分钟可缓解。惊厥后小儿可能出现短时间的意识模糊和嗜睡。惊厥持续时间长的患儿可能在惊厥后出现一过性肢体麻痹。

小儿惊厥的发生率很高，小儿时期以热性惊厥多见，在 14 岁以下的小儿 5% ~ 6% 有过一次或多次惊厥史，部分有家族史，小儿惊厥的发生率是成人的 10 ~ 15 倍，6 个月到 6 岁是发病高峰年龄。惊厥频繁发作或呈持续状态，可能会危及患儿生命，或遗留后遗症。

小儿惊厥的处理流程和急诊处理要点如下。

（1）侧卧体位，避免误吸。

（2）发热患儿有时出现寒战，易与惊厥相混淆，注意鉴别。

（3）不向小儿口中塞入硬物，也不建议刺激各种穴位。

（4）保持呼吸循环稳定，吸氧、保证气道通畅、循环稳定、监护、必要时退热。

（5）尽快开放静脉，酌情输注 20% 甘露醇 2.5 ~ 5 ml/kg，最大量 250 ml。地西泮缓慢静脉推注：1 mg/min 直至 0.3 ~ 0.5 mg/kg（幼儿 ≤ 5 mg，年长儿 ≤ 10 mg）或发作停止；或咪达唑仑 0.15 ~ 0.2 mg/kg 静脉推注（幼儿 ≤ 5 mg，年长儿 ≤ 10 mg）。如无静脉则考虑咪达唑仑 / 苯巴比妥肌内注射给药，或水合氯醛 / 地西泮直肠给药。

（6）在止惊治疗的同时寻找到惊厥病因，重点排除代谢紊乱、中枢感染、外伤、脑卒中等急症。完善血尿便常规、电解质（必须含钙镁）、血糖、心肌酶、TnT、肝肾功、血氨、乳酸、血气、维生素 D、同型半胱氨酸、凝血检查；酌情进行脑脊液、血培养、病毒检测、药物浓度、毒物检测、遗传代谢病筛查、癫痫基因检测等检查；酌情进行颅脑超声、颅脑 CT 或 MRI、心电图、脑电图、胸片、心脏超声、腹部超声等检查。

（7）同时治疗高热、感染、脱水、电解质紊乱等合并疾病。

（8）静脉给药注意监测呼吸、心率，避免出现呼吸骤停和心动过缓。

（9）惊厥持续状态者应转入有监护条件的儿童ICU病房。

六、严重过敏反应

严重过敏反应指机体针对潜在过敏原发生的严重、突然的全身变态反应，典型病例可累及2个或2个以上脏器或系统，如皮肤、呼吸系统、消化系统、心血管系统等。儿童严重过敏反应诊断主要依据：详细的发作史，包括症状、体征以及症状体征突然出现之前数分钟至数小时内所有暴露的已知或可疑变应原、可疑环境相关的详细信息。

当符合下面两种情况中的一种时，极有可能为严重过敏反应。

1. 数分钟至数小时内急性发作的皮肤和（或）黏膜症状（如全身荨麻疹、瘙痒或潮红、唇-舌-腭垂水肿），并伴发以下至少1种症状：

a. 呼吸道症状（呼吸困难、喘息/支气管痉挛、喘鸣、呼气流速峰值下降、低氧血症）

b. 血压下降或终末器官功能不全（循环衰竭、晕厥、二便失禁）

c. 严重的胃肠道症状（如剧烈腹绞痛、反复呕吐），尤其是非食物过敏原暴露

2. 暴露已知或可疑的变应原后数分钟至数小时内急性发作的血压降低或支气管痉挛，或喉部症状，可无典型的喉部症状。

a. 大部分过敏反应发生在暴露变应原后的1~2小时，某些食物过敏原可发生迟发性反应（>10小时）

b. 低血压定义：婴儿和儿童收缩压低于年龄正常值或较基础值下降>30%

c. 喉部症状包括：喉鸣、声音改变、吞咽困难

严重过敏反应可按表7-5进行程度分级，按图7-2流程进行处理。

表7-5　严重过敏反应程度分级

分级	临床表现
Ⅰ级	只有皮肤黏膜症状和胃肠道症状，血流动力学稳定，呼吸系统功能稳定 皮肤黏膜症状：皮疹，瘙痒或潮红、唇舌红肿和（或）麻木等 胃肠道症状：腹痛、恶心、呕吐等
Ⅱ级	出现明显的呼吸系统症状或血压下降 呼吸系统症状：胸闷、气促、呼吸困难、喘鸣、支气管痉挛、发绀、呼吸流速峰值下降、低氧血症 血压下降：婴儿和儿童收缩压低于年龄正常值或较基础值下降>30%
Ⅲ级	出现以下任何1个症状： 神志不清、嗜睡、意识丧失 严重的支气管痉挛和（或）喉头水肿、发绀 重度血压下降（收缩压<80 mmHg或较基础值下降>40%） 二便失禁
Ⅳ级	发生心搏和（或）呼吸骤停

七、危重症儿童转运

转运前工作：

（1）建立24小时值班转运小组，至少包括1名ICU专科医师和1名专科护士。

（2）配备转运移动电话。

（3）配备转运常用设备（移动呼吸机、便携监护仪、血糖仪、气管插管包、急救药物等），每日专人清点检测核对。

严重过敏反应诊断要点：急性发病、危及生命的气道/呼吸/循环障碍、多伴皮肤改变

评估：气道、呼吸、循环、神经系统、暴露
①气道：喉头水肿、声音嘶哑、喉喘鸣
②呼吸：呼吸急促、喘息、乏力、发绀、$SpO_2 < 92\%$，意识障碍
③循环：苍白、湿冷、低血压、嗜睡或昏迷

呼救、患儿平卧、抬高下肢

首选肌注肾上腺素（大腿中段外侧）
①0.01 mg/kg，大腿中段外侧肌内注射；
　 >50 kg，最大剂量0.5 mg/剂
②或≥12岁，0.5 mg/0.5 ml；6~12岁，
　 0.3 mg/0.3 ml；<6岁，0.15 mg/0.15 ml
③可5~15 min重复：如无效或无明显好
　 转，可持续静脉泵入维持肾上腺素
④静脉泵入维持肾上腺素：重复肌内注射
　 肾上腺素后仍有低血症状和（或）体征
儿童：0.1~1 mcg/kg/min，连续心电监护
并频繁无创血压监测滴定液速
开放气道，高流量氧疗
建立有效静脉通路并快速补液
快速补液：NS 20 ml/kg，10~15 min
快速输注，反复评估，可重复给予；慎用
胶体液（避免过敏反应的发生）

　　抗组胺药
　　糖皮质激素 ｝二线用药
　　支气管扩张剂
抗组胺药、糖皮质激素、支气管扩张剂等
均不能替代肾上腺素

严密监护：心电监护（经皮氧饱
和度、心率、呼吸、血压）、心
电图、尿量
一旦发生呼吸心跳骤停，立即启
动心肺复苏

图 7-2 儿童严重过敏反应急诊处理流程

（4）申请部门主治医生与危重症患儿家属取得统一意见后，通过转运电话向对口部门提出转运申请，并以口头及书面的形式全面介绍患儿的病情（诊断、治疗、目前生命体征和脏器功能评估），双方共同决定能否转运。

（5）确定转运后，负责转运的医生联系转运车，决定转运人员安排，转运护士根据转运要求准备特殊药物和设备。

（6）转运出发前通知对方部门，告知预计到达时间。

转运救护车：

应配备独立发电机，提供交流电源，有移动氧源，并能与移动呼吸机匹配，另配备吸引器和微量输液泵。

转运交接：

（1）转运医生了解病情，查看患者，快速评估脏器功能，权衡利弊，确定是否转运。

（2）生命体征不稳定者应先稳定生命体征。

（3）与家属沟通病情，告知转运风险、转运后治疗计划和可能预后，家属签署知情同意书。

（4）连接移动呼吸机，观察15～20分钟，氧合稳定后实施转运，开通2条以上静脉通路，患儿固定良好，镇静、镇痛，注意外伤患儿脊椎保护，必要时留置导尿管。

转运途中：

（1）记录生命体征和设备参数。

（2）监护重要脏器功能（通气氧合、循环、中枢神经系统）。

（3）做好应急症状的急救准备（心搏呼吸骤停、张力性气胸、严重心律失常、脑疝等）。

（4）到达目的地前半小时电话通知病房准备好床位、设备及人员。

转运后续处理：

（1）到达目的地后通过绿色通道直接收入儿童重症监护室（PICU）。

（2）转运医生向病房医生口头和书面交接（病史、转运记录、病程记录、转运期间特殊事件）。

（3）每月定期将转运病历资料统计收集，并进行情况反馈和流程改进。

知识拓展

儿童困难气道的处理

儿童与成人一样，紧急气管插管也会遇到困难气道插管失败的情况，所以应在插管前做好预案，准备紧急救援装置，在插管失败时，仍能给患儿进行供氧和通气。以下列举几种儿童气道救援装置仅供参考。

（1）喉罩：是儿童通用的气道救援装置，有各种尺寸，但如果气道解剖学结构扭曲、气道梗阻，喉罩可能无效。

（2）Air-Q型插管喉罩：是一种改良的喉罩，适合30kg以内的儿童，可以克服某些限制插管的问题。

（3）I-gel：是一种独特的气道装置，由弹性聚合物制成，能够实现有效的气道封闭。

（4）Cobra喉周气道：有独特结构，可有效建立气道，易于插入和维持。

综合思考题

1. 患儿，男性，10个月，因发热、烦躁3天，呕吐1天，间断抽搐昏迷10小时送入急诊。如何对患儿进行快速评估？

2. 患儿，意识不清，口唇青紫，肌张力略高，可闻及吸气性喉鸣，轻度吸气性三四征，呼吸频率58次/分，节律规则，四肢末端皮肤青紫。首先应采取什么措施？

3. 患儿，前囟膨隆，张力高，瞳孔反射迟钝，四肢肌张力高，腱反射活跃，昏迷状态，应如何处理？

第七章
综合思考题解析

参考文献

［1］ Topjian AA，Raymond TT，Atkins D，et al. Part 4：Pediatric Basic and Advanced Life Support：2020 American Heart Association Guidelines for Cardiopulmonary Resuscitation and Emergency Cardiovascular Care. Circulation，2020，142（16_suppl_2）：S469-S523.

［2］ Mendelson J. Emergency Department Management of Pediatric Shock. Emerg Med Clin North Am，2018，36（2）：427-440.

［3］ Fine A，Wirrell EC. Seizures in Children. Pediatr Rev，2020，41（7）：321-347.

［4］ 向莉，万伟琳，曲政海，等. 中国儿童严重过敏反应诊断与治疗建议. 中华实用儿科临床杂志，2021，36（6）：10-16.

（汤亚楠）

第八章

急诊危重症的检验医学进展

◎ **学习目标**

基本目标

1. 能区分原发性纤溶亢进和继发性纤溶亢进。
2. 能合理选择和运用实验室指标辅助血栓性疾病的诊断。
3. 理解高敏心肌肌钙蛋白与传统肌钙蛋白和心肌酶谱相比的优势。
4. 能运用高敏心肌肌钙蛋白辅助非 ST 段抬高型心肌梗死的诊断。
5. 理解 CRP、PCT、SAA 等感染指标在感染性疾病快速诊断中的临床价值。
6. 能合理选择和运用实验室指标辅助感染性疾病的诊断。

发展目标

1. 理解凝血指标的分析前影响因素对检测结果的干扰。
2. 能恰当选择实验室项目用于抗栓治疗的效果监测。
3. 理解心肌损伤标志物在 ACS 患者管理和风险预测中的作用。
4. 能恰当选择心肌标志物进行心肌损伤的诊断和鉴别。
5. 理解分析前影响因素对检测结果的干扰。
6. 能正确选择病原学检测方法。

第一节　急性血栓性疾病的实验室诊断和监测

血栓性疾病是指在血栓形成和（或）血栓栓塞过程中所引起的疾病。该病发病率高、起病急，严重威胁人类的生命健康，是急诊工作中常见的危急重症。在临床工作中，急诊科医生只有深刻理解血栓性疾病的发生机制、血凝学试验诊断的方法，形成正确的诊断思路，进一步结合患者临床情况，科学、合理地选择试验项目，才能快速、准确的诊断血栓性疾病，这对于抗栓治疗策略的制订和干预方式的选择实施具有重要的指导作用。

随着检验技术的进步和对复杂出凝血系统的理解更加深入，血栓性疾病的实验室诊断、鉴别诊断和疗效监测手段得到快速进展，现在已实现了对血栓和止血检验的自动化、标准化、多元化、宏观化和精准化。

一、血栓形成的机制

（一）血管壁的损伤

血管是承载人体血液流动的没有渗漏的管道，血管内皮细胞可分泌磷酸二腺苷（adenosine diphosphate，ADP）酶、一氧化氮（nitric oxide，NO）、前列环素（prostacyclin，PG）等，具有抗血栓的作用，维持血管内部血液的流动性。当血管壁受到损伤后，正常的抗血栓功能被破坏，进而诱发血栓形成。

1. 促进血小板的黏附与聚集 血管壁损伤后，内皮细胞脱落导致内皮下组分暴露，其中胶原、血管性血友病因子（von Willebrand factor，vWF）等引起血小板的黏附、聚集和释放，产生血栓烷 A_2（thromboxane A_2，TXA_2），形成血小板血栓。

2. 激活凝血系统 在血小板血栓的基础上，通过激活内源性和外源性凝血系统，形成凝血酶，凝血酶将纤维蛋白原转化为纤维蛋白，形成纤维蛋白凝块或血栓。

3. 促进血管收缩 内皮细胞分泌具有强烈缩血管作用的物质，引起血管收缩，利于血栓形成。

4. 纤溶活性降低 血管壁受损后，纤溶活性降低，导致已形成的纤维蛋白不能被降解。

（二）血液成分的改变

血液成分的异常改变与血栓的形成有关，具体见表8-1。

表 8-1 与血栓形成有关的血液成分改变

血液成分	异常情况
血小板改变	血小板计数升高：如原发性血小板增多症 血小板功能亢进或被激活
凝血因子异常	凝血因子缺乏或升高：如Ⅻ、HMWK 缺乏 凝血因子结构异常：如异常纤维蛋白原血症 凝血因子激活：如人工瓣膜、体外循环等情况激活接触系统的凝血因子 促凝物质进入血液循环：如手术、外伤、感染时组织因子进入血液循环，激活外源性凝血系统
抗凝作用减弱	生理性抗凝蛋白减少或分子结构异常：如遗传性抗凝血酶（AT）缺陷症，遗传性蛋白 C（PC）、蛋白 S（PS）缺陷症
纤溶活性降低	纤溶酶原缺乏或分子结果异常：如遗传性异常纤溶酶原血症 纤溶酶原激活物释放障碍 遗传性纤溶抑制物增多：如 α_2- 抗纤溶酶、纤溶酶原激活物抑制物（PAI）增多 获得性纤溶活性降低：如老年人、缺血性心脏病、高脂血症、糖尿病等
其他	白细胞：白细胞黏附作用、白细胞产生促凝物质、白细胞流变性减低 红细胞：红细胞聚集、数量增多、变形能力下降，红细胞促进血小板黏附和聚集 血液和血浆黏度增高：红细胞数量增多、血浆中蛋白质脂类增多

（三）血流因素

血流缓慢或停滞是静脉血栓形成的重要机制，血流速度变慢、淤滞时，被激活的凝血因子和凝血酶在局部浓度增多，导致淤滞的血液凝固。另一方面，血流切应力改变时，也容易导致血栓的形成。

二、血栓性疾病的实验室诊断方法

充分了解病史、准确分析病情是确定诊断思路的重要基础，有助于指导临床医生有针对性地选择检验项目，判断血栓发生的原因、评估血栓再发风险、预测临床结局。目前，血栓性疾病的实验室手段进展迅速、种类繁多，第一时间选择恰当的试验项目是快速诊断的关键。

（一）血管壁和血管内皮细胞的检验

血管壁和血管内皮细胞主要参与一期止血。其中出血时间（bleeding time，BT）是筛查毛细血管与血小板的相互作用有无异常的试验，但是由于其操作复杂，目前临床较少使用。

vWF 检测是临床常规开展的检测项目，是血浆中一种重要成分。vWF 在止血过程中主要产生以下两种作用。① vWF 与内皮下胶原蛋白、血小板膜糖蛋白（glycoprotein，GP）Ⅰb- Ⅸ复合物的相互作用：使血小板聚集黏附到受损伤部位，从而达到止血目的；② vWF 与Ⅷ因子相互作用：vWF 与Ⅷ因子结合后可稳固Ⅷ结构，使其不易失活。vWF 的检测包括抗原和活性两部分。抗原检测对于临床上血管性血友病的诊断及鉴别诊断有重要意义，如血管性血友病患者 vWF 抗原检测会有明显减低。活性检测联合 vWF 抗原检测优于单一的 vWF 抗原检测。

另外，血浆内皮素 -1（endothelin-1，ET-1）、血栓调节蛋白（thrombomodulin，TM）、6- 酮 - 前列环素 F1α 也是反映血管内皮损伤情况的重要指标。

（二）血小板检测

1. 血小板计数 血小板分子量很小但功能强大，可维持血管内皮细胞的完整性，当血管破裂时还可以起到黏附、聚集、收缩血块功能，从而达到止血目的。一期止血中，血小板通过其表面 GP Ⅰ b/ Ⅸ / Ⅴ复合物与 vWF 结合，介导血小板的黏附。GP Ⅱ b/ Ⅲ a 则通过与纤维蛋白原或 vWF 结合实现血小板聚集。血常规检查中的血小板计数可以判断血小板的增多或减少，对于血栓性疾病和出血性疾病的初筛提供了简单快速的实验室手段。

2. 血小板功能试验 血小板的功能检测可以直接反映血小板的黏附或聚集功能，有助于血栓前状态、血栓性疾病的诊断和抗血小板治疗的临床效果监测。目前临床上血小板功能检测实验种类较多，但各具有优缺点，具体见表 8-2。

表 8-2 血小板功能试验的种类和特点

试验名称	检测变量	样本类型	优点	缺点
血小板聚集试验	光透射增加程度	富含血小板血浆	可使用多种诱导剂，应用广泛	标准化程度有限
血小板功能分析 PFA-100	血小板封闭小孔时间	全血	检测程序标准化，操作简单	抗血小板治疗监测临床研究有限
血栓弹力图（血小板图）	血液凝固形成的力	全血	止血全貌检测	抗血小板治疗监测临床研究有限
VASP（舒血管剂激活的磷蛋白）	VASP 磷酸化程度	全血	样本可长期保存，对 P2Y12 受体抑制剂最为特异	检测程序复杂
VerifyNow	光透射增加程度	全血	检测程序标准化，操作简单	价格昂贵

临床上常用的血小板聚集试验（platelet aggregation test，PAgT）检测方法有比浊法、阻抗法和光学法。体外血小板聚集的诱导剂包括 ADP、胶原、花生四烯酸（arachidonic acid，AA）和瑞斯托霉素（ristocetin，R）。其试验原理是：在富含血小板血浆（platelet rich plasma，PRP）中加入诱导剂，血小板会发生聚集反应导致血浆浊度减低、透光度增加，通过记录光的浊度变化，形成血小板的聚集曲线，进而可计算出血小板聚集率来准确反映血小板的聚集功能。血小板聚集率

增高见于急性心肌梗死、肺梗死、静脉血栓形成、糖尿病、高脂血症、脑血管病变、晚期妊娠、人工瓣膜使用、口服避孕药、吸烟等；血小板聚集率减低见于血小板无力症、巨血小板综合征、低（无）纤维蛋白原血症、尿毒症、肝硬化等。

依据"抗血小板药物治疗反应多样性临床检测和处理的中国专家建议"，血小板的黏附、活化和聚集在急性冠脉综合征（acute coronary syndrome，ACS）及经皮冠状动脉介入治疗（percutaneous coronary intervention，PCI）的病理生理过程中起重要作用。阿司匹林和 P2Y12 受体抑制剂（如氯吡格雷）作为两类最常用的抗血小板药物，是目前 ACS 和（或）PCI 术后预防血栓事件的基石。研究发现，个体对抗血小板治疗的反应性差异与血栓、出血等不良事件显著相关。不同个体对阿司匹林和氯吡格雷治疗的反应性差异很大，低反应或无反应者经治疗后检测相关实验室血小板功能，其结果与未经治疗者相近。因此，血小板功能检测可了解个体对抗血小板治疗的反应性并据此调整治疗方案，可能是提高抗栓治疗疗效和安全性的有效手段。

3. 血小板膜糖蛋白检测血小板膜糖蛋白分为质膜糖蛋白和颗粒膜糖蛋白，其中脂膜糖蛋白包括 GPⅠb/Ⅸ/Ⅴ、GPⅡb/Ⅲa、GPⅠa/Ⅱa 等，对血小板功能缺陷病具有特异性诊断价值；颗粒膜糖蛋白主要包括 CD62P（又称 P 选择素）和 CD63，是反映血小板活化情况的标志物。目前临床上多采用流式细胞技术测定血小板膜糖蛋白的表达情况。

（三）凝血系统的检测

二期止血障碍是凝血和抗凝血异常所致的止血障碍。凝血系统的检测包括凝血筛查试验和诊断试验。

1. 筛查试验

（1）活化部分凝血活酶时间（activated partial thromboplastin time，APTT）：APTT 的实验原理是，在加入枸橼酸钠抗凝的血浆中加入白陶土，脑磷脂代替血小板磷脂，同时加入适量的 Ca^{2+}，观察从 Ca^{2+} 加入到抗凝血浆开始凝固所需的时间即为活化部分凝血活酶时间。APTT 反映内源性凝血因子是否异常，同时也可反映共同途径的因子正常与否，是凝血系统筛查的基本试验。APTT 延长主要见于内源性凝血途径因子Ⅷ、Ⅸ、Ⅺ、Ⅻ水平降低，纤维蛋白原的缺乏，凝血因子Ⅴ、凝血因子Ⅹ的缺乏，原发性或继发性纤溶亢进，狼疮抗凝物阳性，存在因子抑制物、肝素的使用等。APTT 缩短主要见于弥散性血管内凝血（disseminated intravascular coagulation，DIC）的高凝期及各种血栓性疾病。

（2）凝血酶原时间（prothrombin time，PT）：PT 的实验原理是，在待测血浆中加入足量的组织凝血活酶及 Ca^{2+}，观察从 Ca^{2+} 加入到抗凝血浆开始凝固所需的时间即为凝血酶原时间。PT 反映外源性凝血因子是否异常，同时也可反映共同途径的因子正常与否，也是临床口服抗凝药物的良好监测指标。PT 延长主要见于先天性的凝血因子缺乏（如Ⅱ、Ⅴ、Ⅶ、Ⅹ 等缺乏）或先天性的低纤维蛋白原血症（纤维蛋白原 < 500 mg/L）、DIC、维生素 K 缺乏、严重肝病、口服香豆素类抗凝剂等。PT 缩短主要见于口服避孕药、DIC 高凝期、先天性的Ⅴ因子增多症等。当前凝血活酶试剂及凝血仪的多样性导致 PT 结果无法标准化，因此引入国际标准化比值（international normalized ratio，INR），使结果具有可比性。中国人群 INR 以 1.8 ~ 2.5 为宜，一般不超过 3.0。

PT 和 APTT 延长时，需要进行混合试验，初步鉴别分析 PT 或 APTT 延长的原因，是凝血因子缺乏引起，还是由血浆中存在因子抑制物导致的。以 APTT 为例的 APTT 混合试验及结果分析见图 8-1。

（3）凝血酶时间（thrombin time，TT）：TT 的实验原理是，在枸橼酸抗凝血浆中加入标准化的凝血酶，观察从凝血酶加入到纤维蛋白细丝开始出现时所需的时间。TT 延长主要见于肝素使用或类肝素抗凝物质存在、口服达比加群或利伐沙班等凝血酶或 X 因子抑制剂、低纤维蛋白原血症或异常纤维蛋白原血症等。TT 检测试剂对于脂血标本很敏感，脂血标本可能导致 TT 无法检测。

（4）纤维蛋白原（fibrinogen，Fbg）：当皮肤或血管损伤出血时，Fbg 在凝血酶的作用下转变

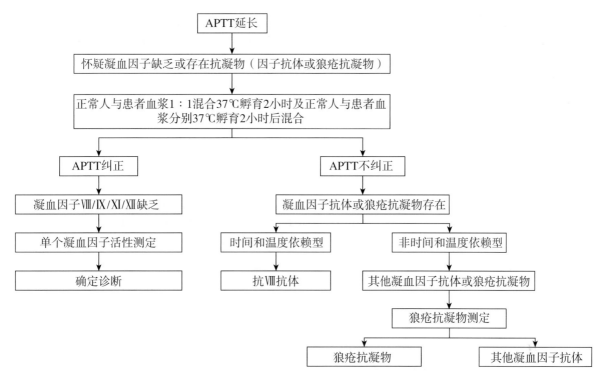

图 8-1　APTT 混合试验结果分析

为纤维蛋白，进一步连接形成网状结构，从而起到止血的作用。其试验原理是：根据国际标准品参比血浆制作标准曲线，依据凝固时间参照标准曲线得到 Fbg 含量。Fbg 是急性时相反应蛋白，妊娠或者使用雌激素都会导致 Fbg 增高。高水平的 Fbg 与心血管疾病密切相关，是冠状动脉粥样硬化的独立危险因素之一。Fbg 减低主要见于原发性低（无）纤维蛋白原血症、DIC 和原发性纤溶亢进、肝病等。

2. 诊断试验

（1）凝血因子活性测定：血液凝固是体内多种凝血因子参与的一系列酶促反应，凝血因子活性升高见于血栓前状态或血栓性疾病。有研究报道，Ⅶ因子水平增高与冠心病发生有一定的相关性。

（2）狼疮抗凝物检测：狼疮抗凝物能结合蛋白 - 磷脂复合物并抑制磷脂表面发生凝血反应，其对凝血因子的抑制作用无特异性，可造成体外依赖磷脂的凝血试验的时间延长。狼疮抗凝物阳性患者，易发生血栓。

（3）抗凝蛋白的检测：抗凝系统通过多种抗凝途径实现对凝血因子的抑制和灭活，有效防止血栓形成。抗凝系统由抗凝血酶（antithrombin，AT）、蛋白 S（protein S，PS）、蛋白 C（protein C，PC）、血栓调节蛋白（thrombomodulin，TM）等组成。如果抗凝蛋白活性下降，则容易导致血栓的发生。

AT 的检测在诊断遗传性或获得性的抗凝血酶缺陷时有重要意义，同时对于早期 DIC 高凝期的监测、静脉血栓不良事件高风险人群筛查、肝素耐药原因确认等也有一定的价值。遗传性抗凝血酶缺乏症患者在手术、创伤、妊娠、感染期易发生血栓事件。获得性抗凝血酶缺乏症主要是由合成减少、消耗增多、丢失增加、口服避孕药、肝素耐药等原因导致。

PC 由肝合成，当患有肝病时会导致 PC 缺乏，PC 缺陷合并其他血栓风险因素时，静脉血栓不良事件的发生率明显升高。

PS 是依赖维生素 K 的由肝细胞及血管内皮细胞合成的蛋白质，是 PC 的辅因子。当临床出现维生素 K 缺乏症及肝病时，会引起 PS 缺乏。肾病综合征患者由于 PS 丢失过多，也会引起获得性的 PS 缺乏。PS 缺乏与静脉血栓栓塞密切相关。在亚洲人群中，遗传性 PS 缺陷是发病率较高的易栓症类型。

（四）纤溶系统的检测

创伤后在内源或外源激活物的作用下，纤维蛋白原转化形成纤维蛋白，纤维蛋白交织形成网状，纤溶酶可以溶解纤维蛋白，将纤维蛋白降解为 D- 二聚体（图 8-2）。

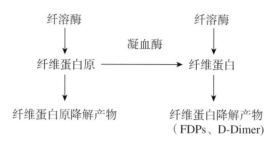

图 8-2　纤溶过程示意图

1．纤溶酶原检测　　纤溶酶原由肝合成，主要功能是在纤溶酶原激活剂的作用下，在精氨酸、缬氨酸处裂解形成具有活性的纤溶酶，降解纤维蛋白原或纤维蛋白、水解多种凝血因子（如 Ⅱ、Ⅴ、Ⅶ、Ⅷ、Ⅹ 和 Ⅺ）。疑似原发或继发纤溶亢进时可通过检测纤溶酶原进行鉴别和诊断。纤溶酶原降低可见于原发性（如先天性纤溶酶原缺乏症）和继发性纤溶疾病（如 DIC、羊水栓塞、恶性肿瘤、严重肝病等）。纤溶酶原升高主要见于纤溶激活能力不足，如血栓前状态和血栓性疾病。

2．血浆纤维蛋白（原）降解产物检测　　纤维蛋白原和纤维蛋白在纤溶酶的作用下，形成纤维蛋白（原）降解产物（fibrin/fibrinogen degradation products，FDPs）。FDPs 增高是 DIC 诊断的重要标志物，也可见于其他动静脉血栓、恶性肿瘤和原发性纤溶亢进等疾病。

3．D- 二聚体检测　　纤溶酶溶解纤维蛋白形成 D- 二聚体的前提条件是交联稳定的纤维蛋白。因此 D- 二聚体是血栓形成、继发性纤溶亢进重要的指标，阴性预测价值高。

三、常见急性血栓性疾病的实验室诊断策略

（一）急性心肌梗死和脑梗死

急性心肌梗死（acute myocardial infarction，AMI）和急性脑梗死是急诊常见的动脉血栓性疾病。其中涉及的血栓与止血实验室检查项目包括以下几方面。

1．血管内皮细胞损伤　　AMI 患者 vWF、TM、ET-1 水平升高，6- 酮 -PGF1α 降低。

2．血小板功能活化　　血小板黏附功能和聚集功能增强，血小板释放的血小板第 4 因子（platelet factor 4，PF4）、5- 羟色胺（5-HT）和 P- 选择素增多，花生四烯酸代谢产物 TXB_2 增高。

3．凝血因子活化　　标志物纤维蛋白肽 A（fibrinopepide A，FPA）随纤维蛋白生成而增多，凝血酶原片段（prothrombin fragment，PTF）1+2 随凝血酶生成而增多。

4．抗凝蛋白活化　　标志物凝血酶 - 抗凝血酶复合物（thrombin-antithrombin complex，TAT）随凝血酶生成而增高，蛋白 C 肽（protein C peptide，PCP）随 PC 活化而增高。

5．纤溶活化　　FDP 和 D- 二聚体随纤溶激活而增多。

（二）静脉血栓栓塞症

静脉血栓栓塞症（venous thromboembolism，VTE）临床常表现为深静脉血栓（deep vein thrombosis，DVT）和肺血栓栓塞症（pulmonary thromboembolism，PTE）。PTE 和 DVT 有明显的相关性，50% 的 DVT 患者合并 PTE，并可发展为肺梗死，80% 肺梗死的患者尸检时发现不同程

度的 DVT。PTE 的死亡率高、早期诊断困难。

D- 二聚体在 VTE 诊断中的阴性预测价值更高，即当 D- 二聚体正常时，基本可以排除 PTE 或 DVT 的可能。而 D- 二聚体水平升高不可以作为 PTE 确诊指标。因为 D- 二聚体在很多其他非 VTE 的患者中也可能增高，如肿瘤、严重感染或炎症性疾病、妊娠等。同时，在临床应用中要特别注意 D- 二聚体随年龄增高的变化特征。根据年龄调整 D- 二聚体的诊断界值（cut-off）可以提高其在老年患者中的诊断价值。一项多中心的前瞻性研究结果提出，大于 50 岁的人群，可以使用年龄 /10 μg/L 作为诊断 cut-off。另一项研究表明，在没有临床表现的情况下 D- 二聚体 < 1000 ng/ml，或有一项及以上临床表现且 D- 二聚体 < 500 ng/ml，可以排除 PTE 的诊断。因此建议针对不同患者群和诊断目的制订 D- 二聚体相应的诊断界值。另外，即时检验（point-of-care test，POCT）虽然更加快速，但是与实验室检测结果相比，敏感度和阴性预测值都比较低，因此 D- 二聚体的 POCT 目前只适用于 VTE 风险较低的人群。

怀疑 VTE 的患者，还可以检测抗凝系统标志物，如 PC 和 PS，其活性减低有助于诊断血栓性疾病。

（三）弥散性血管内凝血

弥散性血管内凝血（disseminated intravascular coagulation，DIC）是一种以过量的凝血酶生成、可溶性纤维蛋白形成和纤维蛋白溶解为特征的疾病，其主要诱因包括严重感染、恶性肿瘤、手术和外伤等。DIC 的实验室检查包括凝血因子消耗（PT、APTT、Fbg 和 PLT 计数）和纤溶系统活化（FDP、D- 二聚体）两部分。此外，最新的研究表明，TAT 有望用于 DIC 的早期诊断。但是，任何单一的常规实验室诊断指标用于 DIC 诊断的价值都十分有限，需要密切观察临床表现，结合各项临床实验室检测结果综合判断。我国弥散性血管内凝血诊断积分系统（Chinese DIC scoring system，CDSS）见表 8-3，结果解释如下。

非恶性血液病：每日计分 1 次，≥ 7 分时可诊断为 DIC；恶性血液病：临床表现第一项不参与评分，每日计分 1 次，≥ 6 分时可诊断为 DIC。

表 8-3 中国 DIC 诊断积分系统（CDSS）

积分项	分数
存在导致 DIC 的原发病	2
临床表现	
不能用原发病解释的严重多发出血倾向	1
不能用原发病解释的微循环障碍或休克	1
广泛性皮肤、黏膜栓塞、灶性缺血性坏死、脱落及溃疡形成，不明原因的肺、肾、脑等脏器功能衰竭	1
实验室指标	
血小板计数	
非恶性血液病	
≥ 100×10^9/L	0
$80 \sim < 100 \times 10^9$/L	1
$< 80 \times 10^9$/L	2
24 小时下降 ≥ 50%	1
恶性血液病	
$< 50 \times 10^9$/L	1
24 h 内下降 ≥ 50%	1

续表

积分项	分数
D 二聚体	
＜ 5 mg/L	0
5 ~＜ 9 mg/L	2
≥ 9 mg/L	3
PT 及 APTT 延长	
PT 延长＜ 3 s 且 APTT 延长＜ 10 s	0
PT 延长≥ 3 s 或 APTT 延长≥ 10 s	1
PT 延长≥ 6 s	2
纤维蛋白原	
≥ 1.0 g/L	0
＜ 1.0 g/L	1

四、急性血栓性疾病抗栓治疗的实验室监测

（一）抗凝治疗的监测

急性血栓性疾病是常见的临床急症，及时的抗栓治疗对于保护相应器官、挽救患者生命、预防血栓复发至关重要。抗栓治疗主要包括抗凝治疗、抗血小板治疗、溶栓治疗和经皮导管介入治疗等，治疗过程中或治疗后需要通过实验室手段监测抗栓治疗效果，以评估抑制血栓形成和出血风险之间的平衡关系。抗栓治疗的实验室监测路径见图 8-3。

1. 维生素 K 拮抗剂的治疗监测维生素 K 拮抗剂抗凝效果受年龄、性别、基因、药物相互作用等因素的影响，可使用 PT-INR 进行监测。但是如果患者基线 PT 值高于参考区间，应进一步明确 PT 增高的原因，并选择替代监测方法。

2. 普通肝素的治疗监测 APTT 是反映内源性凝血途径因子活性的筛查试验，但Ⅶ因子以外所有因子活性都可能影响其监测普通肝素治疗的可靠性。因此推荐使用抗 X a 标定后的 APTT 试验监测普通肝素（即普通肝素理想治疗区间浓度 0.3 ~ 0.7 U/ml 对应的 APTT 区间）。同时，也要考虑 APTT 基线升高或降低的原因，采用抗 X a 活性测定替代 APTT。

3. 低分子肝素和直接口服抗凝药的监测由于低分子肝素的生物利用度高，直接口服抗凝药（direct oral anticoagulants，DOACs）的药效学特点稳定，且研究发现低分子肝素和 DOACs 相关的特异性监测试验与临床不良事件的相关性较低，因此不推荐常规开展。特殊情况下，如肾功能恶化的患者需要监测药物是否过量，或者需要紧急判断是否正在服用某种药物时，可采用常规筛查试验快速检测。当对某抗凝药物敏感性低的凝血试验明显延长时，通常提示药物过量。例如，服用达比加群的患者通常表现为 TT 时间明显延长，而 PT 对于此类药物并不敏感，表现为正常；若 PT 延长，则提示患者体内达比加群可能过量。

（二）抗血小板药物治疗的监测

一般临床上并不推荐使用血小板功能试验常规监测抗血小板治疗效果，但对于 PCI 植入支架的患者，存在较高的不良预后风险时，可考虑采用血小板功能试验指导抗血小板治疗药物的选择。例如，PCI 术后使用氯吡格雷，存在不良预后风险高的患者，如果血小板功能试验提示治疗中高血小板反应性，可考虑换用 P2Y12 抑制剂（如替格瑞洛）。若 P2Y12 抑制剂治疗过程中出现不良出现事件，或对出血风险高的患者，可使用血小板功能试验监测抗血小板治疗强度（图 8-3）。

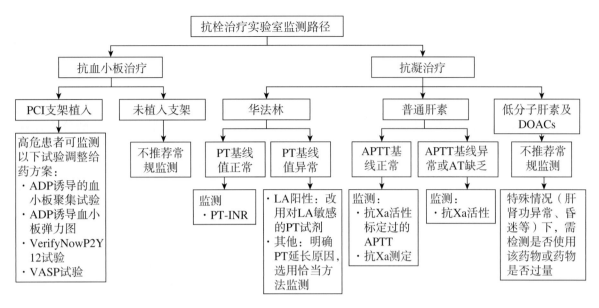

图 8-3　抗栓治疗的实验室监测策略

知识拓展

常用血栓与止血检验项目检测的主要干扰因素

　　血栓性与止血检验的凝血项目对标本采集的要求较高。需要选用枸橼酸钠抗凝管（蓝帽），抗凝剂和血液的比例为 1∶9，因此要求按照采血管的刻度准确控制采血量。采血量不足，会使抗凝剂相对过量，导致 APTT、PT 等凝血时间延长。若采血量过多，则使抗凝剂相对不足，容易导致血块的产生。严禁将肝素抗凝管（绿帽）中的血液倒入凝血管中，或者从肝素残留的置管中采血，会使凝血检测结果出现肝素化样的表现。对于血细胞比容（hematocrit，HCT）大于 55% 的样本（如真性红细胞增多症患者、久居高原地区者、新生儿等），由于其血浆量减少而导致抗凝剂比例过高，出现 APTT 和 PT 假性延长，此时需要对采血管中抗凝剂的量进行调整。调整公式如下：

　　需要的抗凝剂比例 ＝（1.85×10⁻³）×（100 － HCT）/ 采血量。

　　另外，凝血因子检测和血小板功能检测需要使用新鲜抗凝样本，特别是对Ⅷ因子、Ⅴ因子、vWF、血小板聚集率和血栓弹力图等检测项目，应在 4 小时内完成检测。

（崔丽艳）

第二节　心脏损伤标志物在急性心肌梗死中的价值

　　据《中国心血管健康与疾病报告 2020》概述报道，中国心血管病（cardiovascular disease，CVD）的患病率及死亡率仍处于上升阶段，估计 CVD 的患病人数约 3.30 亿。其中急性冠脉综合征（acute coronary syndrome，ACS）的发病率和致死率居高不下，急性心肌梗死（acute myocardial infarction，AMI）是 ACS 患者死亡的主要原因，该病以急性循环功能障碍、胸部剧烈疼痛等为主要表现，发病速度快，有效治疗窗口期短。近年来，心肌损伤标志物的广泛使用，尤其是高敏心肌肌钙蛋白（high-sensitivity cardiac troponin，hs-cTn）、心型脂肪酸结合蛋白（heart type-fatty acid binding protein，H-FABP）和超敏 C 反应蛋白（hypersensitive C-reactive protein，hs-CRP）的应用，极大程度地提高了 AMI 的诊断效率，有效降低了患者的死亡率。

临床上主要根据临床表现、心电图以及心肌损伤标志物检查对 AMI 做出诊断。胸痛或胸闷不适是最常见的临床表现，但有 1/3 以上的 AMI 患者，如老年人、女性和糖尿病患者等缺乏典型症状；传统心电图的诊断敏感度仅有 50%，每年约有 5% 的患者被漏诊，当原有左束支阻滞患者发生心肌梗死时，心电图诊断困难，单次 ECG 对非 ST 段抬高的急性冠脉综合征诊断价值有限，需要连续动态监测。对于临床表现和心电图不典型的患者，血清学检查显得尤为重要。

心肌损伤标志物的应用经历了从天冬氨酸转移酶（AST）到乳酸脱氢酶（LDH），再到肌红蛋白（MYO）、肌酸激酶（CK）、心肌肌酸激酶同工酶（CK-MB），到心肌肌钙蛋白（cardiac troponin，cTn）的发展过程。另外，H-FABP 作为早期 AMI 的诊断指标应用于临床，而 hs-CRP 在临床上主要用于诊断和预测心血管事件发生和进展。

一、心肌肌钙蛋白在 AMI 诊断中的应用价值

cTn 是心肌收缩蛋白中起调节作用的蛋白，包括 cTnI、cTnT 和 cTnC 三个亚单位。其中 cTnI 和 cTnT 是心肌损伤特异性和敏感性均很高的标志物，两者在 AMI 诊断中具有同等价值。目前在国内外众多指南共识中已成为心肌损伤或坏死，特别是 AMI 的首选标志物。hs-cTn 相较普通 cTn，可以检出从心肌细胞胞浆内释放至外周循环血中的少量游离 cTn，有助于探查既往易被漏诊的微小心肌损伤，hs-cTn 水平通常在症状出现后 1 小时内即可升高，而传统的普通 cTn 在 AMI 患者出现症状后 4 小时才升高，因此 hs-cTn 可以更早期诊断 AMI。另外，hs-cTn 可以合理筛查心血管事件高危患者，优化临床治疗决策与预后评估。但是要充分认识到 hs-cTn 在 AMI 以外的其他多种病理生理情况下也可出现升高，需要结合临床表现，通过对 hs-cTn 的动态监测进行准确的诊断和鉴别诊断。

（一）hs-cTn 在 AMI 诊断中的应用价值

欧洲心脏病学会（European Society of Cardiology，ESC）《2018 年第四版心肌梗死定义》中提示动态监测 hs-cTn 可辅助区分心肌损伤和心肌梗死类型，以及与慢性心肌损伤进行鉴别诊断，并指出 cTn 值高于正常参考值上限的第 99 百分位数时，定义为心肌损伤。若 cTn 值有上升和（或）下降，则考虑为急性心肌损伤。异常心脏生物学标志物，hs-cTn 值有上升和（或）下降，证实急性心肌受损，同时有急性心肌缺血的临床证据则定义为心肌梗死。

我国发布的《非 ST 段抬高型急性冠状动脉综合征基层诊疗指南（实践版 2019）》和《心肌肌钙蛋白实验室检测与临床应用中国专家共识》（2021）指出，推荐 hs-cTn 作为诊断或排除 ACS 的首选指标。连续采血动态监测 hs-cTn 变化是诊断非 ST 段抬高型 AMI 的重要手段，推荐连续监测时间间隔更短的快速诊断流程。0 小时 /1 小时规则作为最佳策略，0 小时 /2 小时流程为次优策略（图 8-4），经 0 小时 /1 小时、0 小时 /2 小时流程判断后仍需要进一步观察的患者，须在 3 小时再次检测 hs-cTn。如果 0 小时 /1 小时、0 小时 /2 小时连续监测无法实现，可采用 0 小时 /3 小时快速流程（图 8-5）。建议所有疑似 ACS 患者均应该检测 hs-cTn，强调了其敏感性和特异性显著优于 MYO、CK-MB、H-FABP 和肽素（copeptin）等项目。在 0 小时 /1 小时、0 小时 /2 小时流程中，对于心电图正常、无缺血证据且胸痛时间超过 3 小时的急性胸痛患者，就诊时首次 hs-cTn 结果低于检出限（LoD）时，则可以排除 AMI；在 0 小时 /3 小时流程中，就诊首次 hs-cTn 水平高于 5 倍 99[th]URL 时，1 型 AMI 的阳性预测值大于 90%。0 小时 /1 小时、0 小时 /2 小时或 0 小时 /3 小时 hs-cTn 的绝对变化和相对变化对于 AMI 的诊断和排除诊断具有重要价值。与 hs-cTn 相比，单次传统 cTn 检测水平阴性或低于 LoD，不能直接排除 AMI，需要间隔较长时间（6 小时后）再次检测观察其变化。但是 hs-cTn 在临床使用中，应注意不同检测试剂方法学应采用不同的

LoD、不同绝对浓度变化值和99thURL 作为阈值。

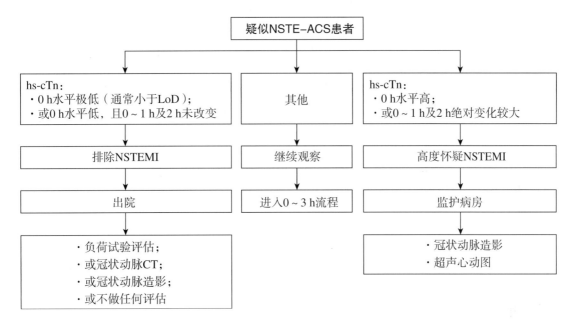

图 8-4 高敏心肌肌钙蛋白 0 小时 / 1 小时及 0 小时 / 2 小时快速诊断流程图

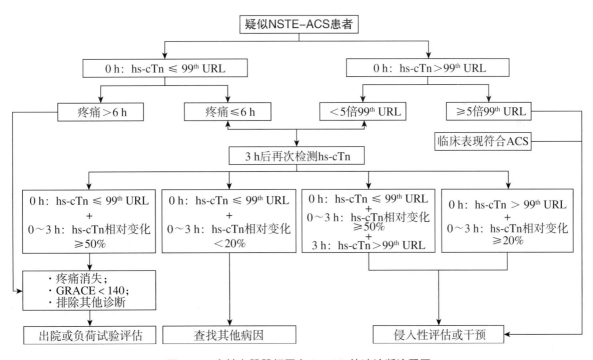

图 8-5 高敏心肌肌钙蛋白 0~3 h 快速诊断流程图

《2020 年 ESC 非持续性 ST 段抬高型急性冠脉综合征患者的管理指南》中对于 hs-cTn 规则的使用提出了要求：①不可以忽视胸痛患者的临床特征以及心电图，需要结合上述信息；②无论胸痛症状是否继续存在，都可以继续采用 0 小时 /1 小时或者 0 小时 /2 小时规则，但是 hs-cTn 的释放存在时间依赖性，对于就诊较早的患者（症状发作 1 小时内），此时可考虑 3 小时后重复测量；③1% 患者 hs-cTn 延迟升高，需要连续监测 hs-cTn，尤其是高度怀疑 NSTE-ACS 或者再发胸痛患者；④连续检测时应采用相同的方法学和样本类型。同时，还要考虑年龄、肾功能、胸痛持续时间和性别等干扰因素对 hs-cTn 结果的影响。

（二）hs-cTn 在 ACS 危险分层与风险预测中的临床应用价值

《2020 ESC 非持续性 ST 段抬高型急性冠脉综合征患者的管理指南》中提示，hs-cTnI 检测可用于 ACS 危险度分层。《急性冠脉综合征急诊快速诊治指南（2019）》提示对 hs-cTn 的动态监测有助于评估短期和长期预后，就诊时 hs-cTn 水平越高，则死亡风险越大。对 AMI 患者，可在第 3 天或第 4 天再检测 1 次 hs-cTn 水平，评估梗死面积和心肌坏死的动态变化。

（三）hs-cTn 检测的主要干扰因素

hs-cTn 作为辅助 AMI 诊断的敏感指标，仍不可避免会出现假阳性或假阴性现象，干扰临床对检测结果的解读。常见的干扰因素包括内源性和外源性干扰（表 8-4）。检测过程中发现与临床不符的检测结果，怀疑存在干扰因素时，应第一时间与临床医生沟通。

表 8-4　干扰肌钙蛋白检测的常见影响因素

影响因素	假性升高	假性降低
外源性因素		
溶血	—	常见
纤维蛋白凝块或微颗粒	常见	—
室温保存时间（＞6 h）	常见	—
内源性因素		
高胆红素	—	常见
异嗜性抗体	可见	可见
自身抗体	可见	可见
巨肌钙蛋白复合物	—	可见
肌钙蛋白编码基因突变	—	可见
骨骼肌肌钙蛋白	可见	—
生物素		可见

二、其他心肌损伤标志物在 AMI 诊断中的应用价值

《急性胸痛急诊诊疗专家共识》和《急性非创伤性胸痛生物标记物联合检测专家共识》提示对于急性胸痛患者，实验室检查有利于快速明确诊断、完善评估和指导治疗，同时建议实验室检查指标除临床最常用的 hs-cTnI、hs-cTnT 外，H-FABP 以及 C 反应蛋白（CRP，尤其是 hs-CRP）也应用于 AMI 的早期诊断、危险分层和风险预测等方面。

（一）心型脂肪酸结合蛋白

H-FABP 是心脏中的一种新型小胞质可溶性蛋白，主要在心脏组织中表达，H-FABP 在心肌细胞受损后快速释放至血液中，并短时间内迅速升高。与心脏标志物 CK-MB、MYO 相比，在胸痛患者就诊的最初 6 小时内，H-FABP 有着更高的 AMI 诊断灵敏度。H-FABP 可用于 AMI 的早期诊断，并对 ACS 进行风险预测和危险分层，评估心肌再灌注损伤。

（二）超敏 C 反应蛋白

CRP 是应用最广泛的炎症标志物。在炎症因子的刺激下，由肝细胞合成。在感染或创伤发生 4～6 小时内即可升高，且时间较长。hs-CRP 是检测 CRP 的一种敏感方法。2003 年美国心脏学会以及预防中心已将 hs-CRP 作为 ACS 风险评估的重要依据。《冠状动脉疾病和心力衰竭时心脏标志物临床检测应用建议》指出用于心血管疾病危险性评估时，hs-CRP ＜ 1.0 mg/L 为低危险性；1.0～3.0 mg/L 为中度危险性，＞ 3.0 mg/L 为高度危险性。另外，当 ACS 发生后 hs-CRP 明显升

高，其可与 cTnI 一起作为早期 AMI 或不稳定型心绞痛患者的诊断标准。但是 hs-CRP 缺乏特异性，不能以单一指标诊断 ACS。

知识拓展

ACS 风险评估工具

国际上常用的 ACS 风险评估工具包括 TIMI（thrombolysis in myocardial infarction）、GRACE（global registry of acute coronary events）、ADAPT、HEART（history，ECG，age，risk factors，and troponin）、T-MACS（troponin-only manchester acute coronary syndromes）和 EDACS（emergency department assessment of chest pain score）。cTn 联合以上评分工具，可以有效提高 AMI 排除诊断的安全性，同时增加短期内对严重心血管事件或死亡的排除价值。不同的风险评估工具纳入的参数和临床价值不同，如 TIMI 和 GRACE 评分主要用于预测死亡风险；ADAPT 评分用于预测 AMI、血管重建、死亡、室性心律失常、心源性休克、心脏骤停、高度房室传导阻滞的风险；HEART 评分预测全因死亡、AMI 和冠状动脉血管重建风险等。

（崔丽艳）

第三节　感染疾病的实验室诊断

由各种病原体引起的感染性疾病仍是临床常见、发病率较高的疾病。长久以来，由于新病原体陆续出现和微生物的不断变异，病原体的种类不断发生变迁。自 2019 年底至今，新型冠状病毒在世界范围内大规模流行，截至 2021 年 12 月 15 日，全球感染人数已超过 2.7 亿人，死亡人数超过 530 万。残酷的数字面前，人们前所未有的意识到感染性疾病的实验室诊断对控制疾病传播、指导临床治疗具有重要意义。

感染性标志物是感染性疾病诊断的重要组成部分，其临床应用为感染性疾病的快速诊断提供了有力的实验室工具。理想的感染性标志物应具备的条件包括：①对炎症和脓毒症进行早期诊断；②可对感染性疾病和非感染性疾病、病毒感染或细菌感染进行鉴别诊断；③具有较高的敏感性和特异性；④与疾病的严重程度相关，可以用于预后评价等。临床常用的感染标志物包括血常规、红细胞沉降率（erythrocyte sedimentation rate，ESR）、C 反应蛋白（C-reaction protein，CRP）、降钙素原（procalcitonin，PCT）、血清淀粉样蛋白 A（serum amyloid A，SAA）、白介素（interleukin，IL）、淋巴细胞亚群和铁蛋白等。

一、血常规

血常规是临床实验室常规开展的项目之一，根据白细胞计数和白细胞分类计数结果可以初步判断可能的感染类型。某些细菌感染（如革兰氏阳性球菌）和某些病毒感染（如传染性单核细胞增多症）时，白细胞计数增高，其中细菌感染时以中性粒细胞增高为主，病毒感染时以淋巴细胞增高为主。白细胞升高合并嗜酸性粒细胞比例升高提示寄生虫感染，也可见于结核、变态反应、肿瘤及药物等原因。传染性单核细胞增多症的外周血涂片中可见异型淋巴细胞（> 10%），同时可见大量涂抹细胞。涂抹细胞联合血常规中的高荧光强度淋巴细胞计数对于传染性单核细胞增多症的鉴别和诊断具有较好的临床价值。另外，某些细菌（如沙门菌、结核和布鲁氏菌）、某些病毒（如流感、人类免疫缺陷病毒等）、非典型病原体（如支原体、衣原体、立克次体）及某些原虫（如疟原虫、黑热病原虫）感染时白细胞计数减少。白细胞正常或减少同时合并嗜酸性粒细胞下降提示沙门菌感染。此外，某些细菌引起严重感染（如脓毒症）时白细胞计数也可显著降低，提示病情危重。有研究表明，白细胞、中性粒细胞和淋巴细胞计数与新冠感染患者的严重程度和结局密切相关。在新冠感染死亡和重症患者中，白细胞和中性粒细胞计数更高，提示中性粒细胞增多可能与病毒入侵引起的细胞因子风暴有关。大多数新冠感染患者出现淋巴细胞计数明显下降，死亡患者下降更为显著。相对于单独的中性粒细胞和淋巴细胞计数而言，中性粒细胞和淋巴细胞比值（neutrophil-to-lymphocyte ratio，NLR）对于全身炎症反应的判断更为敏感，同时可以作为预测疾病严重程度和不良预后的潜在生物学标志物。

二、红细胞沉降率

ESR 是传统且应用广泛的检测项目，在很多病理情况下会明显增快，因此特异性低，对鉴别感染类型、评价感染严重程度和预后的临床意义不大，常用于患者炎症状态或疾病是否处于活动期等的判断。但 ESR 的影响因素较多，血浆成分的改变、红细胞数量及形状的变化都会影响 ESR 检测结果。其中贫血在临床上较为常见，对于大多数贫血患者本身红细胞数量的减少导致 ESR 增快，严重影响对贫血患者合并炎症状态或处于疾病活动期的评估，为临床诊治带来困惑。因此，对于贫血患者需要进行 ESR 的校正，最大限度降低红细胞数量减少对 ESR 的影响，为 ESR 在贫血患者中临床价值评估提供更加可靠的依据。

三、C 反应蛋白

CRP 是机体受到感染或组织损伤等刺激时肝合成分泌的一种急性时相反应蛋白，在感染性炎症和非感染性疾病时均可升高，因此特异性不高。CRP 在炎症反应发生 5 ～ 8 小时后可迅速升高（晚于白细胞），24 ～ 28 小时达高峰，有助于鉴别细菌和病毒感染，通常在细菌感染急性期时 CRP 增高，80% 的患者 CRP 超过 100 mg/L，大多数病毒感染时 CRP 正常或轻度升高，但在部分病毒感染（尤其是病毒性脑膜炎患者）时 CRP 有较明显的上升。CRP 升高幅度与感染范围或炎症严重程度呈正相关，CRP 水平为 10 ～ 99 mg/L 时提示局灶性感染或浅表感染，CRP ≥ 100 mg/L 时多提示脓毒症或侵袭性感染。另外，CRP 水平的动态变化可以用于预测感染性疾病的预后和复发，评估患者对抗菌治疗的反应性。英国胸科协会发布的指南中推荐 CRP 是评价社区获得性肺炎（community acquired pneumonia，CAP）预后的有效指标，CRP ≤ 100 mg/L 时提示无需有创呼吸支持或应用血管活性药物。抗感染治疗过程中，CRP 下降至正常可作为停药的指标之一。

四、降钙素原

PCT 是早期诊断细菌感染的有力证据，敏感性和特异性较高。全身严重细菌感染早期（2 ～ 3 小时）血清 PCT 即升高，感染后 12 ～ 24 小时达到高峰，当感染控制后下降也较 CRP 快，局部感染时一般不升高，常用于脓毒症的诊断和鉴别诊断、严重程度和病情进展情况评估，特别是对重症感染及血流感染的预测价值优于 CRP。新冠感染重症患者 PCT 升高的比例明显高于非重症患者。PCT 的半衰期为 20 ～ 24 小时，因此机体出现免疫反应或治疗有效后，PCT 在 24 小时内可以下降50%。但是有研究发现 PCT 在非感染的情况下也会升高，如创伤、烧伤、某些肿瘤、心源性休克、腹膜透析治疗、肾病、甲状腺髓样癌等。

PCT 水平低于 0.1 ng/ml 在排除细菌感染方面具有较高的阴性预测值（96.3%）。不同的疾病状态下，PCT 升高的程度不同，可以用来判定可能的感染原，指导抗生素治疗（表 8-5）。确定了各种疾病状态下 PCT 的 cut-off 值后需要明确 PCT 检测频次。在急诊科，对呼吸道感染的患者开始抗生素治疗时，建议当 PCT 高于 0.25 ng/ml 时应用抗生素，并在第 3 天、第 5 天和第 7 天监测 PCT 水平，如果 PCT 下降至 0.25 ng/ml 以下或者下降80% ～ 90% 时停止抗生素治疗；如果 PCT 持续升高则考虑更改治疗方案。在重症监护室，脓毒症患者 PCT 水平下降至 0.5 ng/ml 或比峰值下降 80% 时可以停止抗生素治疗；如果 PCT 持续高于 0.5 ng/ml，则建议继续抗生素治疗或考虑改变治疗方案。PCT 可作为感染判定的辅助指标，临床决定是否起始抗感染治疗更应结合临床症状和感染诊断综合判断。

表 8-5　PCT 的结果解读

PCT 水平	结果解读
< 0.05 ng/ml	正常值
0.05 ~ 0.5 ng/ml	无或仅有轻度全身炎症反应，可能为局部炎症或局部感染
0.5 ~ 2 ng/ml	中度全身炎症反应；可能存在感染或其他情况（如严重创伤、大型手术、心源性休克等）
2 ~ 10 ng/ml	脓毒症可能性大；具有器官功能障碍
≥ 10 ng/ml	严重细菌性脓毒症；常伴有器官功能衰竭；死亡风险高

《血清降钙素原检测在儿童感染性疾病中的临床应用专家共识》（2019）中建议儿童血清 PCT > 2 ng/ml 时，高度怀疑全身细菌感染，尤其是革兰氏阴性菌感染，须考虑脓毒症并提示病情严重，指导早期经验性抗菌药物选择与应用。血清 PCT > 0.50 ng/ml 时，应当根据儿童不同器官系统的感染特征，结合临床表现，积极明确感染的存在，如 CAP、细菌性脑膜炎、细菌性心内膜炎、尿路感染等。但血清 PCT 正常或 < 0.50 μg/L 时，不能作为排除诊断的标准。

PCT 的检测结果可能受到某些药物的干扰，如单克隆抗体（如 CD3 单克隆抗体 OKT3 等）、多克隆抗体及白介素等，可引起内源性细胞因子的急剧改变而导致 PCT 升高。其他一些药物，如万古霉素、亚胺培南、头孢噻肟、去甲肾上腺素、多巴胺、多巴酚丁胺、肝素和呋塞米等，只有在大于常规治疗剂量时才可能引起 PCT 的升高。但肾上腺皮质激素和非甾体抗炎药（常影响 CRP 和白细胞）并不会引起 PCT 的变化。

五、血清淀粉样蛋白 A

血清淀粉样蛋白 A（serum amyloid A，SAA）是淀粉样沉积的前体物质，在研究淀粉样变性的过程中被发现。SAA 由肝合成，是一种急性时相反应蛋白，现广泛应用于感染、炎症、外伤、肿瘤等疾病的诊断。发生感染或损伤时 SAA 可在 4 ~ 6 小时内迅速升高约 1000 倍，半衰期为 50 分钟，当机体抗原清除后迅速降至正常水平。与 CRP 相比，在病毒感染、严重急性胰腺炎和肾移植排斥反应患者中，SAA 的检测比 CRP 的检测更有价值。病毒感染时，SAA 较其他指标升高更快，特异性和敏感性较高，而 CRP 多正常或轻度升高；细菌感染时，SAA 和 CRP 均升高，但 SAA 升高的幅度明显高于 CRP，因此检测 SAA 可为早期细菌和病毒感染的鉴别诊断提供依据。SAA 与 CRP、PCT 等感染性指标联合检测，更有助于感染性疾病的早期诊断、严重程度评估及预后判断，有研究提出 SAA 和 CRP 比值比单独检测 SAA 或 CRP 具有更大的临床意义。

六、细胞因子

细胞因子是由免疫细胞和组织细胞表达并分泌的一组多肽类物质的总称，细胞因子种类繁多，包括白细胞介素、干扰素、生长因子、肿瘤坏死因子、细胞刺激因子等，其中促炎细胞因子可以激活局部和全身炎症反应。目前临床上可检测 IL-6、IL-8、IL-12、TNF-α 等多种与感染性疾病相关的细胞因子。全身炎症反应，如急性呼吸窘迫综合征、脓毒血症时，体液中促炎细胞因子 IL-1、IL6、IL-12、IL-18、TNF-α、IFN-γ、MCP-1 等迅速、大量产生，出现细胞因子风暴，可造成多种组织和器官损伤，使机体发生多器官衰竭甚至死亡。新冠感染患者，促炎细胞因子水平显著提高。

在炎症反应中，IL-6 的升高早于其他细胞因子，也早于 PCT 和 CRP，且持续时间长，因此可用于辅助急性感染的早期诊断。细菌感染后 IL-6 水平可迅速升高，2 小时达高峰，其水平与感染的严重程度具有相关性。有研究表明在脓毒症早期（48～72 小时），IL-6 的预测治疗效果的能力优于 PCT 和 CRP，但其鉴别感染和非感染的特异性低于 PCT 和 CRP。在某些非感染性疾病状态下，IL-6 也可升高，如手术、创伤、自身免疫性疾病等。此外，IL-6 可用于预后判断，当 IL-6 > 1000μg/L 时提示预后不良。

七、病原学诊断

感染相关生物学标志物的检测对于判断细菌感染和病毒感染、评估感染严重程度具有一定的价值。但是病原学诊断为判断感染来源、指导治疗提供最直接、可靠的实验室证据。常用的病原学诊断包括病原体抗原、抗体、核酸、微生物培养和药敏鉴定等方法。根据临床表现和可能的感染类型选择合适的标本类型，包括血液、尿液、痰液、粪便、咽拭子、脑脊液、分泌物等。为了得到满意的结果，不同类型样本的采集必须遵循正确的采样、运输和标本保存原则。规范的标本采集方法可参考行业标准"临床微生物学检验标本的采集和转运"（WS/T 640-2018）和"临床微生物实验室血培养操作规范"（WS/T 503-2017）。

用于微生物培养的标本需要严格无菌操作，避免污染影响结果解读。特别是怀疑血液细菌感染时，应即刻采集血液样本进行血培养。采血培养注意采血时机、采血量、采血套数等，以提高阳性检出率。

核酸检测受标本采集质量、样本类型、检测试剂、保存、运输、处理等多种因素的影响，可能存在假阳性或假阴性的情况，可结合抗原和抗体检测结果综合分析，相互补充。

知识拓展

热型及鉴别诊断

发热是临床许多疾病的共同表现，分为感染性发热和非感染性发热，前者由病原微生物引起，后者多见于风湿免疫性疾病、肿瘤等。临床上各种病原微生物感染可能出现不同类型的热型，具体见表 8-6。

表 8-6　不同病原微生物感染常见发热热型

热型	体温变化	常见疾病
稽留热	体温恒定地维持在 39～40 ℃，24 小时内体温波动范围不超过 1 ℃	大叶性肺炎、斑疹伤寒及伤寒
弛张热	24 小时体温相差超过 1 ℃，但最低点未达到正常体温	风湿热、脓毒血症、重症肺结核及化脓性炎症
间歇热	24 小时体温波动于高热与正常	疟疾、急性肾盂肾炎
波浪热	体温逐渐上升达 39 ℃或以上，数天后又逐渐下降至正常水平，持续数天后又逐渐升高，如此反复出现	布鲁氏病
回归热	高热持续数日后自行消退，但数日后又再次出现	回归热、霍奇金病
不规则热	发热无规律	结核病、风湿热、支气管肺炎、渗出性胸膜炎

综合思考题

第八章
综合思考题解析

1．原发性纤溶亢进和继发性纤溶亢进在实验室检查结果上如何鉴别？

2．DIC 与严重肝病的实验室检查结果有何异同点？

3．如何应用 hs-cTn 鉴别急性和慢性心肌损伤？

4．不同的心肌损伤标志物有何特点？如何合理选择心肌损伤标志物？

5．血培养采集的注意事项有哪些？

参考文献

［1］中华医学会血液学分会血栓与止血学组．弥散性血管内凝血诊断中国专家共识（2017 年版）．中华血液学杂志，2017，38（5）：361-363．

［2］Konstantinides SV，Meyer G，Becattini C，et al. 2019 ESC Guidelines for the diagnosis and management of acute pulmonary embolism developed in collaboration with the European Respiratory Society（ERS）：The Task Force for the diagnosis and management of acute pulmonary embolism of the European Society of Cardiology（ESC）．Eur Respir J，2019，54（3）：1901647．

［3］Righini M，Van Es J，Den Exter PL，et al. Age-adjusted cutoff levels to rule out pulmonary embolism：the ADJUST-PE study. JAMA，2014，311（11）：1117-1124．

［4］van der Hulle T，Cheung WY，Kooij S，et al. Simplified diagnostic management of suspected pulmonary embolism（the YEARS study）：a prospective，multicentre，cohort study. Lancet，2017，390（10091）：289-297．

［5］中国医师协会检验医师分会心血管专家委员会．心肌肌钙蛋白实验室检测与临床应用中国专家共识．中华医学杂志，2021，101（37）：2947-2961．

［6］中华医学会，中华医学会杂志社，中华医学会全科医学分会，等．非 ST 段抬高型急性冠状动脉综合征基层诊疗指南（实践版·2019）．中华全科医师杂志，2021，20（01）：14-20．

［7］《中国心血管健康与疾病报告 2020》编写组．《中国心血管健康与疾病报告 2020》概述．中国心血管病研究，2021，19（7）：582-590．

［8］Thygesen K，Alpert JS，Jaffe AS，et al. Fourth universal definition of myocardial infarction（2018）．Circulation，2018，138（20）：e618-e651．

［9］Collet JP，Thiele H，Barbato E，et al. 2020 ESC guidelines for the management of acute coronary syndromes in patients presenting without persistent ST-segment elevation. Rev Esp Cardiol（Engl Ed），2021，74（6）：544．

［10］Wu A，Christenson RH，Greene DN，et al. Clinical laboratory practice recommendations for the use of cardiac troponin in acute coronary syndrome：expert opinion from the academy of the American association for clinical chemistry and the task force on clinical applications of cardiac bio-markers of the international federation of clinical chemistry and laboratory medicine. Clin Chem，2018，64（4）：645-655．

［11］McCarthy CP，Raber I，Chapman AR，et al. Myocardial injury in the era of high-sensitivity cardiac troponin assays：a practical approach for clinicians. JAMA，Cardiol，2019，4（10）：1034-1042．

［12］刘又宁，解立新．感染相关生物学标志物临床意义解读专家共识．中华结核和呼吸杂志，2017，40（04）：243-257．

［13］降钙素原急诊临床应用专家共识组．降钙素原（PCT）急诊临床应用的专家共识．中华急诊医学杂志，

2012，21（09）：944-951.

[14] 中华医学会儿科学分会医院感染管理与控制专业委员会. 血清降钙素原检测在儿童感染性疾病中的临床应用专家共识. 中华儿科杂志，2019，57（1）：9-15.

[15] Cleland DA，Eranki AP. Procalcitonin.Treasure Island（FL）：StatPearls Publishing，2021.

（崔丽艳）

第九章

急诊分诊级别和灾难医学的检伤分类

◎ **学习目标**

基本目标
1. 掌握急诊分诊级别的红黄绿黑原则。
2. 掌握急诊快速分诊流程。

发展目标
1. 熟悉检伤分类常用的量化评分系统。
2. 了解重大事故和特殊人群的优先处理原则。

一、急诊分诊级别

急诊预检分诊是急诊就诊的首要环节，安全、有效、系统的急诊预检分诊级别的确立，可以帮助医护人员准确识别急危重症患者，确保患者安全；同时提高急诊运行效率，避免医疗资源的浪费。

损伤分类修正创伤评分（revised trauma score，RTS）是在急诊分诊过程中最常使用的一个评估患者伤情用的量化指标。TRTS 的优势是迅速、直观，通过 TRTS 以及生命体征的监测，医护人员会第一时间对患者的病情做出判断（表 9-1），将病情分为红、黄、绿、黑四个等级后转入相应的救治单元。

表 9-1　损伤分类修正创伤评分表

指标	数值	评分
呼吸频率（次 / 分）	10 ~ 30	4
	> 30	3
	6 ~ 9	2
	1 ~ 5	1

续表

指标	数值	评分
收缩压（mmHg）	＞ 90	4
	76 ～ 90	3
	50 ～ 75	2
	＜ 50	1
Glasgow 评分	13 ～ 15	4
	9 ～ 12	3
	6 ～ 8	2
	4 ～ 5	1
	3	0

（一）红色等级

1. 级别描述　正在或即将发生的生命威胁或病情恶化，需要立即进行积极干预。

2. 客观评估指标　心率＞ 150 次 / 分或＜ 40 次 / 分；收缩压＜ 70 mmHg，急性血压降低，较平素血压低 30 ～ 60 mmHg；SpO_2 ＜ 90% 且呼吸急促或变慢（呼吸频率＜ 10 次 / 分或＞ 30 次 / 分，经吸氧不能改善，既往无 COPD 病史）；腋温＞ 41 ℃；POCT 指标：血糖＜ 3.33 mmol/L；血钾＞ 7.0 mmol/L；发热伴粒细胞缺乏，ECG 提示急性心肌梗死。

3. 人工评定指标　心跳 / 呼吸停止或节律不稳定；气道不能维持；休克；明确心肌梗死；气道风险：严重呼吸困难 / 气道不能保护；循环障碍，皮肤湿冷花斑，灌注差 / 怀疑脓毒症；昏睡（强烈刺激下有防御反应）；急性脑卒中；类似心脏因素的胸痛；不明原因的严重疼痛伴大汗（脐以上）；胸腹疼痛，已有证据表明或高度怀疑以下疾病：急性心肌梗死、急性肺栓塞、主动脉夹层、主动脉瘤、急性心肌炎 / 心包炎、心包积液、异位妊娠、消化道穿孔、睾丸扭转；所有原因所致严重疼痛（7 ～ 10 分）；活动性或严重失血；严重的局部创伤、骨折、截肢；过量接触或摄入药物、毒物、化学物质、放射物质等；严重的精神行为异常（暴力或攻击），直接威胁自身或他人；急性意识障碍 / 无反应或仅有疼痛刺激反应（GCS ＜ 9）；癫痫持续状态；复合伤（需要快速团队应对）；急性药物过量；严重的精神行为异常，正在进行的自伤或他伤行为，须立即用药物控制者；严重休克的儿童 / 婴儿；小儿惊厥等。

4. TRTS ＜ 10 分。

5. 处理程序立即进行评估和救治，安排患者进入抢救区。

（二）黄色等级

1. 级别描述　存在潜在的严重性，如一定时间内没有给予治疗，患者情况可能会恶化或出现不利的结局，以及症状将会加重或持续时间延长。

2. 客观评估指标　收缩压＜ 100 mmHg 或舒张压＞ 110 mmHg、脉搏＜ 50 次 / 分或＞ 120 次 / 分或不规律、指氧饱和度在 94% ～ 97%，SpO_2 为 90% ～ 94% 且呼吸急促（经吸氧不能改善）。

3. 人工评定指标　急性哮喘，但血压、脉搏稳定；嗜睡（可唤醒，无刺激情况下转入睡眠）；间断癫痫发作；中等程度的非心源性胸痛；中等程度或年龄＞ 65 岁无高危因素的腹痛；任何原因出现的中重度疼痛，需要镇痛（4 ～ 6 分）；任何原因导致的中度失血；头外伤；中等程度外伤，肢体感觉运动异常；持续呕吐 / 脱水；精神行为异常：有自残风险 / 急性精神错乱或思维混乱 / 焦虑 / 抑郁 / 有潜在的攻击性；稳定的新生儿。

4. TRTS　为 11 分。

5. 处理程序　优先诊治，安排患者在优先诊疗区候诊，30 分钟内接诊；若候诊时间大于 30

分钟，须再次评估生命功能体征，依旧有危险者需要优先处理。

（三）绿色等级

1．级别描述 慢性或非常轻微的症状，即便等待一段时间再进行治疗，也不会对结局产生大的影响。

2．客观评估指标 生命体征平稳。

3．人工评定指标 吸入异物，无呼吸困难；吞咽困难，无呼吸困难；呕吐或腹泻，无脱水；中等程度疼痛，有一些危险特征；无肋骨疼痛或呼吸困难的胸部损伤；非特异性轻度腹痛；轻微出血；轻微头部损伤，无意识丧失；小的肢体创伤，生命体征正常，轻中度疼痛，微小伤口，不需要缝合的小的擦伤、裂伤；熟悉的有慢性症状患者；轻微的精神行为异常；稳定恢复期或无症状患者复诊 / 仅开药；仅开具医疗证明。

4．生命体征或 TRTS 评分 生命体征稳定或 TRTS 为 12 分。

5．处理程序 顺序就诊，除非病情变化，否则候诊时间较长（2～4 小时）；若候诊时间大于 4 小时，可再次评估。

（四）黑色等级

1．级别描述 临床死亡。

2．生命体征或 TRTS 评分 生命体征已消失。

3．处理程序 不再进行救治。

二、灾难医学的检伤分类

灾难医学是研究灾难后的紧急医学救援、卫生防疫、疾病防治和心理健康问题，也研究灾难预防和准备阶段的相关医学问题。灾难医学是一项系统工程，与很多医学和非医学学科密切相关，以灾难医学、临床医学、预防医学、护理学、心理学为基础，涉及社会学、管理学、工程学、通讯、运输、建筑和消防等多门学科。重大灾难具有突发性、群体性、复杂性等特点，因此灾难医学救援需要依靠强有力的组织体系和多部门协作，是一门需要由政府主导发展、全社会参与的实践性强的新兴交叉综合性学科。

（一）灾难医学特点

1．突发、急骤、伤者人数无法预测。

2．多发创伤、复合伤的发生率高。

3．病情复杂严重，治疗上涉及到多个科室。

4．严重创伤的死亡率和致残率很高。

（二）灾难医学的研究内容

1．灾难流行病学 是运用流行病学和其他预防医学手段，对疫病灾难和灾难诱发疫病的发生、发展规律及其影响因素进行研究，并采取预防和救治措施的学科。

灾难流行病危害的预防与控制重点在防范、准备和及早发现，对于应急处置行动来说，最为主动的工作是建立良好的监测与预警方式，采用适当的监测方法，及时分析监测数据，发现问题为应对处置提供决策依据。现代预防医学更加强调积极、主动、科学的预防，而非把防疫工作的重点放在传染病流行的控制上，必须把防疫工作向前延伸，把防疫工作的重点放在疾病与突发公共生事件的监测和预警上来。

（1）灾难间隙期：要做好疫病灾难的预防工作，包括疫情监测、控制传染源、切断传播途径、降低人群易感性；积极进行疫病防治方法、防治药物和防护设备的研发工作，包括疫苗的研制、救灾所需公共卫生技术和设备的研制、对既往灾难流行病学资料分析研究、合理制定突发公共卫生事件预案等。

（2）救灾期：灾难发生后，灾难流行病学的主要任务是传染病的预防和控制、灾难流行病学资料的收集。具体工作包括及时抢救受害者生命，使之尽快脱离危险；采取应急处置措施，以最大限度控制危害物，防止其扩散，消除污染并保护暴露者和特殊人群；收集灾难流行病学资料，主要包括：统计死亡人数，收集灾后传染病发病资料，进行流行因素和流行规律的分析，评价预防和干预措施的效果，并及时反馈。

2．灾难急救医学　是近 30 年来首先在西方发达国家兴起的一门学科。它是随着现代社会的发展，为了适应越来越多在医院外突发的大批量的危重急症和意外伤害事故的医疗需求而产生的。

（1）灾难间隙期急救医学准备：所谓灾难间隙期，是指前一次灾难结束后至未来的灾难发生前的这段时间。突发性的人员伤亡是许多灾难的共同特征，所以灾难医学急救是灾难医学的最重要的任务，必须在灾难间隙期做好应付灾难发生的各种医学准备。

1）建立健全急救医疗服务系统（emergency medical service system，EMSS）：现代急救医疗服务系统由院前急救、医院急症科急救和康复治疗三个环节组成，其中后两个医疗服务环节的建设近 20～30 年来已有了快速的发展，但院前急救这一环节的建设还不能适应应急管理的需要。在灾难间隙期，急救医疗服务系统应制订好整体预案和 3 个环节的分类预案，切实做好各项应急准备工作。

2）灾难医学急救技能准备、救援分队的技术与能力准备：应在熟练掌握平时一般危重伤病员救治技术的基础上，重点掌握救灾行动中多见而又不熟悉的伤病的救治。如：地震现场中的挤压综合征、复合伤、复杂伤的现场急救；海难救援中的海水浸泡伤、低温溺水和落水人员的救治；火灾现场的烟雾有害气体中毒、烧伤、窒息伤员的抢救；高原救援分队的高原性缺氧症状的应急处置；"三防"救援分队应重点掌握的特殊损伤的急救和技术等。

3）救灾相关装备和技术储备研究：尽早实施有效的复苏和急救对于挽救伤病员生命、减低灾后死亡率和伤残率是极端重要的，在灾难间隙期应对急救设备和急救技能进行改进和研究。如：开展基础生命支持或生命支持性急救、心肺复苏或心肺脑复苏，现场止血、镇痛、固定，气管切开、防止创伤感染等急救装备、技术和一部分特殊抢救药品的研制和定型，并按照配备标准落实储备。同时，要定期组织有关人员进行训练，学会使用相应的工具、器材和装备，规范化地使用伤票（伤病员随身携带的卡片），登记管理，简易病历与信息传输。

（2）救灾期灾难急救医学的任务：一旦灾难发生，首先，急救医疗服务系统立即运作，并组织灾难医学救援队尽快到达灾难现场。

1）寻找伤员：灾难发生后，必须先找到伤员，然后才能进行救护。尤其是地震、海难这类灾难，寻找伤员的任务十分艰巨，有时须借助专门的仪器和设备，耗费大量的人力和物力才能奏效。

2）检伤分类：现代检伤分类的目的在于将救护服务优先给予那些只有得到救护才能生存的人。在伤员量大，且现有的急救服务力量不足时，那些经救护不可能生还的人或不经救护就能存活的人均不列入救治重点。经检伤分类的伤病员，大致可分为优先救治、紧急救治、暂缓救治和期待救治四大类，救治组织者然后根据现场实际安排伤病员进入救治程序。

3）现场急救：现场救护人员应掌握最新和最有效的心肺脑复苏技术，同时针对不同的伤情采取正确的止血、镇痛、固定、初步清创、抗休克等措施，要尽最大的努力防止感染、防止伤员残疾。

4）运输和疏散：将伤病员安全运送到后方医院，在伤员量大的情况下必须进行疏散，以缓解当地医疗单位的压力，同时使伤病员得到更优良的救治。

5）灾难早期治疗：早期治疗的机构属于伤病员通过性救治机构，以检伤分类、早期救治和组织伤病员分流后送为主要任务，其基本技术范围包括以下几方面。

a．实施紧急手术，对毁损性肢体进行截肢；对大血管损伤进行修补、吻合或结扎手术；对呼吸道阻塞行气管切开术，对开放性气胸行封闭缝合和胸腔闭式引流，张力性气胸行胸腔闭式引流；实施胸腔、腹腔探查止血，对有脏器和组织损伤者进行缝合、切除、修补、吻合或造口等手术；对有颅内压增高的伤病员，清除血肿；对四肢炸伤者，进行残段修整。

b．开展损伤控制性手术，即：使用结扎、填塞、止血钳夹住空腔脏器裂口等方法，控制大血管出血、脏器渗血和防止空腔脏器内容物溢出的临时性专科手术。

c．进行较彻底的清创手术和针对性外伤处理。

d．实施输血、输液、给氧等综合救治措施，防治休克；对冲击伤、挤压伤、复合伤等复杂性伤病员进行确诊，并采取综合性救治措施。

e．继续抗感染治疗，对未接受破伤风自动免疫的伤病员，补注射破伤风类毒素和破伤风抗毒血清。

f．对核沾染、化学染毒伤病员进行全身洗消和针对性治疗。

（三）检伤分类常用的量化评分系统

1．意识障碍程度评估 评估方法见表9-2。

表 9-2 Glasgow 昏迷量表（GCS）

睁眼反应	评分	言语反应	评分	运动反应	评分
自动睁眼	4	回答正确	5	按吩咐做动作	6
呼唤睁眼	3	回答错误	4	刺痛能定位	5
刺痛睁眼	2	可说单字	3	刺痛能躲避	4
不能睁眼	1	只能发音	2	刺痛肢体屈曲	3
		不能言语	1	刺痛肢体过伸	2
				不能运动	1

注：评分最高为15分，最低为3分，分数越高意识状态越好。小于4分为预后不良，大于8分为预后良好。

2．创伤评分

简明创伤评分用简单数字编码来表示损伤的程度，每个数字代表一定内容，记为"×××××××.×"。小数点前的6位数为损伤诊断编码，分别代表身体区域、解剖类型、受伤器官、损伤类型、性质或程度；小数点后1位数为伤情评分（表9-3）。

表 9-3 简明创伤评分（AIS-90）标准

分数	意义	举例	标记
1	轻度伤	一般区域皮肤伤（10 cm 或 100 cm^2）	AIS1
2	中度伤	脾浅表的挫伤	AIS2
3	较重伤	包膜下脾破裂	AIS3
4	严重伤，但无生命危险	脾段破裂，组织丢失	AIS4
5	危重伤，具有死亡可能	脾门破裂，大块毁损	AIS5
6	极重伤，基本无法抢救	脑干伤、头颈离断、躯干横断、肝撕脱	AIS6
9	有伤不详（NFS）	资料不详，无法评分者	AIS9

1=轻，2=中，3=重，4=极重，5=危重，6=死亡

3．ISS 评分系统 是身体3个简明创伤评分（abbreviated injury scale，AIS）最高部位伤情评分的平方和，也是用来评定多发伤和复合伤情严重程度的一个比较常用的院内评分方案。3个损伤最严重部位 AIS 分值的平方和最大75，ISS < 16 为轻伤；≥ 16 为重伤；≥ 25 为极

重伤。

（四）重大事故优先处理原则

当受伤的患者人数与严重程度不超过医务人员的处理能力时，优先处理病情危重、多发创伤的患者。

当受伤的患者人数与严重程度超过了医务人员的处理能力时，优先处理耗时短、所需医疗人力与设备少及年轻的患者。

灾难医学重视群体效应，在灾难救援中，以群体利益最大化为目标。

1. 特殊人群优先处理原则

（1）儿童：所需输血量、输液量、药物剂量小，相对体表面积大。

（2）孕妇：存在解剖结构和生理功能的改变。

（3）老人：生理功能的储备减少，存在糖尿病（DM）、慢性心力衰竭（CHF）、冠心病（CHD）、限制性或阻塞性肺病、肝病、出血 / 凝血疾病、周围血管疾病等，合并用药史。

2. 现场急救原则

（1）先排险情后施救助。

（2）先救命后治伤。

（3）先治重伤后治轻伤。

（4）先易后难。

（5）先救生者后处置尸体。

3. 医疗急救与转送相结合

（1）现场急救措施紧密衔接、完善。

（2）防止前后重复、遗漏和其他差错。

（3）填写统一格式的医疗文本。

（4）在转送伤员途中，应不断地观察伤病情和医疗护理，密切注意其神志、呼吸、心率、脉搏、血压等基本生命体征变化。

4. 灾难现场检伤分类识别卡的应用　检伤分类识别卡适用于灾难发生后或突发公共卫生事件造成的群死群伤救治过程中，便于医护人员早期识别、分诊、转运交接伤员，提高医疗效率，避免差错。

知识拓展

灾难现场急救医学的救治原则

在紧急情况下，在事发现场的灾难医学急救，必须根据突发事件现场的特点与条件，着眼紧急医疗救援的本身规律，借鉴我军战时医疗后送的优良传统和做法，以急救医学理论为指导，借鉴以往救援经验和教训，以伤病员分类、医疗和后送为主线，以提高医疗救援效率、效益和水平为根本，充分发挥医疗、防疫救援力量的整体优势，实施快速、准确、高效救援的同时，应当遵循以下基本原则。

（1）分级救治：通常按照三级救治组织实施，即现场急救或紧急救治，前方救护所、医院的早期治疗和后方医院的专科治疗。当事发现场就近医院可以满足事件伤病员专科治疗时，也可不设中间的救治环节，改为两级救治，即现场急救和专科治疗。

（2）分期救治：灾难的发生、发展一般都有明显的阶段性特点，如地震的救援工作一般也可以分为特急期、紧急期和重建期等。重特大地震的特急救援期一般为 3 天，紧急救援期一般为 10 天，特急期的救援重点是现场搜救、大批量伤员的紧急救治和早期治疗，伤类处置的重点是颅脑和胸腹部损伤救治，手术及处理最多的是损伤控制性手术、抗休克和清创处理；

紧急救援期的救治重点转移到手术清创、防治感染、生命支持和手术等专科治疗。

（3）分类救治：灾难发生后，伤病员数量大，救治力量有限，救治需求与可能矛盾突出，妥善处理重伤病员与轻伤病员之间、部分伤病员与全体伤病员之间的矛盾，必须对伤病员进行分类救治以通过检伤分类，区分伤病员的轻重缓急，确定伤病员的救治和后送优先顺序，才能合理使用救援力量，提高工作效率和工作质量。

（4）时效救治：在灾难急救中，必须强调伤员在最佳的时间内获得最佳的救治效果，如地震伤病员的最佳黄金时间是震后72小时；化学中毒伤病员最佳的救治时间是中毒后30分钟内；二氰化物中毒和芥子气中毒的伤病员，最佳救治时间是中毒后10分钟以内，救治时间延迟，其抢救的成功率将大大降低。

（5）治送结合：在伤病员到达专科救治医院之前，所有的救治措施都是为了抢救伤病员的生命，维持生命体征，为后续治疗奠定基础。伤病员在连续不间断的医疗和后送过程中，分级完成救治活动，保持不间断的连续性治疗。这是一个医疗和后送密切结合的过程，组织工作显得尤其重要。

综合思考题

灾难医学中如何保证群体利益的最大化？

第九章
综合思考题解析

参考文献

[1] 陈博，侯世科，高宏伟．强震后检伤分类及医疗需求的研究进展．中华灾害救援医学，2016，4（4）：213-217.

[2] Bazyar J, Farrokhi M, Salari A, et al. The principles of triage in emergencies and disasters：a systematic review. Prehosp Disaster Med，2020，35（3）：305-313.

[3] Vassallo JM, Smith JE, Wallis LA. Investigating the effects of under-triage by existing major incident triage tools. Eur J Emerg Med，2019，26（2）：139-144.

[4] Airaksinen NK, Handolin LE, Heinänen MT. Severe traffic injuries in the Helsinki Trauma Registry between 2009-2018. Injury，2020，51（12）：2946-2952.

[5] Rau CS, Wu SC, Kuo PJ, et al. Polytrauma defined by the new berlin definition：a validation test based on propensity-score matching approach. Int J Environ Res Public Health，2017，14（9）：1045.

[6] Vassallo J, Horne S, Smith JE. Triage and the modified physiological triage tool-24（MPTT-24）. BMJ Mil Health，2020，12166（1）：33-36.

（怀　伟）

第十章

创伤、包扎转运及生命支持

◎ 学习目标

基本目标

1. 掌握创伤严重程度的判断及评价方法。
2. 掌握院前伤情判定及生命支持。

发展目标

1. 了解创伤患者不同损伤部位的包扎手法。
2. 了解不同创伤部位患者转运方式及注意要点。

创伤，尤其是由高能致伤因素造成的多发伤、复合伤，已成为目前全球死亡和残疾的首要原因，而这些死亡及伤残人群中，75% 是年轻、健康、有劳动力、正在为社会作贡献的青壮年。以造成创伤最主要的原因——交通伤为例，20 世纪 90 年代初，全球每年因交通事故致伤约 1500 万，致死约 70 万。在汽车发达的美国，平均每天有 115 人死于交通事故；而我国近年来由于公路交通及汽车工业的高速发展，交通伤由 1960 年的致伤 18637 人、致死 5762 人，飙升到 2002 年的致伤 56 万人、致死 11 万人，相当于每天因交通事故致伤 1534 人、致死 301 人。目前，创伤导致的死因在我国已成为继肿瘤、心脑血管病之后第四位重要死因，而且此顺位有可能继续前移。创伤在给个人、家庭带来巨大的精神负担和经济负担的同时，也给国家带来了沉重的经济和社会负担，极大增加了公共卫生事业的压力。在不知不觉中，社会发展把创伤的救治提到了前所未有的重要位置。

一、创伤的特点

1. 突发、急骤、无法预测。
2. 多发创伤、复合伤的发生率高。
3. 病情复杂严重，治疗上涉及多个科室。
4. 严重创伤的死亡率和致残率很高。

二、创伤常见的原因

1.交通事故 现代交通发达，交通伤占据创伤的首要位置。现代创伤中交通伤以高能创伤（高速行驶所发生的交通伤）为特点，常造成多发伤、多发骨折、脊柱脊髓损伤、脏器损伤、开放伤等严重损伤。

2.坠落伤 随着高层建筑增多，坠落伤的比重逐渐加大。坠落伤为着地部位直接摔伤和力的传导致伤，以脊柱和脊髓损伤、骨盆骨折为主，也可造成多发骨折、颅脑损伤、肝/脾破裂。

3.机械伤 发展中国家特别是经济不发达地区，传统工业中的工人在机械作业中受伤率较高，以绞伤、挤压伤为主，常导致单肢体开放性损伤或断肢、断指，组织挫伤，血管、神经、肌腱损伤和骨折。

4.运动伤 随着现代体育的发展，参与运动人群逐渐上升，竞技体育尤其是一些极限运动的不断发展，导致受伤人群逐渐增加。

三、创伤的分类

创伤的分类见图 10-1。

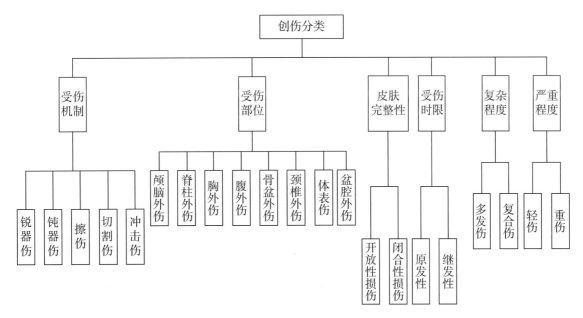

图 10-1 创伤分类

1.依据受伤机制 锐器伤（刺伤）、钝器伤（挫伤、挤压伤）、擦伤、切割伤、火器伤、冲击伤等。

2.依据受伤部位及治疗特点 颅脑外伤、脊柱外伤、骨盆外伤、胸外伤、腹外伤、颈椎外伤、盆腔外伤、体表伤等。

3.依据皮肤完整性

（1）开放性损伤（open injury）：局部的伤口是最突出的临床表现，伤口内有不同程度的外出血；若开放伤口深及脏器或深部血管，可有内出血。休克常是严重开放性创伤的主要临床表现。伤员常有发热（38℃左右），为局部出血或坏死组织分解产物吸收所致。休克纠正后仍无尿或少尿则可能是急性肾衰竭。有时可见急性呼吸窘迫综合征：虽无胸部创伤，但有进行性的呼吸困难，呼吸增快，每分钟超过 40 次。

（2）闭合性损伤（closed injury）：表现为受伤局部疼痛、肿胀、淤血及血肿。疼痛剧烈时可引起晕厥或休克；若受伤部位深组织或器官同时有破坏，可有内出血而出现一系列休克的症状，如四肢湿冷、呼吸急促而浅、意识障碍、脉搏快、血压低、尿量减少等。若有骨折或脱位，则受伤部位出现畸形及功能障碍。

4．依据受伤时限

（1）原发性损伤（primary injury）：是指外力作用于身体的器官或脏器，直接导致机体的病理生理改变。

（2）继发性损伤（subsquent injury）：是指在原发性损伤的基础上，逐渐发展起来的病理改变。

5．依据受伤的复杂程度

（1）多发伤（multiple injuries）：是指在同一机械致伤因素作用下，机体同时或相继遭受两种以上解剖部位或器官的较严重损伤，至少一处损伤危及生命或并发创伤性休克。

（2）复合伤（complex injury）：是指两种或两种以上致伤因素同时或相继作用于人体所造成的损伤，所致机体病理生理功能紊乱常较多发伤和多部位伤更严重而复杂，是引起死亡的重要原因。

6．依据严重程度　分为轻伤、重伤。

四、创伤严重程度的判断及评价方法

1．判断依据　创伤对组织、器官的损毁程度及对全身影响的大小。

2．评价方法　下方列举具针对性的分级及评分系统。

GCS（Glasgow coma scale）

AIS-ISS（abbreviated injury scale-injury severity score）

ASIA（American spinal cord injury association）

分级及评分意义：a．判断预后；b．优化治疗方法。

五、创伤后病理生理改变

创伤后的病理生理改变见图 10-2。

（一）内分泌系统的改变

1．通过下丘脑-垂体-肾上腺皮质系统的活动，分泌促肾上腺皮质激素（ACTH）、抗利尿激素（ADH）及生长激素（GH）。促肾上腺皮质激素使肾上腺皮质分泌皮质醇。皮质醇参与机体能源的动用，促进葡萄糖异生，使血糖升高，促进脂肪分解，产生能量。皮质醇参与儿茶酚胺对血管功能的调节，帮助维持血压。皮质醇还能抑制炎性反应，减少血管渗出，减轻炎症的损害作用。创伤后，增加皮质醇的分泌是身体必需的防御反应。若无足够量的皮质醇可发生循环衰竭而死亡。抗利尿激素可减少水分排泄，加强肾远曲小管和集合小管对水分的重吸收，从而有利于维持体液容量及循环血量。

2．创伤引起交感神经-肾上腺髓质的变化，分泌大量去甲肾上腺素和肾上腺素（儿茶酚胺）。创伤后的儿茶酚胺分泌可以调节心血管功能，保证心脑等重要脏器的血供应；可促进肝和肌肉的糖原分解，抑制胰岛素分泌，同时增加胰高血糖素，使血糖升高；可以激活脂肪酶，从而促进贮存脂肪水解为脂肪酸，而成为主要的能量来源；同时还使肌肉释放氨基酸。

3．创伤所致的失血及体液减少可刺激肾上腺皮质分泌醛固酮。醛固酮作用于肾，减少碳酸氢钠的排泄，增强肾小管对钠离子的重吸收，从而保存钠离子，有利于维持血浆容量及间质体液容量。

（二）蛋白质代谢改变及细胞质丧失

在创伤发生以后，有机体细胞原生质溶解。由于糖皮质类固醇和儿茶酚胺的作用，机体蛋

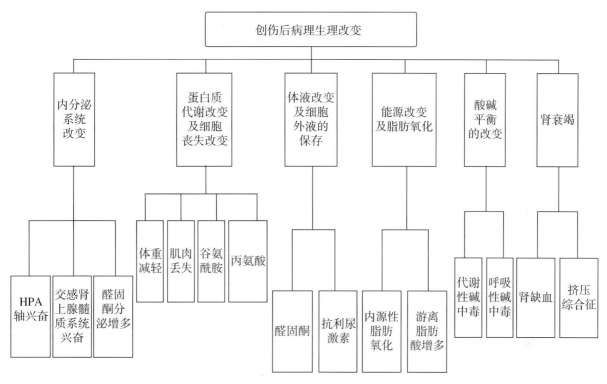

图 10-2　创伤后病理生理改变

HPA 轴：下丘脑 - 垂体 - 肾上腺轴

白质分解加速，其中耗损最大的是骨骼肌的细胞群。细胞溶解产物被释放进细胞外液，某些化合物转变为葡萄糖，并经糖类氧化途径而燃烧掉，绝大部分氮质以尿素经尿液排泄。血液、尿液中的肌酸及肌酐量增加。肌肉体积明显减少，骨骼肌的变化可因肢体的固定及禁食而加剧。细胞原生质溶解产物释放进细胞外液以及其排泄产生了负氮平衡。在严重创伤伴有感染时，肌肉的 50% ~ 60% 可以消耗掉；中度创伤时，肌肉细胞可以消耗约 30 g 的氮（相当于 220 g 蛋白质，或相当于约 1 kg 的瘦肉）。同时，还有脂肪的丧失。创伤以后肌肉及脂肪消耗对伤口愈合、骨折修复、蛋白质及血红蛋白的形成并无影响。伤后约第 10 天起，机体进入合成代谢期，蛋白质代谢开始进入正氮平衡，直至完全恢复分解代谢时所丢失的蛋白质量。消瘦的肌肉只要维持肌肉神经的完整性，就可以完全恢复。同时，丢失的脂肪也得到恢复，伤员的体重常可超过伤前。

（三）体液代谢改变及细胞外液的保存

创伤后尽管有细胞原生质的消耗，机体通过各种机制得以保存细胞外液，从而维持血液及血浆容量。醛固酮和抗利尿激素分泌增加，尿量减少，减少机体水分的排泄和丧失，减少尿液、唾液、汗液内钠的丧失，增加空肠内钠的再吸收。钠离子可保持细胞外液中的水分，即可保持细胞外液容量。

（四）能源的改变及脂肪的氧化

在创伤后，特别在严重创伤后，一方面伤员无法进食，另一方面虽然机体的糖原可在伤后数小时内提供能量，但贮存的糖原总量有限，很快就可消耗殆尽，肌肉蛋白质也可氧化而提供一些能量，但所需的能量主要依靠脂肪提供。能源就从外源性饮食转向内源性脂肪氧化。贮存的脂肪水解变为脂肪酸及甘油。脂肪酸及甘油循环至不同组织，肌肉可直接燃烧脂肪酸。在肝内脂肪酸降解为二碳分段，然后再为其他组织所利用。创伤后能源的改变使血浆游离脂肪酸含量增高。

（五）酸碱平衡的改变

创伤以后即刻发生碱中毒。其原因为：①创伤引起的醛固酮增多使钠离子潴留，钾离子和氢离子排出，同时在碱性尿液内无法排泄碳酸氢钠。②急救治疗中，随输血进入体内的枸橼酸盐，经氧化而产生碳酸氢钠。③若有腹部伤而需进行胃肠减压，胃管将胃液吸除，使氢离子丧失。④若伤员换气过度，大量呼出二氧化碳，血浆中二氧化碳分压下降，氢离子丧失。因而，创伤以后伤员可以发生代谢性及呼吸性碱中毒。轻度及短暂的碱中毒是创伤以后的正常反应，无特殊意义，也无需处理。

（六）肾衰竭

休克时，血容量减少，血压降低，肾血管痉挛，造成肾缺血，可使肾小球滤过率降低、肾小管上皮坏死，前者使原尿生成减少，后者使生成的原尿在流经坏死的肾小管时，逆向弥散至肾间质而回到血液中。这些都使尿量减少并加重肾间质的水肿。肾间质因水肿而压力增高，又进一步阻碍肾血流，加重肾缺血。此外，广泛挤压伤的伤员，除因广泛的组织水肿使血容量降低引起上述不良结果外，还因受挤压的组织被破坏，产生的肌红蛋白、血红蛋白、组胺和缺氧代谢产物（如乳酸、丙酮酸等物质）被吸收后，加重对肾的损害。其中的肌红蛋白形成管形而堵塞肾小管，进一步促成少尿或无尿。若广泛的挤压伤后出现急性肾衰竭，伴有挤压解除后伤肢的迅速肿胀，尿液呈茶色（肌红蛋白尿）、酸性，即称为挤压综合征。肌肉丰富的部位，如大腿、臀部等部位的挤压伤更易引起挤压综合征。

六、创伤后临床表现

1. 感染（infection） 开放性伤口局部污染可造成细菌感染或菌血症，导致机体全身性感染。

2. 休克（shock） 常是严重开放性创伤的主要临床表现，局部伤口内有不同程度的外出血；若开放伤口深及脏器或深部血管，可有内出血，导致失血性休克。在闭合性创伤，受伤局部疼痛、肿胀、淤血及血肿，疼痛剧烈时可引起神经源性休克；若受伤部位深组织或器官同时有破坏，可有内出血而出现一系列失血性休克的症状，如四肢湿冷、呼吸急促而浅、意识障碍、脉搏快、血压低、尿量减少等。

3. 脂肪栓塞综合征（fat embolism syndrome，FES） 是严重创伤、骨折的早期危重并发症之一，是由来自骨髓与其他组织的脂肪、脂类物质在乳化能力减弱、理化性质失常的血液中聚结成较大体积，栓塞于肺、脑、皮肤等器官的血管中而引发的以呼吸窘迫及中枢神经系统障碍为主要表现的临床病症。

4. 挤压综合征（crush syndrome） 是指人体四肢或躯干等肌肉丰富的部位遭受重物（如石块、土方等）长时间的挤压，在挤压解除后身体出现的一系列病理生理改变。临床上主要表现为以肢体肿胀、肌红蛋白尿、高血钾为特点的急性肾衰竭。如不及时处理，后果常较为严重，甚至导致患者死亡。

七、创伤后治疗

创伤具体治疗方式要根据患者的损伤程度和类型决定，医生会针对患者的具体情况进行处理。轻者可以进行轻微包扎、止血固定，并配合药物进行治疗；严重者要进行抗休克和清创止血治疗。

（一）急性期治疗

无论开放性创伤还是闭合性创伤，应根据创伤的严重程度进行急救。创伤导致呼吸道阻塞、心血管损害的要立即救治；骨折、脱位、伤口出血要积极包扎固定；经积极妥善处理后将患者平稳、安全、快速送往医院进行进一步救治。

（二）一般治疗

1. 受伤肢体抬高、热敷以利静脉回流，减轻水肿或疼痛。

2. 患者出现疼痛，应采取物理镇痛或药物镇痛，遵医嘱服用镇痛药。保持伤口创面干燥，按时换药。

3．积极补充营养，维持体液平衡和正常营养代谢。

（三）药物治疗

由于个体差异大，用药不存在绝对的最好、最快、最有效，除常用非处方药外，应在医生指导下充分结合个人情况选择最合适的药物。

1．镇静、镇痛药 如哌替啶、芬太尼、尼美舒利等。主要用于治疗诊断明确又伴有剧烈疼痛的患者，可口服或肌内注射用药。主要不良反应包括胃肠道不适，如恶心、呕吐、便秘等，用药时注意药物的剂量以及用药时间的选择。注意：在疾病未确诊前不宜轻易使用镇痛药，以免掩盖病情，延误疾病的诊断与治疗。

2．抗生素 如青霉素、头孢菌素等，主要用于治疗或预防开放性创伤患者伤口感染，可抑制炎症反应，可口服或静脉注射用药。主要不良反应包括头晕、口干、嗜睡、恶心、呕吐等。肝、肾功能严重不全，孕妇以及药物过敏者禁用。

（四）手术治疗

1．清创缝合手术

（1）目的：将污染伤口变成清洁伤口，为组织愈合创造良好条件，修复断裂的组织。

（2）适应证和禁忌证：对于擦伤、表浅的小刺伤和小切割伤，可用非手术疗法。其他的开放性创伤均需手术处理。

（3）注意事项：必须根据具体的伤情选择方式方法。如：伤口可分清洁伤口、污染伤口和感染伤口。清洁伤口可以直接缝合；开放性创伤早期为污染伤口，可行清创术，直接缝合或者延期缝合；感染伤口先要引流，然后再做其他处理。较深入体内的创伤在手术中必须仔细探查和修复，伤口或组织内存有异物，应尽量取出以利于组织修复，但如果异物数量多，摘取可能造成严重的再次损伤，处理时必须衡量利弊。对于清创，时间越早越好，伤后 6 ~ 8 小时内清创一般都可达到一期愈合。如果伤口污染较重，或处理时间已超过伤后 8 ~ 12 小时，但尚未发生明显的感染，皮肤的缝线暂不结扎，伤口内留置盐水纱条引流，24 ~ 48 小时后伤口仍无明显感染者，可将缝线结扎以便创缘对合。如果伤口已感染，则取下缝线按感染伤口处理。

2．清创缝合步骤

（1）先用无菌敷料覆盖伤口，用无菌刷和肥皂液清洗周围皮肤。

（2）去除伤口敷料后可取出明显可见的异物、血块及脱落的组织碎片用生理盐水反复冲洗；常规消毒铺巾；沿原伤口切除创缘皮肤 1 ~ 2 mm，必要时可扩大伤口，但肢体部位应沿纵轴切开，经关节的切口应做"s"形切开，由浅至深，切除失活的组织，清除血肿、凝血块和异物，对损伤的肌腱和神经可酌情进行修复或仅用周围组织掩盖。

（3）彻底止血；再次用生理盐水反复冲洗伤腔，污染重者可用3% 过氧化氢溶液清洗后再以生理盐水冲洗。

（4）彻底清创后，伤后时间短和污染轻的伤口可予缝合，但不宜过密、过紧，以伤口边缘对合为度。缝后消毒皮肤，外加包扎，必要时固定制动。

3．并发症 术后并发症包括伤口感染、休克和多系统器官功能衰竭。

八、创伤包扎固定、搬运的要点

选择好固定的材料，主要是与不同的受伤部位密切相关，可以应用颈托、塑料夹板或者木制夹板来对患者进行固定/搬运的处理。有明显开放性伤口的患者，首先应该进行止血包扎的治疗，最后再固定；如果出现了危及生命的情况一定要稳定好病情，进行抢救。

1．常规使用器材及材料 夹板、绷带、三角巾、负压气垫、塑料夹板等。四肢骨折脱位需特制的木夹板，如临时没有特制的木夹板可就地取材，使用硬纸板、木板条，甚至书本、树枝等代替。

2．包扎固定手法

（1）头部（下颌骨骨折）：三角巾顶角打结，套住下颌，底边拉向头后，两底角向后上拉紧。

（2）肩部（锁骨骨折）：将两条指宽的带状三角巾分别环绕两肩关节于肩部打结；再分别将三角巾的底角拉紧，在两肩过度后张的情况下，在背部将底角拉紧打结。

（3）上臂（肱骨骨折）：用两条三角巾和一块夹板将伤肢固定，然后用一块燕尾式三角巾中间悬吊前臂，使两底角向上绕颈部后打结，最后用一条带状三角巾分别经胸背于健侧腋下打结。

（4）上臂（肘关节骨折）：当肘关节弯曲时，用两带状三角巾和一块夹板把关节固定。当肘关节伸直时，可用一卷绷带和一块三角巾把肘关节固定。

（5）前臂（桡骨、尺骨骨折）：用一块合适的夹板置于伤肢下面，用两块带状三角巾或绷带把伤肢和夹板固定，再用一块燕尾三角巾悬吊伤肢，最后再将一条带状三角巾的两底边分别绕胸背于健侧腋下打结固定。

（6）手部（手指骨骨折）：利用冰棒棍或短筷子作小夹板，另用两片胶布粘合固定。若无固定棒棍，可以把伤肢粘合；固定在健肢上。

（7）下肢（股骨骨折）：用一块长夹板（长度为伤员的腋下至足跟）放在伤肢侧，另用一块短夹板（长度为会阴至足跟）放在伤肢内侧，至少用4条带状三角巾，分别在腋下、腰部、大腿根部及膝部环绕伤肢包扎固定，注意在关节突出部位要放软垫。若无夹板时，可以用带状三角巾或绷带把伤肢固定在健侧肢体上。

（8）下肢（胫、腓骨骨折）：用两块等长的夹板从足跟到大腿内、外侧分别做固定，然后将患肢与健肢绑在一起做二次固定。

（9）颈部（颈椎骨折）：伤员仰卧，在头枕部垫一薄枕，使头部呈正中位，头部不要前屈或后仰，再在头的两侧各垫枕头，最后用一条带子通过伤员额部固定头部，限制头部前后左右晃动。

（10）脊柱（胸椎、腰椎骨折）：使伤员平直仰卧在硬质木板或其他板上，在伤处垫一薄枕，使脊柱稍向上突，然后用几条带子把伤员固定，使伤员不能左右转动。

（11）髋部（骨盆骨折）：将一条带状三角巾的中段放于腰骶部，绕髋前至小腹部打结固定，再用另一条带状三角巾中段放于小腹正中，绕髋后至腰骶部打结固定。

九、创伤转运方式

（一）徒手搬运

1．单人搬运 由一个人进行搬运。常见的有扶持法、抱持法、背法。

2．双人搬运法 椅托式、轿杠式、拉车式、椅式搬运法，平卧托运法。

（二）器械搬运法

将伤员放置在担架上搬运，同时要注意保暖。

1．在没有担架的情况下，也可以采用椅子、门板、毯子、衣服、大衣、绳子、竹竿、梯子等制作简易担架搬运。

2．工具运送 如果从现场到转运终点路途较远，则应组织、调动、寻找合适的现代化交通工具，运送伤病员。

（三）危重伤病员的搬运

1．脊柱损伤 硬担架，3～4人同时搬运，固定颈部不能前屈、后伸、扭曲。

2．颅脑损伤 半坐卧位或侧卧位。

3．胸部伤 半坐卧位或坐位。

4．腹部伤 仰卧位、屈曲下肢，宜用担架或木板。

5．呼吸困难 坐位。最好用折叠担架（或椅）搬运。

6．昏迷 仰卧位、头转向一侧或侧卧位。

7．休克患者 仰卧位，不用枕头，足抬高。

十、生命支持

生命支持包括基础生命支持（basic life support，BLS）和高级生命支持（advanced cardiovascular life support，ACLS）。基础生命支持是指治疗、稳定及急救心脏骤停患者的一系列措施，包括心肺急症或脑卒中的辨识、急救系统的启动、心肺复苏、自动体外除颤仪的使用、呼吸道异物梗阻的解除。高级生命支持又称二期复苏或高级生命维护，主要是在 BLS 基础上，应用器械和药物，建立和维持有效的通气和循环，识别及控制心律失常，直流电非同步除颤，建立有效的静脉通道及治疗原发疾病。

（一）生命支持技术的组成条件

1．创伤急救必备条件 急救人员、急救设备、急救技术、急救演练。

2．创伤急救必备技术 气管插管、CPR、电除颤、止血、包扎、固定、搬运。

3．创伤急救必备设备 复苏气囊、急救呼吸机、吸引器、喉镜、气管导管、除颤仪、急救药品、头部固定器、颈托、各类夹板、下肢固定牵引器、骨盆固定带、骨盆外固定架、解救套、脊柱背板、担架。

4．院前急救生命支持的内容 维持气道通畅、抗休克与止血、简单包扎固定、迅速转运。

（二）伤情判定

1．首次伤情评估（5 分钟内） 抢救与评估同时进行，阻塞气道或大出血需要立即处理，其他情况可待评估后再做处理，评估要在 5 分钟内完成。

专人评估（为指挥抢救者）、专人执行医嘱、专人记录，记录者要重复评估者的医嘱和指令。

首次评估的 ABCD 如下。

A：Airway 气道通畅与否：呼叫伤员、听呼吸音，同时保护颈椎。

B：Breathing 呼吸正常与否：数呼吸频率。

C：Circulation 循环正常与否：测脉搏、量血压、观察末梢血运。

D：Disability 意识清晰与否：呼叫伤员、观察瞳孔。

2．二次伤情评估的原则 在首次评估结束、患者生命体征平稳后进行二次评估，要进行从头到脚的（head to toe）全面检查，包括全面的神经系统检查（GCS）以及进一步 X 线平片检查、实验室检查。

〰️ 知识拓展

可疑颈椎损伤患者的搬运

负责转运人员交替使用头锁、双肩锁、头肩锁、头胸锁、头背锁以及胸背锁等手法，协助患者摆正体位。

头锁：先跪在伤病者头顶部的位置，将双手手肘固定在地上或膝上，把双手手指尽量张开，拇指放在脊柱损伤固定伤病者额顶，示指与其他手指分叉开而不覆盖着耳部，抓紧头颅。本方法主要用于固定头部。

双肩锁：分开双膝并跪于伤者头顶部位置，双手抓住伤者肩部，用双前臂骨侧夹紧伤者头部两鬓（手臂平衡，手肘离地），再用力抓紧伤者肩部。本方法主要用于把伤者向上下移或横移的头肩固定法。

头肩锁：操作者先跪在伤者头顶部的位置，翻身的一方使用长手，并把该手手肘固定在大腿近膝处，抓住伤者的肩部，并用前臂内侧紧贴头部（不要翻手腕）。短手的手肘固定在另一大腿上，拇指置于眉顶额角处，其他手指抓紧伤者枕部。本方法主要用于整体翻身翻动患者的头部固定。

头胸锁：跪或半蹲跪在伤者侧，近额的手肘固定在膝上或小腿内侧，用手指按着伤者前额。把另一手臂枕于伤病者胸骨上或肩膀处，用拇指及中指分别按在伤者两侧颧骨上，手掌需弧曲但不可盖住伤者口鼻。本方法主要用于做转换其他制动锁或放置头枕时的制动手法。

头背锁：跪或半蹲跪在伤者侧，近额的手肘固定在膝上或小腿内侧，用手指按着伤者前额。把另一手臂枕于伤病者脊柱或肩胛骨处，张开手掌虎口处紧贴枕骨上。本方法主要用于做转换其他制动锁时的制动手法。

胸背锁：先跪在伤者侧方，正向面对患者，用双臂肘部夹紧伤者的胸部及背部，再把双手手腕向下压锁，并紧抓伤者的颧骨及后枕部，而手掌不可覆盖伤者的口鼻。本方法主要用于让坐位的伤者躺卧在脊柱板上或脱除头盔的头颈胸背固定法。

颈托使用：颈托是一种承托颈部的装备，其作用是将受伤颈部尽量制动，保护受伤的颈椎避免受进一步损害。但套上颈托后并不能完全制动，因此，在转运疑似颈椎损伤的伤者时，仍需格外小心，最好仍然坚持全程头锁固定。

综合思考题

首次伤情评估和二次伤情评估的区别是什么？

第十章
综合思考题解析

参考文献

[1] 中华医学会重症医学分会.《中国重症患者转运指南（2010）》（草案）. 中华危重病急救医学，2010，22（6）：328-330.

[2] Brusca SB，Barnett C，Barnhart BJ，et al. Role of critical care medicine training in the cardiovascular intensive care unit：survey responses from dual certified critical care cardiologists. J Am Heart Assoc，2019，8（6）：e011721.

[3] 程晓斌，毕玉田，黄坚，等. 严重创伤院内急救程序的建立. 中华医院管理杂志，2012，28（3）：226-228.

[4] Bhoi S K，Khilar P M. Vehi health：an emergency routing protocol for vehicular ad hoc network to support healthcare system. J Med Syst，2015，40（3）：65.

（怀　伟）

第十一章

急诊临床研究的开展

◎ 学习目标

基本目标

1. 认识到临床研究的重要性，了解临床研究的意义。
2. 掌握急诊临床研究的类型，以及基于研究目的如何选择研究方法。

发展目标

1. 在临床中发现问题，形成科研思路。
2. 进行研究方案的撰写。

临床研究是以临床问题为导向，以探讨疾病病因、诊断、治疗和预后规律为主要内容，以提高临床诊疗水平为目的的科学研究活动。与基础研究不同，临床研究实施起来往往难度较大，尤其是在高负荷、高风险的急诊科，以随时来诊的急危重症患者为主要研究对象，使得急诊临床研究面临更多的困难和挑战。本章围绕如何在急诊科开展临床研究、如何选题、如何进行科研设计、如何制订实施方案进行讨论。

一、急诊临床研究的意义

无论从学科发展、医院层面以及个人层面来看，科研都有非常重要的意义。任何一门学科的发展都离不开临床、教学、科研"三驾马车"，急诊医学经过近 40 年的发展，已经构建了比较完备的急救医疗体系，并初步形成了亚专业特色，包括心肺复苏、中毒、创伤、灾难医学与应急救援、急危重症救治等，但是作为一门新兴学科，科研还有待进步。因此，为了促进学科发展，搞好科学研究十分关键。

举例说明：在心肺复苏领域，心脏骤停后的脑保护一直是急诊医生面临的困难和挑战，20 年前几乎处于束手无策的局面。在 2002 年，两项随机对照临床试验发现，将患者体温降至 32～34 ℃可以提高心脏骤停患者的生存率，改善神经功能预后。这两项里程碑式的研究，奠定了低温治疗用于心脏骤停患者脑保护的基石，改变了既往束手无策的局面。因此，2010 年 AHA 心肺复苏指南推荐对于复苏后仍然昏迷的患者应给予目标温度管理，即将患者体温降至 32～34 ℃维持 12～24 小时。但是关于最佳目标体温，即将患者体温降至多少度，可以获得最佳的神经功能预后，人们一直在探索过程中。2013 年，另外一项大规模的随机对照临床试验结果公布，发现目标体温 33 ℃和 36 ℃在改善生存率和神经功能预后方面并无差异，虽然该研究有一定的局限性，但是仍然对指南产生了深远影响。2015 年及其以后的指南推荐为复苏后昏迷的心脏骤停患者给予 33～36 ℃的目标温度管理。2021 年，另外一项著名的研究发现，33 ℃和低于 37.5 ℃在改善心脏骤停预后方面亦未发现差异。新的研究结果或许会对指南和临床实践产生新的影响。由此可见，科学研究在促进学科发展方面有着举足轻重的作用。

目前，很多大型医院的定位已经发生了变化，从临床型医院向研究型医院转变。所谓研究型医院就是以新的医学知识和新的医疗技术的产生和传播为使命，坚持临床和科研并举，在自主创新中不断催生高层次人才和高水平成果，推动临床诊疗水平持续提高，为医疗卫生事业和人类健康做出重要贡献的一流医院，突出强调科研工作的重要地位，通过科研促进临床技术水平的持续改进。

从个人层面，研究生科研能力培养并通过相关考核是必须而且非常重要的，工作以后，无论是职业发展、职称晋升等各方面，科研都是不可或缺的。

二、急诊临床研究如何选题

急诊患者种类繁多，病例数量充足，数据信息量大，适于开展临床研究。临床研究如何进行选题通常是大家困惑的问题之一。急诊临床研究选题可以从三方面入手。第一，可以阅读相关领域或相关疾病的指南，指南中通常会指出目前尚未解决的问题。以 2020 年美国心肺复苏指南为例，指南中提出，体外心肺复苏（external cardiopulmonary resuscitation，ECPR）可以挽救传统心肺复苏无效的心脏骤停患者的生命，但是哪些心脏骤停患者最能从 ECPR 中获益尚不清楚；除了目标温度管理之外，还有可以减轻心肺复苏后脑损伤的药物有哪些、目标温度管理最佳持续时间是多少等。指南中，这些尚未解决的问题就可作为我们选题的依据。第二，可以从临床实践出发，在临床中发现问题，产生科研思路。这就要求我们在临床工作中，仔细观察，善于思考，善于提出问题。第三，可以从文献阅读中获得思路。文献阅读有一定技巧，当对某一领域比较感兴趣时，建议首先阅读该领域的二次研究证据，包括综述、系统评价、Meta 分析、评论述评等，然后再到原始论著，这有助于我们在短时间内获得该领域目前的研究现状。从第一及第二种途径获得的选题，也一定要查阅大量文献，在此基础上形成科学问题。

无论从何种途径获得科研思路，选题一定要具有实用性、创新性、科学性、可行性。实用性是指一定要从临床实际出发，切实解决临床问题，不能为了研究和发表文章而研究；创新性是指课题的选择要有一定的新发现、新观点、新见解，在应用研究领域有新内容、新途径和新方法；科学性要求选题必须要有科学依据，符合客观规律，实事求是；可行性是选题必须具备切实可行的客观条件和主观条件，不可天马行空，可行性是决定研究能否按时完成、达到预期目标的关键。

三、急诊常用临床研究的类型

临床研究按照是否有人为的干预措施，分为观察性研究和试验性研究，具体分类如图 11-1 所示。

观察性研究按有无对照组分为描述性研究和分析性研究。描述性研究包括个案报道、病例分析和横断面研究。横断面研究是在某个特定时间对某一特定范围内人群的疾病或健康状态进行调查的研究方法，主要用于描述暴露因素的分布特征、计算患病率和了解疾病与暴露因素之间的相关性等。分析性研究是检验预测变量和结局变量之间关联的研究，按照"因"和"果"的时间顺

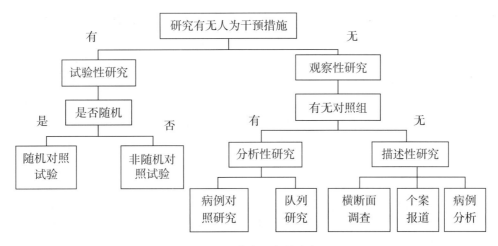

图 11-1 临床研究的分类

序分为病例对照研究和队列研究。病例对照研究是比较病例组和对照组在可疑致病因素（危险因素）中的暴露比例，若病例组的暴露比例明显高于对照组，则推测这些危险因素与疾病有关，是一种由果推因的研究过程。病例对照研究主要通过询问暴露史及病例记录获得暴露史，容易产生回忆偏倚，在病因学研究中不能直接下因果关系结论。队列研究是将研究对象按照是否暴露于某因素分为暴露组和非暴露组，随访观察一段时间，比较两组人群的所研究疾病的结局差异，以研究暴露因素与研究疾病之间的关系。队列研究是由因及果的研究方法，因果关联的强度较强，但可能会出现选择偏倚和失访偏倚，同时耗时长，不适合罕见病的研究。

试验性研究又包括非随机对照试验和随机对照试验。临床随机对照试验是用随机分配的方法将符合要求的研究对象分别分配到试验组和对照组，试验组给予干预措施，对照组给予安慰剂或其他已知效应的措施，在一致条件下，同步观察两组的试验效应，通过客观的效应指标对结果进行测量和评价。通过随机化分组可以将混杂变量的影响最小化，所得到的证据等级较高，但通常只能关注一个具体的研究问题，且研究对象有严格的纳入标准和排除标准，因此研究结论仅适用于此类人群，不能盲目推广至其他人群。

四、急诊临床研究的设计和实施

从上述我们可以看到，不同的研究类型有自己的适用范畴和优缺点，对于同一科学问题，可以选择不同的研究类型，但不同研究类型的研究目的和研究侧重点是不同的，因此我们应该根据研究的具体情况选择研究类型，这对于获得高质量研究证据和规范研究结果尤为重要。如表 11-1 所示，病因研究可以采用随机对照试验、前瞻性队列研究、病例对照研究；临床疗效评估可以采用随机对照试验、自身前后对照、交叉研究；队列研究可以评估预后和自然病程；描述疾病在人群中的分布可以采用横断面研究。

仍然以心肺复苏领域的科学问题为例，前面提到的目标温度管理是目前唯一被指南推荐用于心脏骤停患者复苏后脑保护的措施，但是目标温度管理仍然存在很多问题需要进一步研究解决。例如，指南中提到目标温度管理至少持续 24 小时以上，那到底多长时间最佳，需要进行临床随机对照试验，可将患者随机分为目标温度持续 12 小时、24 小时、48 小时、72 小时组等，观察不同组别神经功能的差异，得出结论。目前，我国心脏骤停患者的生存率与发达国家相比仍然有较大差距，要进一步了解我国心脏骤停患者生存率低下的原因，需要进行横断面研究了解心脏骤停救治各个环节，找出问题，提出解决方案。在最新的心肺复苏指南中，心脏骤停救治生存链增加了康复环节，但是康复对心脏骤停患者的生活能力、智力水平以及情绪状态会产生何种影响，何种康复方式效果最佳，均不明确，需要建立心脏骤停幸存者队列，观察幸存者的自然病程以及康复的作用，需要进行队列研究。

不同于基础研究，临床研究往往难度较大，如何确保研究项目在规定的时间内完成是每一位研究者必须要考虑的问题。因此，在研究开始前应该制订具体、全面而合理的实施计划，预估可能出现的风险，准备好应对措施。满足伦理及相关法规的要求是开展临床研究的必要条件，理论上所有的临床研究在实施前必须通过伦理委员会的批准，研究方案有任何变动均应再次报批伦理审核通过。在研究实施过程中，必须做好数据和样本的全程管理，保证数据真实、可靠，对样本采集、运输、存储及分析的全过程制订标准的操作规程，确保获得高质量样本，保障分析结果可靠。

除此之外，急诊科开展临床研究有自己的特殊性，急危重症患者来诊时间不固定，随时可能会有合适的患者入组；急诊患者病情危重，获取知情同意书的时间较短；在疾病的急性期需要密集收集相关数据，加之急诊工作繁忙，给急诊科的临床研究工作带来很多困难和挑战。在这种情况下，科研团队的优势凸显。成功的临床研究团队构建，应注意以下几个要点：明确的研究方向、杰出的领军人才、合理的成员构成。以北京大学第三医院为例，自 2021 年开始实行亚专业管理，分为心肺复苏、中毒、感染与危重症超声、心脏与大血管、消化与营养 5 个亚专业组，由竞聘上岗的方式选拔组长，与组员构建专业团队，制订专业组的研究方向，结合组员基础和个人兴趣制订进一步细化的个人研究方向，极大地促进了急诊科在科研领域的纵向深入发展，同时极大地解决了急诊临床研究的困难，不同的时间段均有专业组成员覆盖，可以随时入组患者，不同成员之间可以相互帮扶，弥补急诊科工作负担过重没有时间进行临床研究的缺陷，保障急诊研究能够顺利实施。

表 11-1　不同研究目的采用的设计方案

目的	设计方案
病因研究	随机对照试验、前瞻性队列研究、病例对照研究
临床疗效评估	随机对照试验、自身前后对照、交叉研究
诊断试验评估	与标准诊断相对照
预后和自然病程评估	队列研究
疾病在人群中的分布	横断面研究
特殊病例描述	个案报道、病例分析

知识拓展

急诊科开展临床研究中常见的伦理学问题

开展临床研究均涉及伦理问题，医学伦理学是用伦理学理论来探讨和解决现代医疗卫生工作中医患关系行为的学科，研究中必须充分考虑到医患双方的利益和负担分配是否公正的问题，医学伦理学的重中之重是保证患者的生命权、健康权、身体权、隐私权、知情同意权等。在急诊开展临床研究常见的伦理问题如下。

1. 临床研究方案设计中的伦理问题　医学伦理的核心是患者利益第一原则，急诊科医生有义务让患者尽可能避免疼痛与痛苦、损害与残疾，甚至死亡，使患者在生理上和心理上受益。急诊临床研究方案要合理、可行，内容包括入选及排除标准、干预方案设计、安全性监测指标、终止研究条件，必须确保受试者获益大于风险。

2．急诊临床研究中的知情同意　知情同意是一切涉及人体研究的伦理学基础，目的是确保受试者真正愿意参与研究。在知情同意实施过程中，要充分考虑到受试者或监护人的理解、认知能力，同时要兼顾受试者或监护人在急症情况下焦虑的情绪，内容要言简意赅、条目清晰，语言通俗易懂，尽量少用专业术语，确保受试者或者监护人签署知情同意书是在充分理解、无误导的情况下自愿做出的决定。但是对急症患者开展研究也有很大的特殊性，例如，对于心脏骤停的患者抢救需要争分夺秒，对此类患者在抢救期间进行干预性临床研究，可以实施知情同意豁免，但需要非常谨慎，仅在如果获得知情同意之前不接受治疗会导致死亡或严重损伤时适用，而且一旦时间允许，应补充知情同意，且应通过伦理委员会的批准。另外，急诊实施临床研究时还有一种情况比较常见，研究对象可能会纳入无行为能力的人群，此时其监护人应该被要求给予其参加研究的许可，但是监护人除了交通费用和有关开支外不应得到其他补偿，避免受试者被其监护人为经济获利而利用。

综合思考题

第十一章
综合思考题解析

1．临床研究如何分类？

2．病例对照研究和队列研究的区别是什么？

参考文献

[1] 赵励彦．生物医学研究的知情同意过程及知情同意豁免．医学与哲学，2017，38（5）：27-29．

[2] 任佩娟，王晨，郭伟，等．急诊科开展临床科研需注意的伦理学问题．中华急诊医学杂志，2015，24（6）：591-593．

[3] 徐徕，肖毅．如何开展高质量临床研究．中华胃肠外科杂志，2017（7）：763-765．

[4] 沈力，于祥田，胡承．临床研究常用的设计类型：以糖尿病研究为例．中华糖尿病杂志，2021（2）：191-195．

（杜兰芳）

第二篇　常见急重症篇

第十二章

急性胸痛

◎ 学习目标 ....▶

基本目标

1. 掌握胸痛急诊管理的三个层面：①识别危及生命的急危重症与评估病情的严重程度；②诊断与鉴别诊断；③对因或对症处理。
2. 掌握 ACS 的基本概念、病因；临床特征；诊断、心功能评估及治疗原则。
3. 熟悉 ACS 的危险因素；首次医疗接触的概念；ACS 缺血风险评估；非 ST 段抬高 ACS 的危险分层；静脉溶栓治疗的适应证、主要不良反应与禁忌证；急性右心室梗死的临床特征与处理。
4. 能区分主动脉夹层的分型和分期。
5. 熟练掌握主动脉夹层的典型和非典型表现。
6. 熟练掌握主动脉夹层的血压、心率控制目标。

发展目标

1. 熟悉并运用 HEART 积分对疑似 ACS 的急性胸痛进行早期诊断筛查和危险分层。
2. 对 ECG 与生物学标志物早期、全面评价。
3. 科学、客观认知静脉溶栓与 PCI 治疗间的有机联系。
4. 知晓 hs-cTn 在 ACS 临床应用中的价值。
5. 了解新型生物学标志物，如 copeptin、sST2 等的临床应用价值与前景。
6. 了解 TTE 下主动脉夹层的表现。
7. 综合灵活运用主动脉夹层的急诊管理策略。

....

第一节　胸痛的急诊诊治

一、概述

胸痛（chest pain）一般是指非创伤性胸部疼痛或其他不适的感觉，其部位前位于鼻基底和脐之间，后位于枕骨和第 12 胸椎椎体之间。急性胸痛多指发病 24 小时内的胸痛，是急诊患者最常见的症状之一，约占急诊就诊患者的 5%～10%。胸痛在老年人群中高发，其中又以男性为多。

二、病因

胸痛原因众多（表 12-1），临床差异性大，可见于一般的器质性病变，如带状疱疹、肺炎、胸膜炎、肥厚型心肌病、消化性溃疡等；亦见于功能性疾病，如心血管神经症；但更重要的是具有高致死风险的急危重症，如急性冠脉综合征（acute coronary syndrome，ACS）、急性肺栓塞（acute pulmonary embolism，APE）、气胸（张力性）、主动脉夹层等。有文献报告，> 60 岁的急性胸痛患者，50% 以上是心源性的。

表 12-1 胸痛较常见的原因

原因	举例
胸壁疾病	带状疱疹、肋间神经炎、肋软骨炎、多发性骨髓瘤等
胸、肺疾病	PTE、气胸、肺炎、胸膜炎、肺癌等
心血管疾病	ACS、主动脉夹层、心包炎、肥厚型心肌病、应激性心肌病等
纵隔疾病	纵隔炎、纵隔脓肿、纵隔肿瘤等
上消化道疾病	消化性溃疡、食道撕裂、食道裂孔疝、食道癌等
其他	神经症（紧张综合征）、高通气综合征等

三、评估与诊断

急性胸痛的临床管理主要包括三个层面：①识别危及生命的急危重症与评估病情的严重程度；②诊断与鉴别诊断；③对因或对症处理。

（一）识别危及生命的急危重症与评估病情的严重程度

不同原因的胸痛预后差异较大，其中急性心肌梗死（acute myocardial infarction，AMI）、主动脉夹层、急性肺栓塞、张力性气胸、Boerhaave 综合征（较罕见）属危及生命的急危重症，要在尽量短的时间内准确识别出并采取针对性的治疗。

若一时难以确定病因，准确评估与把握病情的危急和严重程度就成了主要问题。一般而言，凡患者伴随出现苍白、大汗、明显呼吸困难、血氧饱和度降低、发绀、颈静脉充盈或怒张、气管偏移、呼吸音改变、严重心律失常、血压下降，甚至休克征象等，无论病因如何均视为急危重状态。此外，NEWS 评分 ≥ 7 分属高危，评分 ≥ 12 分属极高危。对此危急状态，应及时行重症监护治疗，包括多功能心电监测、吸氧（低氧时）、开放静脉通路，进行紧急的或必要的"救命"治疗等措施。

（二）诊断与鉴别诊断

详尽了解病史、全面而有重点的体格检查、基本或必要的辅助检查对于诊断及鉴别诊断十分重要。

1. 病史询问 包括疼痛的部位及有无放射痛、疼痛的性质与时限、诱发与缓解因素、有无伴随症状及其程度。询问病史不仅有助于临床诊断及鉴别诊断，也对评价病情严重程度有益。凡胸痛放射到颈部、下颌、肩 / 背部、左臂尺侧，务必警惕 ACS、心包炎、主动脉夹层的可能；撕裂样剧痛且疼痛迅速达到极点者应警惕主动脉夹层；心肌缺血性胸痛往往为劳力或情绪激动诱发，休息或含服硝酸甘油缓解；胸痛持续 30 分钟以上或数小时者多为 AMI、心包炎、主动脉夹层、带状疱疹、肌肉 / 骨骼痛等情况。伴苍白、大汗、血压下降或休克，见于 AMI、主动脉夹层、PTE、张力性气胸；伴咯血见于 PTE、支气管肺癌；伴发热见于肺炎、胸膜炎、心包炎；伴呼吸困难提示病变累及范围较大，如 AMI、PTE、肺炎、气胸或纵隔气肿。

除上述外，在鉴别胸痛原因方面，还应考虑几个致命性疾病的相关高危因素，如与 ACS 相关的年龄、性别、早发冠心病家族史、高血压、高脂血症、糖尿病、吸烟、肥胖等；与老年人主动脉夹层相关的高血压；与 PTE 相关的长期卧床、长途旅行、创伤 / 骨折、外科手术、既往静脉血栓栓塞史及肿瘤等病史。

2. 体征　血压、脉搏、呼吸等生命体征稳定与否直接提示危重状态；皮肤湿冷提示组织低灌注，可能与 AMI、主动脉夹层、张力性气胸等有关；颈静脉怒张见于 PTE、心包积液；气管偏移、一侧胸廓饱满，叩诊过清音或鼓音，听诊呼吸音减弱或消失见于气胸，张力性气胸可伴低血压；下肢单侧肿胀多见于深静脉血栓形成（deep venous thrombosis，DVT），须警惕 PTE 的可能性；四肢脉搏或双上肢血压不对称见于主动脉夹层等；胸膜摩擦音可见于胸膜炎、PTE、肺及胸膜肿瘤、心肌梗死后综合征等；新发心脏杂音多见于 AMI 机械并发症（乳头肌断裂或功能不全或室间隔穿孔）、主动脉夹层、感染性心内膜炎等。

3. 辅助检查

（1）心电图（ECG）：ST-T 异常与病理性 Q 波可能发现心肌缺血与心肌损伤或坏死，也可直接检出各种心律失常等。对于疑似 ACS 患者，应在患者首次医疗接触（first medical contact，FMC）后 10 分钟内检查标准 12 导联甚或 18 导联心电图。应当注意：① 30% 的 AMI ［尤其无 Q 波型急性心肌梗死（non-Q-wave acute myocardial infarction，NQMI）］缺乏 ECG 特异改变，1/5 ~ 1/3 的胸痛患者首次心电图表现正常，而这些患者中 5% ~ 40% 存在心肌梗死，故而强调动态观察的意义，以发现有价值的变化；② $S_IQ_{III}T_{III}$ 对于急性 PTE 的诊断意义呈"双刃剑"，须谨慎评价。

（2）心肌损伤生物学标志物：目前临床常用肌酸激酶同工酶（CK-MB）、肌钙蛋白 I 或 T（cTnI/T）。其意义与应用如下。① ACS 早期诊断：有 ACS 相关症状的患者都应检测 cTnI/T 用于心肌梗死诊断［最好是高敏肌钙蛋白（hs-cTn）］，争取能在 60 分钟内得到结果；有条件者可行床旁即时检测（point-of-care testing，POCT）。②评价早期溶栓治疗效果：溶栓治疗时若 CK-MB 峰前移，提示再灌注。③在 AMI 早期 cTnI/T 水平增高阶段，CK-MB 是评价有无再梗死的标志物。此外，cTnI/T 还用于急性肺栓塞危险分层。

（3）D- 二聚体（D-dimer）：是交联纤维蛋白被纤溶酶降解的产物，机体血管内有活化的血栓形成及纤维蛋白溶解时，D-dimer 升高，现已成为肺血栓栓塞等的基本筛查指标。D-dimer ＜ 0.5 mg/L 用于排除急性肺血栓栓塞的阴性诊断价值非常突出，不仅如此，D-dimer ＜ 0.5 mg/L 对于除外主动脉夹层也有很高的敏感性和阴性预测值。

（4）X 线检查：胸部 X 线平片可直观发现气胸、胸腔积液、肺炎、肺动脉高压等多种病变，对于肺血栓栓塞有一定提示性意义。

增强 CT 不仅能显示以上病症更详尽的影像学证据，更是诊断主动脉夹层与肺动脉栓塞的首选检查。

（5）动脉血气分析：对于辅助诊断 PTE 有帮助，更能通过检出低氧血症、呼吸衰竭等评估危重状态。

（6）血常规、尿常规、粪便潜血，以及凝血状态、肝肾功能等，可以综合评价患者的病情与器官功能状态。

（7）超声：不仅对检出 PTE、主动脉夹层、气胸等有重要价值，而且能对心脏结构、运动、功能进行全面评价。当超声发现下肢静脉血栓形成，并可见右心室扩大、肺动脉高压等征象时需要考虑肺血栓栓塞的可能。

（8）其他：必要时根据病情选择 MRI、冠状动脉造影等检查。

（三）对因或对症处理

胸痛只是一个症状，急诊处理主要以上述的评估与诊断以及对因治疗为主，对症为辅。其中

ACS、主动脉夹层、PTE、张力性气胸等的处理分别见相关章节。自发性食管破裂（Boerhaave 综合征）罕见（发病率约为 1/6000），是指用力呕吐后出现的自发性食管破裂（食管溃疡透壁性穿孔），最常见于 50 ~ 70 岁的男性，典型表现是 Mackler 三联征：胸痛、呕吐、皮下气肿。危及生命，死亡率高，须紧急外科处置。

知识拓展

HEART 积分

HEART 积分是近年对疑似 ACS 的急性胸痛进行早期诊断筛查和危险分层的量化方法，该评分包括 5 个变量，分别是胸痛病史（history）、心电图表现（electrocardiograph）、年龄（age）、心血管疾病危险因素（risk factors）和心肌肌钙蛋白（troponin），每一变量都分为 3 个等级，每个等级再分别赋值 0 分、1 分和 2 分，详见表 12-2。2008 年，Six AJ 等学者在《Netherlands Heart Journal》发表文章，首次报告了在疑似 ACS 胸痛患者中应用 HEART 积分辅助诊断和评估主要不良心血管事件（major adverse cardiovascular events，MACE）危险的价值。随后，作者等又报告了荷兰 4 所医院资料完整的 880 例急性胸痛患者随访 6 周的回顾性研究，结果显示，HEART 积分在 0 ~ 3 分（低危组），发生 MACE 者仅为 0.99%；积分 4 ~ 6 分（中危组），发生 MACE 为 11.6%；当 HEART 积分为 7 ~ 10 分时，发生 MACE 者达 65.2%。近来的一些研究结果也认为，HEART 积分既能发现 ACS 高风险患者以利于得到及时介入治疗，也能识别胸痛低风险患者让其早期安全离院，而对于中风险者，当需留院密切观察患者的症状、心电图、肌钙蛋白等变化时，应酌情处理。

表 12-2 HEART 风险积分

项目	等级分类	评分
胸痛病史	轻度或不怀疑缺血性胸痛	0
	中度怀疑缺血性胸痛	1
	高度怀疑缺血性胸痛	2
心电图表现	正常	0
	非特异性复极异常	1
	显著 ST 段压低	2
年龄	< 45 岁	0
	45 ~ 64 岁	1
	≥ 65 岁	2
心血管疾病危险因素	没有已知的危险因素 [a]	0
	1 或 2 个危险因素	1
	≥ 3 个危险因素或动脉粥样硬化性疾病 [b]	2
心肌肌钙蛋白	≤ 正常上限	0
	1 ~ 3 倍正常上限	1
	≥ 3 倍正常上限	2
评分范围		0 ~ 10

a（危险因素）：高血压、高胆固醇血症、糖尿病、冠状动脉性疾病家族史、吸烟（近 1 月）或肥胖（体重指数 ≥ 30 kg/m^2）。
b（动脉粥样硬化性疾病）：心肌梗死、冠状动脉介入、冠状动脉旁路移植术、颈动脉血运重建、缺血性卒中、外周动脉疾病或颈动脉疾病。

（张新超）

第二节 急性冠脉综合征

一、概述

急性冠脉综合征（ACS）是由于冠状动脉粥样硬化斑块破裂继发新鲜血栓形成，或血管痉挛造成冠脉不同程度的狭窄或闭塞引起的急性心肌缺血事件，根据心电图变化，分为急性 ST 段抬高心肌梗死（ST-elevation myocardial infarction，STEMI）、非 ST 段抬高心肌梗死（non-ST-elevation myocardial infarction，NSTEMI）和不稳定型心绞痛（unstable angina pectoris，UAP），后二者也可统称为非 ST 段抬高 ACS（NSTE-ACS）。

ACS 无论在发达国家还是发展中国家都有较高的发病率，并且是导致死亡的重要原因之一。据《中国心血管病报告（2018）》，中国城市和农村居民冠心病患病率和死亡率继续保持上升趋势，农村地区冠心病死亡率上升趋势明显，男性冠心病死亡率高于女性。2013 年农村地区急性心肌梗死（AMI）死亡率为 66.62/10 万，城市地区为 51.45/10 万；2016 年 AMI 死亡率农村为 74.72/10 万，城市为 58.69/10 万。

虽然冠心病的发病年龄有所提前，40 岁年龄组的 ACS 已不少见，但总体上仍以老年人为主。据估计，60%～65% 的心肌梗死患者 ≥ 65 岁，33% 的心肌梗死患者 ≥ 75 岁。TIMI- Ⅲ 注册研究提示，ACS 的 1/4 患者是 75 岁以上老年人。此外，多达 80% 的心肌梗死相关性死亡发生于 65 岁及以上的患者。

二、病因与危险因素

绝大多数 ACS 是冠状动脉粥样硬化斑块不稳定或破裂的结果，极少数 ACS 为非动脉粥样硬化性疾病所致（如外伤、夹层、血栓栓塞或心脏介入治疗并发症）。

1. 主要危险因素 ①年龄、性别：本病多见于 50 岁以上的中、老年人，但近年来发病年龄有年轻化趋势；与男性相比，女性发病率较低，但在更年期后发病率增加。②血脂异常：总胆固醇（TC）、三酰甘油（TG）、低密度脂蛋白（LDL）或极低密度脂蛋白（VLDL）增高，高密度脂蛋白（HDL）减低、载脂蛋白 A（ApoA）降低都被认为是危险因素；脂蛋白（a）[Lp（a）] 增高也可能是独立的危险因素。③高血压：60%～70% 的冠状动脉粥样硬化患者有高血压，高血压患者患本病较血压正常者高 3～4 倍，且病死率也增加。④吸烟：吸烟者本病的发病率和病死率增高 2～6 倍，且与每日吸烟的支数呈正比。⑤糖尿病（diabetes mellitus，DM）和糖耐量异常：糖尿病患者中不仅本病发病率较非糖尿病者高出数倍，且病变进展迅速。

2. 其他危险因素 ①肥胖；②从事体力活动少，脑力活动紧张，经常有工作紧迫感；③西方的饮食方式：常进较高热量，含较多动物性脂肪、胆固醇、糖和盐的食物；④早发冠心病家族史（年龄 < 50 岁时患病），其近亲患病的机会可 5 倍于无此遗传背景的家族；⑤性情急躁、好胜心和竞争性强、不善于劳逸结合的 A 型性格；⑥血液中同型半胱氨酸增高等。

三、临床表现

ACS 的临床特征主要是由于急性心肌缺血而出现的胸痛及类同症状、心电图改变及衍变、心肌损伤标志物动态变化。

（一）症状

胸痛是 ACS 患者最常见的临床表现，但近 40% 的老年 ACS 患者缺乏胸痛，年龄 ≥ 85 岁的心肌梗死患者中只有半数有胸痛，而可能更多表现为胸闷或气促，或疲乏、无力、全身不适、心悸、出汗，或跌倒、晕厥等类同症状，尤其多见于老年女性和有糖尿病的患者，临床上易被忽视或漏诊，但如果同时出现右心室梗死或原有血容量不足，则胸闷、气促都可能缺乏。有时可能表现为上腹痛、腹胀等，也可以表现为背痛、肩部和左上肢痛等，少数还可表现为牙痛、下颌酸胀疼痛等。由于诊断和起始治疗的延迟，ACS 患者的不典型表现成为住院死亡风险增高约 3 倍的预测因子。

其他以急性左心衰竭、休克、意识障碍为首发或主要表现，虽相对较少，但这些情况多提示 AMI，且病变范围较广泛，病情严重。

（二）心电图（ECG）

1．心电图对于 STEMI 的诊断有特殊价值。①至少两个相邻导联 J 点后新出现 ST 段弓背向上抬高 [$V_2 \sim V_3$ 导联 ≥ 0.25 mV（＜40 岁男性）、≥ 0.2 mV（≥ 40 岁男性）或 ≥ 0.15 mV（女性），其他相邻胸导或肢体导联 ≥ 0.1 mV]，伴或不伴病理性 Q 波、R 波减低；②新出现的完全左束支传导阻滞（有文献报告，85 岁以上老年 STEMI 患者有 34% 表现左束支传导阻滞，而 65 岁以下 STEMI 患者只有 5% 表现左束支传导阻滞）；③超急性期 T 波改变。当原有左束支传导阻滞患者发生前壁心肌梗死时，心电图诊断困难，须结合临床情况仔细判断。

2．UA 发作时，只有 40% ~ 80% 的患者出现心电图改变，绝大多数表现为一过性的 ST 段抬高或压低，以及 T 波的改变（低平、倒置等），少数患者发作时原倒置 T 波呈"伪正常化"。

3．ST-T 动态变化是 NSTEMI 最有诊断价值的心电图表现，可以与 UA 心电图的改变类同，因此单纯依靠心电图的改变有时不能鉴别两者。

心肌损伤标志物升高是区分 NSTEMI 与 UA 的关键。

4．急性右室梗死的心电图表现为 $V_{3R} \sim V_{5R}$ ST 段抬高 ＞ 1 mV，V_{4R} ST 段抬高 ＞ V_{3R}。但需要注意的是，ST 段抬高的持续时间短暂，近半数患者在 10 小时内恢复正常，大部分患者 3 天内右胸导联 ST 段抬高消失。

5．迅速评价初始标准 12 导联甚至 18 导联心电图。①入院时心电图检查新出现 Q 波的胸痛患者大约 90% 为 AMI。② ST 段抬高诊断 AMI 的敏感性（46%）较低而特异性（91%）高，在胸痛症状出现后数分钟内即可出现，新出现的 ST 段抬高可使 80% ~ 90% 的 AMI 患者得到诊断。③心肌缺血可表现为 ST 段压低，但其对 AMI 确诊作用较差，大约 50% 的类似心电图表现者为 AMI。对称性 T 波倒置是一种非特异性的心电图表现，引起这种心电图改变的原因包括心肌缺血、心包炎以及肺栓塞等，大约 1/3 的伴有这种心电图改变的胸痛患者是 AMI。④老年患者易受合并电解质紊乱尤其是血钾、血钙水平异常的影响，常导致心电图 ST-T 改变，也应注意鉴别。

（三）心肌损伤标志物

目前，临床常用的反映心肌损伤的标志物主要有心肌肌钙蛋白 I 或 T（TnI/T），特别是高敏肌钙蛋白 I 或 T（hs-TnI/T）、肌酸激酶同工酶（CK-MB），其中，TnI/T 由于其心肌特异性高、对损伤反应的敏感性好，以及其血液中浓度与坏死心肌范围有良好关联等特点，属于理想的标志物。TnI/T 特别是 hs-cTn 用于 AMI 诊断，CK-MB 质量检测可评价溶栓治疗效果，以及在发病早期 TnI/T 水平增高阶段评价有无再梗死或梗死病灶扩大。

1．心肌肌钙蛋白（cTn） TnI/T 对心肌损伤的反应有很高的敏感性，在 AMI 发病 2 ~ 4 小时即释放入血，10 ~ 24 小时达峰，其血液中浓度与坏死心肌范围有良好关联。TnI/T 由于在血液中存留时间较长（1 ~ 2 周），不能用于诊断早期再梗死，对于评估再灌注治疗效果也不理想。

hs-cTn 是指能够在 50% 以上的表观健康人群（男性与女性各 50%）中检测到 cTn，参考范围上限第 99 百分位值的检测不精密度（以 CV 表示）应 ≤ 10%，其对于发病早期的 AMI 诊断具有更好的准确性。一项多中心、前瞻性研究纳入 718 例因胸痛疑似 AMI 患者，在急诊就诊时和到医院 1、2、3、6 小时，分别查验标准 TnT 和 hs-TnT，结果提示，二者诊断 AMI 的 ROC 曲线下面积（AUC）分别为 0.90 和 0.96，采用 hs-TnT 的诊断效能较标准 TnT 提高了 6.6%；但若选取其中发病时间在 3 小时之内的 222 例患者，hs-TnT 诊断早期 AMI 的价值更为突显，较之标准 TnT

提高诊断效能 21%。临床上，如果急诊首次 hs-TnI/T 检测结果未见增高（阴性），应间隔 1～2 小时再次采血检测，并与首次结果比较，若结果增高超过 30%，应考虑急性心肌损伤的诊断；若初始两次检测结果仍不能明确诊断而临床提示 ACS 可能，则在 3～6 小时后重复检查。如果症状出现后 6～9 小时依然没有 hs-TnI/T 的升高，则基本不考虑 AMI。2020 ESC NSTE-ACS 管理指南更新推荐使用 hs-cTn 作为 AMI 早期诊断的标志物。应当注意的是，临床上引起 hs-cTn 升高的原因不少，急性心力衰竭、肺栓塞、脓毒症、甲亢等都可以直接或间接影响心肌而导致 hs-cTn 升高，因此需要考虑或排除引起 hs-cTn 升高的众多原因。

2．CK-MB　98%～99% 存在于心肌，AMI 后 4～6 小时升高，18～24 小时达峰，持续 48～72 小时。诊断 AMI 的敏感性在 4～6 小时约 90%，特异性 95%。溶栓治疗时若 CK-MB 峰前移，则标志再灌注。在 AMI 早期 TnI/T 升高阶段，CK-MB 对于判断再梗死有益。

3．意义评价　临床上约有 25% 的 AMI 患者发病早期没有典型的临床症状，约 30% 的 AMI 患者缺乏心电图的特异改变，这在老年 ACS 患者更为突出；1/5～1/3 的急性胸痛患者心电图表现正常，而这些患者中 5%～40% 的患者可能存在心肌梗死。因此，反映急性心肌损伤的生物学标志物的检测，尤其是即时检测（POCT）应用在诊断 AMI 时尤为重要。

四、诊断与评估

事实上绝对无症状的心肌缺血是罕见的，应注意无法用其他原因解释的全身不适、乏力、气促、头晕以及上腹痛、腹胀等症状。

疑似 ACS 患者应在首次医疗接触后 10 分钟内行心电图检查，单次心电图对 NSTE-ACS 的诊断价值有限，其中 80 岁以上老年患者有近半数的心电图是不具有诊断意义的，因此强调宜连续、动态的监测。

心肌损伤标志物对于诊断 AMI 的作用是基础性的，疑似 ACS 患者应尽快完成检查。AMI 全球联合工作组将 AMI 重新定义为，心肌损伤标志物如肌钙蛋白（TnI/T）增高，同时伴有以下几种情况之一，就考虑诊断 AMI：临床缺血性胸痛症状；心电图出现病理性 Q 波或有缺血改变（ST 段抬高或压低）；冠脉造影发现异常；超声心动图显示节段性心肌运动障碍等。

孤立的右心室梗死罕见，尸检发生率仅 1%～3%，但左心室下壁和（或）后壁梗死伴右心室梗死者达 40%。若下、后壁心肌梗死出现右心衰竭而无明显肺淤血或肺水肿表现，则应疑及右心室梗死。

在基本 ACS 或 AMI 诊断的基础上，同时联合检测心脏钠尿肽与 D- 二聚体，以及常规检查血常规、血糖、血脂、肝肾功能与电解质、胸部 X 线、超声心动图检查等，对患者的心功能、近期缺血风险以及实施再灌注治疗可能面临的出血风险等进行全面评价，同时有益于除外急性主动脉夹层、肺血栓栓塞、气胸等急重症。在有条件的医院，高速度的 CT 增强扫描可以快速识别主动脉夹层和肺动脉栓塞。

（一）ACS 患者的心功能评价

老年心肌梗死患者更可能发生心力衰竭，心肌梗死相关心力衰竭的风险在各连续的年龄组中进行性增加，在 65～69 岁患者中为 36%，在 85 岁及以上的患者中增至 65%。

1．AMI 的心功能评价　一般采用 Killip 分级。

2．钠尿肽　血浆 B 型钠尿肽（B-type natriuretic polypeptide，BNP）或 N- 末端钠尿肽前体（N-terminal pro-brain natriuretic peptide，NT-proBNP）水平能够很敏感地反映血流动力学变化，在心力衰竭与非心源性呼吸困难的诊断与鉴别诊断中的作用日益突出，具有卓越的应用价值。需要强调的是，虽然 BNP 或 NT-proBNP 检测是诊断心力衰竭的重要依据之一，但 BNP 或 NT-proBNP 增高不等于都是心力衰竭，年龄、体重指数、肾功能等都是影响 BNP 或 NT-proBNP 水平的重要因素。BNP 或 NT-proBNP 有助于心力衰竭严重程度的评估，尤其是连续动态的观察对于个体的病情判断有很大帮助。BNP 或 NT-proBNP 还用于近期预后的评估，一个研究报告了 144 例急性心力衰竭患者住院期间连续查验 TnI 和 BNP 等，并随访到出院后 90 天的全因死亡率和心力衰竭相关的再住院率，结果显示，TnI 升高与增加的死亡率和再住院率明显关联；与低的 TnI 和低的 BNP 患者相比，高的 TnI 和高的 BNP、高的 TnI 和低的 BNP 以及低的 TnI 和高的 BNP 患者的死亡率和再住院率明显增高。

（二）缺血风险评估

1. NSTE-ACS 评估　与 STEMI 相比，NSTEMI 梗死相关血管完全闭塞的发生率较低（20%～40%），但多支病变和陈旧性心梗发生率多见。在临床病史方面，糖尿病、高血压、心力衰竭和外周血管疾病在 NSTEMI 患者中更为常见。

GRACE 评分系统（表 12-3）可以预测 NSTE-ACS 患者院内与 6 个月病死率（表 12-4），是近年来临床上早期危险分层最常用的工具。该危险评分的内容主要包括年龄、心率、收缩压、血肌酐、心功能 Killip 分级、是否有已知心脏事件、心肌损伤标志物、ST 段改变 8 项。若 GRACE 评分 ≥ 140，应尽快在 24 小时内行急诊冠状动脉造影检查。

表 12-3　NSTE-ACS 患者的 GRACE 积分

年龄（岁）	得分	心率（次/分）	得分	收缩压（mmHg）	得分	血肌酐（mg/dl）	得分	Killip 分级	得分	危险因素	得分
< 30	0	< 50	0	< 80	58	0～0.39	1	Ⅰ	0	入院时心脏骤停	39
30～39	8	50～69	3	80～99	53	0.4～0.79	4	Ⅱ	20	心电图 ST 段改变	28
40～49	25	70～89	9	100～119	43	0.8～1.19	7	Ⅲ	39	心肌坏死标志物升高	14
50～59	41	90～109	15	120～139	34	1.2～1.59	10	Ⅳ	59		
60～69	58	110～149	24	140～159	13	1.6～1.99	13				
70～79	75	150～199	38	160～199	10	2.0～3.99	21				
80～89	91	≥ 200	46	≥ 200	0	≥ 4	28				

表 12-4　根据 GRACE 积分评估 NSTE-ACS 患者住院期间和 6 个月死亡风险

风险分类	住院期间		出院至 6 个月	
	GRACE 积分	病死率（%）	GRACE 积分	病死率（%）
低	≤ 108	< 1	≤ 88	< 3
中	109～140	1～3	89～118	3～8
高	> 140	> 8	> 118	> 8

TIMI 危险积分是临床上另一较常用的评分方法，主要包括 7 项指标：年龄超过 65 岁、≥ 3 项冠心病危险因素（家族史、高血压、糖尿病、高脂血症以及吸烟）、既往冠状动脉狭窄超过 50%、ST 段改变（抬高 ≥ 0.5 mV）、严重心绞痛症状（24 小时内发作 > 2 次）、过去 7 天内应用阿司匹林以及心肌损伤标志物升高。每一项积 1 分，积分 0～1 的患者 14 天三重终点（死亡、再发非致命性心肌梗死或需要急诊血运重建的再发心绞痛）发生率为 4.7%，而最高风险者（积分 6～7 分）14 天三重终点发生率则高达 40.9%。NSTE-ACS 的 TIMI 危险积分能较好地预测患者 14 天内严重心脏事件发生的危险性，且 TIMI 危险积分与冠状动脉狭窄程度、病变范围和病变性质均呈良好的相关性，可协助临床医生进行治疗决策；其缺点是没有定量每项指标的权重程度，且未包括心力衰竭程度和血流动力学改变等因素（如血压和心率等）。

2. STEMI 的危险评估　同样是一个连续不断的过程，应在整个住院期间反复进行，出院时也需再次评估。高龄、女性、Killip Ⅱ~Ⅳ级、既往心肌梗死史、心房颤动、前壁心肌梗死、肺部啰音、收缩压 < 100 mmHg、心率 > 100 次 / 分、再灌注时间延迟、糖尿病、血肌酐（Cr）明显升高、BNP 或 NT-proBNP 明显升高等是 STEMI 患者死亡风险增加的独立危险因素。

此外，溶栓治疗失败、伴有右心室梗死和血流动力学异常的下壁 STEMI 患者病死率增高。合并机械性并发症的 STEMI 患者死亡风险增大。

（三）出血风险评估

对于接受再灌注治疗的 ACS 患者，CRUSADE 评分（表 12-5）对严重出血风险具有合理的预测价值（表 12-6）。CRUSADE 评分考虑基线患者特征（女性、糖尿病史、周围血管疾病史或卒中）、入院时的临床参数（心率、收缩压和心力衰竭体征）和入院时实验室检查（血细胞比容、校正后的肌酐清除率），用以评估患者住院期间发生出血事件的可能性。

五、急诊管理

ACS 的快速诊断与评估可前移至院前急救体系，其治疗也应从院前开始，并与院内急诊处理保持连续性。半数死亡的 AMI 患者是死于到达医院之前，大多数是心室颤动或无脉性室速所致，且常多发生于症状出现的极早期（数分钟到 1 小时内），因此，对疑似 ACS 患者迅速进行诊断与评估、初始抢救生命与基础生命支持（早期 CPR 和早期电除颤）、及时正确转运和院内高级生命支持，能够明显改善预后（降低死亡率、减少并发症）。

（一）一般性治疗

多功能心电监护，开通静脉，低氧血症时氧疗，必要时镇静、镇痛（吗啡 3 ~ 4 mg 静脉注射，30 分钟左右可酌情重复），对症治疗等。

（二）抗血小板、抗凝治疗

抗血小板、抗凝是基本治疗。

1. 抗血小板药物　包括：环氧化酶抑制剂（阿司匹林）、P2Y$_{12}$ 受体拮抗剂（替格瑞洛、氯吡格雷等）、血小板膜糖蛋白（GP）Ⅱb/Ⅲa 受体拮抗剂（阿昔单抗、替罗非班等）。

阿司匹林可使环氧化酶活性中心的丝氨酸乙酰化而失活，减少了血小板中血栓素 A2（TXA2）的合成，从而抑制血小板的聚集和血栓形成。临床研究证实，阿司匹林可降低 NSTE-ACS 患者 25% 的总体不良事件（包括心肌梗死、卒中和死亡）发生率，并且在 65 岁以上患者表现出相似的益处。所有无阿司匹林禁忌证的患者均立即服用阿司匹林（负荷量 300 mg，继以 75 ~ 100 mg/d 长期维持）。

ACS 患者的双联抗血小板治疗是重要的，即在阿司匹林基础上联合应用一种 P2Y$_{12}$ 受体拮抗剂，除非有极高出血危险等禁忌证，一般疗程至少 12 个月，但对高龄 ACS 患者应根据临床出血风险酌情缩减疗程。一项随机、双盲、平行对照的研究（氯吡格雷预防不稳定型心绞痛再发，the cloopidogrel in unstable angina to prevent recurrent events，CURE）显示，阿司匹林联合氯吡格雷治疗 NSTE-ACS 患者，在 12 个月时主要不良事件（心血管死亡、心肌梗死、卒中、顽固性缺血等）的危险性降低了 20%。2012 年发表的 PLATO（血小板抑制和患者预后，platelet inhibition and patient outcomes）研究的亚组分析显示，在 ≥ 75 岁与 < 75 岁两个不同年龄组的 ACS 患者间，无论使用替格瑞洛或是氯吡格雷，其心血管死亡、心肌梗死、脑卒中、全因死亡率方面都无明显差异，而且没有发现在两个年龄组间其主要出血并发症的风险有所增加。

尽管双联抗血小板治疗的出血发生率总体上不高，但大多数的出血还是以老年患者为主，有研究报告，主要出血事件发生率在 65 岁以下为 0.4%，65 ~ 74 岁为 1.35%，75 岁以上为 1.9%。因此，老年 ACS 患者应用双联抗血小板治疗时，应密切临床观察。

若阿司匹林过敏（如哮喘）或应用阿司匹林后出现胃肠道出血，可以氯吡格雷或替格瑞洛单药替代。对于有消化道出血高风险的患者，也可在双联抗血小板治疗的基础上加用质子泵抑制剂。

表 12-5 CRUSADE 评分

基线血细胞比容（%）	积分	肌酐清除率（ml/min）	积分	收缩压（mmHg）	积分	性别	积分	糖尿病	积分	心率（次/分）	积分	心力衰竭体征	积分	外周血管疾病或卒中	积分
<31.0	9	≤15	39	≤90	10	男性	0	是	6	≤70	0	否	0	否	0
31.0~33.9	7	16~30	35	91~100	8	女性	8	否	0	71~80	1	是	7	是	6
34.0~36.9	3	31~60	28	101~120	5					81~90	3				
37.0~39.9	4	61~90	17	121~180	1					91~100	6				
≥40.0	0	91~120	7	181~200	3					101~110	8				
		>120	0	≥201	5					111~120	10				
										≥121	11				

表 12-6 CRUSADE 出血风险评估

风险	积分	出血发生率（%）
很低	1~20	3.1
低	21~30	5.5
中度	31~40	8.6
高	41~50	11.9
很高	51~91	19.5

接受溶栓治疗的患者，应尽早在阿司匹林基础上联用替格瑞洛或氯吡格雷。年龄＞ 75 岁者，因尚无大规模临床应用替格瑞洛的经验，宜使用氯吡格雷，且不用负荷量，75 mg/ 次，每日 1 次。

2. 抗凝药物 包括：普通肝素、低分子肝素、磺达肝癸钠、比伐芦定。

凝血酶是使纤维蛋白原转变为纤维蛋白最终形成血栓的关键环节，因此抑制凝血酶至关重要。确诊为 ACS 时，应尽快启动肠道外抗凝治疗，并与抗血小板治疗联合进行，警惕并观察出血风险。多项临床研究证实，应用低分子肝素使 NSTE-ACS 患者死亡与心肌梗死的相对危险降低 16%。

如果患者在早期（4～48 小时内）接受介入性治疗，临床建议选用普通肝素或比伐芦定。经静脉溶栓治疗的患者，应接受普通肝素或低分子肝素抗凝治疗至少 48 小时（最多 8 天或至血运重建）。如果患者拟行非介入性治疗，宜先用磺达肝癸钠或低分子肝素，其中对于出血风险高的患者，选用磺达肝癸钠。

静脉推注普通肝素（70～100 U/kg）会迅速产生抗凝效应，但个体差异较大，老年患者尤其突出，应监测活化部分凝血活酶时间（APTT），以维持在正常值的 1.5～2.0 倍，APTT 过高时出血危险增加。低分子肝素不与血浆蛋白结合，生物利用度高，皮下注射使用方便，无需实验室监测 APTT，血小板减少症发生率低。磺达肝癸钠是有效性 - 安全性综合评估最佳的凝血因子 X a 抑制剂（2.5 mg，每日 1 次，皮下注射）。

（三）再灌注治疗

再灌注治疗是关键。急性 STEMI 宜采取积极的再灌注策略，主要包括急诊介入治疗即经皮腔内冠状动脉成形术（percutaneous transluminal coronary angioplasty）或经静脉溶栓治疗；而 NSTE-ACS 的处理是根据患者病情危险分层采取适当的药物治疗或冠脉血运重建策略，其中危重患者宜早期介入治疗。2020 ESC NSTE-ACS 管理指南更新非 ST 段抬高 ACS 的危险分层由四层简化为三层。①极高危者：主要为反复顽固胸痛、血流动力学不稳定或心源性休克、机械并发症、恶性心律失常、与 ACS 相关的急性心力衰竭、de Winter 综合征样心电图表现等情况，需要立即（2 小时内）进行有创干预；②高危患者：诊断 NSTEMI 成立、新的连续的动态 ST-T 变化、无 ST 段抬高或心源性休克的心脏骤停复苏术后及 GRACE 评分＞ 140 分，建议早期（入院 24 小时内）采用有创方法诊治；③低危患者（2015 版指南的中危组 + 低危组）：推荐行无创的影像学检查，如冠脉 CTA，取消前版指南的中危组 72 小时内侵入治疗。

1. 直接 PCI 可快速有效开通梗死相关动脉，是 STEMI 急性期的首选治疗之一。

其适应证为：①如果即刻可行，且能及时进行 PCI（FMC- 球囊扩张时间＜ 90 分钟），发病 12 小时内的 STEMI（包括正后壁心肌梗死）或伴有新出现或可能新出现左束支传导阻滞的患者。②年龄＜ 75 岁，在发病 36 小时内出现休克，病变适合血管重建，并能在休克发生 18 小时内完成者，除非因为患者拒绝、有禁忌证和（或）不适合行有创治疗。③症状发作＜ 12 小时，伴有严重心功能不全和（或）肺水肿（Killip Ⅲ级）的患者。④发病在 12～24 小时内，具备以下 1 个或多个条件时也可行直接 PCI 治疗：严重心力衰竭、血流动力学或心电不稳定、持续缺血的证据。

2. 溶栓治疗 仍是 STEMI 再灌注治疗的重要手段。

溶栓治疗是通过溶解动脉或静脉中的新鲜血栓使血管再通，从而部分或完全恢复组织和器官的血流灌注，达到减轻患者症状并改善预后的目的。多项随机对照的临床研究证实，STEMI 发病 3 小时内行溶栓治疗，其疗效与直接 PCI 相当；发病 3～12 小时内溶栓治疗，其疗效可能不如直接 PCI，但仍能明显获益；发病 12～24 小时内，如果仍有持续或间断的缺血症状和持续 ST 段抬高，溶栓治疗仍然有效。

溶栓治疗具有快速、简便、经济、易操作的特点，在我国目前经济和医疗资源分布尚不均衡的条件下，特别是在不具备 PCI 条件的医院或因各种原因使 FMC 至 PCI 时间明显延迟时，对有适应证的 STEMI 患者，静脉内溶栓当是好的选择，且院前溶栓效果可能优于入院后溶栓。英国早期溶栓试验（GREAT）中，在家庭溶栓治疗比在医院早 130 分钟，死亡率下降 50%，有更高的 1 年和 5 年存活率，溶栓每延迟 1 小时，死亡率增加 20%。期望患者入院至开始溶栓治疗的时间目标即门 - 针（door to needle）时间小于 30 分钟。

（1）经静脉溶栓适应证：①一般情况下年龄小于 75 岁；② STEMI 症状出现于 12 小时内，最佳时间是 3 小时，心电图两个或两个以上相邻肢体导联 ST 段抬高 ≥ 0.1 mV 或胸前导联 ST 段抬高 ≥ 0.2 mV；③新出现或可能为新出现的左束支阻滞；④症状出现 12 ~ 24 小时，仍有持续缺血症状，心电图两个或两个以上相邻肢体导联 ST 段抬高 ≥ 0.1 mV 或胸前导联 ST 段抬高 ≥ 0.2 mV。

（2）溶栓治疗的主要并发症与禁忌证：主要并发症是出血，尤其应警惕颅内出血（0.9% ~ 1.0%）及消化道出血，予以相应处理。

静脉溶栓的禁忌证见表 12-7。

表 12-7　静脉溶栓禁忌证

绝对禁忌证	相对禁忌证
既往颅内出血史或未知部位的脑卒中史	近 6 个月内发生短暂性脑缺血发作
近 6 个月内有缺血性脑卒中发作	口服抗凝药治疗中
中枢神经系统损伤、神经系统肿瘤或动静脉畸形	妊娠或产后 1 周
近 2 个月出现过重大创伤、外科手术或头部损伤	难治性高血压 [收缩压 > 180 mmHg 和（或）舒张压 > 110 mmHg]
近 1 个月内有胃肠道出血	晚期肝病
已知原因的出血性疾病（月经除外）	感染性心内膜炎
明确、高度怀疑或不能排除主动脉夹层	活动性消化性溃疡
24 h 内接受过不可压迫的穿刺术（如肝活检、腰椎穿刺术）	长时间或有创性复苏

（3）溶栓药物：能够直接或间接激活纤溶酶原成为纤溶酶，纤溶酶能够降解纤维蛋白（原），促进血栓的裂解并达到通畅血管的目的。根据发现的先后和药物的作用特点，溶栓制剂分为三代，第一代溶栓制剂为非选择性纤溶酶原激活剂，如尿激酶，作用于全身；第二、三代溶栓制剂为新型选择性纤溶酶原激活剂，药物仅作用于血栓局部，无全身的抗纤溶作用，如阿替普酶、瑞替普酶（表 12-8）。

表 12-8　常用溶栓药物的种类与用法

溶栓制剂	用法
替奈普酶	16 mg/ 支单次给药，5 ~ 10 s 弹丸式静脉注射
瑞替普酶	1000 万 U（18 mg）缓慢静脉注射（2 min 以上），间隔 30 min 同等剂量重复给药一次。使用单独的静脉通路，不能与其他药物混合给药
阿替普酶	90 min 给药法：先静脉推注 15 mg，继而 30 min 内静脉滴注 0.75 mg/kg（最大剂量不超过 50 mg），其后 60 min 内再给予 0.5 mg/kg（最大剂量不超过 35 mg）静脉滴注。抗凝治疗参照瑞替普酶方案
尿激酶	150 万 U 溶于 100 ml 生理盐水，30 min 内静脉滴注
重组人尿激酶原	20 mg 溶于 10 ml 生理盐水，3 min 内静脉推注，继以 30 mg 溶于 90 ml 生理盐水，30 min 内静脉滴完

瑞替普酶属第三代溶栓制剂，是阿替普酶的"缺失型突变体"。结构改变的瑞替普酶继续保留了较强的纤维蛋白选择性溶栓作用，同时与肝的清除受体结合力降低，血浆半衰期显著延长（11～16分钟），长于第二代溶栓制剂。可通过静脉推注直接给药，使用更方便。阿替普酶与血栓结合较紧密，而瑞替普酶与血栓结合相对松散，这一特点明显提高了瑞替普酶对血凝块的穿透力，增强了其溶栓能力。

新型的纤溶酶原激活剂替奈普酶（TNK-tPA）也属第三代溶栓制剂，与天然 t-PA 结构相近，仅有 3 个位点的氨基酸被取代，使产品半衰期延长，纤维蛋白特异性增加，抗纤溶酶原活化物抑制剂（Pal-1）活性增强。在急性动脉闭塞的动物模型中，与 t-PA 相比，TNK-tPA 血管再通更迅速，血栓溶解作用更强，对形成较久的血栓具明显的溶栓效果。临床试验显示，可单次方便地静脉注射，体重调整剂量的给药法可获得与 t-PA 相似的疗效，而出血并发症较低。目前为院前溶栓治疗的首选纤溶剂。

重组组织型纤维蛋白溶酶原激活剂阿替普酶是第二代溶栓制剂，无抗原性，但由于半衰期短，需要持续静脉给药。

（4）溶栓血管再通判断：溶栓后血管再通判断的直接指征是冠状动脉造影观察血管再通情况。临床上，多采用间接判定指标：① 60～90 分钟内心电图抬高的 ST 段至少回落 50%；② CK-MB 峰值提前至发病 12～13 小时内；③ 2 小时内胸痛症状明显缓解；④ 2～3 小时内出现再灌注心律失常，如加速性室性自主心律、房室传导阻滞、束支传导阻滞突然改善或消失，或下壁心肌梗死患者出现一过性窦性心动过缓、窦房传导阻滞，伴或不伴低血压。具备上述 4 项中的 2 项或 2 项以上者，考虑再通；但第③和④两项组合不能判定为再通。

3．溶栓后 PCI 为保证溶栓治疗的疗效确切以及进一步评价病变血管情况，所有经静脉溶栓的患者溶栓后应尽早送至 PCI 中心，即使溶栓成功也应在溶栓治疗 2 小时后至 24 小时内行冠状动脉造影并对梗死相关血管进行血运重建。若溶栓治疗失败，宜行急诊补救性 PCI。溶栓成功后，如果出现再发缺血、急性心衰或休克等血流动力学不稳定表现，以及危及生命的室性心律失常，或有再次闭塞证据时，应急诊 PCI。

4．冠状动脉旁路移植术（coronary artery bypass grafting，CABG） 紧急 CABG 也是再灌注治疗的一种手段，仅在少部分患者中考虑实施：①溶栓治疗或 PCI 后仍有持续的或反复的缺血；②冠状动脉造影显示血管解剖特点不适合行 PCI；③心肌梗死机械并发症，如室间隔穿孔、乳头肌功能不全或断裂等。

（四）抗缺血和其他治疗

1．β 受体阻滞剂 竞争性抑制儿茶酚胺对循环的作用，减慢心率、抑制心肌收缩力、降低血压，从而降低心肌耗氧量和改善缺血区的氧供需失衡，减少复发性心肌缺血、再梗死、严重室性心律失常，对降低 ACS 急性期病死率有肯定疗效。无 β 受体阻滞剂禁忌证的 ACS 患者，在发病后 24 小时内常规口服 β 受体阻滞剂，并长期服用，如美托洛尔 25～50 mg，8～12 小时一次；若患者伴有高血压和（或）心动过速，可静脉应用 β 受体阻滞剂，如超短效（半衰期 9 分钟）的艾司洛尔负荷量 0.5 mg/kg，1 分钟内静注，继之以 0.05 mg/kg/min 静滴，静滴 5～10 分钟未获得预期反应，可重复一次上述负荷量，后继以 0.1 mg/kg/min 静滴。

2．硝酸酯类药物 是缓解老年心绞痛的首选药物，一般先舌下含服硝酸甘油 0.4～0.6 mg，2～3 分钟内可起效，5 分钟达最大效应，作用持续 20～30 分钟，如症状未能缓解，可重复应用，一般不超过 3 次；硝酸异山梨酯舌下含服 2.5～10 mg，5～10 分钟后症状未能缓解，可重复应用。若患者有反复缺血性胸痛或难以控制的高血压或心力衰竭，建议静脉应用。静脉滴注硝酸甘油的起始剂量为 10～20 μg/min，根据血流动力学变化每 5～10 分钟增加 5～10 μg/min，直至维持量 50～100 μg/min；硝酸异山梨酯静脉滴注起始剂量为 1～10 mg/h，最大不超过 20 mg/h。低血容量可削弱硝酸酯药物的血流动力学作用并增加低血压的风险，收缩压 < 90 mmHg 或较基础血压

降低＞ 30%、拟诊右心室梗死的 STEMI 患者不使用硝酸酯类药物。总体上，老年患者应用硝酸酯类药物是安全的，部分可能出现低血压或头痛，可酌情减量或停用。

3．其他　对于疑似或确诊血管痉挛性心绞痛患者，使用钙拮抗剂和硝酸酯类药物，避免使用 β 受体阻滞剂。

心力衰竭、左室收缩障碍、糖尿病或前壁梗死的 STEMI 患者，如无禁忌证，在发病 24 小时内开始血管紧张素转换酶抑制剂（ACEI）治疗；所有左室射血分数（LVEF）＜ 40% 的 NSTE-ACS 患者，以及原发性高血压、糖尿病或稳定的慢性肾病患者，如无禁忌证，应开始并长期持续使用 ACEI。不能耐受 ACEI 者用血管紧张素 II 受体阻滞剂（ARB）替代。

无他汀类药物禁忌证的患者入院后尽早开始他汀类药物治疗，长期维持。

STEMI 患者不使用短效二氢吡啶类钙拮抗剂。

（五）急性右心室梗死治疗

急性右心室梗死时，常出现低血压，若无左心衰竭表现，扩容治疗是关键之一。然而，由于右室梗死患者的中心静脉压（central venous pressure，CVP）一般都高出正常范围，扩容会促使 CVP 进一步提升，以 CVP 判定机体容量状态非常局限，甚至有误。也有研究认为，监测 CVP 对急性右室梗死的扩容治疗是有意义的，当 CVP 维持在 13 ～ 19 cmH$_2$O 的情况下，患者的肺水肿发生率不会增加，且平均动脉压、心率、尿量、心排血量等均出现了相应的改善。评价 CVP 的意义还应除外胸腔压力增高、瓣膜反流、明显腹胀或肠梗阻等因素的影响。对大面积心肌梗死或高龄患者应避免过度扩容以防诱发左心衰竭。可能的情况下，通过床旁超声等动态评价患者的右心室扩张程度及血压变化，以权衡是否继续给予容量复苏当是上策。

经适当补液扩容后心排血量仍不增加，可静脉滴注正性肌力药（如多巴酚丁胺 3 ～ 5 μg/kg/min），以稳定患者的血流动力学；严重低血压时，可静脉滴注去甲肾上腺素 2 ～ 8 μg/min，也可静脉滴注多巴胺 5 ～ 10 μg/kg/min。不宜使用利尿剂，慎用血管扩张剂。

急性右心室梗死的根本治疗还在于早期再灌注使梗死相关动脉开通，改善右心室缺血，增强心脏功能。

🗤 知识拓展

有前景的生物学标志物

1．和肽素（copeptin）　是前精氨酸加压素原（pre-proAVP）C 末端的一部分，由 39 个氨基酸构成，当血流动力学或机体渗透压改变时，与精氨酸加压素（AVP）一起由神经垂体等摩尔释放到血液中。诸多研究发现，AMI 后 0 ～ 4 小时内血浆和肽素明显升高且很快达峰，升高的时间点早于 cTn，提示对 AMI 早期 cTn 尚未明显升高的患者有良好的诊断价值。多个研究均一致认为，联合测定和肽素和 cTn 可使 cTn 单独诊断 AMI 的价值提高，尤其是胸痛发作 3 ～ 4 小时内的患者，若 cTn 与和肽素均阴性，在急诊基本可除外 AMI。一项前瞻性研究共纳入 980 例 AMI 第 3 ～ 5 天的患者（男性 718 例，女性 262 例，年龄 24 ～ 95 岁，中位数 66 岁）测定其血浆和肽素，随访 342 天（0 ～ 764 天），其中死亡 101 例或因为心力衰竭再住院 49 例患者的和肽素中位数为 18.5 pmol/L（0.6 ～ 441.0），而存活者的和肽素中位数为 6.5 pmol/L（0.3 ～ 267.0），二者间有明显统计学差异（$P < 0.0005$）。进一步的 Logistic 回归分析发现，和肽素（OR 4.14，$P < 0.0005$）和 NT-proBNP（OR 2.26，$P < 0.003$）均为 AMI 患者 60 天死亡或心力衰竭的重要独立预测因子，二者的 AUC 相似（分别为 0.75 和 0.76），但若二者联合应用，所获得的曲线下面积比任何单一指标都高。

2．生长刺激表达基因 2 蛋白（growth stimulation expressed gene 2，ST2）　1989 年，ST2 作为 IL-1 受体家族的新成员被发现，之后证实 IL-33 是 ST2 的特异性功能配体。近年来研究表明，ST2 除了参与炎症反应外，还与心血管疾病关系密切，其主要机制可能在于，血清可溶性 ST2（soluble ST2，sST2）是 IL-33 的诱骗受体，它可以与 IL-33 结合，从而阻断正常途径下的 IL-33 与跨膜型 ST2（ST2L）结合，继而削弱 IL-33/ST2L 信号通路的心血管保护作用。在心肌受到过度牵拉造成损伤的过程中，大量 sST2 生成使心肌缺乏足够的 IL-33 的保护，从而加速心肌重构和心室功能障碍，最终导致死亡风险增高。近期的实验及临床研究报道了血清 sST2 在 ACS 中的一些意义。研究发现，在 AMI 早期患者的血清中即可以检测到 sST2，12 小时达高峰，并且与肌酸激酶呈正相关，与射血分数呈负相关，有辅助诊断意义。但考虑到 sST2 受到吸烟、哮喘以及风湿免疫病等其他多种因素的影响，其特异性及敏感性均不及传统的诊断标志物，如肌钙蛋白、BNP 等。但随着研究的逐步深入，人们渐渐认识到，sST2 在 ACS 患者的病情严重程度和预后评估中可能占有重要地位。一项研究对 1200 例 STEMI 接受溶栓治疗的患者进行分析，基线血清 sST2 与受损冠状动脉血流量及 30 天内发生心源性死亡及充血性心力衰竭（CHF）密切相关，而且有着很强的并且是独立的预测价值，其作用甚至优于 NT-proBNP 水平。MERLIN-TIMI 36 随机试验中测定了 4426 名 NSTE-ACS 患者的 sST2 基线水平，结果提示高水平的 sST2 与 30 天及 1 年内的不良事件发生率相关，尤其与继发心力衰竭有很强的相关性。也有研究发现，对于 TIMI 评分低，而 sST2 与 NT-proBNP 位于高四分位的患者，心肌梗死后 30 天内发生心源性死亡或 CHF 的风险增加 6.6 倍，相当于单纯 TIMI 高评分患者；而 TIMI 评分高且 sST2、NT-proBNP 处于高四分位的 STEMI 患者 30 天内发生心源性死亡或 CHF 的风险将升高 25 倍。

（张新超）

第三节　主动脉夹层

急性主动脉夹层（aortic dissection，AD）指急性发病、循环血液通过主动脉内膜的裂口进入动脉壁，导致夹层血肿，形成真假腔的一种少见但极为凶险的心血管急症。急性主动脉综合征（acute aortic syndrome，AAS）被定义为累及主动脉且临床表现相似的一系列急性疾病，这些疾病都通过同一条通路影响内膜及中膜，AAS 包含 AD、主动脉壁内血肿（intramural hemorrhage and hematoma，IMH）、穿透性动脉粥样硬化性主动脉溃疡（penetrating atherosclerotic aortic ulcer，PAU）及主动脉破裂等。

一、流行病学

AD 发病率在欧美国家每年约为 4.3/10 万，大多是 60～80 岁的男性。一项对国际注册机构的 464 例 AD 患者进行的回顾性研究发现，男性占 65%，平均年龄为 63 岁（60～80 岁），其中 1/3 患者年龄 ≥ 70 岁。我国尚缺乏相关流行病学数据，但随着我国人口老龄化趋势的加速，以及临床医生对 AD 认识的不断提高、诊断流程不断规范和优化，AD 在我国老年人群中的发病逐渐呈上升趋势。

70% 左右的 AD 患者在急性期死于心脏压塞、主动脉破裂、心律失常等，早期诊断和治疗十分必要。

二、病因与危险因素

AD 的病因目前仍不完全清楚。高血压是老年 AD 最常见的危险因素，70%～90% 的老年 AD 患者有高血压，约 1/3 患者有主动脉粥样硬化；其他危险因素包括炎症、外伤、介入操作损伤等。

三、病理生理

正常的主动脉血管壁结构分为 3 层，由内而外分别是内皮细胞覆盖的血管内膜，富含平滑肌、弹性纤维、胶原纤维的血管中膜，以及由胶原、滋养血管、淋巴管组成的血管外膜。作为大血管，主动脉具有循环通道作用、调节循环阻力与心率以及调节冠状动脉血流量等多种生理作用。AD 的病理基础是主动脉中膜的结构异常和主动脉血流动力学异常，二者相辅相成，缺一不可。各种因素导致中膜的弹性纤维断裂，中膜变性、囊性坏死，黏液样物质聚集，破坏了原来强有力的胶原纤维和平滑肌细胞，血管壁结构薄弱，最终导致内膜被血流的剪切力撕开，血液入中膜形成夹层，或者存在动脉滋养血管破裂出血，先形成血管壁间血肿，再进一步扩展形成主动脉夹层。

AD 除原发病的病理改变外，内膜撕裂口常位于主动脉瓣 3 cm 内或降主动脉峡部，血流持续冲击形成夹层血肿，局部呈梭状或囊状增大，血肿可沿血管纵轴向近心端和（或）远心端扩展。严重患者可发生血肿处血管外膜破裂，使大量血液流入心包腔、纵隔、胸腔、腹膜后等间隙，使病情更加复杂，危及生命。

四、临床表现

1. 疼痛 AD 最常见的症状是疼痛，典型特征为持续的撕裂样疼痛，剧烈难以忍受。根据部位可以是胸痛、背痛、腹痛，疼痛位置可因病变扩展而改变。老年患者对疼痛的敏感性降低，表现常可不显著，易被忽视。

2. 血压异常 AD 最常见的体征是血压异常，双上肢血压测量差别较大，多达 20 mmHg 以上；半数以上的 AD 患者有原发性高血压史。若疑似 AD 患者表现为持续低血压状态，应警惕心脏压塞的可能。

3. AD 病变向近心端扩展引起相应症状 累及主动脉瓣，可引起主动脉瓣关闭不全，主动脉瓣反流可引起急性心力衰竭（AHF）。AD 可阻塞冠状动脉窦口或累及左右冠状动脉血管，引起急性心肌缺血症状，甚至发生心肌梗死，以下壁心肌梗死多见。

4. 缺血症状 AD 病变向远心端扩展，可累及主动脉的各个分支血管，引起相应区域的缺血症状。AD 累及右侧头臂动脉、左侧颈总动脉和左锁骨下动脉，可以出现晕厥、昏迷、偏瘫等症状，容易误诊为单纯的脑血管疾病；AD 累及腹腔干，可引起胃缺血改变，肝、脾梗死，甚至急腹症表现；AD 累及肠系膜上、下动脉，可造成肠道缺血、溃疡甚至肠坏死，出现恶心、呕吐、腹痛、腹泻等症状，容易被误诊为单纯的急性胃肠炎；AD 累及肾动脉，可引起肾血流量急剧减少，引起腰痛、血尿甚至急性肾衰竭；AD 可累及脊髓前、后动脉（由椎动脉发出，而椎动脉由锁骨下动脉发出）、肋间后动脉（由胸主动脉直接发出，共 9 对）、腰动脉（由腹主动脉直接发出，共 4 对），从而引起脊髓节段性缺血，可出现截瘫症状；AD 累及髂动脉可导致股动脉血流减少，出现下肢缺血、疼痛甚至坏死。

5. 渗漏症状 血液可以经 AD 的血管外膜渗漏到心包腔，或者假腔的外层直接破裂造成心包积液、积血，甚至心脏压塞；AD 也可破入胸腔、腹腔，造成局部积血；破入呼吸道或食管可引起大量咯血或呕血，十分危险。

6. 压迫症状 AD 若压迫气管可引起呼吸困难，压迫食管可出现吞咽困难、吞咽疼痛，压迫喉返神经引起声音嘶哑，压迫颈交感神经节可出现霍纳综合征，压迫上腔静脉可出现上腔静脉综合征，压迫肺动脉可出现肺动脉高压等。

五、诊断与分型

（一）诊断

1. 根据病史、体格检查和辅助检查可疑诊 AD（图 12-1）。AD 的高危特征包括：①高风险基础疾病或情况：已知主动脉瓣疾病或胸主动脉瘤，曾行主动脉操作（包括外科手术）；②高风险疼痛：胸背或腹部突发剧烈撕裂样疼痛；③高风险体征：脉搏不对称或无脉、双上肢收缩压差异 > 20 mmHg、局灶性神经病变体征（伴疼痛）、新出现主动脉瓣反流杂音、低血压或休克表现。

文献报告，96% 的 AD 可以基于以下 3 个临床特征的组合确定：①突发的胸部或腹部撕裂样疼痛；②四肢近端或颈动脉搏动不能触及和（或）左、右上臂血压差异 > 20 mmHg；③胸片可见纵隔增宽和（或）主动脉增宽。

然而，老年患者临床表现及体征常不典型，突发的胸腹部疼痛、脉搏明显减弱甚至不能触及或主动脉瓣反流杂音的征象均较少见。

2. 影像学检查是诊断主动脉疾病的主要手段。

（1）经胸超声心动图（trans-thoracic echocardiography，TTE）：由于其无创且便携性强，可快速检查患者心功能、主动脉瓣功能及主动脉窦、心包受累情况，故可用于各种状态患者的术前、术中及术后评价。确诊患者可表现为主动脉扩张（如舒张末期主动脉根部直径 > 42 mm）、主动脉壁增厚及代表内膜撕裂片的起伏的片状回声。TTE 对 AD 的诊断准确性较 CT、MRI 略低。

（2）经食管超声心动图（trans-esophageal echocardiography，TEE）：当受患者体型、胸壁、肺部疾病等因素影响时，TOE 可明显提高诊断的准确性，但作为一种侵入性操作对急性 AD 患者具有一定的风险，非全麻状态下不建议常规实施。

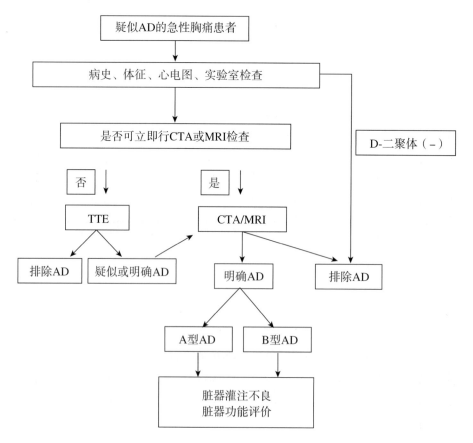

图 12-1 主动脉夹层的诊断流程

（3）计算机断层扫描（CT）：CT平扫可发现主动脉管径明显增大，主动脉内膜钙化点向腔内移位；增强CT常表现为撕脱的内膜片呈线样的低密度影，将主动脉分成真、假两腔，一般情况下假腔大于真腔，对比剂的排空较真腔延迟；主动脉壁内侧可见破口，多在主动脉近心端。CT诊断的优点是普及、快捷、多种后处理方式、敏感性高、特异性高，缺点是具有射线辐射和对比剂毒性。

（4）核磁共振成像（MRI）：对AD的诊断特异性、敏感性与增强CT相似，对于对比剂过敏、肾功能损害、甲状腺功能亢进或其他CT检查禁忌的患者，MRI可作为首选的替代手段。但MRI扫描时间较长，有体内金属置入物限制，病情危重患者难以配合，风险较大。

（5）主动脉造影：曾经是诊断AD的"金标准"，但对于内膜片、内膜破口及主动脉双腔的显示并不优于增强CT，且属侵入性操作，对于Stanford A型患者存在较大的风险，目前已不作为AD的常规诊断手段。

（6）胸片：诊断的特异性较低，具有一定的鉴别诊断价值。最常见的改变为主动脉、上纵隔影增宽。胸片正常不能排除AD。

（7）心电图：AD患者心电图无特异性改变，如AD累及冠状动脉可有相应心肌缺血的心电图变化，具有鉴别诊断价值。

3．实验室检查在确诊急性主动脉病变方面贡献不大，但有一定的参考价值。如D-二聚体的阴性诊断（排除）价值较高，当D-二聚体<0.5 μg/ml，排除率93%～98%。若AD累及冠脉开口，并发急性心肌梗死，肌钙蛋白可升高；若AD破裂出血，可见血红蛋白下降；若累及肾动脉，引起肾血液灌注减少，血肌酐可升高，尿液中可有红细胞，甚至肉眼血尿。

值得注意的是，老年人常合并高血压、糖尿病、动脉粥样硬化，对疼痛的敏感性相对较低，临床表现不显著，且肾代偿功能减弱，行造影剂检查时风险较高，增加了诊断与鉴别的难度。在Spittell等的系列研究中，所有的主动脉夹层分离患者就诊时获得初步临床诊断的只有62%，其余38%首先被拟诊为心肌缺血、充血性心力衰竭、肺栓塞等，在其后确诊为主动脉夹层的38%的病例中，近1/3是在其他临床问题的诊断过程中偶尔发现并得以修正的。

急性冠脉综合征（ACS）是急诊老年胸痛患者常见的病因，当AD症状和ACS症状同时存在，务必密切观察症状特征、心电图、心肌肌钙蛋白的演变，合理安排必要的检查加以鉴别，否则，"积极的"抗凝或溶栓治疗可能会带来灾难性后果。

（二）分期和分型

发病时间≤14天为急性期，发病时间15～90天为亚急性期，发病时间>90天为慢性期。AD进入慢性期后病情趋于稳定，其并发症发生率特别是主动脉破裂发生率远低于急性期。

AD分型方法应用最为广泛的是DeBakey分型和Stanford分型。DeBakey将AD分为三型：Ⅰ型，AD起源于升主动脉和弓部并扩展至胸、腹主动脉；Ⅱ型，AD起源于升主动脉并局限于升主动脉和弓部；Ⅲ型，AD起源于锁骨下动脉开口远端，局限于胸主动脉者称为ⅢA型，扩展累及腹主动脉者称为ⅢB型。Stanford大学的Daily等将AD分为两型：无论夹层起源于哪个部位，只要累及升主动脉者均称为Stanford A型；夹层起源于降主动脉且未累及升主动脉者称为Stanford B型。Stanford A型大致相当于DeBakey的Ⅰ型和Ⅱ型，Stanford B型大致相当于DeBakey Ⅲ型。

六、急诊管理

疑似或确诊AD患者，无论属于哪种类型，皆应被安置在具有监护、抢救条件的场所，告知患者疾病的严重性，密切观察生命体征和症状的变化。急诊管理的原则是有效镇痛、控制心率和血压，减轻主动脉剪切力，降低主动脉破裂的风险。

1．镇痛　肌注或静脉注射阿片类药物，如吗啡、哌替啶。

2. 控制心率和血压　首选静脉应用 β 受体阻滞剂（如美托洛尔、艾司洛尔等），控制心率和血压的同时应保证能维持最低的有效终末器官灌注。降压效果不佳者，可在 β 受体阻滞剂基础上联用一种或多种降压药，如乌拉地尔、硝普钠，目标血压为收缩压 100～120 mmHg、心率 60～80 次 / 分。治疗后血压下降和疼痛缓解是主动脉夹层分离停止和治疗有效的重要指征。

3. 外科手术治疗　外科手术的基本原则是尽可能彻底切除撕裂的内膜、纠正主动脉瓣关闭不全及保护冠状动脉开口。急性主动脉夹层若出现了威胁生命的合并症，应立即考虑手术治疗。目前，对 DeBakey Ⅰ、DeBakey Ⅱ 型主动脉夹层的治疗多主张急诊或择期手术，手术治疗的效果明显优于单纯药物治疗。目前普遍认同的手术指征见表 12-9。除疾病状态本身外，高龄、严重的基础疾病（特别是肺气肿）、动脉瘤渗漏、心脏压塞、休克、昏迷、冠状动脉及周围脏器灌注不良、在原有肾衰竭基础上导致的重要脏器损害是影响手术预后的危险因素，但不应作为手术的绝对禁忌。

表 12-9　主动脉夹层确定的手术治疗和药物治疗指征

治疗	指征
手术治疗	急性近端夹层时首选
	急性远端夹层合并下列情况
	疾病进展累及重要脏器
	破裂或即将破裂（如囊性动脉瘤形成）
	逆行撕裂至升主动脉
	马方综合征合并夹层
药物治疗	无并发症的远端夹层的首选治疗
	稳定的孤立性主动脉弓夹层
	稳定的慢性夹层的首选治疗（无并发症的夹层，起病 2 周或 2 周以上）

4. 血管内介入治疗　经皮血管内支架技术已广泛用于降主动脉夹层的治疗，放置支架的主要目的是封闭夹层的原发破口，扩张真腔，改善脏器血供，促进假腔血栓化和主动脉重塑。一般认为只要夹层距离左锁骨下动脉超过 2 cm，夹层本身无过度迂曲，介入通路通畅，假腔较小，就可以考虑采用介入方法置入覆膜支架。这种方法可以减轻手术、麻醉、体外循环等对患者的创伤和应激，近期效果良好。

AD 患者因其病情复杂多样，目前最佳治疗方案依然存在多种争议，具体应根据患者的实际病情和医疗机构的技术水平综合考虑，选择最安全和最适合的治疗策略。

七、预防和预后

AD 病情凶险，进展迅速，属于急危重症，若不及时诊治猝死率达 3%，两日内病死率 37%～50%，1 周内病死率 60%～70%，甚至可达 91%。接受治疗的 AD 患者，由于各地区医疗水平的差异，预后偏差较大。老年患者由于基础疾病多，脏器功能下降，往往手术难度较高，手术治疗风险相对较大，诊疗过程中不良事件发生率相对较高。急性期经治疗而存活的患者远期存活率 5 年为 60%，10 年为 40%。

老年患者高血压、动脉粥样硬化是主动脉夹层的主要原因，有效地治疗高血压和动脉粥样硬化对于防控 AD 具有积极的意义。

知识拓展

急性主动脉综合征

急性主动脉综合征（AAS）又称急性胸痛综合征，它包括一组有相似临床症状的异质性疾病，分别为：主动脉夹层（AD）、壁内血肿（IMH）、穿透性动脉粥样硬化性主动脉溃疡（PAU）。据统计，在西方，IMH 和 PAU 占所有 AAS 的 6% ～ 10%，在亚洲更高达 30%。Vilacosta 和 San Roman 于 2001 年首先提出该组疾病，这是一组严重威胁生命的主动脉疾病。超声心动检查已经成为一种广泛应用的无创检查方法，因为它具有便携性、非侵入性和无放射性的独特优势。

A 型 AAS 在 TTE 探查下可出现为 1 个直接征象和 3 个间接征象。直接征象表现为：主动脉内膜分离呈带状或线状回声漂浮摆动，或主动脉壁内血肿征象（主动脉壁呈环形或新月形，增厚 > 5 mm）。间接征象表现为：升主动脉根部内径增宽，直径 ≥ 40 mm 或心包积液 / 心脏压塞征象或彩色多普勒提示主动脉瓣反流。食管超声检查（TEE）可使敏感性从 59% ～ 85% 提高到 98% ～ 99%，可识别主动脉腔内内膜摆动征和主动脉瓣关闭不全。但在升主动脉远端和主动脉弓近端存在超声盲区，位于这些部位的 PAU 可能漏诊。

综合思考题

1. 急诊对急性胸痛管理的三个层面是什么？
2. 急性胸痛中具有高致死风险的常见急危重症有哪些？
3. 评价疑似 ACS 的初始心电图应当思考哪些内容？
4. hs-cTn 的概念与意义是什么？
5. 简述 ACS 的治疗要点。
6. AD 的典型及非典型临床表现有哪些？
7. AD 的药物治疗注意事项和治疗目标分别是什么？

第十二章
综合思考题解析

参考文献

[1] EBELL MH. Evaluation of chest pain in primary care patients. Am Fam Physician, 2011, 83（5）：603-605.

[2] 张新超，于学忠，陈凤英，等. 急性冠脉综合征急诊快速诊治指南（2019）. 中华急诊医学杂志，2019，28（4）：413-420.

[3] KONSTANTINIDES SV, MEYER G, BECATTINI C, et al. 2019 ESC Guidelines for the diagnosis and management of acute pulmonary embolism developed in collaboration with the European Respiratory Society（ERS）. Eur Heart J, 2019, 40（1）：1-61.

[4] SIX AJ, BACKUS BE, KELDER JC. Chest pain in the emergency room：value of the HEART score. Neth Heart J, 2008, 16（6）：191-196.

[5] STREITZ MJ, OLIVER JJ, HYAMS JM, et al. A retrospective external validation study of the HEART score among patients presenting to the emergency department with chest pain. Intern Emerg Med, 2018, 13（5）：727-748.

[6] BRADY W，DE SOUZA K. The HEART score：A guide to its application in the emergency department. Turk J Emerg Med，2018，18（2）：47-51.

[7] ENGBERS MJ，Van Hylckama Vlieg A，Rosendaal FR. Venous thrombosis in the elderly：incidence，risk factors and risk groups. J Thromb Haemost，2010，8（10）：2105-2112.

[8] KHAN IA，NAIR CK. Clinical，diagnostic，and management perspectives of aortic dissection. Chest，2002，122（1）：311-328.

[9] SAHN SA，HEFFNER JE. Spontaneous pneumothorax. N Engl J Med，2000，342（12）：868-874.

[10] LI W，HUANG B，TIAN L，et al. Admission D-dimer testing for differentiating acute aortic dissection from other causes of acute chest pain. Arch Med Sci，2017，13（3）：591-596.

[11] STEPINSKA J，LETTINO M，AHRENS I，et al. Diagnosis and risk stratification of chest pain patients in the emergency department：focus on acute coronary syndrome. Eur Heart J：Acute Cardiovascular Care，2020，9(1)：76-89.

[12] 胡盛寿，高润霖，刘力生，等.《中国心血管病报告2018》概要. 中国循环杂志，2019，34（3）：209-220.

[13] 张新超，于学忠，陈凤英，等. 急性冠脉综合征急诊快速诊治指南（2019）. 中华急诊医学杂志，2019，28（4）：413-420.

[14] IBANEZ B，JAMES S，AGEWLL S，et al. 2017 ESC Guidelines for the management of acute myocardial infarction in patients presenting with ST-segment elevation：The Task Force for the management of acute myocardial infarction in patients presenting with ST-segment elevation of the European Society of Cardiology（ESC）. Eur Heart J，2018，39（2）：119-177.

[15] GIUGLIANO RP，BRAUNWALD E. The year in acute coronary syndrome. J Am Coll Cardiol，2014，63（3）：201-214.

[16] MUELLER C，GIANNITSIS E，CHRIST M，et al. Multicenter evaluation of a 0-hour/1-hour algorithm in the diagnosis of myocardial infarction with high-sensitivity cardiac troponin T. Ann Emerg Med，2016，68（1）：76-87.

[17] BODY R，CARLEY S，McDOWELL G，et al. Rapid exclusion of acute myocardial infarction in patients with undetectable troponin using a high-sensitivity assay. J Am Coll Cardiol，2011，58（13）：1332-1339.

[18] POTOCKI M，REICHLIN T，THALMANN S，et al. Diagnostic and prognostic impact of copeptin and high-sensitivity cardiac troponin T in patients with pre-existing coronary artery disease and suspected acute myocardial infarction. Heart，2012，98（7）：558-565.

[19] ZHANG KUN，ZHANG XIN-CHAO，MI YU-HONG，et al. Predicting value of serum soluble ST2 and interleukin-33 for risk stratification and prognosis in patients with acute myocardial infarction. Chinese Medical Journal，2013，126（19）：3628-3631.

[20] KOHLI P，BONACA MP，KAKKAR R，et al. Role of ST2 in non-ST-elevation acute coronary syndrome in the MERLIN-TIMI 36 Trial. Clin Chem，2012，58（1）：257-266.

[21] VALGIMILI M，BUENO H，BYMEe RA，et al. 2017 ESC focused update on dual antiplatelet therapy in coronary artery disease developed in collaboration with EACTS：The Task Force for dual antiplatelet therapy in coronary artery disease of the European Society of Cardiology（ESC）and of the European Association for Cardio-Thoracic Surgery（EACTS）. Eur Heart J，2018，39（3）：213-260.

[22] MENDITTO A，ANTONICELLI R. Is dual therapy the correct strategy in frail elderly patients with atrial fibrillation and acute coronary syndrome？. J Geriatr Cardiol，2020，17（1）：51-57.

[23] GUAL M，ARIZA-SOLE A，Márquez MG，et al. Diabetes mellitus，revascularization and outcomes in elderly patients with myocardial infarction-related cardiogenic shock. J Geriatr Cardiol，2020，17（10）：604-611.

[24] PUTTHAPIBAN P，VUTTHIKRAIVIT W，RATTANAWONG P，et al. Association of frailty with all-cause

mortality and bleeding among elderly patients with acute myocardial infarction：a systematic review and meta-analysis. J Geriatr Cardiol，2020，17（5）：270-278.

[25] DIEZ-VILLANUEVA P，MENDEZ CJ，ALFONSO F. Non-ST elevation acute coronary syndrome in the elderly. J Geriatr Cardiol，2020，17（1）：9-15.

[26] PSALTIS PJ，NICHOLLS SJ. Management of acute coronary syndrome in the very elderly. Lancet，2016，387（10023）：1029-1030.

[27] Erbel R，Aboyans V，Boileau C，et al. 2014 ESC guidelines on the diagnosis and treatment of aortic diseases：document covering acute and chronic aortic diseases of the thoracic and abdominal aorta of the adult. The task force for the diagnosis and treatment of aortic diseases of the europea society of cardiology（ESC）. Eur Heart J，2014，35（41）：2873-2926.

[28] 葛均波，徐永健，王辰. 内科学. 9 版. 北京：人民卫生出版社，2018.

[29] 中国医师协会心血管外科分会大血管外科专业委员会. 主动脉夹层诊断与治疗规范中国专家共识. 中华胸心血管外科杂志，2017，33（11）：641-654.

[30] 王丽. 表现为消化系统症状的腹主动脉夹层的临床诊断分析. 国际消化病杂志，2015，35（4）：298-300.

[31] 陈昭然，黄毕，樊晓寒，等. 合并高血压的急性主动脉夹层患者的临床特征及预后. 中华心血管病杂志，2016，44（3）：220-225.

[32] 温伟，张新超. 误诊疾病数据库单病种误诊文献研究：主动脉夹层. 临床误诊误治杂志，2015，28（5）：1-4.

[33] Hdiji O，Bouzidi N，Damak M，et al. Acute aortic dissection presenting as painless paraplegia：a case report. J Med Case Rep，2016，10（5）：99.

[34] 韩文，郑军，冯义朝，等. 以消化道症状为首发表现的主动脉夹层 14 例临床分析. 临床医学研究与实践，2017，2（4）：9-10.

[35] 闫圣涛，张国虹，练睿，等. 162 例急性主动脉夹层临床分析. 中华急诊医学杂志，2015，24（7）：729-734.

[36] 舒畅，罗明尧，李全明，等. 合并严重并发症的 Stanford B 型主动脉夹层腔内治疗. 中国修复重建外科杂志，2010，24（9）：1044-1046.

[37] MaWG，ZhangW，WangLF，et al. Type A aortic dissection with arch entry tear：surgical experience in 104 patients over a 12-year period. J Thorac Cardiovasc Surg，2016，151（6）：1581-1592.

[38] Prakash B，Pai RK，Chaitra V，et al. A case of acute paraplegia due to aortic dissection in marfan syndrome. J Neurosci Rural Pract，2017，8（2）：316-319.

[39] Erbel R，Aboyans V，Boileau C，et al. 2014 ESC guidelines on the diagnosis and treatment of aortic diseases：document covering acute and chronic aortic diseases of the thoracic and abdominal aorta of the adult. The task force for the diagnosis and treatment of aortic diseases of the europea society of cardiology（ESC）. Eur Heart J，2014，35（41）：2873-2926.

[40] Nitta K，Imamura H，Kashima Y，et al. Impact of a negative d-dimer result on the initial assessment of acute aortic dissection. Int J Cardiol，2018，258（1）：232-236.

[41] Papadopoulos DP，Sanidas EA，Viniou NA，et al. Cardiovascular Hypertensive Emergencies. Curr Hypertens Rep，2015，17（2）：5.

[42] 戎天华，刘永民，朱俊明，等. 急性 A 型主动脉夹层合并下肢缺血的诊疗. 首都医科大学学报，2015，36（3）：376-381.

[43] 侯钦茂，冯家炬，张荣，等. Stanford B 型主动脉夹层腔内介入治疗时机对预后的影响. 介入放射学杂志，2018，27（4）：310-313.

[44] Evangelista A，Isselbacher EM，Bossone E，et al. Insights from the international registry of acute aortic

dissection：A 20-year experience of collaborative clinical research. Circulation，2018，137（17）：1846-1860.

[45] 朱水波，朱健，郗二平，等. 胸主动脉腔内修复术治疗复杂性胸主动脉夹层的临床疗效. 中国循环杂志，2016，31（8）：789-792.

[46] YU HC，WANG ZQ，HAO YY，et al. An extensive DeBakey type Ⅲ b aortic dissection with massive right pleural effusion presenting as abdominal pain and acute anemia：particular case report. J Geriatr Cardiol，2015，12（3）：319-322.

[47] PAPE LA，AWAIS M，WOZNICKI EM，et al. Presentation，diagnosis，and outcomes of acute aortic dissection. J Am Coll Cardiol，2015，66（4）：350-358.

[48] Nienaber CA，Clough RE. Management of acute aortic dissection . Lancet，2015，385（9970）：800-811.

（张国强）

第十三章

心律失常

◎ 学习目标

基本目标

1. 能区分窄 QRS 波心动过速主要类型。
2. 能区分宽 QRS 波心动过速主要类型。
3. 能区分心动过缓主要类型。
4. 能区分心脏骤停时的心律失常类型。

发展目标

能用 Vereckei 提出的 AVR 导联鉴别法对室性心动过速和室上性心动过速做鉴别。

成人急危重症的发生和发展过程中经常出现多种类型的心律失常，可表现为心动过速或心动过缓。其中包含的恶性心律失常与不良预后相关。根据不同的心律失常采取适宜的干预措施，是急危重症治疗中的重要手段。而干预的前提是能将其快速识别或归类心律失常。

一、心脏传导系统及电冲动的产生和传导

心脏传导系统包括窦房结、结间束（前、中、后）、房室结、房室束（希氏束）、左右束支、浦肯野纤维。正常心电活动产生和传导：作为正常起搏点的窦房结首先发放冲动，此后冲动循上述传导系统下传，经结间束先兴奋心房使心房肌除极，约 0.04 s 后使心房肌收缩，冲动经房室束、左右束支和浦肯野纤维后兴奋心室使心室肌除极，约 0.04 s 后使心室肌收缩。通过心房和心室肌收缩执行泵血功能。冲动的这种电兴奋传播过程会引起电位改变，呈现出相应波形从而形成心电图。房室结是心房和心室之间唯一的电连接，心房下传冲动在此减速 0.06 s，且通常只允许不超过 200 次 / 分的电冲动通过。在整个传导系统中，窦房结自律性最高达 60 ~ 100 次 / 分，房室结为 40 ~ 60 次 / 分，房室束以下为 25 ~ 40 次 / 分。

二、心电图不同波段、间期的意义

要理解心律失常首先要熟悉心电图各波段、间期的代表意义。P波代表心房除极，宽度不超过0.11 s，振幅在肢体导联不超过0.25 mV，在胸壁导联不超过0.15 mV。P-R段代表心房的复极过程及房室结、房室束、左右束支和浦肯野纤维的电活动，为0.02～0.12 s。P-R间期是P波起点到QRS波起点之间距离，是P波与P-R段的总和，代表心房除极开始到心室除极开始，为0.12～0.20 s。QRS波代表心室除极，为0.06～0.10 s，最宽不超过0.11 s。ST段QRS波终点至T波起点距离，代表心室除极末到心室复极开始的时间。Q-T间期从Q波起点至T波终末，代表心室肌除极和复极全过程，正常为0.32～0.44 s；QTc（心率校正Q-T间期）正常值：男性<430 ms、女性<450 ms，临界值：男性431～450 ms、女性451～470 ms，延长：男性>450 ms、女性>470 ms。T波代表心室复极，方向大多和QRS主波方向一致。U波可能代表后继电流的电位影响或部分心肌复极延迟等，T波后0.02～0.04 s出现。强调P波代表心房除极化，QRS波代表心室的除极化，T波和U波由心室复极化形成，常规心电图常难以呈现心房复极。

三、窦性心律的识别

要识别异常心律失常须首先识别正常的窦性心律。正常窦性心律具有以下表现：①P波规律出现，在Ⅱ、Ⅲ、aVF、V_5导联直立，在aVR导联倒置；②P-R间期在0.12～0.20 s；③频率为60～100次/分（窦性心动过缓时为40～59次/分，窦性心动过速时为100～150次/分）；④同一导联中P-P间期差值<0.12 s。

四、心动过速的识别

（一）窄QRS波心动过速的识别

心电图呈现QRS波时限<120 ms，频率超过100次/分的心律失常。其中节律规整的窄QRS波心动过速主要包括：窦性心动过速、局灶性房性心动过速（简称局灶性房速）、有固定传导比例的心房扑动、房室结折返性心动过速、房室折返性心动过速（顺向型）、交界性异位性心动过速（junction ectopic tachycardia，JET）、窦房结折返性心动过速、不适当窦性心动过速、特发性室性心动过速（简称特发性室速）等。节律不规整的窄QRS波心动过速主要包括：心房颤动、心房扑动（传导比例不固定）、局灶性房速、多源性房性心动过速等。

1. 节律规整的窄QRS波心动过速的主要类型

（1）窦性心动过速：具有上述窦性心律特点；频率超过100次/分，甚至150次/分，偶尔达180次/分；P-R间期、QRS及Q-T时限相应缩短；可继发ST段轻度压低和T波低平表现。

（2）局灶性房速：连续3个以上的房性期前收缩，频率150～250次/分；P波形态与窦性P不同；P-R间期>0.12 s；心率快时，P波常无法辨认，可能与T融合；QRS时间不超0.10 s；可继发ST-T改变。

（3）有固定传导比例的心房扑动：发生机制与心房大折返有关。无正常P波，代之连续的粗齿状F波。F波间无等电位线，波幅大小一致，间隔规则；F波频率为250～350次/分，大多以2∶1或4∶1下传，故心室律规则；可分典型与非典型房扑。典型房扑（右心房三尖瓣环峡部依赖性房扑）又分为普通型（常见）和少见型。普通型在Ⅱ、Ⅲ、AVF导联F呈缓慢下降支和快速上升支，V_1导联F波直立。少见型在Ⅱ、Ⅲ、AVF导联F呈缓慢上升支和快速下降支，V_1导联F波倒置或双相。

（4）房室结折返性心动过速：人群中20%房室结内存在慢快双径路，此解剖结构在适时期前收缩时有可能形成折返电活动，造成房室结折返性心动过速。①经典慢快型房室结折返性心动过速心电图表现包括：突发突止；QRS波呈室上性，节律规整；2/3患者P波隐藏于QRS波群内不能识别，1/3患者隐藏于QRS波群之后，有时V₁导联QRS呈rSr'型，r'为逆行p波。若在QRS之后有逆行P波，则R-P'波<70 ms（部分也可在70~90 ms），且R-P'<1/2 R-R间期（即R-P'<P'-R）；心率150~240次/分，多数160~180次/分；刺激迷走神经可终止发作；常由房早诱发，也可由窦性期前收缩、交界性期前收缩、室性期前收缩诱发。②非经典快慢型房室结折返性心动过速心电图表现包括：突发突止；QRS波呈室上性，节律规整；QRS之后有逆行P波，常见R-P'>P'-R；心率100~150次/分；常由房早诱发，也可由窦性期前收缩、交界性期前收缩、室性期前收缩诱发。

（5）房室折返性心动过速（顺向型）：对于心房心室之间存在房室旁道（有从心室到心房逆传功能）的患者，适时期前收缩的电冲动延心房顺向下传通过房室结、房室束、左束支或右束支、浦肯野纤维网（心室）和旁路（大多为快传导旁路）形成大折返，周而复始形成房室折返性心动过速（顺向型）发作。突发突止；心动过速频率150~240次/分，多数180~200次/分，节律规则；QRS波室上性，伴有旁路同侧束支功能阻滞时可轻度增宽、畸形，R-R间期延长30 s以上；逆行P'波位于QRS波群之后，绝大多数R-P'<P'-R，且呈偏心现象，R-P'间期至少>70 ms（80~110 ms）；房室保持1∶1比例关系；心动过速间歇期心电图可出现预激波（旁路有房室和室房双向传导功能）或无预激波（旁路有室房单向传导功能）；多为期前收缩诱发（房早、室早或交界期前收缩），程序刺激可诱发及终止；刺激迷走神经或出现房室传导阻滞时可终止心动过速。

（6）交界性异位性心动过速（JET）：如果连续的心室-心房传导保持1∶1，则是短RP'的规律窄QRS波心动过速，类似经典型房室结折返性心动过速心电图表现。但经典型房室结折返性心动过速发作之初可见P-R间期明显延长，而交界性异位性心动过速发作之初无房性期前收缩或无P-R延长。如发生心室-心房传导完全阻滞，不能保持心室-心房传导保持1∶1，即出现室率>房率，则更可能为JET。

2. 节律不规整的窄QRS波心动过速的主要类型

（1）心房颤动：发病机制与自律性增高或多子波学说或心房肌电重构有关。各导联无正常P波，代之以大小不等、形状各异的f波（纤颤波），尤以V₁导联最为明显，心房f波的频率为350~600次/分；心室率绝对不规则，心室率快慢不一；QRS波一般不增宽。

（2）心房扑动（传导比例不固定）：正常P波被代之以连续的粗齿状F波。F波间无等电位线，波幅大小一致，间隔规则；F波频率为250~350次/分，大多以2∶1或4∶1下传，如房室传导比例恒定则心室律规则，如比例不恒定，则心室律也可不规则。

（3）局灶性房速：其发生与自律性、触发活动或微折返有关。非折返性房性心动过速的特点之一是发作时心率不规整。有时存在温醒现象，即初始心率逐渐加速；在频率快时常出现房室传导阻滞文氏下传，如2∶1或3∶2下传。其他表现见前述节律规整的窄QRS波心动过速的局灶性房速。

（4）多源性房性心动过速：在同一导联上有3种或3种以上不同形态的P'波；没有一种P'波占主导；P'-P'间期有等电位线，P'-P'间期、R-R间期完全不等。P'-R间期不等、多变。心房率为100~250次/分，一般在160次/分以上，较通常的房性心动过速慢；大多非突然开始、突然终止，极少数也可突发突止；常伴有较明显的房室传导阻滞，故心室率较慢；心房激动P'波均可下传到心室，但也偶有P'波不能下传心室；QRS波形态多在正常范围内，偶也可呈束支传导阻滞波形。

（二）宽QRS波心动过速识别

心电图呈现QRS时限≥120 ms，频率超过100次/分的心律失常。其中节律规整的宽QRS波心动过速主要包括：房室折返性心动过速（逆向型）、室性心动过速、室上速伴束支阻滞或差异性传导等。节律不规整的宽QRS波心动过速主要包括：多形性室速和尖端扭转室速、预激伴房颤、室颤、房颤/房扑/局灶性房速不同房室传导比例下传伴差异性传导、结室/结束旁道导致的房室折返性心动过速（逆向型）伴不同室房传导比例等。

1. 节律规整的宽 QRS 波心动过速的主要类型

（1）房室折返性心动过速（逆向型）：对于心房心室之间存在房室旁道（有从心房到心室顺传功能）的患者，适时期前收缩的电冲动延心房、旁路、浦肯野纤维网（心室）、左束支或右束支，再逆向上传通过房室束、房室结至心房形成大折返，周而复始形成房室折返性心动过速（逆向型）发作。由于心房电冲动未经正常通路下传激动心室，而是延一侧旁路下传首先使一侧心室除极，故形成的 QRS 波宽大畸形。表现突发突止；心率 140～250 次/分；QRS 宽大畸形；R-P′ > 1/2 R-R 间期，即 R-P′ > P′-R，但 P′ 波有时不易辨认；房室保持 1∶1 比例关系；可被期前收缩及程控期前刺激诱发终止，刺激迷走神经或出现房室传导阻滞时可终止心动过速。

（2）室性心动过速：QRS 波呈室性波形，增宽而变形，QRS 时限 > 0.12 s，但如室速起源于束支，越接近房室束分叉，位置越高，QRS 越窄，形态越接近正常 QRS；常有继发性 ST-T 波改变，多数 T 波与 QRS 波相反；心室频率为 140～250 次/分，R-R 间期基本匀齐，也可轻度不齐；P 波与 QRS 波无固定关系，室率 > 房率，即房室分离；有时见心室夺获、室性融合波。房室分离、心室夺获、室性融合波是室性心动过速最具特征性的标志。依 QRS 波形态不同可分为单形或多形室性心动过速。

室性心动过速、伴束支传导阻滞或差异性传导的室上速、房室折返性心动过速（逆向型）或房性心动过速伴旁路前传等预激室上性心动过速、高钾血症或抗心律失常药或重度左室肥大引起的非特异性 QRS 增宽伴室上速、与起搏器相关的持续性心动过速（起搏脉冲不明显时）等均可表现为节律规整的宽 QRS 波心动过速，然而约 80% 为室性心动过速，其次为伴束支传导阻滞或差异性传导的室上速，再次为包括房室折返性心动过速（逆向型）在内的预激室上性心动过速。临床上仅从体表心电图上进行鉴别目前仍存在较大挑战。Brugada 等提出分步鉴别法，用于室速与室上速伴差异性传导，但不适于鉴别房室折返性心动过速（逆向型）。①胸前导联 V_{1-6} QRS 波是否呈 RS 型（Rs、rS、RS）？若全都不是 RS 型（Rs、rS、RS）为室速，否则进入②。②是否有任一 R-S 间期 > 0.1 s？若有为室速，否则进入第③（R-S 间期为 QS 波 R 波起始点至 S 波波谷 - 谷尖垂直线与基线交点）。③是否有房室分离？若有则为室速，否则进入④。④ V_{1-2} 及 V_6 导联 QRS 形态是否符合下列标准：QRS 波呈右束支阻滞型时，V_{1-2} 单相或双相，呈 R 或 QR（qR）或 RS（Rs）型，且 V_6 无 R 波或仅有 r 波，即 R/S < 1 或呈 QS 或 QR 型；QRS 波呈左束支阻滞型时，V_{1-2} R 波宽度 > 0.03 s 或 R-S 间期 > 0.06 s 且 V_6 呈 QR 或 QS 型，若有则是为室速，否则为室上速。此外，Vereckei 提出 AVR 导联依次鉴别法：AVR 导联的宽 QRS 波群起始为 R 波，为室速；宽 QRS 波群起始为 r 或 q 波，其时限 > 0.04 s，为室速；宽 QRS 波群呈 QS 型，且前支有顿挫，为室速；Vi/Vt ≤ 1（选择 RS 清晰导联，在同一 QRS 波起点后 0.04 s 处电压绝对值即 Vi，QRS 终点前 0.04 s 处电压绝对值即 Vt）为室速；否则为室上速（图 13-1）。

2. 节律不规整的宽 QRS 波心动过速的主要类型

（1）多形性室速和尖端扭转室速：极罕见的单形性室速和少数多形性室速可表现为不规则的心动过速。多形性室性心动过速伴连续变化的 QRS 形态，R-R 间期节律不规则，频率 > 200 次/分，在 200～350 次/分，持续 10 个心动周期以上。如其发作前后 QTc 延长且其发作与 QTc 延长有关，称为尖端扭转型室性心动过速，如不延长或虽轻度延长但发作与 QTc 延长无关称为非长 QT 依赖的多形性室速。较典型的尖端扭转型室性心动过速为增宽变形的 QRS 波群围绕基线不断扭转其主波方向。连续出现 5～15 个同类的波后即绕等电位线翻转至对侧 1 次。具有自限性，但易复发，可演变为室颤。

（2）预激伴房颤：预激综合征（WPW 综合征）伴房颤表现为 P 波消失，代之以大小、形态、间距不等的房颤波，R-R 间期绝对不规则；QRS 波群宽大畸形（QRS 时限 > 0.10 s），QRS 波起

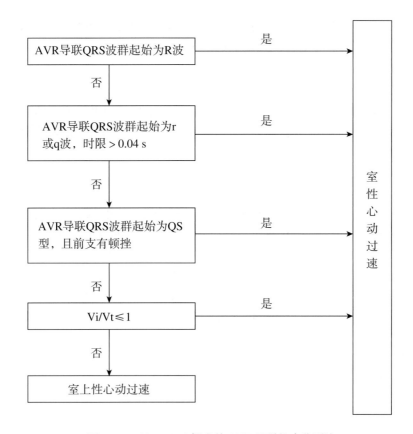

图 13-1 Vereckei 提出的 AVR 导联依次鉴别法

始部顿挫，QRS 波群变异不定；出现阵发性心率加快，可达 180 次 / 分。

（3）室颤：QRS-T 波群完全消失，代之一系列大小不等、极不匀齐的低小颤动波；频率达 250～500 次 / 分；波幅 ≥ 0.5 mV 为粗颤，< 0.5 mV 为细颤。室性心动过速 / 心室颤动风暴指 24 小时内自发的室性心动过速 / 心室颤动 ≥ 3 次。无脉性室速和室颤均为心脏骤停的心律失常。

五、心动过缓的识别

心动过缓主要包括窦房结功能障碍（sinus node dysfunction，SND）和房室传导阻滞两类。SND 也称病态窦房结综合征，包含窦性心动过缓、异位房性心动过缓、窦性停搏、窦房传导阻滞、慢快综合征、变时性功能不全、等率性房室分离等表现。房室传导阻滞包括一度房室传导阻滞、二度房室传导阻滞、2∶1 房室传导阻滞、三度房室传导阻滞和高度房室传导阻滞。

（一）窦房结功能障碍

窦房结功能障碍（SND）与年龄相关，是窦房结及其周围心房心肌组织进行性及退行性纤维化，引起的窦房结和心房冲动形成和传导障碍，从而形成的一系列异常表现。心电图为明显而持久的窦性心动过缓（心率 < 50 次 / 分）。异位房性心动过缓：心房而非窦房结起搏点发放冲动除极心房，但频率 < 50 次 / 分；常见窦性停搏；窦房阻滞；慢快综合征：窦性心动过缓、异位房性心动过缓，窦性停搏与异常的房速、房扑、房颤周期性交替出现；变时性功能不全、等率性房室分离表现；常伴房室传导阻滞。

1. 窦性心动过缓　符合前述窦性心律表现，但窦性频率 < 60 次 / 分。合并窦性心律不齐时，同一导联中 P-P 间期差值 > 0.12 s。

2. 窦性停搏　窦房结一次或多次没有发放冲动，出现一个较长间歇，停搏超过 3 秒；在此长间歇内，无 P-QRS-T 波；长 P-P 间期一般不是基本窦性心律周期的整倍数；可出现一次或多次长的 P-P 间歇，但彼此出现的长 P-P 间歇的长度可不一致；较久的窦性停搏（静止）常伴有一过性逸搏或逸搏节律，多为房室交界区性逸搏节律，室性逸搏节律和房性逸搏节律少见。

交界区性逸搏节律：窦房结激动发出或传导异常不能下传时，房室交界区被动性异位起搏。起源于房室交界区的激动下传心室时与原窦性激动下传途径相同或相似，所以 QRS 形态相同或相似；交界区激动也能同时逆行上传达心房，产生一个逆行 P′ 波（Ⅱ、Ⅲ、aVF 的 P′ 倒置，aVR 的 P′ 直立），P′ 波可出现于 QRS 波之中、之前也可在之后，但 P′-R ＜ 0.12 s，R-P′ ＜ 0.20 s；单次为交界区性逸搏，连续 ≥ 3 次交界区性逸搏形成交界区性逸搏节律；频率 40 ～ 60 次 / 分；不同于期前收缩，逸搏常在长间歇后延迟出现。

室性逸搏节律：窦房结激动发出或传导异常不能下传心室时，心室被动性异位起搏。QRS-T 波宽大畸形；前无相关 P 波，少见逆行 P′ 波；单次为室性逸搏，连续 ≥ 3 次室性逸搏形成室性逸搏节律；频率 20 ～ 40 次 / 分；不同于期前收缩，逸搏常在长间歇后延迟出现。

3．二度窦房传导阻滞 二度Ⅰ型窦房传导阻滞为 P-P 间距逐渐缩短，直至一次窦性激动不能传入心房，出现一次漏搏；含有脱漏的长 P-P 时距小于最短 P-P 时距 2 倍。二度Ⅱ型窦房传导阻滞为在规则的窦性 P-P 时距中突然出现一长间歇，其间无 P-QRS-T 波群；长的 P-P 时距为短的基本 P-P 时距的整倍数。一度和三度窦房传导阻滞从体表心电图上均难以确定和鉴别。

（二）房室传导阻滞

1．一度房室传导阻滞 实质为房室传导延迟。表现为 P-R 间期延长，P-R 间期 ＞ 0.20 s；QRS 波群正常且伴随在每个 P 波后，房室为 1:1 传导。

2．房室传导阻滞 二度Ⅰ型房室传导阻滞：莫氏Ⅰ型（文氏现象），表现为 P 波以 ＜ 100 次 / 分恒定节律出现；P-R 间期逐渐延长，直至 1 个 P 波不能下传心室而漏脱 1 个 QRS 波群；其后 P-R 间期缩短，之后逐渐延长；包含受阻 P 波在内的 R-R 间期小于正常窦性 P-P 间期的 2 倍；房室非 1:1 传导。二度Ⅱ型房室传导阻滞：莫氏Ⅱ型，表现为 P 波以 ＜ 100 次 / 分恒定速率出现；P-R 间期恒定（正常或延长），部分 P 波不能下传心室而 P 波后无 QRS 波群；房室非 1:1 传导。

3．2:1 房室传导阻滞 表现为 P 波以 ＜ 100 次 / 分恒定或接近恒定节律出现；房室 2:1 传导，即每隔 1 个 P 波下传心室。二度Ⅰ型或Ⅱ型房室传导阻滞均有可能发生。发现传导比例变化，如 3:2 传导，第二个周期的 P-R 间期延长，考虑为二度Ⅰ型房室传导阻滞。

4．高度房室传导阻滞 虽有部分房室传导存在，但有 ≥ 2 个连续的恒定生理节律 P 波不能下传心室；如 3:1 或 4:1 传导等。

5．三度房室传导阻滞 P 波与 QRS 波保持各自节律且不相关；P 波冲动来源于窦房结或房性心动过速或房扑或房颤；心房率 ＞ 心室率。

六、致命性心律失常

发生心脏骤停时，通常表现为以下四种心律失常：无脉室性心动过速、心室颤动、电 - 机械分离、窦性停搏。此时已无心脏有效收缩，失去前向泵血能力，脉搏无法触及，最具致命危险。

无论是窄 QRS 波或是宽 QRS 波心律失常，若心室率过快或过慢都可能造成血流动力学不稳定。通常心室率 ≥ 150 次 / 分，或心室率 ＜ 50 次 / 分时，临床都需要评估是否引发了血流动力学不稳定的严重情况（突发的神志改变、缺血性胸痛或胸部不适、急性心力衰竭发作、低血压或休克的其他表现）。例如，发生室颤时心室率过快，高达 250 ～ 500 次 / 分，心室已无法有效收缩，血流动力学已极不稳定；50% 的预激综合征会并发阵发性房颤，房颤有可能转变为室颤，此时极快的心室率将危及生命。当出现血流动力学不稳定时临床须高度关注，紧急给予治疗。

知识拓展

室速鉴别的新方法或标准

近年来，Jastrzebski 等提出室速积分法：①V_1 导联 QRS 波群起始为 R 波，或 R > S 的 RS 波或 Rsr 波；②V_1 或 V_2 呈 rS 型时 r 波时限 > 0.04 s；③V_1 QRS 波群 S 波有切迹；④V_1 至 V_6 导联 QRS 波群均无 RS 型（Rs、rS、RS）；⑤AVR 导联 QRS 波群起始为 R 波；⑥Ⅱ 导联 R 波达峰时间 ≥ 0.05 s（达峰时间为从 QRS 波起始到第一个波方向改变时的间期）；⑦房室分离（室性融合波或心室夺获与房室分离诊断意义相同）。第 7 条积 2 分，其他 6 条各积 1 分，最低 0 分，最高 8 分。积分 ≥ 3 分诊断室速的特异性达 99.6%，室速诊断的准确比例为 99.2%，积分 > 3 分室速诊断的准确比例为 99.7%。

2019 欧洲心脏病学会推荐宽 QRS 心动过速中提示 VT 而非 SVT 的主要标准为：①房室分离。②融合 / 夺获波。③V_1 至 V_6 胸前导联均一致倒置（负向）。④V_1 至 V_6 胸前导联 QRS 波群均不是 RS 型；V_1 至 V_6 胸前导联 QRS 波任一 R-S 间期 > 0.1 s。⑤aVR 导联 QRS 波群起始为 R 波；起始 R 或 Q 波 > 0.04 s；倒置为主的复合波存在切迹。⑥极度电轴偏差（−90° 至 ±180°），特别是在右束支传导阻滞（RBBB）和左束支传导阻滞（LBBB）时。⑦Ⅱ 导联 R 波达峰时间 ≥ 0.05 s。⑧右束支传导阻滞图形时：V_1 导联 QRS 呈单相 R 和 Rsr'、双相 qR 复合波、宽 R（> 0.04 s）、双峰 R 波（左峰高于右峰即"兔耳征"），V_6 导联 QRS 呈 R : S < 1（rS、QS 模式）。⑨左束支传导阻滞图形时：V_1 导联 QRS 呈宽 R 波，S 波顿挫或挫折向下，以及 S 波最低点延迟，V_6 导联呈 Q 或 QS 波。

综合思考题

第十三章
综合思考题解析

1. 为什么房室折返性心动过速（逆向型）与房室折返性心动过速（顺向型）在 QRS 波群的形态上表现为一宽一窄？

2. 为什么心房颤动合并三度房室传导阻滞时，心室率变得慢而规律？

参考文献

[1] Josep Brugada，Demosthenes G Katritsis，Elena Arbelo，et al. 2019 ESC Guidelines for the management of patients with supraventricular tachycardia The Task Force for the management of patients with supraventricular tachycardia of the European Society of Cardiology（ESC）. Eur Heart J，2020，41（5）：655-720.

[2] 中华医学会，中华医学会杂志社，中华医学会全科医学分会，等. 室性心动过速基层诊疗指南（2019 年）. 中华全科医师杂志，2019，18（11）：1047-1056.

[3] 罗江滢，贺鹏康，严干新，等. 尖端扭转型室性心动过速与多形性室性心动过速的鉴别与处理. 中华心血管病杂志，2020，48（2）：168-172.

[4] 郭继鸿. 宽 QRS 波心动过速的鉴别诊断：室速积分法. 临床心电学杂志，2018，27（1）：55-64.

[5] 代雯雅，陈明. 宽 QRS 波心动过速的诊治进展. 心血管病学进展，2014，35（4）：447-451.

[6] 中华医学会心电生理和起搏分会，中国医师协会心律学专业委员会. 心动过缓和传导异常患者的评估与管理

中国专家共识 2020. 中华心律失常学杂志，2021，25（3）：185-211.

[7] Fred M Kusumoto，Mark H Schoenfeld，Coletta Barrett，et al. 2018 ACC/AHA/HRS Guideline on the Evaluation and Management of Patients With Bradycardia and Cardiac Conduction Delay：A Report of the American College of Cardiology/American Heart Association Task Force on Clinical Practice Guidelines and the Heart Rhythm Society. Circulation，2019，140（8）：e382-e482.

（郭治国）

第十四章

急性呼吸困难

◎ **学习目标**

基本目标

1. 能够区分以呼吸困难为主要症状的危重患者和非危重患者。
2. 能够区分以呼吸困难为主要症状的常见急症的临床表现。

发展目标

能够为以呼吸困难为主要症状的患者制订针对性的诊疗方案。

急性呼吸困难是常见的临床急症，临床医生需要首先根据患者的生命体征和临床表现等，对其的病情严重程度进行初步评估，快速识别危重症和"潜在危重症"（即当时临床表现较轻，但是由于原发疾病严重，随后病情很快加重恶化）的患者，将其安置在急诊抢救室或重症监护治疗单元进行抢救。在获得更多的临床资料后，综合患者的病史、体征和辅助检查结果对其进行再次评估，也就是诊断和鉴别诊断，确定原发疾病，给予针对性治疗。

一、急性呼吸困难的初次评估

急性呼吸困难的初次评估是通过简单的询问和检查快速识别患者病情的严重程度，及时识别危重症患者，尽早开始抢救和治疗。通常初次评估的主要内容包含患者呼吸困难的严重程度、外周毛细血管血氧饱和度和生命体征。

（一）呼吸困难的严重程度

通过与患者的简单交流，即可判断患者呼吸困难的严重程度。根据呼吸困难的严重程度分度进行判断。

1. **轻度** 能够对答，言语流利。
2. **中度** 能够对答，言语不成句。
3. **重度** 能够对答，仅能说单字。
4. **危重** 不能对答。

如果呼吸困难的患者对答时仅能说单字或者不能对答，提示患者病情危重，需要立即转入急诊抢救室或者重症监护治疗单元进行抢救。

（二）外周毛细血管血氧饱和度

外周毛细血管血氧饱和度（peripheral capillary oxygen saturation，SPO_2）是最常用的评估呼吸困难患者病情严重程度的客观指标。但是在临床使用中需要注意以下几点。

1. SPO_2 是血液中被氧结合的氧合血红蛋白的容量占全部可以结合血红蛋白容量的百分比，该指标只能反映患者的氧合水平。如果患者存在通气功能障碍，出现二氧化碳潴留的时候，必须采集动脉血进行血气分析，通过动脉血二氧化碳分压进行识别。

2. 所有能够影响肢体末梢血液灌注的情况（如休克、寒冷环境、中毒等）都对 SPO_2 的读数产生影响。因此在分析 SPO_2 读数的意义时，要充分考虑到当这些因素存在时，SPO_2 可能不能反映机体真实的氧合水平。

3. 必须在保证 SPO_2 信号质量良好的前提下，再分析 SPO_2 读数的意义。

临床常用的判断 SPO_2 信号质量的主要方法有如下两种。

血氧容积描述波（plethysmogram，Pleth）波形：连接 SPO_2 传感器后，在监护仪的 Pleth 信号通道内能够观察到规律的、与动脉搏动一致的波形时，说明信号质量良好。

信号质量指示器：几乎所有心电监护设备上，在 SPO_2 读数旁都会显示信号质量，通常为三角形或者长方体的图形，图形的填充程度反映信号质量（图 14-1）。

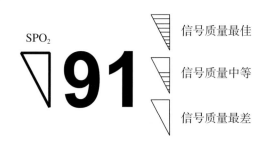

图 14-1　信号质量指示器

（三）其他生命体征

呼吸困难的患者如果出现与呼吸困难相关的心率过快或过慢、血压过高或过低、呼吸频率过快或过慢，血压较既往水平发生大幅度变化、新出现的意识改变等，则提示为危重症患者。

二、急性呼吸困难的对症治疗

对于呼吸困难的危重症患者，一旦进入抢救室就应该开始对症支持治疗。

（一）氧疗

针对患者的缺氧症状进行氧疗。

1. 鼻导管　是最常用的低流量氧疗方法。在使用过程中需要注意：吸入氧浓度（%）= 21 + 4 × 氧流量（L/min）的计算公式，仅适用于鼻导管，不适用于其他氧疗工具。而且一般情况下患者能够耐受的鼻导管的最大流量为 5 L/min，因此其能够提供的最大吸氧浓度不超过 41%。如果需要提供更高浓度的氧疗，则需要改用其他氧疗工具，不能通过进一步增大氧流量来实现。

2. 空气稀释面罩　又称为 Venturi 面罩，利用 Venturi 原理实现精确控制吸入氧浓度。在使用过程中需要注意：必须要严格按照产品说明，根据需要的吸入氧浓度设置相应的氧气流量。空气稀释面罩能够在一定范围内（30% ~ 50%）提供准确的吸入氧浓度，因此被称为"控制性氧疗"，尤其适合于需要一定的吸入氧浓度来改善低氧血症，同时又要避免吸入氧浓度高导致二氧化碳潴留加重的 II 型呼吸衰竭患者。

3. 储氧面罩 能够提供90%～100%的吸入氧浓度。在使用过程中需要注意：由于患者吸入的气体理论上应该全部来自储氧袋中的气体，因此设置的氧气流量应该大于等于患者的分钟通气量。即设置的氧气流量应该保证患者在每次吸气结束时，储氧袋内仍有残留的气体。通常将氧气流量设置为10 L/min，能够满足绝大多数患者的需求。由于储氧面罩能够提供很高的吸入氧浓度，因此能够迅速纠正低氧血症。但是对于Ⅱ型呼吸衰竭的患者，迅速纠正缺氧并将动脉血氧分压提升至较高水平后，将导致二氧化碳潴留的加重，盲目使用反而会导致患者呼吸衰竭加重。

（二）其他呼吸支持方法

氧疗通常仅能纠正低氧血症，如果存在氧疗无法纠正的低氧血症，或者患者合并通气功能障碍导致二氧化碳潴留等情况，则需要根据具体情况给予无创或有创机械通气。

三、急性呼吸困难的再次评估

对于呼吸困难的危重症患者，在转入急诊抢救室或者重症监护治疗单元给予对症治疗的同时，就应该开始再次评估（图14-2）。再次评估的主要内容包含重点病史采集、重点体格检查、辅助检查的选择和结果分析，然后根据获得的临床资料综合分析，进行诊断和鉴别诊断（表14-1）。

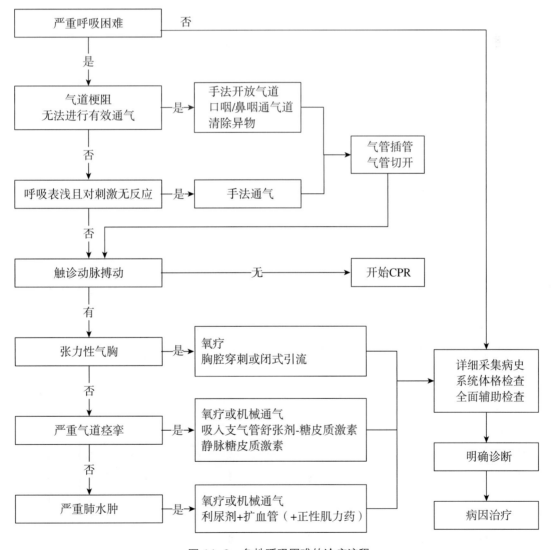

图14-2 急性呼吸困难的诊疗流程

表 14-1　常见急性呼吸困难患者的再次评估

	病史	伴随症状	体征	床旁快速检查	其他
慢性阻塞性肺疾病急性加重（AECOPD）	既往有反复发作病史	咳嗽、咳痰发热	桶状胸听诊干啰音	胸片可见肺过度充气，部分可见渗出影血气分析 II 型呼吸衰竭	通常既往已经明确诊断通常低氧血症容易纠正
支气管哮喘急性发作	既往有反复发作病史诱因或特殊物质接触史	喘鸣音	听诊干啰音（重症患者啰音可能减弱或消失）		通常既往已经明确诊断患者自备支气管舒张药
间质性肺疾病	既往有反复发作病史	干咳多见	听诊 Velcro 啰音	胸片可见间质性改变	通常既往已经明确诊断
气胸	突然发作	咳嗽胸痛	气管向健侧移位患侧语音共振减弱患侧叩诊鼓音患侧听诊呼吸音消失	胸片可见气胸线	
急性肺栓塞	有制动或卧床病史突然发作	胸痛咯血	听诊 P2 亢进下肢不对称水肿	胸片通常正常血气分析 I 型呼吸衰竭心肌损伤标志物可能升高重症患者心电图可见 $S_I Q_{III} T_{III}$	
上气道梗阻	突然发作可能伴有呛咳	不能发声	V 字手势三凹征听诊吸气相气喘鸣音	胸片正常	
急性心力衰竭	突然发作	不能平卧	颈静脉充盈听诊湿啰音下肢水肿	胸片"蝶翼样"渗出影心电图可见心源性疾病表现	伴有心源性疾病的表现
肺炎	急性起病	咳嗽、咳痰发热	听诊病变区域湿啰音	胸片病变区域渗出影	

（一）重点病史采集

内容主要包括本次呼吸困难的诱因、严重程度、持续时间、缓解方式，重要的阳性症状和阴性症状，对药物治疗的反应（如果有）；既往心肺疾病病史及相关合并症，既往类似发作情况，既往机械通气的情况。

（二）重点体格检查

重点进行心肺体格检查。除了临床医生最熟悉和最常使用的听诊法外，由于大多数急性呼吸困难患者就诊时无任何临床资料，因此应该努力通过体格检查获取尽可能多的信息，必须结合视诊、触诊、叩诊进行检查。

（三）辅助检查的选择和结果分析

首先进行床旁快速检查（如心电图、胸片、血气分析、心肌损伤标志物等）并获得结果，对于早期诊断的意义至关重要。床旁超声是近年来广泛用于临床的床旁快速检查技术，通过快速识别气胸、胸腔积液、肺水肿、肺实变等征象，帮助临床医生进行诊断和鉴别诊断。

知识拓展

呼吸困难

"呼吸困难"是一个医学术语。在临床工作中，患者通常不会以"呼吸困难"这种书面语对自己的症状进行描述，更多采用的是口语化的语言，如胸闷、憋气、气短、气不够用等，而且患者对于呼吸困难的语言描述具有文化、地域及语种的差异。

医生应该努力让患者对呼吸困难症状的具体内容和性质进行描述，使用感觉"吸气不足""胸部发紧""气不够用""气呼不出去""劳力性"等。对于呼吸困难的具体内容和性质的描述可能对于病因有提示作用。劳力性呼吸困难常见于心肺的器质性疾病，最常见于心力衰竭，常使患者的体力活动受到一定限制。胸部发紧感常是支气管收缩时的感受。有学者认为胸部发紧感是支气管哮喘急性发作的早期症状，多与刺激气道感受器相关，而与劳力无关。吸气不足感是感觉空气不够用，患者常表述为需要吸入更多气体，但是却有吸不进去的感觉（也有人称其为空气饥饿感）。这种呼吸困难表示患者的肺通气与呼吸驱动不匹配，刺激机体增加呼吸驱动而产生该感觉。

很少有患者会主动用上述语言来描述其呼吸困难，因此医生需要通过提示或问诊等方式，引导患者对其症状做出更加具体的描述。对于急诊医生来说，由于患者来诊时无法立即获得各种常规辅助检查的结果，能够根据患者临床症状的特点进行分析和鉴别诊断，对于患者来说至关重要。因为尽早明确诊断方向、制订初始的抢救和治疗方案是挽救患者生命的首要环节。

综合思考题

1. 以呼吸困难为主要症状的常见致命性急症有哪些？其特征性的症状和体征有哪些？

2. 抢救急性呼吸困难的患者应该具备哪些急救技能？

第十四章
综合思考题解析

参考文献

[1] O'Driscoll BR，Howard LS，Davison AG，et al. BTS guideline for emergency oxygen use in adult patients. Thorax，2008，63 Suppl 6（1）：vi1-68.

[2] 刘国梁. 呼吸困难诊断、评估与处理的专家共识. 中华内科杂志，2014（4）：337-341.

[3] Parshall MB，Schwartzstein RM，Adams L，et al. An official American Thoracic Society statement：update on the mechanisms，assessment，and management of dyspnea. Am J Respir Crit Care Med，2012，185（4）：435-452.

（郑　康）

第十五章

急性腹痛

◎ 学习目标

基本目标

1. 区分急性腹痛的主要病因。
2. 能识别需要紧急处理的急性腹痛。

发展目标

1. 掌握急性腹痛的诊疗思路。
2. 掌握腹腔的抗感染策略。

一、定义

急性腹痛指各种原因引起的腹腔内外脏器的病变,表现为腹痛患者自觉突发腹部疼痛。腹痛是 30% 急诊就医患者的主诉,约 25% 的急性腹痛需要紧急处理。有 15%~40% 的人患过腹痛,其中比较严重的疾病引起的腹痛占所有腹痛的 50% 以上。

急性腹痛起病急骤、病因复杂、病情严重程度不一,且如果诊断不及时或处理不当将产生严重后果,甚至可能危及患者生命。

二、常见病因

按照发病原因可以将急性腹痛分为真性内脏痛、类似内脏痛和牵涉痛三种。

(一)真性内脏痛

真性内脏痛是指腹部脏器(如胃、肠、肝、胆、胰腺、脾等)病变导致的腹痛。病变处内脏的末梢神经感受器受到刺激后所产生的神经冲动传至大脑皮质,从而产生腹痛感觉。其原因包括空腔内脏壁肌层张力的改变,如:内脏缺血、炎症、机械及化学刺激、平滑肌痉挛或强烈收缩、管壁的痉挛或膨胀(表 15-1)等;实质性内脏包膜受压,如:内脏充血、出血、肿大;内脏缺血性改变,如:脾栓塞等。真性内脏痛的特点是其疼痛性质多为钝痛或绞痛,定位模糊且不伴有局部皮肤感觉过敏。

（二）类似内脏痛

类似内脏痛为腹壁、腹膜壁层及肠系膜受到化学性刺激（如炎症）和物理性刺激（如扭转、牵拉）引起分布于这些组织的感受器发出冲动传至大脑皮质而产生的腹痛感觉（表15-2）。特点是其性质呈针刺样的尖锐痛，疼痛呈持续性，定位准确，与内脏病变所在部位相符合，常伴有明确且恒定的局部压痛和腹肌强直。

（三）牵涉痛

牵涉痛也称为放射痛，是来自内脏神经纤维的冲动在脊髓中扩散至相应的脊神经所致。表现为腹内某脏器遭受刺激后却在体表产生远离病变脏器的部位的疼痛。

牵涉痛的特点是来自于腹内某一脏器的刺激，但疼痛的感觉却发生在另一部位，疼痛出现的部位与病变器官有一定的距离。牵涉痛的局部往往伴有痛觉过敏、肌痉挛、深触痛及自主神经功能亢进。

表 15-1　腹痛性质与常见病因

腹痛性质	常见病因	特别关注
持续性痛	由炎症、空腔器官内容物、血液等的刺激引起	胃十二指肠内容物或胆汁等的刺激，表现为持续性刀割样剧痛，伴有板状腹
阵发性腹痛	空腔器官梗阻或痉挛所致	胆石症，肠缺血
持续性痛伴阵发性加剧	空腔器官梗阻伴感染	胆石症伴感染

表 15-2　导致腹痛的疾病

分类	病因	疾病
真性腹痛	腹腔脏器急性炎症	胃炎、肠炎、胆管炎、阑尾炎、出血坏死性肠炎、腹膜炎、盆腔炎、肾盂肾炎、肠系膜淋巴结炎等
	空腔脏器穿孔	胃、十二指肠、小肠等穿孔
	腹腔脏器位置改变或阻塞	胃扭转、大网膜扭转、脾扭转、胆囊扭转、卵巢囊肿蒂扭转、妊娠子宫扭转、胃黏膜脱垂、肠梗阻、胆道梗阻
	腹腔脏器破裂及出血	肝、脾、卵巢破裂及异位妊娠破裂等
	腹腔脏器血管病变	肠系膜动静脉、门静脉及肝静脉血栓、脾梗死、肾梗死、腹主动脉瘤、腹主动脉夹层等
	其他	急性胃黏膜病变，胃扩张、胃痉挛、肠痉挛、痛经、胆石绞痛、肾绞痛、输尿管绞痛等
假性腹痛	胸部疾病	急性心肌梗死、心包炎、大叶性肺炎、急性肺梗死、膈胸膜炎、急性右心衰竭、肋间神经痛等
	中毒	急性铊中毒、铅中毒、破伤风等
	代谢性疾病	尿毒症、糖尿病酮症、低血糖、低血钠、低血钙等
	结缔组织及变态反应疾病	腹型过敏性紫癜、腹型风湿热等
	精神及神经源性腹痛	腹型癫痫、神经症性腹痛等

三、分类诊疗思路

急性腹痛的诊疗思路详见图 15-1。

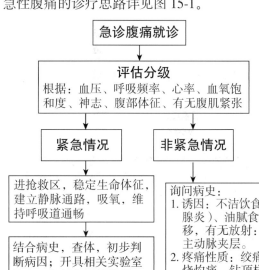

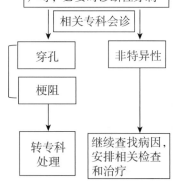

图 15-1 急性腹痛的诊疗思路

（一）内科急腹症

通常腹痛出现在其他症状之后（例如发热、咳嗽、恶心、呕吐、腹泻等之后），部位不固定，程度轻或由重而轻，腹膜刺激征不明显，腹部喜按，腹式呼吸存在。常见疾病包括急性胃肠炎、心绞痛、胸膜炎、大叶性肺炎、过敏性紫癜、细菌性痢疾等。

（二）外科急腹症

一般腹痛出现在其他症状之前，部位确定、程度较重或由轻而重，腹膜刺激征明显，腹部拒按，腹式呼吸减弱或消失。包括：炎症性急腹症、穿孔性急腹症、出血性急腹症、梗阻性急腹症、器官缺血性急腹症。常见外科急腹症分类及特点见表15-3。

表 15-3 常见外科急腹症分类及特点

分类	常见疾病	特点	炎性指标
炎症性急腹症	腹膜炎、阑尾炎、胆囊炎、胰腺炎	起病较缓，腹痛由轻到重，定位由模糊到明确，呈持续性痛，腹膜刺激征突出	体温及白细胞（WBC）计数均升高，PCT、CRP升高
穿孔性急腹症	溃疡穿孔、外伤性肠穿孔等	出现突发的持续性的腹痛，腹膜刺激征明显，移动性浊音阳性，常有气腹征等	WBC、PCT、CRP升高
出血性急腹症	肝、脾破裂	常有外伤史，表现为内出血征及休克，而腹痛及腹膜刺激征均较轻。但如果混有胆汁则腹痛加剧，腹膜炎症重，腹穿刺抽出不凝固性血液	
梗阻性急腹症	肠梗阻、胆石症、输尿管结石等	起病急，阵发性腹绞痛，一般无腹膜刺激征，但绞窄性肠梗阻除外	
器官缺血性急腹症	肠系膜血管栓塞	常突然剧烈腹痛伴休克，局部压痛、早期无肌紧张，但当器官缺血坏死继发腹膜炎后，腹膜炎症才明显	

（三）妇科急腹症

常与月经周期或阴道分泌物有某种关系，包括：痛经，有周期性、发生于月经来潮前或数日内；异位妊娠，有停经史或停经后阴道不规则的出血；子宫附件炎，常伴有阴道分泌物增多、带臭味；黄体破裂，多发生在月经后20余天；卵泡破裂，多发生在排卵期，好发于年轻女子；卵巢囊肿蒂扭转，常在下腹部扪及包块等。

四、问诊要点

应注意询问症状、诱因、加重和缓解的因素、伴发症状、既往史、个人史等，及有助于鉴别诊断的症状。

（1）诱因：不洁饮食（胃肠炎）、饮酒[急性胰腺炎（acute pancreatitis，AP）]、油腻食物（胆囊炎）。

（2）疼痛性质：绞痛（肠痉挛、肾结石）、烧灼痛、钻顶样疼痛（胆道蛔虫）。

（3）加重因素：体位（腹膜炎）、进食（肠梗阻）、呕吐（AP）等。

（4）恶心、呕吐（呕吐物性状）、反酸、胃灼热、腹泻。

（5）发热：热型、持续时间、最高体温。

（6）黄疸、尿频、便秘、腰痛、头晕。

（7）胸闷、心悸、大汗。

（8）月经史、房颤。

五、查体

包括生命体征、全身情况、专科查体等。

（1）重视生命体征：血压、心率、呼吸、体温、意识状态。

（2）形态：静脉曲张、疱疹、紫癜、包块、水肿。

（3）紧张度：肌紧张、压痛。

（4）特殊的体征：Murphy's 征、麦氏点压痛。

（5）叩击痛。

（6）肠鸣音。

（7）全身情况：贫血、黄疸。

六、常见急腹症的临床特点

（1）急性阑尾炎：转移性右下腹痛；右下腹有固定的压痛区；不同程度的腹膜刺激征；罗氏征（间接压痛）、腰大肌征和闭孔肌征阳性。

（2）急性胆囊炎：常有吃油腻食物或饱餐史；起病较急，夜间发病较多；右上腹或中上腹部阵发性绞痛，后转为持续性痛伴阵发性增剧，疼痛可向右肩和右胸背放射；可伴畏寒、发热、恶心、呕吐，少数患者有黄疸；右上腹压痛、肌紧张和反跳痛，有时可触及有压痛的胆囊；Murphy's 征阳性。

（3）急性胰腺炎：常在饱餐或饮酒后发生；起病急骤；多为中上腹偏左持续性刀割样剧痛，伴有阵发加剧，疼痛可呈束带状并向左侧或两侧腰背部放射；恶心、呕吐及腹胀；中上腹及左上腹有轻度腹膜刺激征群；急性出血坏死性胰腺炎可有休克，主要表现为烦躁、冷汗、口渴、四肢厥冷、脉细、呼吸浅快、血压下降及尿少。

（4）空腔脏器穿孔：起病急骤；剧烈的持续性腹痛，强迫体位；恶心、呕吐等消化道症群；从局部到全腹的腹膜刺激征群，严重时可出现"板状腹"；腹腔移动性浊音；肠鸣音减弱或消失；叩诊肺肝界消失；易并发休克（血压降低、脉搏增快、脉压减小、出冷汗、四肢厥冷等）。

（5）急性肠梗阻：阵发性绞痛；呕吐、腹胀；停止排便、排气；肠型、蠕动波；肠鸣音亢进、气过水声。

（6）肝、脾破裂：外伤史，腹部直接或间接钝器暴力损伤史；腹部持续性剧痛，向右肩放射（肝破裂）或向左肩及下腹部蔓延（脾破裂）；腹膜刺激征群；内出血征群；叩诊移动性浊音。

（7）异位妊娠破裂：适龄停经妇女；下腹部一侧撕裂性疼痛；阴道出血；下腹部明显压痛、反跳痛，但无明显肌紧张；叩诊移动性浊音；可有晕厥及内出血征群。

（8）肠系膜血管缺血性疾病：以左半结肠较为常见，尤以结肠脾曲多见。突发剧烈腹部绞痛，恶心、呕吐频繁，腹泻，腹部平坦、柔软，可有轻度压痛，肠鸣音活跃或正常。其特点是严重的症状与轻微的体征不相称，全身改变也不明显，但如血管闭塞范围广泛，也可较早出现休克。随着肠坏死和腹膜炎的发展，腹胀渐趋明显，肠鸣音消失，出现腹部压痛、腹肌紧张等腹膜刺激征。呕出暗红色血性液体或出现血便，腹腔穿刺抽出液也为血性。血象多表现血液浓缩，白细胞计数在病程早期便可明显升高，常达 20×10^9/L 以上。肠系膜上动脉血栓形成的患者，常先有慢性肠系膜上动脉缺血的征象，表现为饱餐后腹痛，以致患者不敢进食、日渐消瘦，并伴有慢性腹泻等肠道吸收不良的症状。当血栓形成突然引起急性完全性血管阻塞时，则表现与肠系膜上动脉栓塞相似。肠系膜上静脉血栓形成的症状发展较慢，多有腹部不适、便秘或腹泻等前驱症状。数日至数周后可突然剧烈腹痛、持续性呕吐，但呕血和便血更为多见，腹胀和腹部压痛，肠鸣音减少。

七、需要关注的其他疾病导致腹痛的临床特点

（1）大叶性肺炎：发病以冬季和初春为多；在腹痛发生之前，多数患者有上呼吸道感染的症状；起病急骤、畏寒、高热（体温很快升至 39～40 ℃）、寒战、全身肌肉疼痛、胸痛、咳嗽、深呼吸时疼痛加剧；上腹部压痛广泛但深压时并不加重，无反跳痛；肠鸣音正常；血白细胞计数多在（20～30）×10⁹/L。

（2）急性心肌梗死：起病急骤；患者多为 40 岁以上；上腹部呈剧烈的持续性疼痛但压痛不明显；剧烈胸闷及呼吸困难；常伴有出汗、恶心、呕吐、腹胀和呃逆；无腹膜刺激征群；可伴心律失常、低血压、休克；心电图特征性改变；心肌标志物检查呈阳性。

（3）主动脉夹层：多为 40 岁以上男性；多有高血压及动脉硬化史；起病急骤；腹部撕裂样持续性剧痛，常沿主动脉向上或向下蔓延；出现休克表现但有时血压并不降低；双上肢血压及脉搏可不一致。

（4）急性胃肠炎：多有进食生冷及存放时间过长等不洁食物史；进食后数小时发病，表现为上腹部不适和消化道症群，由沙门菌感染引起者常有发热；常伴腹泻，呈水样便；上腹部或脐周有轻压痛，但无固定压痛点及反跳痛；肠鸣音亢进。

（5）急性胃扩张：常发生在暴饮暴食后 1～2 小时；突发上腹部或脐周持续性胀痛伴呕吐；腹部膨隆，叩诊呈鼓音；无腹肌紧张及肠鸣音亢进。

（6）肠蛔虫症：在卫生条件较差的地区肠蛔虫症感染率较高；男性多于女性；有蛔虫感染史（有排虫史等）；上腹或脐周围阵发性绞痛，或呈刀割感或钻顶样痛，缓解时儿童玩耍自如，发作时坐卧不宁、屈体捧腹、爬坐滚地、全身出汗；上腹部压痛，在剑突下右上腹部有触痛，并发感染时可有肌紧张。常伴有呕吐，一般在腹痛后出现；有时还可发热。

八、治疗

（一）紧急处理
维持生命体征，有手术指征的应尽早外科干预，监测病情变化。

（二）对症处理
纠正水电解质紊乱，维持酸碱平衡，药物处理不适症状，同时应密切监测病情变化。

（1）镇痛药使用：2021 年发表的《成人非创伤性急腹症早期镇痛专家共识》指出，成人非创伤性急腹症（non-traumatic acute abdomen，NTAA）患者评估疼痛情况之后，要尽早使用镇痛剂。早期使用镇痛剂可以提高患者的配合度，从而提高诊断的准确性。非甾体抗炎药（NSAIDs）对 NTAA 轻至中度疼痛可单独应用；对于严重疼痛患者，NSAIDs 可与曲马多或阿片类药物联合应用，产生协同效应。并动态评估疼痛情况，调整用药策略。

（2）解痉药：临床上解痉药大致分为胃肠道高选择性钙拮抗剂、抗胆碱药、直接平滑肌松解剂和外周阿片受体拮抗剂。急性腹痛时解痉镇痛药使用指征：各类非创伤性急性腹痛患者完成初步病情评估，排除需要紧急处理心血管源性腹痛；不明原因腹痛患者，动态观察病情以及完善相关检查；NRS 评分 ≥ 3 分的患者；确诊的炎症性、梗阻性或功能性腹痛的患者。

（三）抗生素治疗
（1）病原学特点：美国外科感染学会（surgical infection society，SIS）腹腔内感染（intra-abdominal infection，IAI）管理指南（2017 修订版）指出，社区获得性腹腔感染（CA-IAI）的病原学特征通常为多种肠道微生物混合感染。革兰氏阴性菌主要为大肠杆菌，小部分为其他肠杆菌科细菌（如肺炎克雷伯菌）；革兰氏阳性球菌主要为米勒链球菌属，肠道厌氧菌中的脆弱拟杆菌是主要致病菌，在远端胃肠道感染中更为常见。

（2）指南推荐在 1 小时内进行初始经验性抗感染治疗。

1）对于脓毒症 / 脓毒性休克的患者，在诊断为 IAI 后 1 小时内即开始抗感染治疗；对于其他 IAI 患者，尽早开始抗感染治疗，并实施感染原控制。

2）如果进行感染原控制（即外科手术）时已过了药物的两个半衰期，那么在开始操作前 1 小时内应再次给予抗感染治疗。

（3）基于 CA-IAI 低危和高危患者的分类进行抗感染治疗。低危患者：指 APACHE-Ⅱ 评分 < 10 的患者，这类患者预后较好、死亡率较低，治疗失败发生率在 10% ~ 20%。高危患者：指 APACHE-Ⅱ 评分 ≥ 10 的患者；出现脓毒症 / 脓毒性休克；至少符合以下两种危险因素：高龄（≥ 70 岁）、存在恶性疾病、存在心血管疾病、存在肝肾功能损伤、存在低蛋白血症。这类患者预后较差，死亡率、治疗失败率较高。推荐 CA-IAI 高危患者接受广谱经验性治疗以降低初始治疗不充分的风险。原则：经验性使用广谱抗菌药，确保覆盖较不常见的革兰氏阴性病原体。首选：哌拉西林 - 他唑巴坦、多尼培南、亚胺培南、美罗培南或头孢吡肟 + 甲硝唑；替代：头孢他啶 + 甲硝唑；其他：对 β 内酰胺类药物有严重过敏反应的患者，以氨曲南为基础的治疗方案。

（4）指南对抗感染治疗时间推荐：以下几类患者，抗感染治疗不超过 24 小时。在 12 小时内接受手术的外伤性肠穿孔患者；在 24 小时内接受手术的胃十二指肠穿孔患者；急性或坏疽性阑尾炎患者，未发生穿孔；急性或坏疽性胆囊炎患者，未发生穿孔；肠缺血而未穿孔的患者。感染原得到充分控制的患者，应限制抗菌药治疗不超过 4 天（96 小时）。对于重度或坏死性胰腺炎，不推荐应用抗感染药物进行预防。因 IAI 出现继发性菌血症，已充分控制感染原且不存在菌血症的患者，考虑限制抗感染治疗为 7 日。

（四）抗凝治疗

急性肠系膜缺血患者如无禁忌证，应立即抗凝，以减少血管内血栓的发生和蔓延。急性胰腺炎根据病因不同，可能需要考虑调节凝血等手段。此外，在全身炎症反应的后期，各种炎症因子对毛细血管内皮的损伤可能很严重，加上有效血容量不足及周围毛细血管收缩，可能导致毛细血管内小血栓的形成，甚至发展为弥散性血管内凝血。及时采取肝素或低分子肝素可能会减轻毛细血管的损伤，对凝血的改善有一定帮助，同时能预防下肢静脉血栓的发生。

（五）胰腺炎生长抑素的应用

生长抑素可以广泛抑制包括胰腺在内的器官外分泌功能，改善胰腺炎早期由于胰酶激活导致的胰腺周围局部病变。

（六）激素的应用

激素有抑制炎症介质和改善微循环的作用，可降低重症胰腺炎的严重程度。使用指征：有肾上腺功能减退的表现；严重呼吸困难或急性呼吸窘迫综合征（ARDS）患者；休克加重患者等。原则是早期、短程使用，常用剂量是甲泼尼龙 40 ~ 80 mg/d。

（七）其他

根据腹痛原因采取介入治疗、手术治疗等。

九、总结

应重视患者的主诉，动态观察病情变化；诊疗思路首先要排除致死性腹痛；腹腔抗感染治疗需要根据患者的分级分层，行个体化治疗。

▽▽　知识拓展

急性腹痛就诊的诊断思路

1. 首先树立分级观念，分出需要紧急处理和非紧急处理的人群。

2. 要根据病史、症状、体检情况结合实验室检查、影像学结果（超声、CT 等）综合判断,得到诊断结果。

3．根据初步诊断结果决定下一步治疗方案,确定采取手术治疗还是保守治疗。

4．选择非手术治疗的患者要注意动态监测腹痛的症状、体征,监测实验室检查、影像学检查等方面的变化。

综合思考题

第十五章
综合思考题解析

1．什么是 Charcot 三联征?

2．什么情况的腹痛要重点排查异位妊娠?

参考文献

[1] Sara A Buckman, Isaiah R Turnbull, John E Mazuski. Empiric antibiotics for sepsis. Surg Infect (Larchmt), 2018, 19 (2)：147-154.

[2] Sarah L Gans, Margreet A Pols, Jaap Stoker, et al. Guideline for the Diagnostic Pathway in Patients with Acute Abdominal Pain. Dig Surg, 2015, 32 (1)：23-31.

[3] 北京大学医学部急诊医学学系．成人非创伤性急腹症早期镇痛专家共识．中国急救医学,2021,1 (41)：11-17.

[4] 中国成人急性腹痛解痉镇痛药物规范化使用专家共识编写组．中国成人急性腹痛解痉镇痛药物规范化使用专家共识．中华急诊医学杂志,2021,30 (7)：791-798.

[5] 中国医疗保健国际交流促进会急诊医学分会,脓毒症预防与阻断联盟．重症急性胰腺炎预防与阻断急诊专家共识．中国急救医学,2022,5 (42)：369-379.

（李晓晶）

第十六章

急性消化道出血

◎ 学习目标

基本目标

1. 熟悉急性消化道出血的常见表现、主要病因、临床特征和紧急处理。

2. 掌握消化道出血的初始评估。

发展目标

了解消化道出血合并症处理，多学科合作。

消化道出血，尤其是大量消化道出血患者，大多数首诊急诊科。成年人消化道出血以上消化道出血多见，其年发病率为每年（100～180）/10 万，大多数患者以呕血和（或）黑便为主要表现，也有以头晕、晕厥、乏力等不典型临床表现就诊，须仔细甄别，延误诊治有可能危及生命。

消化道出血根据发生的部位，以十二指肠乳头、回盲瓣为划分标志，分为三个部分，从口腔至十二指肠乳头段的消化道出血为上消化道出血，从十二指肠乳头至回盲瓣的小肠肠段为中消化道出血，从回盲瓣至肛门段的消化道出血为下消化道出血。根据出血的病因分为非静脉曲张性消化道出血以及静脉曲张性出血两类，其中 80%～90% 为非静脉曲张性消化道出血。根据出血速度及病情的轻重，临床上又把急性上消化道出血分为以下两种：一般性的急性上消化道出血，是指出血量少，生命体征平稳，预后良好的消化道出血；另外一种就是危险性急性上消化道出血，它是指在 24 小时内上消化道大量出血，致血流动力学紊乱、器官功能障碍，这类危险性出血，临床占有的比例为 15%～20%。

第一节　急性上消化道出血

上消化道出血（upper gastrointestinal hemorrhage）常表现为急性大出血，是临床常见急症。在高龄、有严重的伴发疾病以及复发性出血患者中病死率高达 25%～30%。

一、临床表现

（一）现病史

呕血提示出血灶位于十二指肠悬韧带（Treitz 韧带）近端的消化道，无论呕吐红色血液还是咖啡渣样物质，明确的血性呕吐物提示可能存在持续性的中到重度出血，而咖啡渣样呕吐物则提示出血较为局限。黑便（黑色柏油便）大多源自 Treitz 韧带近端的消化道出血（90%），但也可源于口咽、鼻咽、小肠或结肠的出血。出血量低于 50 毫升及不同程度的出血均可造成黑便，便血（粪便中见红色或褐红色血液）多为下消化道出血所致。消化道大出血可表现为呕血、直立性低血压及便血。

（二）既往史

应询问患者上消化道出血的既往发作情况，因为在有上消化道出血史的患者中，多达 60% 是既往出血灶再出血。还应回顾患者的其他既往病史，以识别可能导致上消化道出血的用药史及影响后续处理的重要合并症。

1. 既往病史询问要点 包括：①肝病或酗酒史提示静脉曲张或门脉高压性胃病。②腹主动脉瘤或主动脉移植史提示主动脉肠瘘。③肾病、主动脉瓣狭窄或遗传性出血性毛细血管扩张症的病史提示血管发育异常。④幽门螺杆菌（*Helicobacter pylori*）感染史、非甾体抗炎药（NSAIDs）治疗史、抗血栓药治疗史或吸烟史提示消化性溃疡。吸烟、酗酒或幽门螺杆菌感染史与恶性肿瘤相关。⑤胃肠吻合术史提示吻合口溃疡。

2. 既往用药史 应当特别关注：①使患者更易形成消化性溃疡的药物，如阿司匹林及其他 NSAIDs，包括 COX-2 抑制剂；②可导致药物性食管炎的药物（如普萘洛尔、阿替洛尔及铁制剂等）；③促进出血的药物，如抗血小板药（氯吡格雷等）和抗凝药（包括直接口服抗凝药）；④与消化道出血相关的药物，包括选择性 5- 羟色胺再摄取抑制剂（selective serotonin reuptake inhibitor，SSRI）、钙通道阻滞剂和醛固酮拮抗剂；⑤可能改变临床表现的药物，如铋剂、药用炭、甘草和铁剂，它们可使粪便变黑。

3. 合并症 包括：①冠状动脉疾病和肺部疾病等可使患者更易出现贫血的不良影响。与没有这些疾病的患者相比，此类患者可能需要维持更高的血红蛋白水平。②肾病和心力衰竭等可使患者容易在积极液体复苏或输血时出现容量超负荷。复苏期间，此类患者可能需要更具侵入性的监测。③血小板减少和显著肝功能障碍及凝血功能障碍等可导致出血更难控制。这类患者可能需要输注凝血酶原复合物浓缩剂、新鲜冰冻血浆（fresh frozen plasma，FFP）或血小板。④痴呆和肝性脑病等可使患者易发生消化道内容物误吸入肺部。应考虑对此类患者进行气管插管。

（三）体格检查

低血容量的体征如下。

①轻中度低血容量（血容量丢失 < 15%）：静息时心动过速。②血容量丢失 ≥ 15%：直立性低血压，由卧位变为站位时，收缩压下降超过 20 mmHg 和（或）心率加快 20 次 / 分。③血容量丢失 ≥ 40%：仰卧位低血压。失血性周围循环衰竭，短时间内出血量超过 1000 毫升，患者循环血容量迅速减少，导致周围循环衰竭。一般表现为头晕、心悸、乏力、体位性晕厥、肢体湿冷、心率加快、血压偏低，甚至呈休克状态。腹部查体有压痛、反跳痛及腹肌紧张，考虑穿孔可能性大。详细的体格检查是评估血流动力学稳定性的关键。

（四）实验室检查

急性上消化道出血患者应进行的实验室检查包括：全血细胞计数，血型，血清生化检查，肝功能检查（包括血氨）、凝血功能检测及常规病毒学（乙肝病毒、丙肝病毒、人类免疫缺陷病毒及梅毒）检测。另外，对于有心肌梗死（MI）风险的患者，如老年患者、有冠状动脉疾病史的患者或有胸痛 / 呼吸困难等症状的患者，需监测心电图及进行心肌酶检查。急性出血患者的红细胞应该是正常的。小红细胞或缺铁性贫血提示慢性失血。随着时间推移（常在 24 小时或更久之后），由于血管外液体进入血管且复苏期间予以补液，血液发生了稀释，血红蛋白从而下降。应谨记，过度补液可导致血红蛋白假性降低。根据出血的严重程度，初期应每 2～8 小时监测一次血红蛋白水平。出血后 24 小时，网织红细胞升高，出血后 4～7 天可高达 5%～15%，以后逐渐降至正常，如果网织红细胞持续升高，提示持续出血。大出血以后 2～5 小时白细胞可以升高，达到 10～20×10⁹/L，出血停止后 2～3 天后恢复正常。由于血液在通过小肠时被吸收且肾灌注可能减少，急性上消化道出血患者的血尿素氮（blood urea nitrogen，BUN）/ 肌酐比值或尿素 / 肌酐比值常升高。BUN/ 肌酐 > 30∶1 或尿素 / 肌酐 > 100∶1 提示出血源自上消化道。比值越高，上消化道出血的可能性就越大。上消化道大出血后，血尿素氮开始上升，24～48 小时达高峰，大多不超过 14.3 mmol/L，如果尿素氮明显升高，提示出血致循环衰竭，肾血流量下降，为肾前性氮质血症，如持久的和严重的休克造成急性肾衰竭。

二、上消化道出血的治疗

（一）一般支持

应通过鼻导管给患者辅助供氧，并应禁食水。建立静脉通道，应插入 2 个大口径的外周静脉导管或 1 个中心静脉导管。血流动力学不稳定的患者应插入 2 根 16G 静脉导管和（或）1 根大孔径单腔中心静脉导管。对于持续呕血或者呼吸 / 神志改变的患者，择期气管插管有利于内镜操作并能降低误吸风险。然而，对于危重症患者，需择期气管插管患者的预后更差。

（二）液体复苏

对于血流动力学不稳定的患者需立即行液体复苏。对于有低血压和（或）临床或实验室证据表明灌注不足（如：精神状态改变、皮肤湿冷、尿量减少、乳酸升高）的疑似休克患者，应通过静脉补液予以血流动力学支持，消化道大出血为低血容量性休克，此时优先予以更多液体（晶体液及血液制品）。目前仍不确定最理想的终末器官灌注压，建议维持平均动脉压为高于 65 mmHg 至 70 mmHg。如果静脉补液未能充分恢复组织灌注，随后予以血管加压药。内镜操作前必须充分复苏和保持血流动力学稳定，从而尽量减少治疗相关并发症。在为输血进行血型分析及交叉配血的同时，活动性出血患者应接受静脉补液（如：30 分钟输注生理盐水或乳酸林格液 500 ml），静脉补液避免使用喷他淀粉或羟乙基淀粉，液体复苏的速度部分取决于患者血流动力学是否稳定。有液体过剩风险的患者可能需密切监测。若血压对初始复苏无反应，则应加快补液速度。有些患者可能须采用血管加压药进行暂时的支持治疗。

（三）血制品输注

1. 贫血 下列情况在紧急输液时，可输液、输血同时进行。紧急输血指征：①收缩压 < 90 mmHg，或较基础收缩压降低幅度大于 30 mmHg；②血红蛋白 < 70 g/L 或血细胞比容 < 25%；③心率增快 > 120 次 / 分，输血量视患者周围循环动力学及贫血改善而定。原有心脏病或老年患者可根据中心静脉压调节输入量和输液速度，应避免输液、输血过快和过多而引起肺水肿。对于大多数患者，包括稳定性冠状动脉疾病患者，我们在血红蛋白 < 8 g/dl（80 g/L）时开始输血，目标是维持血红蛋白 ≥ 8 g/dl（80 g/L）。然而，对于显著贫血时发生不良事件风险增加的患者（如：不稳定性冠状动脉疾病患者），或有证据提示持续活动性出血的患者，治疗的目标是维持血红蛋白 ≥ 9 g/dl（90 g/L）。由于浓缩红细胞不含凝血因子，应在每输入 4 个单位浓缩红细胞后输入 1 个单位 FFP。对于静脉曲张出血患者的输血治疗，采取严格输血策略，其死亡风险及再出血风险更低。

2. 血小板减少 血小板计数 < 50000/μl 时可能需要输注血小板，国际标准化比值（INR）> 2 时需输注凝血酶原复合物浓缩剂（一旦 INR < 2.5，应实施内镜检查并按需治疗）。对于正在使用维生素 K 拮抗剂且血流动力学不稳定的患者，也可使用低剂量维生素 K 联合凝血酶原复合物浓

缩剂，如果没有凝血酶原复合物浓缩剂则联合 FFP。血小板计数＞ 20000/μl 时进行上消化道内镜操作，但如果怀疑患者有活动性出血，先尝试将血小板计数升至＞ 50000/μl 再进行内镜操作。对于血小板并未减少或轻度减少的致命性出血患者，若其先前一直使用抗血小板药（如：阿司匹林或氯吡格雷），则会考虑输注血小板。若患者因近期（＜ 1 年）置入血管支架或急性冠脉综合征而正在应用抗血小板药，则应在停药前请心脏科医生会诊。

3．凝血障碍 若患者存在并非肝硬化引起的凝血功能障碍，且凝血酶原时间延长伴 INR ＞ 2.0，通常应输注 FFP。一旦 INR ＜ 2.5 即进行上消化道内镜操作。必要时输注凝血酶原复合物浓缩剂可更迅速逆转抗凝作用，严重 / 危及生命的出血患者首选此方法。对于正使用维生素 K 拮抗剂的血流动力学不稳定患者，除了凝血酶原复合物浓缩剂，还应考虑使用低剂量维生素 K。因为浓缩红细胞不含凝血因子，每输注 4 个单位浓缩红细胞，还应输注 1 个单位 FFP。

（四）药物治疗

1．抑制胃酸分泌的药物 血小板聚集及血浆凝血功能所诱导的止血作用，需在 pH ＞ 6.0 时有效发挥止血作用。相反，新形成的凝血块在 pH ＜ 4.0 的胃液中会迅速被消化，因此抑制胃酸分泌，提高胃内 pH，具有止血作用，并可显著降低再出血的发生率。对消化性溃疡和急性胃黏膜糜烂所引起的出血，常规应用质子泵抑制剂（PPI），指南推荐急性出血时按质子泵抑制剂 80 mg 静脉注射 +8 mg/h 静脉持续输注 72 小时途径给药后，综合治疗评估病情决策后续治疗方案。

2．血管活性药 生长抑素、生长抑素类似物奥曲肽和特利加压素（在美国尚无法获得）被用于治疗静脉曲张出血，它们也可降低非静脉曲张出血的风险。对于疑似静脉曲张出血患者，奥曲肽的给药方案为：先静脉推注 50 μg，再以 50 μg/h 的速率持续输注。

3．抗生素 急性上消化道出血（静脉曲张或其他因素所致）的肝硬化患者应预防性使用抗生素，并且最好在内镜操作前给药。

4．止血药物 不推荐作为一线应用，在急性出血时可选择口服局部用药，减少血栓风险。

（五）诊断性检查及治疗

处理所有疑似有临床意义的急性上消化道出血患者时，均应请消化科会诊。上消化道内镜是急性上消化道出血的首选诊断方式。内镜对定位和识别上消化道出血灶具有高度敏感性和特异性。另外，一旦确定了出血灶，治疗性内镜操作可为大多数患者急性止血并预防再次出血。对于大多数急性上消化道出血患者，推荐早期行内镜操作（24 小时内）。疑似静脉曲张出血患者应在就诊 12 小时内进行内镜操作。上消化道内镜操作的风险包括：肺部误吸、对实施清醒镇静的药物产生不良反应、消化道穿孔以及尝试治疗性干预时出血增加。内镜操作前使用促胃动力药（如红霉素）或洗胃，有助于去除胃内残留血液及其他胃内容物。然而即便采取了这些措施，血液仍可造成胃内视野不清，导致可能难以确诊和（或）实施治疗性操作。血液遮蔽出血灶的患者可能须行二次内镜操作，从而确立诊断并可能实施治疗，但不推荐常规进行二次内镜。上消化道内镜检查阴性的便血患者通常须接受结肠镜检查，除非已确定其他出血灶。右半结肠出血可表现为黑便，因此上消化道内镜检查阴性的黑便患者通常须行结肠镜检查以排除结肠出血。

消化性溃疡出血患者的内镜下表现可用修订版 Forrest 分级来描述。具体表现包括：喷射性出血（Ⅰa 级）、渗血（Ⅰb 级）、非出血性血管显露（Ⅱa 级）、附着血凝块（Ⅱb 级）、平坦黑褐色点（Ⅱc 级）和洁净基底（Ⅲ级）。内镜下表现有助于确定哪些病变须行内镜治疗。内镜止血起效迅速，疗效确切。止血方法包括药物局部注射（药物注射可选用 1 : 10000 去甲肾上腺素盐水、高渗钠 - 肾上腺素溶液等）、热凝止血（高频电凝、氩离子凝光束、热探头、微波等方法）和机械止血（钛夹止血）三种。内镜止血方法建议药物局部注射与其他方法联合使用，不单独使用，热凝止血与钛夹止血可单独使用。

急性上消化道出血的其他诊断性检查包括：CT 血管造影（CT angiography，CTA）和血管造影（可检出活动性出血）、深部小肠镜检查和极少使用的术中肠镜检查。由于会影响后续的内镜操作、血管造影或外科手术，急性上消化道出血时禁用上消化道钡餐检查。

至于内镜操作前是否请外科和介入放射科会诊，则应基于持续性或复发性出血的可能性或内镜治疗的风险/并发症（穿孔、诱发大出血）。一般来说，以下情况临床中可能请外科和介入放射科会诊：内镜治疗成功的可能性较低，认为患者发生再出血或内镜相关并发症的风险较高，或考虑患者可能有主动脉肠瘘。另外，处理所有重度急性上消化道出血患者时，例如复苏失败的血流动力学不稳定患者，均应立即通知外科医生和介入放射科医生。介入治疗：患者严重消化道大出血，既无法进行内镜治疗或内镜治疗失败，又不能耐受手术，可考虑在选择性肠系膜动脉造影找到出血灶的同时进行血管栓塞治疗。手术治疗：经内科积极治疗仍出血不止，危及生命，可多学科合作行剖腹探查，可在术中结合内镜检查，明确病因及治疗。

急性非静脉曲张上消化道出血的推荐诊治流程见图 16-1。

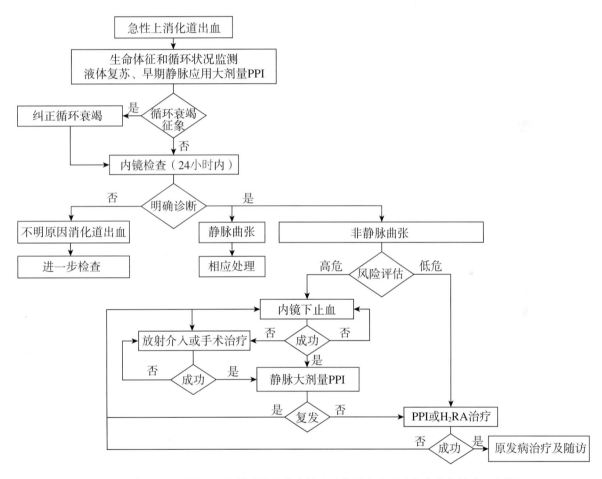

图 16-1　2018 年（杭州）急性非静脉曲张性上消化道出血诊治指南推荐的诊治流程图

H_2RA：H_2 受体拮抗剂

三、危险分层

内镜、临床和实验室检查特征可能有助于对急性上消化道出血患者进行风险分层，目前应用比较多的有以下三种。

（一）Blatchford 评分

Blatchford 评分用于内镜检查前。预判哪些患者需要接受输血、内镜检查或手术等后续的干预措施，其取值为 0 ~ 23 分（表 16-1）。

表 16-1　Blatchford 评分系统

项目			评分
收缩压（mmHg）		100 ~ 109	1
		90 ~ 99	2
		< 90	3
血尿素氮（mmol/L）		6.5 ~ 7.9	2
		8.0 ~ 9.9	3
		10.0 ~ 24.9	4
		≥ 25.0	6
血红蛋白（g/L）	男性	120 ~ 129	1
		100 ~ 119	3
		< 100	6
	女性	100 ~ 119	1
		< 100	6
其他表现		脉搏 ≥ 100 次 / 分	1
		黑便	1
		晕厥	2
		肝病	2
		心力衰竭	2

注：积分 ≥ 6 分为中高危，< 6 分为低危；1 mmHg = 0.133 kPa。

（二）Rockall 评分系统

用于评估患者的病死率，是目前临床广泛使用的评分依据之一。该系统依据患者的年龄、休克状况、伴发病及内镜诊断和内镜下出血征象五项指标将患者分为高危、中危或低危人群，其取值为 0 ~ 11 分（表 16-2）。

表 16-2　Rockall 评分系统

项目		评分
年龄（岁）	< 60	0
	60 ~ 79	1
	≥ 80	2
休克状况	无休克 [a]	0
	心动过速 [b]	1
	低血压 [c]	2
伴发病	无	0
	心力衰竭、缺血性心脏病或其他重要伴发病	2
	肾衰竭、肝衰竭和癌肿播散	3
内镜诊断	无病变，Mallory-Weiss 综合征	0
	溃疡等其他病变	1
	上消化道恶性疾病	2
内镜下出血征象	无或有黑斑	0
	上消化道血液潴留，黏附血凝块，血管显露或喷血	2

注：[a] 收缩压 > 100 mmHg，心率 < 100 次 / 分；[b] 收缩压 > 100 mmHg，心率 > 100 次 / 分；[c] 收缩压 < 100 mmHg，心率 > 100 次 / 分；Mallory-Weiss 综合征为食管黏膜撕裂症；积分 ≥ 5 分为高危，3 ~ 4 分为中危，0 ~ 2 分为低危。

（三）收入 ICU 或抢救室的指征

收入 ICU 或抢救室的指征：患者出现意识障碍，脉搏增速（＞100 次 / 分），脉搏细弱或不能触及，收缩压小于 90 mmHg，或在未使用药物降压的情况下收缩压较平时水平下降大于 30 mmHg，四肢湿冷，皮肤花斑，黏膜苍白或发干，尿量小于 30 毫升 / 小时或无尿，以及持续的呕血或便血。2011 年提出 AIMS 65 评分系统，其危险因素主要有五项：白蛋白＜30 g/L；国际标准化比值（INR）＞1.5；神智改变；收缩压＜90 mmHg；年龄＞65 岁。

四、食管 - 胃底静脉曲张破裂出血

食管 - 胃底静脉曲张破裂出血是一种消化道急症，也是肝硬化患者死亡的主要原因之一。静脉曲张出血患者的结局取决于是否能止血，以及能否避免与出血或基础慢性肝病相关的并发症。门静脉流出遭受阻力时，门静脉压力便会升高（门静脉高压症）。静脉曲张的形成是为了降低门静脉高压，并使血液回流到体循环。静脉曲张导致肝硬化患者上消化道出血的频率尚不确定；此外，门静脉高压患者可能会出现与门静脉高压无关的上消化道出血（如：消化性溃疡、食管贲门黏膜撕裂）。

（一）临床表现

大量呕血与黑便，失血量大于 700 毫升，可出现晕厥、四肢湿冷及血压下降等周围循环衰竭征象，还可出现氮质血症及发烧，外周血象可表现为重度甚至危重症贫血，亦提示病情重、预后差。

（二）紧急评估

1. 患者有意识障碍，提示为严重出血，Glasgow 评分＜8 分是患者呕吐、误吸导致窒息死亡和坠积性肺炎的重要原因，应当对呼吸道采取保护措施。如果出现呼吸频速、呼吸窘迫、血氧饱和度明显下降，用高流量吸氧仍不能缓解时，不提倡应用无创通气，及时实施有创机械通气支持。

2. **血流动力学**　持续呕血、便血；心率＞100 次 / 分，收缩压小于 90 mmHg，在未使用药物降压的情况下，收缩压较平时水平下降＞30 mmHg，四肢末梢湿冷。出现发作性晕厥和其他休克的表现立即收入抢救室开始液体复苏。

（三）治疗原则

静脉曲张出血治疗目标：恢复和维持血流动力学稳定性；恢复和维持足够的氧合；控制出血；防止出现并发症（肺炎、脓毒症、慢加急性肝衰竭、肝性脑病和肾衰竭）。

1. **限制性液体复苏策略**　对于门脉高压食管静脉曲张破裂出血的患者，血容量的恢复要谨慎，过度输血或输液可能导致继续或再出血。在液体复苏过程中，要避免仅用生理盐水扩容，以免加重或加速腹水或其他血管外液体的蓄积。必要时根据患者具体情况补充新鲜冷冻血浆、血小板冷沉淀等。对高龄伴心肺肾疾病的患者，应防止输液量过多引起急性肺水肿。对急性大量出血患者，应尽可能实行中心静脉压监测，以指导液体的输入量。

2. **血容量的判断及输血指标**　液体复苏目标：收缩压 90 ~ 120 mmHg，脉搏＜100 次 / 分，尿量＞40 ml/h，意识清楚或好转，无显著的脱水貌。血红蛋白浓度＜70 g/L 是输注浓缩红细胞的指征，但要结合患者的合并症、年龄、血流动力学情况和出血情况，合并心脏基础疾病患者，指南建议血红蛋白浓度维持在 90 g/L 以上。血乳酸盐水平是反映组织缺氧高度敏感的指标，其水平及变化与患者的预后及病死率密切相关，可用于观察复苏的效果，血乳酸水平恢复正常可作为复苏终点指标。

3. **止血治疗**　建议 12 ~ 24 小时内行胃镜检查，胃镜下有活动性食管静脉曲张出血，可予以内镜下硬化剂止血。如果没有活动性出血，食管下端静脉曲张可用套扎，胃静脉出血予以注射组织黏合剂。使用三腔两囊管对胃底和食管下段做气囊填塞，常用于药物止血失败者，24 小时放气一次，否则易导致黏膜糜烂。拔管时机应在血止后 24 小时，一般先放气观察 24 小时，若仍无出血即可拔管。这项止血措施为急救治疗赢得时间。

4．药物治疗　血管活性药的目的是保证重要脏器的血液灌注，在积极补液的前提下，如果患者的血压仍然不能提升到正常水平，可以适当地选用血管活性药，以改善重要脏器的血液灌注。推荐使用质子泵抑制剂与生长抑素联合治疗 5 天以后，根据疾病的情况调整治疗。

5．介入治疗　包括选择性血管造影及栓塞、经颈静脉 - 肝内门体静脉支架分流术（Tips）。主要适用于出血保守治疗效果不佳，外科手术后再发静脉曲张破裂出血或终末期肝病等待肝移植术期间静脉曲张破裂出血患者，其特点为能在短期内显著降低门静脉压。与外科门体分流术相比，Tips 具有创伤小、成功率高，降低门静脉压力效果可靠，可控制分流道直径，能同时行断流术的特点。急性出血止血率 90～99%，远期（超过 1 年）疗效不肯定。

6．外科手术治疗　尽管可实施以上多种治疗措施，但是仍有约 20% 的患者出血不能控制。此时及时请外科进行手术干预，行外科分流手术，对降低再出血率非常有效，但可增加肝性脑病风险。且与其他治疗比并不能改善生存率。

急性静脉曲张上消化道出血的推荐诊治流程见图 16-2。

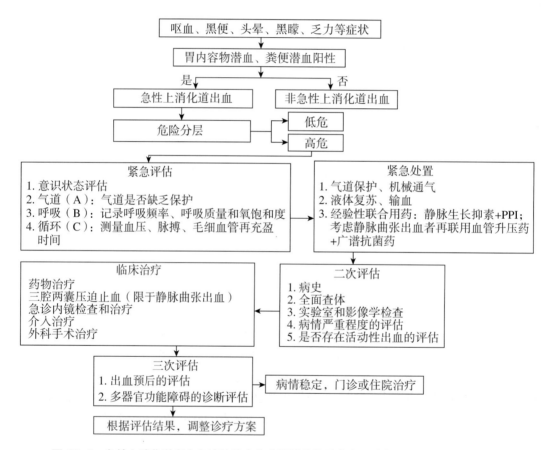

图 16-2　急性上消化道出血急诊诊治专家共识推荐静脉曲张上消化道出血的诊治流程图

（吴春波）

第二节　急性下消化道出血

急性下消化道出血（lower gastrointestinal hemorrhage）是指近期发作的结肠出血。其病因可分为以下几类：解剖性（憩室病）、血管性（血管发育异常、缺血、辐射诱导）、炎症性（感染、炎症性肠病），以及肿瘤性。此外，急性下消化道出血也可发生在治疗性干预措施后，如息肉切除术。

一、临床表现

下消化道出血患者常主诉便血（经直肠排出褐红色或鲜红色血液或者血凝块）。左半结肠出血往往为鲜红色，而右半结肠出血常为深色或褐红色并可能混有粪便。极少数时候，右半结肠出血可表现为黑便。

（一）病史

应询问患者既往的消化道出血发作情况，还应回顾患者的既往病史，以识别潜在出血灶以及可能影响后续处理的共存疾病。应询问患者的用药史，尤其是与出血相关或可能损害凝血功能的药物，如非甾体抗炎药、抗凝药和抗血小板药。还应询问患者是否存在可能提示特定出血病因的症状（如：无痛性便血提示憩室出血，排便习惯改变提示恶性肿瘤，腹痛提示结肠炎）。

（二）体格检查

体格检查应包括评估血流动力学稳定性，以及进行粪便检查以确定有无便血或黑便。①轻至中度低血容量的征象：静息状态下心动过速；②血容量至少丢失15%的征象：直立性低血压（从卧位变为站位时，收缩压降低20 mmHg以上或舒张压降低10 mmHg以上）；③血容量至少丢失40%的征象：仰卧位低血压。腹痛提示存在炎症性出血灶，如缺血性或感染性结肠炎、穿孔（如：重度上消化道出血患者的消化性溃疡穿孔）。

（三）实验室检查

急性消化道出血患者应进行的实验室检查包括：全血细胞计数、血清生化检查、肝功能检查和凝血功能检查。初始血红蛋白水平应该每2～12小时监测1次，具体取决于出血严重程度。急性下消化道出血时，患者的血红蛋白应处于基线水平，且红细胞指数正常（前提是患者既往不存在贫血）。

（四）鉴别

便血的鉴别诊断主要考虑上消化道出血，因为10%～15%的重度便血患者有上消化道出血灶。提示上消化道出血灶的表现包括：血流动力学不稳定、直立性低血压、血尿素氮（BUN）/肌酐比值升高（＞20∶1或＞30∶1）或尿素/肌酐比值升高（＞100∶1）。另一方面，如果粪便中有血凝块，出血灶位于上消化道的可能性则会降低。如果高度怀疑上消化道出血，恰当复苏后应立即行上消化道内镜检查。

急性下消化道出血患者初始血红蛋白通常处于基线水平，因为患者丢失的是全血。随着时间推移（通常在24小时或更久之后），由于血管外液体进入血管和复苏期间予以补液，血液发生稀释，血红蛋白就会下降。应谨记补液过度可导致血红蛋白假性降低。

急性出血患者应具有正常的红细胞。小细胞性贫血或缺铁性贫血提示慢性出血。与急性上消化道出血患者不同，肾灌注正常的急性下消化道出血患者应具有正常的BUN/肌酐比值或尿素/肌酐比值（分别为＜20∶1和＜100∶1）。

二、危险分层及评估

明显直肠出血的成人患者都需接受评估。评估的时机和方式取决于出血的严重程度和患者的共存疾病。急性下消化道出血患者应在住院早期接受胃肠病科医生会诊。对于大量便血病例或并发症风险高的病例，还应有普通外科和介入放射科医生参与会诊。

临床特征可预测拟诊急性下消化道出血患者的并发症风险，并且有助于对患者进行风险分层。高危特征包括：血流动力学不稳定（低血压、心动过速、直立性低血压、晕厥）；持续性出血；严重共存疾病；年龄较大；因其他原因住院的患者发生出血；既往曾因憩室病或血管发育异常导致出血；当前在使用阿司匹林；凝血酶原时间延长；低白蛋白血症；腹部无压痛；贫血；

BUN 水平升高；白细胞计数异常。高危特征的数量与结局不良的概率相关。可根据休克指数（心率 / 收缩压）鉴别病情不稳定的消化道出血患者，若休克指数＞ 1，可考虑以 CT 血管造影进行初始评估。

具有高危特征的患者应收入重症监护病房以进行复苏、密切观察和可能的治疗性干预，其他患者大多可收入普通内科病房。建议对所有收入内科病房的患者进行心电图监测。

三、诊断性检查

一旦排除了上消化道出血灶，结肠镜是诊断和治疗急性下消化道出血的首选初始检查。其他可能有用的诊断性检查包括：放射性核素成像、CT 血管造影（多排螺旋 CT）和肠系膜血管造影。这些放射影像学检查需要在检查时有活动性出血才能发现出血灶，因此仅用于重度持续性出血患者。

（一）结肠镜检查

与其他检查相比，结肠镜对下消化道出血的优势包括：无论病因或出血速率如何，均能精确定位出血部位，能够采集病理样本，以及可进行治疗性干预。内镜治疗可用于处理下消化道出血的许多病因，包括憩室、血管发育异常，痔、息肉切除术后出血，以及辐射性毛细血管扩张或直肠炎。结肠镜的缺点包括：需要肠道准备；在结肠未准备或准备欠佳时视野不清晰。

（二）结肠镜检查的时机

对于下消化道出血患者，应在充分的结肠准备后尽快行结肠镜检查，起病后 24 小时内和 24 ～ 96 小时接受结肠镜检查的患者发现近期出血痕迹、再出血和输血的情况无显著差异。

对无肠道准备的下消化道出血患者行结肠镜检查的研究一般报告达盲率较低，而且结肠腔内的血液或粪便会掩盖出血灶。常用的是 4 ～ 6 L 聚乙二醇清洗结肠内的血液和粪便。

（三）放射影像学检查

所有针对消化道出血的放射影像学检查都有一个优势，即能够诊断整个消化道（包括小肠）的出血灶。另外，在血管造影过程中可尝试治疗出血灶。然而，这些检查均要求检查时存在活动性出血才能发现出血灶。对于病情不稳定以至于无法进行结肠镜检查的重度出血患者，或结肠镜干预后仍有重度持续性出血的患者，可使用 CT 血管造影来挑选适合接受后续血管造影的活动性出血患者，或（较少）在术前确定出血源。CT 血管造影得出阳性结果后，须尽快行血管造影。否则，扫描完成时患者可能已停止出血，从而错失栓塞机会。

（四）放射性核素成像

放射性核素扫描可检出速率为 0.1 ～ 0.5 ml/min 的出血，是检测消化道出血最敏感的放射影像学检查。目前已采用的核素扫描有两种：一种采用锝 -99m（^{99m}Tc）胶体硫，另一种采用 ^{99m}Tc 高锝酸盐标记的自体红细胞。这两种技术都是无创的，且对消化道出血敏感。放射性核素扫描得出阳性结果后，须尽快行血管造影。放射性核素成像的一个主要缺点是需要患者有活动性出血才能发现出血灶，且仅能将出血定位到一个大致的腹部区域。

（五）CT 血管造影

多项报道描述了采用 CT 血管造影定位活动性出血。CT 血管造影普及、操作快速且微创，因此是一种具有吸引力的诊断方式。此外，这项检查会提供解剖细节，可能有助于后续干预（如：血管造影）。CT 血管造影可检出速率为 0.3 ～ 0.5 ml/min 的出血。它通常采用多排螺旋 CT。与单排螺旋 CT 相比，多排螺旋 CT 可显著提高分辨率并缩短扫描时间，这有助于更好地识别渗入肠腔的造影剂。血管造影检测下消化道出血的优势在于不需要肠道准备且解剖定位准确，还能进行治疗干预。

经导管栓塞术是一种更确定的出血控制手段，已基本取代了加压素输注。采用同轴导管对远端血管行超选择性栓塞术可降低肠梗死风险。在发现有活动性出血的患者中，80% 可行超选择性栓塞术，其控制出血的成功率为 97%。但超选择性栓塞术后发生肠梗死的风险最高达 20%，还可能引发其他严重并发症，包括动脉损伤、血栓形成和肾衰竭。

下消化道出血的治疗取决于出血部位。许多病例可在行结肠镜检查或血管造影时进行治疗，从而控制出血。极少数时候，足以致命的下消化道出血须立即手术。与术前已明确出血部位的患者相比，术前未明确出血部位的患者进行结肠切除术后的并发症发生率和死亡率更高。因此，应尽可能在术前找到出血灶。

四、下消化道出血的治疗

（一）支持治疗

患者应通过鼻导管接受辅助吸氧，并且如果须行紧急上消化道内镜，初始应完全禁止经口进食。应插入 2 根大口径的外周静脉导管或 1 根中央静脉导管以建立静脉通路，对于血流动力学不稳定或复苏期间需要密切监测的患者（如：有心力衰竭或瓣膜病者），应考虑置入肺动脉导管。

（二）液体复苏

充分的复苏和稳定病情对急性消化道出血患者至关重要。活动性出血患者在为输血进行血型分析及交叉配血的同时，应接受静脉补液（如：30 分钟输注 500 ml 生理盐水或乳酸林格液）。有液体过剩风险的患者可能需要放置肺动脉导管密切监测。如果初始复苏未能改善血压，应加快补液速率，并考虑采取紧急干预，如血管造影。

（三）输血

在复苏期间，无共存疾病的年轻患者在血红蛋白还未降至 7 g/dl（70 g/L）以下时可能无需输血。另一方面，年龄较大或有严重共存疾病（如：活动性冠状动脉疾病）的患者须输注浓缩红细胞，以保持较高的血红蛋白水平 [9 g/dl（90 g/L）]。对于哪些患者的目标血红蛋白应 ≥ 9 g/dl，没有设定具体的年龄界值，而是根据患者的共存疾病来判断。此外，对于活动性出血合并低血容量的患者，即使其血红蛋白水平看起来正常，也可能需要输血。

（四）处理凝血病及管理抗凝药和抗血小板药

关于急性下消化道出血患者中抗凝药和抗血小板药的管理应因人而异。一般而言，凝血障碍（PT 延长，INR > 1.5）患者发生威胁生命的出血时，应暂不给予华法林和直接抗凝药（DOAC）。使用华法林的患者存在活动性出血或 INR > 2.5 时，应考虑使用 4 因子凝血酶原复合物浓缩物（PCC）和维生素 K，若无 PCC，可用新鲜冰冻血浆（FFP）。血小板计数 < 50000/μl 的患者应输注血小板。正在接受抗血小板药物治疗且血小板计数正常的患者不应输注血小板。对于大量输注红细胞（1 小时内输注 > 3 个单位的浓缩红细胞）的患者，也应考虑输注血小板和血浆。在 INR 为 1.5 ~ 2.5 的患者中，给予抗凝逆转药的同时或之前可进行内镜下止血。但在 INR > 2.5 的患者中，抗凝逆转药通常应在内镜操作之前给予。某些情况下也许可简单直接地做出停药决定，例如单纯因心血管疾病一级预防而使用阿司匹林的患者可停用该药；但对情况更复杂的病例，则需要专科医生会诊。一般来说，高危心血管疾病患者应继续使用阿司匹林进行二级预防。对于过去 90 日内曾发生急性冠脉综合征、过去 6 周内置入了金属裸支架或过去 6 个月内置入了药物洗脱支架的患者，未经心脏专科会诊不应停用双联抗血小板疗法。在对消化性溃疡出血合并心血管疾病患者的研究中，停用阿司匹林与全因死亡率增加相关。成功止血后应何时恢复上述药物也取决于患者的血栓形成和再出血风险。

下消化道出血的推荐诊治流程见图 16-3。

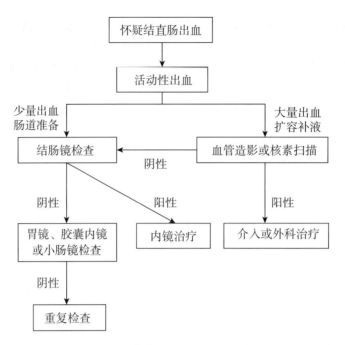

图 16-3 下消化道出血诊治指南推荐下消化道出血（结直肠出血）的诊治流程图

（吴春波）

第三节 小肠出血

小肠出血指 Trietz 韧带起始部至回盲瓣之间的空肠及回肠出血。小肠出血又称为不明原因消化道出血（obscure gastrointestinal bleeding，OGIB），指经常规内镜（包括胃镜与结肠镜检查），不能明确病因的持续或反复发作的消化道出血。可分为隐性出血和显性出血，前者表现为反复发作的缺铁性贫血和粪便隐血试验阳性，后者表现为黑便、血便或呕血等肉眼可见的出血。

一、临床表现

小肠出血症状根据出血的速度、出血量及相关病因可出现黑便、血便或呕血，临床表现为不同程度贫血的全身表现，严重时可出现全身循环衰竭。肿瘤及小肠钩虫病引起的出血，多表现为缺铁性贫血。炎性病变常伴有发烧、腹痛或腹泻。要关注患者生命体征及全身体格检查。

二、病因

小肠出血有多种潜在原因。这些病因的相对发生率尚不明确，其一定程度上取决于患者年龄：① 40 岁以下的患者中，小肠出血更可能是由炎症性肠病、Meckel 憩室、恒径动脉破裂出血或小肠肿瘤（如：胃肠道间质细胞瘤、淋巴瘤、类癌、腺癌或息肉）引起。②年龄更大的患者中，小肠出血更可能由血管病变、糜烂或非甾体抗炎药相关性溃疡引起。这类患者也会出现肿瘤，包括良性和恶性肿瘤，但是与 40 岁以下的患者相比，肿瘤在这类患者的小肠出血病因中占比较小。

三、辅助检查

评估疑似小肠出血时需要审慎地寻找出血原因，应以临床病史、体格检查结果和既往评估结果为指导。可能需要的检查包括：无线视频胶囊内镜检查、深部小肠镜检查、放射影像学检查[计算机断层扫描肠造影（computed tomographic enterography，CTE）、计算机断层扫描血管造影

（computed tomographic angiography，CTA）或磁共振肠造影（magnetic resonance enterography，MRE）]，以及术中小肠镜检查。临床上可以根据血细胞比容、铁储备和（或）输血需求的变化来估计失血速度。对于有严重共存疾病且失血缓慢的患者，可能应进行侵入性最小的评估（如仅进行胶囊视频内镜）。

2020 年消化道出血诊治指南推荐的小肠出血诊治流程见图 16-4。

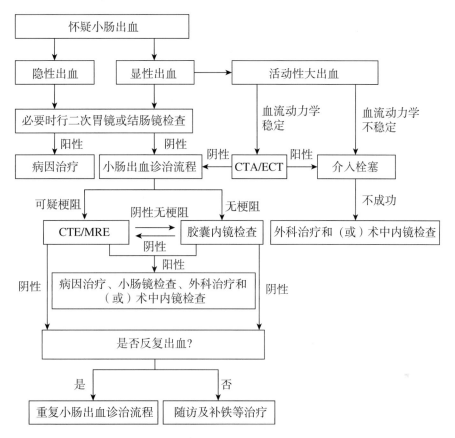

图 16-4　2020 年消化道出血诊治指南推荐小肠出血的诊治流程图

ECT：放射性核素检查

知识拓展

消化道出血患者的异质性

消化道出血是一种常见病症，可导致较严重的并发症发生，其医疗费用及死亡率都很高。从病理生理学的角度来看，溃疡性和糜烂性病变（胃或十二指肠溃疡、食管炎和胃炎）比血管病变（静脉曲张、血管发育异常）、肿块病变（腺癌、息肉）或创伤性病变（食管贲门黏膜撕裂）常见得多，部分病因还可能与免疫及血液系统疾病相关，严重出血可能同时合并 ACS 和（或）急性缺血性脑血管病，在治疗上应掌握基本治疗原则，同时要个体化诊治方案。

综合思考题

1. 消化道出血的出血量判断指标是什么？

2. 活动性出血的指征是什么？

参考文献

[1] 中华消化外科杂志编辑委员会. 急性非静脉曲张性上消化道出血诊治指南（2018 年，杭州）. 中华内科杂志，2019，58（3）：173-180.

[2] 中国医师协会急诊医师分会. 急性上消化道出血急诊诊治流程专家共识. 中国急救医学，2015，35（10）：865-873.

[3] 中华医学会消化内镜分会及直肠学组，中国医师协会消化医师分会及直肠学组，国家消化系统疾病临床医学研究中心. 下消化道出血诊治指南. 中国医刊，2020，55（10）：1068-1076.

[4] 卫生和计划生育委员会，卫生公益性行业科研专项专家组. 门静脉高压症食管胃曲张静脉破裂出血治疗技术规范专家共识（2013 版）. 中华消化外科杂志，2014，13（6）：401-404.

[5] Khamaysil, Gralnek IM. Acute upper gastrointestinal bleeding（UGIB）-initial evaluation and management. Best pract Res Clin Gastroenterol，2013，27（5）：633-638.

[6] Jairathv, Kahan BC, Stanworth SJ, et al. Prevalence，management，and outcomes of patients withcoagulopathy after acute non- variceal upper gastrointestinalbleeding in the United kingdom. Transfusion，2013，53（5）：1069-076.

[7] STRATE L L，AYANIAN J Z，KOTLER G，et al. Risk factors for mortality in lower intestinal bleeding. Clin Gastroenterol Hepatol，2008，6（9）：1004-1010，quiz955.

[8] GERSON L B，FIDLER J L，CAVE D R，et al. ACG clinical guideline：diagnosis and management of small bowel bleeding. Am J Gastroenterol，2015，110（9）：1265-1288.

（吴春波）

第十七章

肝性脑病

◎ 学习目标

基本目标

1. 能够掌握肝性脑病的定义和分期。
2. 能够区分肝性脑病所致的意识障碍和其他急诊常见意识障碍。

发展目标

能够识别和治疗肝性脑病的诱发因素，减少复发，治疗显性肝性脑病急性发作。

肝性脑病（hepatic encephalopathy，HE）是急诊常见的导致意识障碍的急危重症之一，它的机制目前仍未完全明确，从医学和社会心理学的角度来看，肝性脑病的治疗仍然具有挑战性。

一、定义

肝性脑病是由严重肝病或门体分流引起的、以代谢紊乱为基础、中枢神经系统功能失调的综合征，临床表现轻者可仅有轻微的智力减退，严重者出现意识障碍、行为失常和昏迷。

二、病因和发病机制

（一）病因

病因包括肝硬化；重症肝炎；爆发性肝衰竭；原发性肝癌；严重胆道感染；妊娠期急性脂肪肝等。其中，肝硬化是最常见的病因。

根据病因的不同，肝性脑病分为以下几种类型（表 17-1）。

表 17-1　肝性脑病分型

HE 类型	定义	亚型	亚型
A 型	急性肝衰竭相关 HE	无	无
B 型	门体分流相关性 HE，无肝细胞损伤相关肝病	无	无
C 型	肝硬化相关 HE，伴门静脉高压或门体分流	发作型 HE	伴诱因

（二）发病机制

1．氨中毒　主要发病机制如下。

（1）干扰脑细胞三羧酸循环，使其能量供应不足。

（2）增加脑对中性氨基酸的摄取，具有抑制作用。

（3）谷氨酰胺合成增加（发生脑水肿）。

（4）直接干扰神经传导。

血氨增高主要是由于生成过多和（或）代谢清除过少。在肝衰竭时，肝将氨合成为尿素的能力减退，门体分流存在时，肠道的氨未经解毒而直接进入体循环，使血氨增高。

（1）摄入过多的含氮食物（高蛋白饮食）或药物，或上消化道出血（每 100 ml 血液约含 20 g 蛋白质）时肠内产氨增多。

（2）低钾性碱中毒：进食少、呕吐、腹泻、利尿排钾、放腹水、继发性醛固酮增多症等均可导致低钾血症。低钾血症时，尿排钾量减少而氢离子排出量增多，导致代谢性碱中毒，因而促使 NH_3 透过血脑屏障，进入细胞产生毒害。

（3）低血容量与缺氧：（上消化道出血、大量放腹水、利尿）可致肾前性氮质血症，使血氨增高。脑细胞缺氧可降低脑对氨毒的耐受性。

（4）便秘：使含氨、胺类和其他有毒衍生物与结肠黏膜接触的时间延长，有利于毒物吸收。

（5）感染：增加组织分解代谢从而增加产氨，失水可加重肾前性氮质血症，缺氧和高热增加氨的毒性。此外，肝病患者肠道细菌生长活跃，使肠道产氨增多。高氨血症与炎症介质相互作用促进 HE 的发生发展。炎症可导致血脑屏障破坏。

（6）低血糖：葡萄糖是大脑产生能量的重要燃料，低血糖时能量减少，脑内去氨活动停滞，氨的毒性增加（注意低血糖）。

（7）镇静、催眠药：可直接抑制大脑和呼吸中枢造成缺氧。

2．神经递质

（1）γ- 氨基丁酸 / 苯二氮草（GABA/BZ）神经递质：GABA/BZ 复合体调节氯离子通道，促使氯离子内流增加（氯离子具有抑制神经传导作用）。HE 时，血 GABA 含量升高，且通过血脑屏障增加。

（2）假性神经递质：肝衰竭时，食物中的芳香族氨基酸（酪氨酸、苯丙氨酸等）代谢障碍，其通过血脑屏障进入脑组织，在脑内经 β 羟化酶的作用分别形成 β 羟酪胺和苯乙醇胺，其化学结构式与去甲肾上腺素（NE）类似，但不能传递神经冲动，故产生异常抑制，患者出现意识障碍与昏迷。

（3）色氨酸：可与白蛋白结合不易通过血脑屏障。

3．锰离子　正常由胆道排出；具有神经毒性；直接损伤脑组织；影响 5-HT、NE、GABA 等神经递质；与氨有协同作用。

三、临床表现

（一）高级神经中枢的功能紊乱

表现为性格改变、智力下降、行为失常、意识障碍等。

（二）运动及反射异常

表现包括扑翼样震颤（flapping tremor 或 asterixis）、肌阵挛、反射亢进、病理反射。扑翼样震颤即嘱患者两臂平伸、肘关节固定、手掌向背侧伸展、手指分开时，可见到手向外侧偏斜，掌指关节、腕关节，甚至肘与肩关节有急促而不规则的扑击样抖动。

（三）临床分期

0 期，即潜伏期：又称为轻微肝性脑病。只在心理测试及智力测试时有轻微异常。

1 期，即前驱期：轻度性格改变及行为异常，可有扑翼样震颤，脑电图多正常，表现不明显。

2 期，昏迷前期：嗜睡、行为异常、言语不清、书写、定向力障碍，病理反射（+）、扑翼样震颤、脑电图有特征性改变。

3 期，昏睡期：昏睡，但可唤醒，神志不清或有幻觉，肌张力增高、腱反射亢进、脑电图异常。

4 期，昏迷期：昏迷、不可唤醒。浅昏迷：腱反射、肌张力亢进。深昏迷：反射消失、肌张力降低，脑电图异常明显。

四、辅助检查

（一）血生化检查

血生化检查包括肝功能、血氨（血氨水平与病情的严重程度无确切关系，血氨标本采集注意：止血带压迫时间不可过长、室温下采静脉血后立即送检，30 分钟内完成测定或离心后 4 ℃冷藏，2 小时内完成检测）、血浆氨基酸。

（二）神经生理检查

神经生理检查包括脑电图、诱发电位、闪光融合频率。

（三）心理智能测验

心理智能测验包括数字连接试验、数字符号试验等。详见表 17-2。

（四）影像学检查

影像学检查头颅 CT/ 核磁，重点在于排除脑血管意外及颅内肿瘤等。

表 17-2　临床常用的心理学 / 神经生理学测试方法

测试方法	测试目的	时间	备注
心理测试			
HE 心理学评分（PHES）	是测定肝硬化患者认知功能障碍和诊断轻微型肝性脑病（minimal hepatic encephalopathy, MHE）的重要方法	根据数字连接试验 A/B、数字符号试验、系列打点试验、轨迹描绘试验 5 个子测试试验时间而定	需要纸、笔临床诊断至少需要 2 个试验阳性
数字连接试验 A	持续型注意力，精神运动速度，可用于门诊 MHE 快速筛查	30 ~ 120 s	年龄、受教育程度校正后具有更好的准确性
数字连接试验 B	持续型注意力，精神运动速度，分配型注意力，可用于门诊 MHE 快速筛查	1 ~ 3 min	需要心理学专家，比数字连接试验 A 更加复杂
数字符号试验	持续型注意力，精神运动速度，可用于门诊 MHE 快速筛查	2 min	需要心理学专家
Stroop 智能手机应用	注意力，可用于门诊 MHE 快速筛查	3 ~ 5 min	可靠，容易使用
可重复性成套神经心理状态测验（RBANS）	顺应性和工作记忆，视觉空间能力、语言、认知处理速度	25 min	需要心理学专家、纸、笔国际肝性脑病和氮质代谢学会（International Society on Hepatic Encephalopathy and Nitrogen Metabolism, ISHEN）推荐作为 HE 心理测量评分的替代指标
抑制控制测试	注意力、反应抑制、工作记忆	15 min	计算机处理需要患者配合，在测试前需要患者学习

续表

测试方法	测试目的	时间	备注
神经生理学测试			
闪光融合频率	视觉辨别，可用于门诊 2 级以下 HE，辅助诊断价值小	10 min	测试前需要患者学习
脑电图	广义脑活动，适用于儿童	变化	需要神经学专家和专业工具
诱发性电位	测试电刺激和反应之间的时间差	变化	听觉 P300 已被用于 MHE 的诊断

五、诊断与鉴别诊断

（一）主要诊断依据

1．严重肝病（或）广泛门体侧支循环。

2．精神紊乱、昏睡或昏迷。

3．肝性脑病的诱因。

4．明显肝功能损害和（或）血氨增高。

扑翼样震颤和典型的脑电图改变有重要参考价值。对肝硬化患者进行常规的心理智能测验可发现轻微肝性脑病。头 CT/MRI 排除脑血管意外及颅内肿瘤等。以精神症状为唯一突出表现的肝性脑病易被误诊为精神病，因此凡遇精神错乱患者，应警惕肝性脑病的可能性。

（二）鉴别诊断

与可引起意识障碍的其他疾病，如糖尿病急症、尿毒症、脑血管意外、脑部感染、药物过量等鉴别。几个特殊的鉴别诊断如下。

1．酒精戒断综合征 长期饮酒者中枢神经系统处于抑制状态，突然戒酒，则失去抑制作用，导致大脑皮质或 β 肾上腺素能神经过度兴奋，引起一系列症状和体征。常见的症状有：震颤、感知紊乱、抽搐发作和谵妄。而肝性脑病与戒酒时间无明显关系，却与消化道出血、大量放腹水、感染等重要因素有关；无自主神经紧张症状，幻视少见；有肝臭味，可引出扑翼样震颤，脑电图可出现三相波。

2．Wernicke 脑病 在基础病为酒精性肝硬化时有重要的鉴别意义。Wernicke 脑病者均有长期酗酒史，自制力、定向力障碍，焦虑、精神错乱，按肝病治疗疗效不佳。体检发现双眼水平眼震及站立不稳、共济失调。及时补充维生素 B_1、烟酸等，常使病情短期内好转。此类患者处理时应注意在未补充维生素 B_1 之前禁用葡萄糖及皮质激素，因后二者可使丙酮酸氧化脱羧基过程减慢，导致维生素 B_1（硫胺）缺乏，使病情急剧恶化。

3．低渗性脑病 肝硬化患者饮食中长期限钠、使用利尿剂、放腹水等可引起低渗性脑病。诊断要点有：有肝硬化基础疾病及限钠、利尿等诱因；出现神经精神症状及意识障碍，而用肝硬化无法解释者；积极治疗肝硬化不能使病情好转而低渗状态纠正后好转者；血 $Na^+ < 115$ mmol/L、渗透压 < 250 mmol/L 时即可明确诊断。

六、治疗

（一）及早识别和消除诱因

1．纠正电解质和酸碱平衡紊乱 重视营养支持，避免过度利尿及大量放腹水。

2．止血和清除肠道积血 尽快止血；乳果糖、乳梨醇或 25% 硫酸镁液口服或鼻饲导泻；生理盐水或弱酸液清洁灌肠。

3．预防和控制感染 对于肝硬化 HE 患者，感染是最常见的诱发因素，应积极寻找感染原，即使没有明显感染灶，也应尽早开始经验性抗菌药治疗。

4．慎用镇静药及损伤肝功能的药物 当肝性脑病患者出现烦躁、抽搐时，禁用阿片类、巴比妥类、苯二氮䓬类药物，可试用异丙嗪、氯苯那敏。

5．其他 保持排便通畅，门体分流者应避免大量蛋白质饮食。

（二）营养支持

急性起病数日内禁食蛋白质（1～2 期可限制在 20 g/d 之内），神志清楚后蛋白质从 20 g/d 开始逐渐增加至 1 g/kg/d。植物蛋白较好。保证热量供应和各种维生素，酌情输血浆或白蛋白。

（三）减少肠内氮源性毒物的生成和吸收

1．清洁肠道。

2．乳果糖转化为低分子量有机酸，降低肠道 pH，促进肠道嗜酸菌生长，抑制蛋白分解菌，使氨转变为离子状态，保持排便通畅，减少肠道细菌易位。乳果糖不耐受可应用乳糖醇。拉克替醇是肠道不吸收双糖，治疗 HE 疗效与乳果糖相当。

3．口服抗生素，利福昔明、甲硝唑、新霉素。

4．益生菌制剂。

（四）促进氨代谢

1．L-鸟氨酸-L-天冬氨酸 可用于替代治疗或常规治疗无反应患者，可单药或联合乳果糖。

2．其他 ①精氨酸：可用于治疗伴有代谢性碱中毒的 HE，使用中应监测血气，效果有限，临床不常规应用；②谷氨酰胺：近年来认为谷氨酸盐只能暂时降低血氨，临床不常规应用；③阿卡波糖：确切机制不明，300 mg/d 可降低伴有 2 型糖尿病和 1～2 期 HE 患者的临床症状；④清除幽门螺杆菌（HP）：根治 HP 可有利于临床预防及治疗肝硬化 HE。

（五）调节神经递质

1．GABA/BZ 复合受体拮抗剂 对于有苯二氮䓬类或阿片类药物诱因的 HE 昏迷患者，可试行氟马西尼或纳洛酮。

2．减少或拮抗假性神经递质 支链氨基酸，支持大脑和肌肉合成谷氨酰胺，促进氨的解毒代谢，减少过多的芳香族氨基酸进入大脑。

（六）基础疾病治疗

包括：改善肝功能、阻断肝外门体分流、人工肝、肝移植。

知识拓展

国际肝性脑病和氨代谢学会共识：SONIC 分级

MHE：为没有能觉察的人格或行为异常变化，神经系统体征正常，但神经心理测试异常；CHE：MHE 和 0、1 期 HE 统称为隐匿性肝性脑病；OHE：显性肝性脑病，出现性格行为改变等精神异常、昏迷等神经异常，属于 2～4 期 HE。肝性脑病神经认知功能变化谱见表 17-3。

表 17-3 肝性脑病的神经认知功能变化谱（SONIC）

肝性脑病分级	精神状态	特殊诊断/测试	扑翼样震颤
无	无损害	无损害	无
隐匿性肝性脑病	无损害	损害	无
显性肝性脑病	从定向障碍到昏迷	不是必须但会出现	有（除昏迷外）

＞＞ **知识拓展**

2020 年国际肝性脑病和氮代谢学会共识：肝性脑病管理中尚未解决的重要问题

1．血氨水平在临床中的价值　最好在空腹时抽取静脉血，放置于带有稳定剂的试管中，立即在冰上冷藏，送到实验室迅速分析，最好在 30 ～ 60 分钟内进行分析。

（1）在 HE 的诊断和分期中，血氨水平不应优先于临床检查。

（2）血氨抽取时应仔细计时，并排除假阳性值。

（3）氨水平正常的肝硬化患者出现明显的意识混乱时，应警惕有无 HE 以外的其他诊断。

（4）单纯氨水平升高而不伴有 HE 的临床体征或症状，不应单独作为临床治疗的指征。

2．治疗

（1）CHE/MHE 的治疗

1）一旦确诊为 MHE 或 CHE，这些患者很容易发生显性 HE，因此，可以根据具体情况考虑治疗。

2）乳果糖可以被推荐用于检测阳性 MHE 患者的临床试验性治疗。

（2）显性 HE 急性发作

1）识别和治疗 HE 的诱发因素。

2）乳果糖是治疗显性 HE 的首选治疗，根据 HE 的严重程度给予灌肠或口服使用。建议在第一次发作后使用乳果糖进行二级预防。

3）静脉滴注 L- 鸟氨酸 -L- 天冬氨酸可作为对乳果糖无反应的患者的替代或附加治疗。

4）对于发生肠梗阻或对前期乳果糖不耐受或采用当地方案治疗的患者，也可以使用聚乙二醇进行治疗。

（3）预防复发

1）推荐乳果糖用于预防显性 HE 发作后的复发。

2）推荐利福昔明作为乳果糖的补充治疗，以预防第二次发作后显性 HE 的复发。

3．营养问题

（1）肝硬化 HE 患者，应考虑补充支链氨基酸以预防 HE 复发，尤其是在蛋白质摄入不足的情况下。

（2）基于指南的目标卡路里摄入量，最新的欧洲肝病学会共识建议非肥胖者每天至少摄入 35 kcal/kg。

（3）充足的蛋白质摄入量（每天 1.2 ～ 1.5 g/kg）。

（4）需要减少空腹时间（避免空腹超过 3 ～ 4 小时，注意给予夜间和清晨含蛋白质和糖类的食物加餐）。

（5）腹水患者，钠的摄入量应限制到 2 g/d。

综合思考题

1．对于严重精神异常，如狂躁、危及他人安全及不能配合医生诊疗的肝性脑病患者，急诊应当如何控制？

2．急诊遇到昏迷的肝硬化患者，应当如何处理？

第十七章
综合思考题解析

参考文献

[1] 葛均波，徐永健. 内科学. 8 版. 北京：人民卫生出版社，2014.

[2] 中华医学会肝病学分会. 肝硬化肝性脑病诊疗指南. 现代医药卫生，2018，34（23）：3743-3755.

[3] Jasmohan S，Mette Lauridsen，Elliot B，et al. Important Unresolved Questions in the Management of Hepatic Encephalopathy：An ISHEN Consensus. The American Journal of Gastroenterology，2020，115（7）：989-1002.

（李　辉）

第十八章

大量输血

◎ 学习目标

基本目标

1. 掌握启动大量输血的时机及准备工作。

2. 掌握大量输血的流程。

发展目标

1. 熟悉规范的大量输血。

2. 了解大量输血过程中的风险。

一、定义

目前，大量输血（massive transfusion）的定义尚存在争议。传统理论认为：大量输血为一次输血量超过患者自身血容量的 1.0～1.5 倍或 3 小时内输注血液量达到患者自身总血容量 50% 以上；1 小时输入浓缩红细胞＞4 U。国内学者认为：大量输血为成人患者在 24 小时内，输注浓缩红细胞≥18 U（1 U 浓缩红细胞为 200 ml 全血制备）或输注浓缩红细胞≥0.3 U/kg（体重）。对于创伤患者而言：大量输血是指在 24 小时内给成人输注超过 20 U 红细胞或任意 4 小时内输注≥5 U 浓缩红细胞。

常见紧急输血情况包括各种原因所致的急性、危重、进行性贫血（失血性贫血、免疫性溶血），显著的血小板减少，严重危及患者生命安全或紧急手术需要；严重凝血功能异常危及患者生命。大量输血的目的是通过恢复血容量和治疗贫血来维持组织灌注和氧供；改善凝血功能，有效止血；执行科学合理的输血，尽量减少输血风险，提高抢救成功率。

二、大量输血前准备

（一）液体复苏

1. 准确估算失血量

（1）血细胞比容（HCT）法：正常男性为 40%～50%，女性 37%～48%。术中失血，由于机体自身的代偿机制或休克复苏期输液治疗，血液稀释，血细胞比容常降低。现在认为HCT不低于28%是较安全的数值。

失血量＝[（原测得HCT－失血后HCT）/原测得HCT]×体重×7%×1000

（2）血红蛋白（Hb）法：如果Hb下降1克，约相当于失去2个单位红细胞，大约是400～500 ml。

（3）休克指数估计失血量（ml）法：休克指数＝心率/收缩压（mmHg），详见表18-1。

表18-1　休克指数估计失血量法

休克指数（%）	估计失血量（ml）	占血容量（%）
0.6～1.0	500～750	＜20
1.0～1.5	1000～1500	20～30
1.5～2.0	1500～2500	30～50
≥2.0	2500～3500	50～70

（4）容积法：接血容器收集量杯测定。

2. 选择扩容液体　我国2019年大量输血指南推荐选用晶体液体与胶体液体同时输入，一般二者比例为2（或3）：1，晶体液以平衡盐溶液为好，快速恢复有效血容量，改善微循环，使重要器官血流恢复，含有碳酸氢钠的平衡盐溶液有利于纠正酸中毒。我国2019年产后出血指南推荐：如果是止血复苏，晶体液不超过2000 ml，胶体液不超过1500 ml，防止"稀释性凝血功能障碍"。英国RCOG 2019年产后大出血管理指南推荐：在血制品到达之前，最多可输注不超过3500 ml液体，起初应给予2000 ml加热的等渗晶体液，后续液体可使用等渗晶体液或胶体液（琥珀明胶：如琥珀酰明胶），不使用羟乙基淀粉（代血浆）来扩容；限制性使用6%羟乙基淀粉（706代血浆），避免网状内皮系统"功能封闭"；慎用氯化钠，容易发生高氯性酸中毒和低钾血症，细胞内液和组织间液降低；尽量避免葡萄糖，容易发生水中毒、高血糖及低钾血症。

3. 预计补液量　限制性液体复苏：有活动性出血的休克患者，出血未控制前不主张早期快速给予大量的液体进行复苏，在彻底止血前，给予一定量的液体维持机体的基本需要，目标并非维持循环血压至正常水平，而是将平均动脉压维持在65 mmHg左右达到维持重要器官的基本灌注即可，则被称为限制性液体复苏。因为开放的血管裂口的出血量与主动脉根部和此部位的压力明显相关，随着输入的液体增加，随着血压的回升，保护性血管痉挛解除，血管扩张会加重出血，当血压恢复后，小血管内形成的栓塞被冲掉，会导致重新出血，此外输入的液体降低了血液黏稠度，也容易增加出血量。严重创伤非控制出血性休克早期液体复苏，复苏压力过高（平均动脉压高于80 mmHg）会加重出血，压力过低（平均动脉压低于40 mmHg）则会影响组织灌流，心室充盈受限，加重肝功能损害，一般补液建议以（平均动脉压）50～70 mmHg的复苏压力较为合适。

4. 合理扩容方案　根据估计的出血量可以经验性补液，先输晶体液，然后输胶体液和血液。一般快速输晶体液1000 ml，可以在15～20分钟内输入，在第一个小时内至少输入2000 ml。常规扩容首选乳酸钠林格溶液，不推荐大量使用生理盐水（高氯性酸中毒），不可输注糖多钠少溶液，可致脑细胞水肿（低渗综合征）。晶体补液能预防或减少肾衰竭，改善休克预后；晶体液和胶体液比例3：1，推荐使用高渗性羟乙基淀粉，与输注晶体液相比，输注胶体液在降低病死率方面并无优势，且过多的胶体液扩容，可能使患者凝血功能差；输液体总量可为丢失液体量的2～3倍。应该注意的是：低血容量性休克经液体扩容出现全身性毛细血管通透性改变，腹膜和内脏进行性水肿（晶体输入量＞10000 ml须警惕），若输入过多的晶体液，腹腔压力会升高，超过20 mmHg时，容易发生腹腔间隔室综合征，出现新的器官功能障碍和衰竭，常见于重症腹腔内感染伴感染性休克、腹腔填塞止血术后失血性休克或失血性休克液体复苏后。

5. 输液路径 如外周血管塌陷，穿刺困难，可以先予骨髓腔穿刺输液，然后留置中心静脉快速输液。

（二）实验室检查

1. 检验科 血常规、常规凝血试验、血气及生化等相关项目。

血栓弹力图（TEG）能全面准确反映凝血因子、血小板（PLT）和纤维蛋白原（Fib）等凝血组分的数量和功能状态，自动提供凝血状态分析结果，指导血液成分治疗。TEG近来已被有关的国际方案优先推荐。

2. 输血科 ABO血型正反定型、Rh（D）血型鉴定、抗体筛查和交叉配血。

（三）临床医生准备

随时评估术野出血、渗血情况，预测或确定是否存在凝血障碍，评估出血量和黏膜损伤、尿量及伤口渗血等。

三、合理的输血量

早期输注高比例的新鲜冰冻血浆、血小板悬液可以提高患者的生存率，且降低浓缩红细胞的输注量，推荐使用浓缩红细胞：新鲜冰冻血浆：血小板悬液的比例为1:1:1。

成分输血方式如下。

1. 输红细胞 用于纠正贫血，提高携氧能力，保证组织氧供。

输注时机：①急性大量失血和血流动力学不稳定和（或）组织氧供不足的患者；②失血量达到自身血容量的30%～40%时或Hb<70 g/L；Hb为（70～100）g/L根据患者是否继续出血、心肺功能等情况决定是否输注。

输注量：对心肺功能良好的患者，Hb维持在（80～100）g/L，或HCT维持在28%～30%即可。

实验室检测：应每1～2小时检测1次Hb与HCT。

2. 输新鲜冰冻血浆（FFP） 用于补充凝血因子和扩充血容量，尤其用于凝血因子缺乏、急性活动性出血及严重创伤、大出血时预防凝血因子稀释的患者。

输注时机：①当输注浓缩红细胞4 U后，应加输FFP，并且FFP与浓缩红细胞比例为1:1（或2）（1 U FFP为100 ml）；②严重创伤患者，当输注的浓缩红细胞量>3～5 U时，应尽早应用FFP。

输注量：按15～30 ml/kg（体重）输注，在24～72小时内输注的FFP量不宜超过浓缩红细胞输注量，即FFP：浓缩红细胞=1:1（或2）。

实验室检测：大量输血时，凝血因子稀释性减少会导致凝血障碍，Fib首先降低，降到1.0 g/L时，应输注冷沉淀；当APTT和PT延长至正常值1.5倍时凝血障碍的风险增加。建议使用血栓弹力图（TEG）较传统的凝血试验PT/INR和APTT来评估体内凝血状态。

3. 输血小板 输注时机：①预防性的血小板输注，应结合临床状况综合判断。目前的共识是急性出血患者须PLT≥（50～75）×10^9/L（中枢神经损伤建议维持在PLT>100×10^9/L）。②治疗性的血小板输注，通常将PLT在75×10^9/L为安全阈值。尤其大量输血（输注浓缩红细胞>18 U）应输注血小板悬液。

输注量：浓缩红细胞：新鲜冰冻血浆：血小板悬液的比例为1:1:1。

实验室检测：血小板稀释性减少是大量输血导致凝血功能障碍的主要原因，每1～2小时应检测1次PLT，并使血小板达到有效的阈值要求。

4. 纤维蛋白原（Fib）和冷沉淀 用于纠正Fib和FⅧ缺乏、治疗严重出血。

输注时机：患者DIC且Fib<0.8～1 g/L、先天Fib缺乏出血者；血友病A及血管性血友病（von Willebrand disease）出血的患者。

输注量：①当出血明显且TEG表现为功能性Fib缺乏或血浆Fib低于1.5～2.0 g/L时，输注

Fib 或冷沉淀。②首剂量为 Fib 3 ～ 4 g 或冷沉淀 2 ～ 3 U/10 kg。

实验室检测：根据 TEG 参数 K 值及 α 角决定是否继续输注，紧急情况下，应使 Fib 浓度至少达 1.0 g/L。

5. 重组活化Ⅶ因子（activated recombinant coagulation factor Ⅶ，rFⅦa） 输注指征：如积极输注血液成分及抗纤溶药物，血细胞比容 > 0.24，血小板 > 50×10^9/L，Fib > 1.5 ～ 2.0 g/L，重度酸中毒、严重低体温、低钙血症已经纠正后，仍然持续存在的顽固性出血，考虑使用 rFⅦa。输注剂量为 90 μg/kg。

四、大量输血方案

对于严重大出血的患者，需要紧急启动大量输血方案（massive transfusion protocol，MTP）。

方案一：红细胞、FFP、血小板考虑按 6 : 4 : 1 输注，即相当于我国 12 U 红细胞 : 800 ml FFP : 1 U 血小板。

方案二：红细胞、FFP、血小板考虑按 1 : 1 : 1 输注，即相当于我国 1 U 红细胞 : 100 ml FFP : 1 U 血小板，三者均是从 200 ml 全血分离。

目前无证据证明哪个方案更优，应根据患者临床表现及实验室检查结果（包括 TEG）及时调整血液成分的输注量。

五、输血目标值

1. 保持 Hb ≥ 70 g/L 回收血液，减少异体输血（渗出血液回收 ≤ 10 分钟）。极端紧急情况下输血 O 型洗涤红细胞，若时间允许，输血前需确定 ABO 血型且完成交叉配血后发出。温血快速输注，速度 > 50 ml·kg⁻¹·h⁻¹（成人）。

2. 保持 PLT ≥ 75×10^9/L 允许的安全阈值是确保 PLT ≥ 50×10^9/L。如果严重多发伤、神经系统创伤、血小板功能异常需确保 PLT ≥ 100×10^9/L。

3. 保持 PT/APTT 输注 FFP 12 ～ 15 ml/kg，PT/APTT > 1.5 倍正常对照时，提示微血管出血。提前输注足量的 FFP，融化 30 分钟（参照实验结果）。FFP : 浓缩红细胞 = 1 : 1 或 1 : 2（保持 iCa²⁺ > 1.13 mmol/L）。

4. 保持 Fib > 1.0 g/L，避免 DIC 如果 FFP 未能纠正出血，用冷沉淀，积极治疗原发病（休克、低体温、酸中毒）。

六、输血后的评估

成人连续输注浓缩红细胞 ≥ 15 ～ 18 U，或输注浓缩红细胞 ≥ 0.3 U/kg 体重时，应立即检测 PLT；当输血量超过 1 ～ 1.5 倍的患者血容量时，应每隔 1 ～ 2 小时检测 1 次患者的血常规、凝血及血气相关项目，以准确反映患者体内凝血及内环境状态；手术过程中，当输液输血量达到患者 1 个血容量时，应检测 1 次患者的血常规、凝血指标，特别注意 PLT、Fib 水平的变化；体外循环手术中抗凝干预与中和肝素后均应检测患者的凝血指标；TEG 能更迅速地检测患者的凝血情况和 PLT。

七、大量输血风险（并发症）

（一）凝血功能障碍与弥散性血管内凝血

原因包括：①患者失血致使大量血小板和凝血因子损失；②大量输注库存血后，引起稀释性的血小板和凝血因子减少，而库存血中的血小板也存在数量减少及质量下降的情况；③大量输注库存血，致使凝血因子缺乏，加重出血倾向。

（二）酸碱代谢紊乱

大量输入库存血，使得血液中枸橼酸及细胞代谢产生的乳酸增加，而产生代谢性酸中毒。

（三）低体温

大量输入冷的库存血及手术中散发热量，导致患者体温下降。

（四）输血相关性急性肺损伤

输入含有与患者白细胞抗原相应的抗 HLA 或抗粒细胞抗体的血浆及含血浆成分，或患者血浆中已经有抗体接受含抗原的血液成分，而发生的抗原 - 抗体反应，导致急性呼吸功能不全或肺水肿。一般输血数分钟至 40 小时内发生，突然出现寒战、发热、呼吸困难、发绀、咳嗽、咳泡沫样痰，查体可发现肺部湿啰音，严重患者出现低血压、休克、肾衰竭甚至死亡。

诊断要点：①输血后 6 小时内出现急性呼吸窘迫、急性肺水肿的症状、体征。②献血者和受血者有多次妊娠、多次输血史，特别是献血员有 ≥ 3 次妊娠史。③患者动脉血氧分压降低、中心静脉压正常；胸部 X 线平片显示双侧肺部浸润。④献血员或受血者血中抗 HLA 抗体或粒细胞特异性抗体阳性，或献血员血清淋巴细胞毒试验阳性。⑤能够除外过敏性输血反应、循环超负荷以及心源性肺水肿等症状。⑥新近的急性肺损伤，而且无其他的危险因素。

（五）输血相关性循环超负荷

主要发生于老弱病残以及原有心、肺功能不全的患者，往往在输血量过大、输血速度过快时发生，因循环超负荷，患者中心静脉压增高。

（六）低钙血症、高钾血症

大量输血后可引起血钾升高，库存血中的枸橼酸进入人体与血清游离钙结合，导致血液中枸橼酸盐明显升高，血钙、血镁浓度下降。

（七）其他

过敏、经血传播性疾病、非溶血性发热反应和输错血等。

知识拓展

大量输血方案的启动

上级医师根据患者病情结合相关检查，如患者存在明显的失血性休克和活动性出血的证据，而且经评估需要大量输血时，即可以启动大量输血方案（MTP）。

MTP 实施流程见图 18-1。

因为大量输血时在不到 24 小时内将有 10 单位红细胞发出，因此要使用大量输血简易交叉配血流程实施交叉配血，输血科在第一个 MTP 包后马上开始准备第二个 MTP 包，发出第二个 MTP 包后马上开始准备第三个 MTP 包。一般在急诊配血完成后，可按以下预案配发血液成分。

1. 第 1 份 MPT　为浓缩红细胞：新鲜冰冷血浆：单采血小板 = 6 U：4 U：1（治疗量）。

2. 第 2 份 MPT　浓缩红细胞：新鲜冰冷血浆：冷沉淀 = 6 U：4 U：1（治疗量）。

3. 根据病情及实验室指标加发红细胞、FFP、1 个治疗量单采血小板、Fib 或冷沉淀。

4. 每次输血前后，要监测一次实验室检查（动脉血气分析、凝血功能等）并监测患者体温的变化。

5. 实验室检查结果恢复正常和（或）没有活动性出血的证据时，停止 MTP。

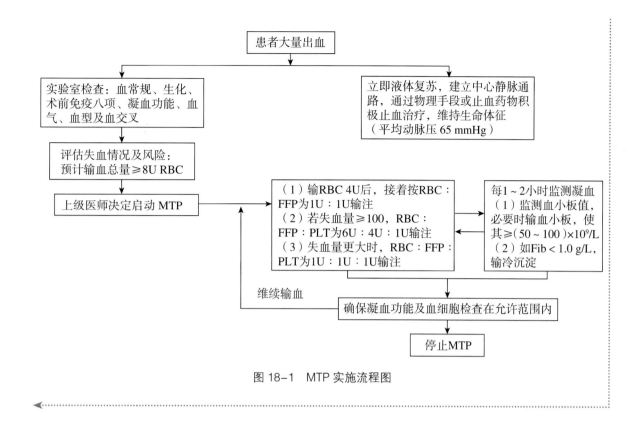

图 18-1　MTP 实施流程图

综合思考题

急诊如何使用紧急输血策略?

第十八章
综合思考题解析

参考文献

[1] 大量输血现状调研协作组. 大量输血指导方案(推荐稿). 中国输血杂志, 2012; 25(7): 617-621.

[2] 宋广平, 李代红. 创伤患者大量输血策略及研究进展. 中国急救医学, 2019; 39(6): 605-609.

[3] 文爱清, 张连阳, 蒋东坡, 等. 严重创伤输血专家共识. 中华创伤杂志, 2013; 29(8): 706-710.

（王　斌）

第十九章

脓毒症与脓毒性休克

◎ 学习目标

基本目标

能够掌握和识别脓毒症和脓毒性休克。

发展目标

能够处理急诊脓毒性休克。

脓毒症和脓毒性休克是急诊常见急危重症，其发病率高，病死率高，造成了医疗资源的巨大负担，时至今日，仍是世界范围内的医疗难题，早期识别和恰当处理可以改变预后。绝大多数患者第一时间就诊到急诊科。对于急诊医师，更应该强调对于脓毒症和脓毒性休克的早期识别，并及时做出正确处理。

一、定义

依据脓毒症 3.0 定义。

1. 脓毒症是指因感染引起的宿主反应失调导致的危及生命的器官功能障碍，感染 + 脓毒症相关性器官功能衰竭评分（SOFA）≥ 2 分（表 19-1）。

表 19-1 SOFA 标准

项目	变量	评分				
		0	1	2	3	4
呼吸	PaO_2/FiO_2（mmHg）机械通气	≥ 400	< 400	< 300	< 200 是	< 100 是
血液	血小板（×10^9/L）	≥ 150	< 150	< 100	< 50	< 20
肝	胆红素（μmol/L）	< 20	< 33	< 102	< 204	≥ 204

续表

系统	变量	评分				
		0	1	2	3	4
循环	平均动脉压（mmHg）	≥ 70	< 70			
	多巴胺（μg/kg/min）			≤ 5	> 5	> 15
	多巴酚丁胺（μg/kg/min）			任意剂量		
	肾上腺素（μg/kg/min）				≤ 0.1	> 0.1
	去甲肾上腺素（μg/kg/min）				≤ 0.1	> 0.1
神经	GCS 评分	15	13 ~ 14	10 ~ 12	6 ~ 9	< 6
肾	肌酐（μmol/L）	< 110	< 171	< 300	≤ 440	> 440
	尿量（ml/d）				< 500	< 200

2. 脓毒性休克指脓毒症患者尽管已进行充分的液体复苏，仍存在持续的低血压，需要使用升压药物维持平均动脉压 65 mmHg 以上，血乳酸 2 mmol/L 以上。

3. 2021 年国际脓毒症和脓毒性休克管理指南指出，与全身炎症反应综合征（SIRS）、英国国家早期预警评分（NEWS）或改良早期预警评分（MEWS）相比，推荐不要使用快速序贯器官功能衰竭评分（qSOFA）作为脓毒症或脓毒性休克的单一筛查工具。

二、发病机制

（一）病原菌的转归

取决于病原菌毒力和数量、宿主免疫防御功能和医疗措施三方面因素。

病原菌：如病原菌数量多，毒力强，在血液循环中繁殖快，超过人体的免疫清除能力，则将迅速发展为脓毒症。

宿主：当人体免疫功能下降，如局部或全身黏膜屏障丧失、严重烧创伤或大手术后、营养不良、获得性免疫缺陷综合征；合并糖尿病、结缔组织病、肝硬化、尿毒症、慢性肺部疾病等慢性基础病；各种原因导致的中性粒细胞缺乏或减少，尤其是中性粒细胞少于 0.5×10^9/L，如急性白血病、骨髓移植、恶性肿瘤接受化疗后或再生障碍性贫血等；老年人或新生儿由于免疫功能低下，发生脓毒症的危险性增加。

医源性：医疗措施方面包括免疫抑制剂、肾上腺皮质激素和广谱抗生素的滥用；有创性的医疗诊治技术，如动静脉导管留置、尿管留置等均能破坏局部或全身防御功能，增加脓毒症发生的风险。

（二）致病物质

病原体产生内毒素和（或）外毒素，诱生大量炎性细胞因子和炎症介质，从而导致发热、微循环障碍、DIC、多器官功能障碍综合征（MODS）等脓毒症表现，严重者可出现脓毒性休克和多器官功能衰竭（MOF）。

（三）脓毒性休克的机制

急性微循环障碍和休克细胞是脓毒性休克发生发展的两大基本机制。

1. 微循环障碍

（1）缺血性缺氧期：大量缩血管物质，如儿茶酚胺、血管紧张素Ⅱ等的释放使微血管发生强烈痉挛，微循环灌注减少，毛细血管网缺血缺氧。此期血压可不下降或轻微下降，但脉压下降。其意义在于血液再分配，维持血压，保持心、脑等重要脏器供血。

（2）淤血性缺氧期：酸中毒导致平滑肌对儿茶酚胺反应性降低以及组胺等扩血管物质的增多，血管反应性和收缩性降低。此期有效血容量进一步减少，心排血量降低，血压明显下降。

（3）微循环衰竭期：毛细血管网血流淤滞加重，血细胞聚集，血管内皮损伤，凝血途径被激活，导致 DIC，大量微血栓形成，继而纤溶亢进，常出现 MODS 甚至 MOF，休克很难纠正。此期微血管平滑肌麻痹，对血管活性药物无反应。

脓毒性休克根据血流动力学特点分为以下几种。

（1）低排高阻型：心排血量低，而总外周血管阻力高。由于皮肤血管收缩，血流量减少，使皮肤温度降低，故又称为"冷休克"。此型在临床上最为常见。

（2）高排低阻型休克：心排血量正常或增大，而外周血管扩张使周围血管阻力亦降低，此时患者皮肤比较温暖、干燥，又称为暖休克。代偿期血压稍降，脉压增大，脉搏有力。

（3）低排低阻型休克：为休克失代偿，心排血量、总外周阻力血压均明显降低。

2．休克细胞　休克时发生损伤的细胞称为休克细胞，可由毒素或炎症介质直接引起，也可继发于微循环障碍，是器官功能障碍的基础。

3．酸碱代谢失衡　休克早期因过度换气可出现呼吸性碱中毒，之后可因组织摄氧不足、乳酸增多，出现代谢性酸中毒。后期可因肺、脑等器官严重损伤而出现混合型酸中毒。偶见代谢性碱中毒。

三、急诊一般处理流程

卧床休息，头低位；开放气道并保持通畅，必要时气管插管。建立大静脉通道。吸氧，保持 SPO_2 95% 以上。监护心电、血压、脉搏和呼吸。留置导尿，有条件行中心静脉置管测中心静脉压（CVP）。记每小时出入量（特别是尿量）。

（一）检验与检查

急查：血培养（两个部位双瓶）、可疑感染部位或途径的样本留取、血气分析、乳酸、血常规、凝血Ⅲ、降钙素原、急诊生化组合、心肌损伤标志物三项、心电图（新入院、心脏病情变化时）、可疑或感染部位的检查（胸部 X 线平片、CT、超声）。

非急查：G 试验、G-M 试验、淋巴细胞亚群监测、白介素 -6、CRP、尿液常规、便常规＋潜血、病毒十项、支原体抗体、衣原体抗体、军团菌抗体等。心脏超声、下肢静脉超声、上肢静脉超声、胸腔积液超声等。

（二）沟通病情、签署知情同意书

沟通病情，签署病危病重通知单、常用自费药品耗材知情同意书；有创操作相关知情同意书（气管插管＋机械通气、中心静脉置管、动脉置管等）；特殊治疗、监测相关耗材知情同意（血液净化自费耗材知情同意书等）；特殊治疗相关知情同意书（血液净化等）。

（三）治疗

1．药物治疗　1 小时内给予广谱抗感染药物，要根据感染耐甲氧西林金黄色葡萄球菌（methicillin resistant staphylococcus aureus，MRSA）、多重耐药（multiple drug resistance，MDR）菌风险高低来选择抗菌药。早期容量复苏：3 小时内给予至少 30 ml/kg 晶体液，首选平衡盐溶液，需大剂量晶体液患者，可联合白蛋白。早期容量复苏下仍持续低血压则给予血管活性药；若平均动脉压＜ 65 mmHg 首选去甲肾上腺素。血管加压素：当去甲肾上腺素用量达到 0.25 ～ 0.5 μg/kg/min 时，用量为 0.03 U/min，最高 0.06 U/min。伴有心功能不全和持续低灌注时可联合多巴酚丁胺，或单独使用肾上腺素。只要条件允许，建议所有应用升压药的患者尽快动脉置管并连续监测血压。建议从外周开始使用血管活性药物来恢复平均动脉压（仅短期内使用），而不是等到中心静脉通路建立后延迟开始。对于脓毒症或脓毒性休克的成人，推荐使用动态参数指导液体复苏，而不是单纯依靠体格检查或静态参数。乳酸水平升高者，建议通过使乳酸正常化来指导复苏。对于脓毒性休克的成人，推荐使用毛细血管充盈时间来指导复苏，作为其他灌注措施的辅助手段。纠正酸中毒：机械通气和液体复苏无效的严重酸中毒考虑碳酸氢钠（pH ≤ 7.2）。存在消化道出血

危险因素：应用 PPI 或 H₂RA。Hb < 7 g/dl 时输注浓缩红细胞。

2. 其他辅助治疗　对于脓毒症所致呼吸衰竭的成人患者，经鼻高流量氧疗优于无创通气，有创通气优于无创通气。对于 ARDS 推荐小潮气量 6 ml/kg，限制平台压 30 cmH_2O，高呼气末正压（positive end expiratory pressure，PEEP）。对于中重度 ARDS 推荐：肺复张；俯卧位通气每天 > 12 小时；间歇使用肌松药。对于重度 ARDS 机械通气失败者，推荐 VV（右心房）-ECMO（体外膜肺氧合）。对于脓毒症所致呼吸衰竭（无 ARDS）：推荐使用小潮气量通气。急性肾损伤需要肾替代治疗的患者，建议使用连续性或间断性肾替代治疗。没有明确肾替代治疗指征，不建议使用。

3. 其他干预　镇痛与镇静：机械通气的患者最小化连续性或者间断性镇静使用右美托咪定、丙泊酚。血糖控制：血糖 ≥ 10 mmol/L 时，启动胰岛素降糖 +q1h 或 q2h 测血糖，目标 8 ~ 10 mmol/L。血栓预防：无禁忌时低分子肝素预防。营养：对于可经肠道喂养的患者，建议早期（72 小时内）开始肠内营养。

知识拓展

宏基因组新一代测序技术

　　基于宏基因组新一代测序技术（metagenomics next generation sequencing，mNGS）是对临床样本中的核酸进行高通量测序，然后与数据库进行对比分析，根据比对到的序列信息来判断样本包含的病原微生物种类，能够快速、客观地检测临床样本中的较多病原微生物（包括病毒、细菌、真菌、寄生虫等），尤其适用于急危重症和疑难感染的诊断。有单中心前瞻性观察性研究将脓毒症患者的 mNGS 和血培养结果进行比较，结果显示脓毒症起病时培养阳性率为 33%，mNGS 阳性率为 72%，而在整个研究期间，血培养阳性率为 11%，mNGS 阳性率为 71%。合理使用 mNGS，是明确脓毒症病原学特别是早期获得病原学的有效方法。

综合思考题

1. 不同类型休克的鉴别要点是什么？
2. 脓毒症和脓毒性休克急诊抗感染治疗的原则是什么？

第十九章
综合思考题解析

参考文献

[1] Singer M，Deutschman C S，Seymour C W，et al. The Third International Consensus Definitions for Sepsis and Septic Shock（Sepsis-3）. JAMA，2016，315（8）：801-810.

[2] Laura Evans，Andrew Rhodes，Waleed Alhazzani，et al. Surviving sepsis campaign：international guidelines for management of sepsis and septic shock 2021. Crit Care Med，2021，49（11）：1063-1143.

[3] Grumaz S，Grumaz C，Vainshtein Y，et al. Enhanced Performance of Next-Generation Sequencing Diagnostics Compared With Standard of Care Microbiological Diagnostics in Patients Suffering From Septic Shock. Crit Care Med，2019，47（5）：e394-e402.

[4] 王仲，魏捷，朱华栋，等. 中国脓毒症早期预防与阻断急诊专家共识. 临床急诊杂志，2020，21（7）：517-529.

（李　辉）

第二十章

急性意识障碍

◎ 学习目标

基本目标

1. 能识别不同程度的意识障碍。
2. 能说明意识障碍相关检查的目的。

发展目标

1. 能演示意识障碍患者的快速处理流程。
2. 能根据伴随症状和检查结果快速分析意识障碍的病因。

急性意识障碍是急诊内科最为常见的临床症状之一，占全部急症患者的 3% 左右，病因复杂，且常难以采集病史，给诊治带来一定困难，要求临床医生能结合患者的既往病史、伴随症状、客观检查结果等做出快速处置。

一、意识障碍的相关定义

意识障碍（disturbance of consciousness）是指人对周围环境及自身状态的识别和觉察能力出现障碍，由各种原因导致大脑皮质或脑干网状结构的损害或功能抑制所引起，包括觉醒状态和意识内容的改变，前者表现为嗜睡、昏睡和昏迷，后者表现为意识模糊和谵妄。

（一）以觉醒状态改变为主的意识障碍

1. 嗜睡（somnolence） 是一种病理性倦睡，患者陷入持续的睡眠状态，可被唤醒，勉强能回答和配合检查。刺激停止后又进入睡眠。

2. 昏睡（stupor） 是一种比嗜睡深而又比昏迷浅的意识障碍。患者不能自动转醒，虽在强烈刺激下（如压迫眶上神经、摇动患者身体等）能睁眼、呻吟、躲避，但时间很短又再次入睡，醒时答话含糊或答非所问。

3. 昏迷（coma） 是最严重的意识障碍，表现为意识完全丧失，对各种刺激均不能觉醒，无有目的的动作。按其程度可分为三级。

（1）浅昏迷：对疼痛刺激尚可出现痛苦的表情或肢体退缩等防御反应，不能言语，可有无意识的自发动作，各种生理反射（角膜反射、瞳孔对光反射、眼球运动、吞咽反射等）存在，呼吸、血压、脉搏一般无明显改变。

（2）中昏迷：对外界正常刺激均无反应，自发动作少，对于剧烈刺激可出现防御反射，角膜反射减弱，瞳孔对光反射迟钝，眼球无转动，二便潴留或失禁，呼吸、血压、脉搏已有变化。

（3）深昏迷：对任何刺激均无反应，全身肌松弛，无任何自主运动。深、浅反射均消失，眼球固定，瞳孔散大，呼吸、血压、脉搏明显改变。

（二）以意识内容改变为主的意识障碍

1. 意识模糊（confusion）　表现为注意力减退，情感反应淡漠，对时间、地点、人物的定向力障碍，活动减少，语言缺乏连贯性，对外界刺激的反应低于正常水平。

2. 谵妄（delirium）　是一种以兴奋性增高为主的高级神经中枢急性活动失调状态，伴有睡眠 - 觉醒周期紊乱和精神运动性行为，常伴有幻觉、错觉和妄想，幻觉以视幻觉最为常见，其次为听幻觉。患者言语增多、不连贯、不易理解，有时大喊大叫，发生躲避、逃跑或攻击行为，以及运动兴奋等。多在晚间加重，发作时意识障碍明显，间歇期可完全清楚。

二、发病机制和病因

（一）发病机制

意识是大脑功能活动的综合表现，包括觉醒状态和意识内容两个组成部分，其中觉醒状态是指与睡眠成周期性交替的清醒状态，由脑干网状激活系统和丘脑非特异性核团维持和激活，属皮质下激活系统的功能；意识内容是指人的知觉、思维、情绪、记忆、意志活动等精神活动，还有与外界保持联系的机敏力，属大脑皮质的功能。人体通过各种感受器官接受躯体感觉冲动，经各传导束终止于丘脑特异性核团，再投射到大脑皮质相应感受区，这一感觉冲动途经脑干时发出侧支至脑干网状结构，后者弥散地作用于整个大脑皮质，使大脑皮质保持觉醒状态，称为上行网状激活系统。丘脑下部则接受来自内脏的感觉冲动及体液性刺激，激活大脑边缘系统，称为丘脑下部激活系统。大脑皮质受到这两种激活系统的调节和维持，保持觉醒状态。

颅内器质性病变、颅内高压或全身性病变导致的缺血、缺氧、葡萄糖供给不足、酶代谢异常等因素均可引起上行网状激活系统、丘脑、丘脑下部激活系统或大脑皮质功能受损或被抑制，从而引起意识障碍。

（二）常见病因

1. 颅内疾病　①急性脑血管疾病：脑梗死、脑出血、蛛网膜下腔出血、高血压脑病等；②颅脑损伤：脑震荡、脑挫裂伤、外伤性颅内血肿等；③颅脑感染（脑炎、脑膜脑炎、脑型疟疾、脑脓肿）等；④癫痫；⑤颅内占位性病变：通常呈慢性病程，在引起颅内高压或脑疝时急性加重。

2. 重症感染　如脓毒症、重症肺炎、中毒性细菌性痢疾、伤寒、斑疹伤寒、恙虫病等。

3. 内分泌与代谢障碍　如甲状腺危象、甲状腺功能减退症、尿毒症、肝性脑病、肺性脑病、胰性脑病、糖尿病急性并发症、低血糖等。

4. 缺血缺氧　如休克、严重贫血、高原病、心律失常引起阿 - 斯综合征、心脏骤停后综合征等。

5. 水、电解质平衡紊乱　如低钠血症、高钠血症、碱中毒、酸中毒、高钙血症等。

6. 中毒　如镇静催眠药、抗精神病药、有机磷农药、氰化物、一氧化碳、乙醇、吗啡等中毒。

7. 物理性损害　如中暑、触电、失温等。

三、诊断思路

意识障碍患者的诊断依赖病史采集＋体格检查＋必要的实验室检查＋影像学检查。

（一）病史采集

病史常由旁人提供，采集有一定困难。需关注以下几方面：①起病缓急；②既往有无糖尿病、肾病、肝病、呼吸系统疾病、内分泌疾病，有无精神类疾病用药史，有无类似发作史；③长期用药者近期是否突然中断；④近期有无导致过量服药的事件，身旁有无药盒之类，提示过量服药的蛛丝马迹；⑤起病症状：剧烈头痛起病见于颅内出血或脑膜炎，眩晕起病见于小脑出血或椎基底动脉缺血；先发热后有意识障碍见于重症感染性疾病；先意识障碍后有发热见于脑出血、蛛网膜下腔出血等。

（二）仔细而全面的体格检查

1．生命体征 ①体温：高热可见于感染、中暑、中枢性高热、甲状腺危象、肾上腺危象，低体温可见于甲减危象、肾上腺皮质减退、失温等；②呼吸：呼吸缓慢是呼吸中枢受抑制的表现，见于吗啡、巴比妥类药物、有机磷杀虫药等中毒，银环蛇咬伤等，急性呼吸节律改变常见于颅内病变；鼾式呼吸常见于脑出血；③血压：低血压见于休克、内分泌危象等；高血压见于高血压脑病、脑血管意外、尿毒症脑病等；④心率：心动过缓见于颅内高压、房室传导阻滞以及镇静催眠药中毒、甲减危象、肾上腺皮质减退等。

2．内科体征 ①口唇：发绀见于缺氧和亚硝酸盐中毒，樱桃红见于一氧化碳中毒；②皮肤：出血点、瘀斑等见于严重感染和出血性疾病，肝病面容和肾病面容；③心脏：房颤提示脑栓塞可能，新出现的心脏杂音提示细菌性心内膜炎致意识障碍可能；④腹部：移动性浊音、脾大，常见于肝性脑病。

3．神经系统体征 ①脑膜刺激征：见于脑膜炎、蛛网膜下腔出血等；②瞳孔：双侧瞳孔不等大见于脑疝，瞳孔散大见于颠茄类药物、乙醇、氰化物等中毒，以及癫痫、低血糖状态等，瞳孔缩小见于吗啡类、巴比妥类药物、有机磷农药等中毒；③病理征：单侧阳性提示颅内病变，双侧阳性常见于全身性疾病导致的大脑皮质功能抑制；④四肢肌力：偏瘫常见于急性脑卒中。

Glasgow昏迷量表（GCS）是评估患者昏迷程度的常用量表，以睁眼（E）、语言（V）和运动（M）反应来判断患者昏迷程度，三项检查总计15分，总分≤8分即为昏迷，分数越低、昏迷程度越重，最低3分。运动反应双侧不同时，取高分（表20-1）。

表20-1 Glasgow昏迷量表评分

项目		评分
睁眼反应	自动睁眼	4
	呼之睁眼	3
	疼痛引起睁眼	2
	不睁眼	1
语言反应	言语正常，有条理	5
	可应答，但言语混乱	4
	言语不连贯，单词或字	3
	只能发音	2
	不能发声	1
	插管或气管切开不能言语	T

续表

项目		评分
运动反应	能按指令动作	6
	对刺痛能定位	5
	对刺痛能躲避	4
	刺痛肢体过屈反应	3
	刺痛肢体过伸反应	2
	对刺痛无反应	1

（三）实验室检查

快速血糖、肝功能、肾功能、血气分析、电解质、血常规、降钙素原、血药浓度、血氨、脑脊液实验室检查。

（四）影像学检查

头颅 CT 和头颅核磁对颅内病变（梗死、出血、脓肿、占位等）有确诊作用。

四、治疗

急性意识障碍的治疗包括对因治疗和支持治疗。对因治疗应在明确病因之后再根据不同疾病针对性治疗，但支持治疗应尽早启动，包括稳定生命体征、营养支持、维持水电解质平衡等。

对于昏迷患者而言，A（airway）、B（breathing）、C（circulation）至关重要。

1. 保持呼吸道通畅、氧疗　意识障碍，特别是昏迷的患者常伴有舌根后坠、分泌物排出障碍等，保持呼吸道通畅是所有治疗的基础。可给予口咽通气道、吸痰，直至气管插管、气管切开，昏迷患者不建议使用无创呼吸机辅助通气。

2. 维持循环稳定　尽早开放静脉，血压低的患者迅速补液，适当加用血管活性药物，维持平均动脉压 65 mmHg 以上；高血压急症者，先明确有无急性脑梗死或脑出血（降压目标不同），排除后先使用静脉降压药控制性降压，1 小时内平均动脉压的降幅不超过 25%，在随后的 2～6 小时将血压降至较安全水平，一般为 160/100 mmHg，当病情稳定后，24～48 小时血压逐渐降至正常水平。有心律失常者要给予纠正，但窦性心动过速需要对因治疗。

营养支持：为避免意识障碍患者发生误吸，多留置胃管或空肠管进行肠内营养支持，除休克或急腹症等有明确禁忌证的情况外，营养支持应该尽早启动，早期可能需要联合肠外营养共同提供热量。营养支持方面，肝性脑病患者存在不同，该类患者常合并食管-胃底静脉曲张，慎重胃管和空肠管置入，肠外营养需选择支链氨基酸。

维持水、电解质、酸碱平衡：颅内高压的患者要适当给予甘露醇、甘油果糖、呋塞米（速尿）等药物脱水；低钠血症和高钠血症的患者，钠浓度不宜纠正过快，每天波动控制于 10 mmol/L 以内，每小时变化小于 0.5 mmol/L。

对因治疗：最根本的治疗措施，根据不同疾病诊断做出针对性治疗。其中怀疑苯二氮䓬类药物过量时，可以先给予特异性拮抗剂氟马西尼 0.3 mg 弹丸式注射作为诊断性治疗，推注后 60 秒内患者神志有好转，即支持苯二氮䓬类药物过量的诊断。

知识拓展

急性意识障碍的鉴别诊断流程

根据病史和体格检查的结果，分析意识障碍的可能原因，合理安排实验室检查和检查顺序明确诊断。先针对最可能的病因做最便捷的、最安全的、最有可能明确诊断的相关检查。低血糖可以表现为任何形式的意识障碍，所以通常快速血糖是最先做的检验；血气分析因为包含电解质、酸碱度、氧分压、二氧化碳分压以及血红蛋白水平，且方便快捷，能快速筛查一部分代谢性脑病，也被推荐为急性意识障碍患者的优先检测。具体流程见图 20-1。

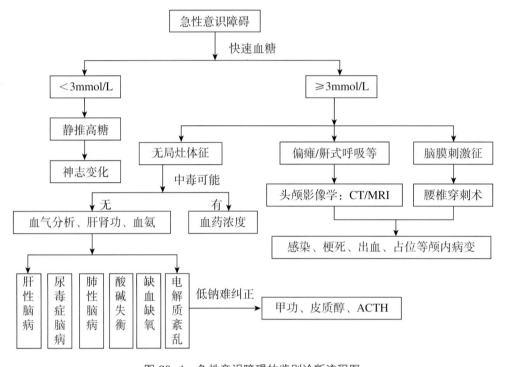

图 20-1　急性意识障碍的鉴别诊断流程图

综合思考题

第二十章
综合思考题解析

男性，54 岁，突发意识障碍 1 小时，既往有原发性高血压和糖尿病史，查体：体温 38 ℃，BP 190/115 mmHg，呼之无反应，针尖样瞳孔，鼾音，心率 145 次 / 分，心律齐，各瓣膜区未闻及杂音，四肢无自主活动，右侧巴宾斯基征阳性。依据临床表现，考虑患者的可能诊断是什么？需要哪些鉴别诊断？如何安排检查顺序？

参考文献

[1] 万学红，卢雪峰 . 诊断学 . 9 版 . 北京：人民卫生出版社，2018.
[2] 张文武 . 急诊内科学 . 4 版 . 北京：人民卫生出版社，2017.

（葛洪霞）

第二十一章

神经系统急症

◎ **学习目标**

基本目标

1. 能区分短暂性脑缺血发作、脑梗死、脑出血和蛛网膜下腔出血。
2. 能运用常用药物对脑血管病进行治疗。
3. 能区分常见的癫痫发作类型。
4. 能运用药物进行发作间期的抗癫痫治疗。
5. 识别引起急性呼吸衰竭的神经科急危重症。
6. 运用多种临床指标预测神经肌肉疾病患者呼吸急症的风险。

发展目标

1. 能熟练阅读头颅影像学检查。
2. 能运用重组组织纤溶酶原激活剂对缺血性脑卒中进行超早期静脉溶栓治疗。
3. 能阅读脑电图。
4. 能运用药物进行癫痫持续状态的抢救。
5. 识别重症肌无力危象前状态。
6. 了解重症肌无力危象急救措施。

第一节 脑血管病

一、定义和分类

（一）脑血管病的定义

脑血管病指各种原因所致的脑血管病变或血流障碍引发的脑功能障碍，包括血管腔闭塞、血管破裂、血管壁损伤或血液成分异常引起的脑功能障碍，也称为脑卒中（stroke），分为缺血性脑卒中和出血性脑卒中。缺血性脑卒中包括短暂性脑缺血发作和脑梗死；出血性脑卒中包括脑出血和蛛网膜下腔出血。

（二）脑的血液循环

脑的血液供应主要来自颈内动脉系统和椎 - 基底动脉系统。脑动脉在脑实质中反复分支至毛细血管，然后逐渐汇集成脑静脉。脑的深、浅静脉先汇集至静脉窦，再经颈内静脉回流至心脏。双侧颈内动脉、双侧大脑前动脉、双侧大脑后动脉、前交通动脉和双侧后交通动脉在脑底连成脑底动脉环（Willis 环）。Willis 环对颈内动脉系统与椎 - 基底动脉系统之间，特别是两侧大脑半球之间的血液供应有重要的调节和代偿作用。①颈内动脉系统：又称前循环，主要供应眼部和大脑半球前 3/5 的血液。主要的分支有眼动脉、大脑前动脉、大脑中动脉、后交通动脉和脉络膜前动脉。②椎 - 基底动脉系统：又称后循环，主要供应大脑半球后 2/5、丘脑、脑干和小脑的血液。双侧椎动脉在脑桥下缘合并成基底动脉，基底动脉的主要分支有小脑前下动脉、小脑上动脉、脑桥动脉和大脑后动脉。

二、流行病学和预防

（一）流行病学

脑血管病的发病率、致残率、死亡率和再发率均高。在我国，脑血管病在人口的死因顺序中居第 1 或 2 位，全国每年新发脑血管病患者约为 200 万人，死于脑血管病的患者为 150 万～200 万人，存活脑血管病患者约 700 万人。脑血管病的发病率和死亡率男性显著高于女性，发病年龄有提前的趋势，但高发年龄逐渐延后。

（二）预防

主要是控制危险因素。脑血管病的危险因素包括可干预性和不可干预性两类，可干预性危险因素是脑血管病预防的主要目标，包括高血压、心脏病、糖尿病、高同型半胱氨酸血症、吸烟、酗酒、肥胖、动脉粥样硬化等因素。不可干预性危险因素包括年龄、性别、种族、遗传等因素。脑血管病的预防包括一级预防和二级预防。

1．一级预防　指发生脑血管病前的预防，达到使脑血管病不发生或推迟发生的目的。①控制高血压：是预防脑血管病的最重要的环节。一般应控制在 140/90 mmHg 以下。②防治心脏病：心房颤动、瓣膜性心脏病、冠心病等均为脑血管病的危险因素，以心房颤动最为重要，可引起脑栓塞，预防措施主要是口服抗凝药如华法林，或新型口服抗凝药达比加群、利伐沙班等。若存在抗凝禁忌，应使用抗血小板药物治疗。③防治糖尿病：空腹血糖和餐后血糖应分别控制在 7.0 mmol/L 和 10.0 mmol/L 以下。④防治血脂异常：控制饮食，加强锻炼，辅以他汀类药物。⑤戒烟、限酒、控制体重。⑥防治动脉粥样硬化：控制其他危险因素。如存在不稳定动脉粥样硬化斑块或动脉粥样硬化性血管狭窄的患者，应使用抗血小板聚集的药物和他汀类药物。⑦防治高同型半胱氨酸血症：维生素 B_6、叶酸和维生素 B_{12} 联合治疗。

2．二级预防　针对已发生脑血管病的患者，对可干预的危险因素进行治疗，达到降低脑血管病复发的目的。①一级预防中的所有措施。②应用抗血小板聚集的药物：主要有阿司匹林（50～325 mg，每日一次）和氯吡格雷（75 mg，每日一次）。③卒中后认知障碍的干预：对血管性认知障碍、血管性痴呆者应用胆碱酯酶抑制剂（多奈哌齐）或谷氨酸受体拮抗剂（盐酸美金刚）等。④卒中后抑郁的干预：5- 羟色胺再摄取抑制剂（帕罗西汀、西酞普兰）等。⑤手术和介入治疗：对于症状性颈内动脉粥样硬化性中重度狭窄（50%～99%）的患者，可以考虑行颈动脉内膜切除术或颈动脉支架成形术。

三、脑梗死

（一）定义

脑梗死（cerebral infarction，CI）为因脑部血液循环障碍所致的局限性脑组织的缺血性坏死，约占脑血管病的 70%。

（二）发病机制

TOAST 分型。

1. 大动脉粥样硬化 约占 25%，动脉粥样硬化引起血管壁病变，发生血栓形成、动脉到动脉栓塞、载体动脉病变堵塞穿支动脉、动脉远端低灌注等。颅内或颅外大血管狭窄 ≥ 50%，梗死灶直径 > 1.5 cm。

2. 心源性因素 约占 20%，心房颤动、瓣膜性心脏病、人工心脏瓣膜等，在心脏内壁或瓣膜形成的血栓或赘生物脱落后引起脑栓塞。

3. 小动脉闭塞 约占 25%，主要指穿支动脉闭塞形成小的梗死，梗死灶直径 < 1.5 cm，多数表现为腔隙性脑梗死。

4. 其他病因 约占 5%，包括凝血功能障碍、血液成分改变、血管炎、血管畸形等。

5. 病因不明 约占 25%，指经全面检查未发现病因者；存在两种或以上的病因，不能明确是哪一种病因者。

（三）临床表现

中老年患者多见，多伴有高血压、糖尿病、冠心病和血脂异常等脑梗死的危险因素。突然起病，临床表现取决于梗死灶的大小和部位。

1. 颈内动脉系统（前循环）脑梗死

（1）大脑中动脉：三偏征（对侧偏瘫、对侧偏身感觉障碍、对侧同向性偏盲），构音障碍，失语（优势半球受累），双眼向病侧凝视。

（2）大脑前动脉：对侧偏瘫、对侧偏身感觉障碍，构音障碍，失语，出现摸索和强握等额叶释放症状。

2. 椎 - 基底动脉系统（后循环）脑梗死

（1）大脑后动脉：三偏征（对侧偏瘫、对侧偏身感觉障碍、对侧同向性偏盲），丘脑综合征（对侧偏身感觉障碍，自发性疼痛，轻偏瘫，共济失调，舞蹈 - 手足徐动），Weber 综合征，眩晕。

（2）基底动脉：眩晕，眼震，复视，构音障碍，共济失调，瘫痪。基底动脉尖综合征（基底动脉尖端闭塞，双侧大脑后动脉和双侧小脑上动脉受累，供血区包括双侧中脑、丘脑、小脑上部、颞叶内侧、枕叶）。

（3）椎动脉：延髓背外侧综合征（一侧小脑后下动脉闭塞引起）。①眩晕、恶心、呕吐、眼震（前庭神经核）；②声音嘶哑、吞咽困难（疑核及舌咽、迷走神经）；③同侧面部痛温觉减退（同侧三叉神经脊束及脊束核）；④对侧偏身痛温觉减退（对侧交叉的脊髓丘脑束）；⑤同侧肢体的共济失调（同侧小脑下脚）；⑥同侧 Horner 征（同侧交感神经下行纤维）。

（四）辅助检查

1. 头颅 CT 脑梗死在发病 24 小时内，常无改变，但可鉴别脑出血。24 小时后，梗死区出现低密度病灶（图 21-1）。对小梗死灶、小脑和脑干的梗死灶不敏感。

2. 头颅核磁共振 脑梗死发病数小时后即可显示病灶，长 T1、T2 信号。弥散加权成像（DWI）发病数分钟后可显示病灶（图 21-2）。可显示脑干、小脑及小灶梗死。缺点：

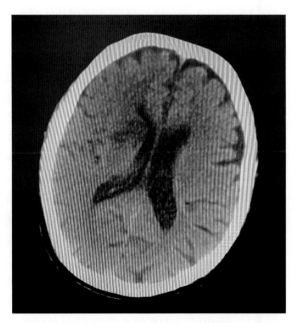

图 21-1 右侧大脑中动脉供血区脑梗死的 CT 影像

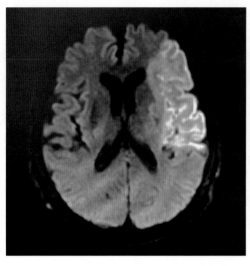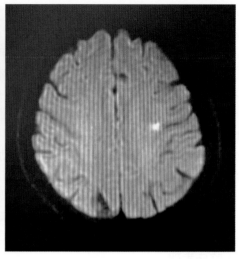

图 21-2　急性脑梗死的头颅 MRI-DWI 影像

左图：左侧大脑半球大片 DWI 高信号；右图：左侧额叶斑片状 DWI 高信号

诊断急性脑出血不如 CT 灵敏。

3. 脑血管检查　显示脑部大动脉的狭窄、闭塞和其他病变。磁共振血管成像（MRA）、CTA、脑血管造影（DSA）。

（五）诊断

中老年患者，有危险因素，突然出现局灶性神经功能缺损的症状和体征，借助头颅 CT、核磁共振等明确诊断。

（六）治疗

脑梗死的治疗见图 21-3。

1. 一般治疗　①保持呼吸道通畅及吸氧。②调控血压：血压持续 ≥ 200/110 mmHg，缓慢降压。拟溶栓，血压应 < 180/100 mmHg。③控制血糖：血糖 > 11.1 mmol/L，应用胰岛素将血糖控制在 7.8 ~ 10.0 mmol/L。④脱水降颅压：甘露醇、甘油果糖、利尿剂等。⑤吞咽困难：胃管鼻饲饮食或经皮胃造瘘术。并发症的防治：感染、上消化道出血、水电解质紊乱、癫痫、深静脉血栓形成等。

2. 特殊治疗　①静脉溶栓治疗：重组组织纤溶酶原激活剂（rt-PA），在 4.5 小时以内（后文详述）。②抗血小板聚集药物：对于 24 小时内的非心源性、轻型脑梗死患者（NIHSS 评分 ≤ 3分），阿司匹林联合氯吡格雷 3 周至 3 月，后单抗维持。③抗凝：主要用于心源性脑栓塞的预防，尤其是心房颤动。新型口服抗凝药（达比加群、利伐沙班等）、华法林（INR 控制在 2.0 ~ 2.5）。④他汀类药物：中强效他汀。⑤降纤和神经保护治疗。⑥手术、介入。⑦康复治疗。

3. 静脉溶栓治疗　是最重要的恢复血供、挽救缺血半暗带的措施。

缺血半暗带：急性脑梗死病灶是由缺血中心区和缺血半暗带组成。缺血中心区的脑组织发生了不可逆的损害，缺血半暗带尚有部分血液供应，虽然脑组织功能受损，但是可逆的。缺血中心区和缺血半暗带是一个动态的病理生理过程，随着缺血程度的加重和缺血时间的延长，缺血中心区逐渐扩大，缺血半暗带逐渐缩小。因此，尽早恢复缺血半暗带的血液供应对于减少脑组织损伤至关重要，这些措施必须在一段限定的时间内进行，这个时间段称为治疗时间窗。缺血半暗带的存在受到脑血管闭塞的部位、侧支循环等多个因素的影响，而治疗时间窗也存在着差异。

（1）适应证：①有缺血性脑卒中导致的神经功能缺损症状；②发病 4.5 小时以内；③年龄 ≥ 18 岁。

（2）禁忌证：①既往或目前有颅内出血（包括脑出血、蛛网膜下腔出血、硬膜下/外血肿等）；②近3个月内有严重头颅外伤史或卒中史；③近1周内有在不易压迫止血部位的动脉穿刺；④近2周内有大型外科手术；⑤血压升高：收缩压 ≥ 180 mmHg，或舒张压 ≥ 100 mmHg；⑥血糖 < 2.8 mmol/L 或 > 22.2 mmol/L；⑦急性出血倾向，包括血小板计数低于 100×10^9/L，口服抗凝药或其他情况等。

（3）治疗方法：将 rt-PA 溶于注射用水，根据患者体重计算用量（0.9 mg/kg，最大剂量 90 mg），总量的 10% 于 1 分钟内静脉推注，余下的 1 小时内静脉泵入。用药期间严密观察患者情况，如患者病情突然加重、头痛明显、呕吐等，应立即停止用药，复查头颅CT。溶栓24小时后复查头颅CT，如无出血，给予患者抗血小板聚集药物。

四、短暂性脑缺血发作

（一）定义

短暂性脑缺血发作（transient ischemic attack，TIA）是由脑或视网膜局灶性缺血导致的、不伴有急性梗死的短暂性神经功能缺损发作。多反复发作。

（二）特点

1．神经功能缺损的症状持续时间较短，可在 1～2 小时内恢复。

2．不遗留神经功能缺损的体征。

3．影像学检查没有急性脑梗死的证据。TIA 患者发生卒中的概率明显高于一般人群，7 天内卒中的风险为 4%～10%。

（三）临床表现

取决于受累的血管及其脑组织。颈内动脉系统的 TIA 常表现为发作性的肢体单瘫、偏瘫和面瘫，单肢或偏侧肢体麻木；椎-基底动脉系统的 TIA 常表现为发作性的眩晕和呕吐，多数不伴有耳鸣。特殊类型的 TIA 表现如下。

1．跌倒发作（drop attack） 脑干网状结构的 TIA，表现为突然双下肢无力而摔倒，但随即可自行站起，整个过程意识清楚。

2．短暂性全面遗忘（transient global amnesia，TGA） 突然起病的一过性记忆丧失，伴时间、空间定向力障碍，无意识障碍，无神经系统其他异常表现。与颞叶及海马的缺血有关。

（四）治疗

主要是抗血小板聚集的治疗。积极查找危险因素，针对病因进行治疗。

五、脑出血

脑出血（cerebral hemorrhage，CH）为原发性非外伤性脑实质内出血，占急性脑血管病的 20%～30%，年发病率为（60～80）/10 万人，是急性脑血管病中病死率最高的。大脑半球出血约占 80%，脑干和小脑出血约占 20%。最常见的病因是高血压合并小动脉硬化，其他病因包括脑血管畸形、脑淀粉样血管病、血液病等。脑出血最常见的部位是壳核，其次是丘脑、脑叶、脑桥等。

（一）临床表现

常发生于中老年患者，多有高血压病史，多在活动中或情绪激动时发生。多表现为突发的头痛、呕吐、肢体瘫痪、意识障碍等。临床表现取决于出血量和部位。

1．基底节区出血 主要病因是高血压。①壳核出血：主要是豆纹动脉破裂引起。常波及内囊，出现三偏征（对侧偏瘫、对侧偏身感觉障碍和对侧同向性偏盲），还可表现为双眼向病灶侧的凝视（图 21-4 左）。②丘脑出血：主要表现为对侧肢体感觉障碍，波及内囊可出现三偏征。还可出现意识障碍、丘脑语言和丘脑痴呆（图 21-4 右）。

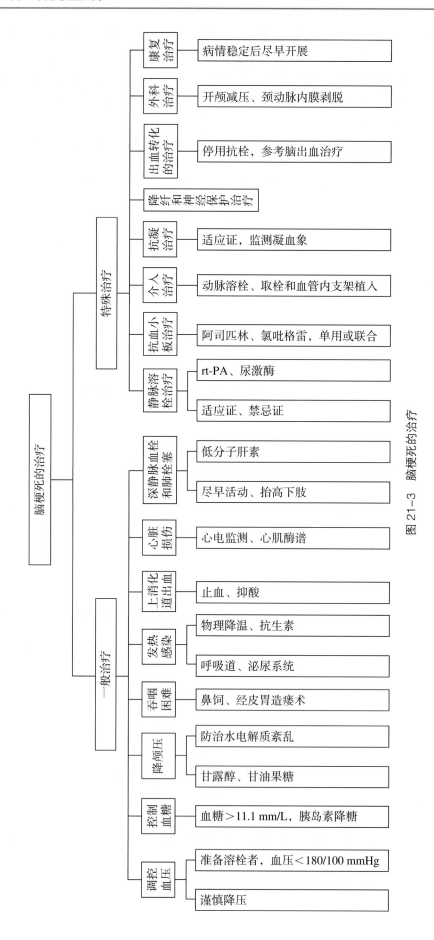

图 21-3 脑梗死的治疗

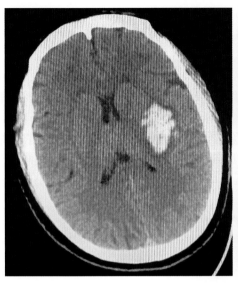
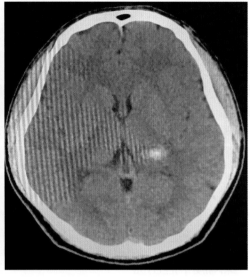

图 21-4　左侧壳核出血与左侧丘脑出血
左图：左侧壳核出血；右图：左侧丘脑出血

2．脑叶出血　常见病因是脑淀粉样血管病、脑血管畸形等。顶叶最多见，其次是颞叶、枕叶和额叶。①顶叶出血：对侧下肢为主的偏瘫、偏身感觉障碍，优势半球出血可有混合性失语。②颞叶出血：对侧中枢性面舌瘫和以上肢为主的偏瘫、偏身感觉障碍，优势半球出血可有感觉性失语或混合性失语（图 21-5）。③枕叶出血：对侧同向性偏盲。④额叶出血：对侧轻偏瘫、精神障碍、出现摸索和强握等额叶释放症状、癫痫发作等。

3．脑干出血　多见桥脑出血。①脑桥：突发头痛、呕吐、眩晕、复视、眼球不同轴、偏瘫或四肢瘫。出血量大于 5 ml 时，常迅速出现意识障碍、四肢瘫、中枢性高热，死亡。②中脑出血：少见，突然的复视、一侧或双侧瞳孔扩大、眼球不同轴，严重者很快出现意识障碍、四肢瘫，迅速死亡。

4．小脑出血　突发眩晕、呕吐、共济失调。大量小脑出血，尤其小脑蚓部出血，易压迫脑干，患者出现意识障碍、双侧瞳孔针尖样缩小，死亡。

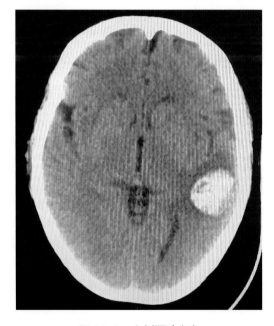

图 21-5　左侧颞叶出血

5．脑室出血　头痛、呕吐、脑膜刺激征阳性。出血量大时，患者出现意识障碍、双侧瞳孔针尖样缩小、去脑强直、中枢性高热等，迅速死亡。

（二）辅助检查

脑出血与脑梗死在临床症状、体征上不易区分，需要影像学检查确定诊断。影像学为多种原因的脑出血提供病因证据；影像学可以用于评价治疗和判断预后。①头颅 CT：确诊脑出血的首选检查。早期血肿表现为类圆形的高密度影。②头颅 MRI：对脑出血的诊断价值不如 CT，但比 CT 更容易发现脑血管畸形、肿瘤等病变。

（三）诊断

中老年患者，既往高血压病史，活动中突发头痛、呕吐等表现，伴偏瘫、失语等神经功能缺损症状，应高度怀疑脑出血。头颅 CT 可明确诊断。

（四）治疗

基本治疗原则：脱水降颅压，减轻脑水肿；调整血压；防止继续出血；促进神经功能恢复；防治并发症。

1. 内科治疗　①一般治疗：卧床休息，避免情绪激动或用力等；保持呼吸道通畅；预防感染。②脱水降颅压：甘露醇、甘油果糖、利尿剂。③调控血压：脑出血急性期收缩压＞180 mmHg 或舒张压＞100 mmHg，应予平稳降压治疗。④防治并发症：感染、消化道出血、下肢静脉血栓形成、癫痫发作等。

2. 外科治疗　主要目的是清除血肿，降低颅内压，挽救生命。

3. 康复治疗　危险期过后应尽早开始肢体功能、语言和心理的康复治疗。

六、蛛网膜下腔出血

蛛网膜下腔出血（subarachnoid hemorrhage，SAH）是脑表面血管破裂后，血液进入到蛛网膜下腔引起的一种脑卒中。占所有脑卒中的 5%～10%，我国的年发病率为 2/10 万。80% 是由脑动脉瘤破裂引起。动脉瘤好发于 Willis 环及其附近的分支，尤其是动脉的分叉处。动脉瘤破裂最常发生在以下部位：①后交通动脉和颈内动脉交界处，约为 40%；②前交通动脉和大脑前动脉，约 30%；③大脑中动脉在外侧裂的第一个主要分支处，约 20%；④后循环动脉瘤多发生在基底动脉尖或椎动脉与小脑后下动脉连接处，约 10%。

（一）临床表现

情绪激动、剧烈运动、用力等是常见的诱发因素。主要表现为突发、剧烈、持续性的头痛，多伴有恶心、呕吐，可有意识障碍、癫痫发作、淡漠或谵妄等精神症状。体征有①脑膜刺激征：颈强直、布鲁津斯基征（Brudzinski sign）阳性、克尼格征（Kernig sign）阳性；②眼底异常：视盘水肿、玻璃体膜下出血；③颅神经麻痹：后交通动脉瘤破裂引起动眼神经麻痹。

（二）并发症

1. 再出血　发病 12 小时内再出血的风险最大，4 周内再出血的风险较大。表现为患者再次突发剧烈头痛、恶心、呕吐、意识障碍加重等。确诊主要根据临床表现和头颅 CT 显示出血增加。

2. 脑血管痉挛　20%～30% 的蛛网膜下腔出血的患者出现脑血管痉挛，可继发脑梗死。一般于蛛网膜下腔出血后 3～5 天开始，5～14 天为高峰期，2～4 周后逐渐减少。临床表现为局灶性神经功能损害，如偏瘫、偏身感觉障碍等。

3. 脑积水　急性梗阻性脑积水多发生于蛛网膜下腔出血后 1 周内，表现为意识障碍、头痛、呕吐等，头颅 CT 显示脑室扩大。大部分急性梗阻性脑积水可因出血吸收而好转。3%～5% 的患者遗留正常颅压性脑积水，表现为痴呆、步态异常和尿失禁三联征。脑脊液压力正常，头颅 CT 或 MRI 显示脑室扩大。

4. 癫痫发作、低钠血症等。

（三）辅助检查

1. 头颅 CT　首选，最常表现为基底池、外侧裂、前后纵裂池或大脑凸面的弥散性高密度影像（图 21-6）。

2. 头颅 MRI。

3. 脑脊液检查　临床怀疑蛛网膜下腔出血，而头颅 CT 无阳性发现时，可行腰椎穿刺脑脊液检查。脑脊液表现为均匀一致的血性液体。注意与穿刺伤鉴别，穿刺伤的脑脊液为逐渐变淡的血性脑脊液。

4. 脑血管影像学检查 脑血管造影（DSA）是确诊颅内动脉瘤的最有价值的方法（图21-7）。CTA或MRA是无创性脑血管显影方法，但敏感性和准确性不如DSA。

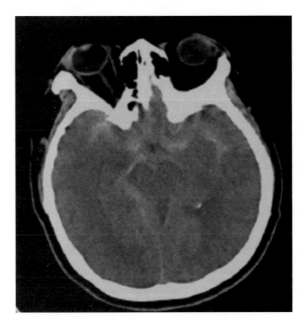

图21-6 头颅CT显示蛛网膜下腔出血

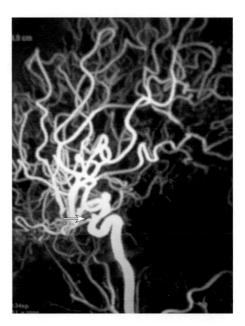

图21-7 DSA示右颈内动脉动脉瘤

（四）诊断

根据突发的剧烈的头痛、呕吐、脑膜刺激征和头颅CT相应的改变可诊断蛛网膜下腔出血。确诊后应进一步行病因诊断，以便进行病因治疗。

（五）治疗

目的是防治再出血、脑血管痉挛和脑积水等并发症。

1. 一般处理 安静卧床休息4周，避免情绪激动或用力。

2. 降低颅内压 使用甘露醇、甘油果糖或利尿剂等。

3. 防治再出血 调控血压，将收缩压控制在160 mmHg以下，也应避免血压过低；手术治疗动脉瘤。

4. 防治脑血管痉挛 维持血容量和血压、避免过度脱水；早期使用钙通道阻滞剂，尼莫地平口服或静脉使用。

5. 防治脑积水 乙酰唑胺减少脑脊液分泌；脑脊液外引流术或脑脊液分流术。

（六）预后

约12%的患者在接受治疗前死亡，30天内病死率约为25%，2周内再出血率为20%～25%，再出血的病死率为50%。

知识拓展

缺血性卒中亚型分型

中国缺血性卒中亚型（Chinese ischemic stroke subclassification，CISS）分型：既有病因诊断，也有发病机制诊断，更有效指导临床治疗。

1. 大动脉粥样硬化

（1）主动脉弓粥样硬化。诊断标准：①急性多发梗死病灶，特别是累及双侧前循环和

（或）前后循环同时受累。②没有与之相对应的颅内或颅外大动脉粥样硬化性病变（易损斑块或狭窄≥50%）的证据。③没有心源性卒中潜在病因的证据。④没有可以引起急性多发梗死灶的其他病因，如血管炎、凝血异常以及肿瘤性栓塞的证据。⑤存在潜在病因的主动脉弓动脉粥样硬化证据。

（2）颅内外大动脉粥样硬化。诊断标准：①无论何种类型梗死灶，有相应颅内或颅外大动脉粥样硬化证据（易损斑块或狭窄≥50%）。②对于穿支动脉区孤立梗死灶类型，以下情形也归到此类：其载体动脉有粥样硬化斑块或任何程度的粥样硬化性狭窄。③须排除心源性卒中。④排除其他可能的病因。

2．心源性卒中　诊断标准：①急性多发梗死灶，特别是累及双侧前循环或前后循环共存的在时间上很接近的包括皮层在内的梗死。②无相应颅内外大动脉粥样硬化证据。③不存在能引起急性多发梗死灶的其他原因。④有心源性卒中证据。⑤如果排除了主动脉弓粥样硬化，为肯定的心源性；如果不能排除，则考虑为可能的心源性。

3．穿支动脉疾病　由于穿支动脉口粥样硬化或小动脉纤维玻璃样变所导致的急性穿支动脉区的孤立梗死称为穿支动脉疾病。诊断标准：①与临床症状相吻合的、发生在穿支动脉区的急性孤立梗死灶，不考虑梗死灶大小。②载体动脉无粥样硬化斑块或任何程度的狭窄。③同侧近端颅内或颅外大动脉有易损斑块或≥50%的狭窄，孤立穿支动脉梗死归类到不明原因（多病因）。④有心源性栓塞证据的孤立穿支动脉梗死归类到不明原因（多病因）。⑤排除了其他病因。

4．其他病因　存在其他特殊疾病（如血管相关性疾病、感染性疾病、遗传性疾病、血液系统疾病、血管炎等）的证据，这些疾病与本次卒中相关，且可通过血液学检查、脑脊液（CSF）检查以及血管影像学检查证实。排除了导致卒中的其他病因。

5．病因不确定　诊断标准：①多病因。发现两种以上病因，但难以确定哪一种与该次卒中有关。②未发现确定的病因，或有可疑病因但证据不够强，除非再做更深入的检查。③检查欠缺。常规血管影像或心脏检查都未能完成，难以确定病因。

（张华纲）

第二节　癫　痫

一、定义

1．癫痫发作（epileptic seizure）　脑部神经元高度同步化异常放电导致的发作性的、短暂的脑功能失调。

2．癫痫（epilepsy）　反复癫痫发作的慢性脑部疾病。那些由环境因素诱发，只有一次或很少几次的癫痫发作不能被称为癫痫。

3．癫痫综合征　在癫痫中由特殊的病因、特殊的发病机制组成的特定的癫痫现象。

二、流行病学

癫痫是最常见的、严重的神经系统疾病之一，已被世界卫生组织列入全球重点防治的五大神经精神疾病。流行病学调查显示，癫痫的患病率为7.2‰，我国现有癫痫患者近千万人，每年新发患者40～60万例。癫痫可发生于任何年龄，儿童和老年是两个发病的高峰时期。

三、病因

癫痫都是有病因的。已明确病因者称为继发性癫痫；未找到明确病因者称为特发性癫痫；临床表现提示为继发性癫痫，但尚不能明确病因者称为隐源性癫痫。

1．遗传因素　线粒体脑肌病、脑内表皮样囊肿、婴儿蜡样脂褐质累积病等。

2．脑部病变和代谢障碍　①先天性疾病：如大脑畸形、先天性代谢异常；②围生期胎儿或新生儿脑损伤或缺氧。③出生后的脑部病损：各种中枢神经系统感染性疾病、脑外伤、颅内占位性病变、脑血管病、缺氧缺血性脑病等。

3．其他病因　糖尿病、系统性红斑狼疮等。

诱发因素：单独存在不会引起癫痫发作，但在特定情况下会诱发或加剧癫痫的发生。包括内分泌因素、睡眠缺乏、过度换气、疲劳、饮酒、视觉刺激、听觉刺激等。

四、分类与临床表现

（一）分类

目前临床上应用最广泛的癫痫发作分类是国际抗癫痫联盟（International League Against Epilepsy，ILAE）2017 年的分类，其基本版见图 21-8。

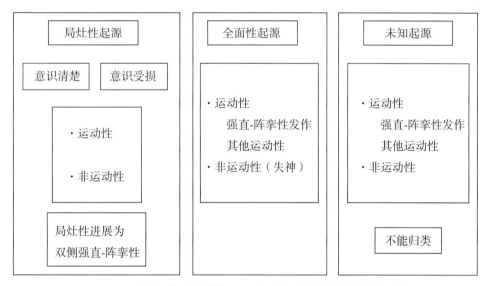

图 21-8　国际抗癫痫联盟 2017 年版癫痫发作分类（基本版）

（二）临床表现

癫痫发作有两个特征：①所有癫痫发作都具有的共同特征，即发作性、短暂性、刻板性；②一种类型的癫痫区别于另一种类型的癫痫的特征。

1．局灶性起源　最初的症状学和脑电图提示发作起源于大脑皮质局部，包括运动性发作和非运动性发作。除了自动症发作时患者有意识障碍外，其他的局灶性发作患者神志清楚，发作后能复述发作的细节。当神经元的异常放电从局部扩展到双侧脑部时则可出现局灶性继发全面性发作。

（1）运动性发作：主要包括自动症、失张力发作、阵挛性发作、癫痫样痉挛发作、过度运动发作、肌阵挛性发作和强直性发作。

Todd 麻痹：运动性发作严重者在发作后可留有短暂性肢体瘫痪。

运动性 Jackson 发作：异常运动从局部开始，沿皮质功能区移动，如从手指 - 手腕 - 前臂 - 肘部 - 肩 - 全身逐渐发展（图 21-9）。

自动症：表现为伴有意识障碍的无目的动作，事后不能回忆，如反复吸吮、咀嚼、搓手、解扣、行走奔跑、自语等。

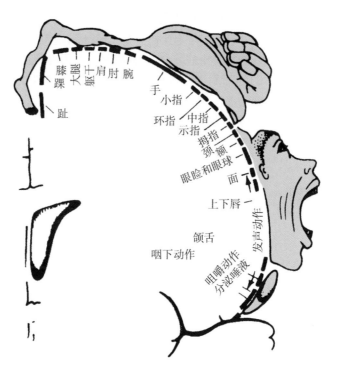

图 21-9 中央前回运动皮质的功能区

（2）非运动性发作：主要包括自主神经性发作、行为终止、认知性发作、情绪性发作、感觉性发作。

自主神经性发作：表现为腹部不适、恶心、呕吐、面色苍白、出汗等。

认知性发作：遗忘症（如似曾相识、似不相识、强迫思维等）、错觉（视物变形、变大或变小，声音变大或变小）。

情绪性发作：表现为突然的恐惧、愤怒、抑郁、欣快。

感觉性发作：常为一侧面部、躯体的麻木或刺痛。感觉性 Jackson 发作：异常感觉从局部开始，沿皮质感觉区移动。也可以表现为特殊感觉性发作，嗅、味、听、视幻觉。

2. 全面性起源　最初的症状学和脑电图提示发作起源于双侧脑部，多在发作初期就有意识丧失。包括运动性发作和非运动性发作。运动性发作包括强直 - 阵挛性发作、强直性发作、阵挛性发作、肌阵挛性发作、肌阵挛 - 强直 - 阵挛性发作、肌阵挛 - 失张力性发作、失张力性发作和癫痫样痉挛发作。非运动性发作也称失神发作，包括典型失神发作、不典型失神发作、肌阵挛性发作、眼睑肌阵挛性发作。

（1）强直 - 阵挛性发作：最常见的癫痫发作类型，以意识丧失，双侧强直、阵挛为主要临床特征。可一起病即表现为强直 - 阵挛性发作，也可以由局灶性发作发展而来。

临床表现：早期出现意识丧失，跌倒。随后的发作分为三期。①强直期：全身骨骼肌持续性收缩。眼肌收缩致眼球上翻；咀嚼肌收缩致唇舌咬伤；喉肌收缩致患者尖叫一声；面颊肌收缩将唾液挤出口腔出现口吐白沫；颈部和躯干先屈曲后反张；肢体强直。患者呼吸停止、血压升高、瞳孔扩大、唾液和其他分泌物增多。持续 10 ～ 20 秒进入阵挛期。②阵挛期：患者从强直转为阵挛。阵挛频率逐渐变慢，间歇期延长。患者呼吸停止、血压升高、瞳孔扩大、唾液和其他分泌物增多。持续 30 ～ 60 秒后进入发作后期。③发作后期：可有短暂阵挛，可引起牙关紧咬和二便失禁。呼吸首先恢复，随后瞳孔、血压、心率逐渐正常。意识逐渐恢复，从发作到意识恢复需要5～15分钟。部分患者意识模糊或易激惹持续数分钟至数小时。

（2）典型失神发作：突然发生和迅速终止的意识丧失，每次发作持续数秒钟，多见于儿童和少年。表现为活动突然停止，发呆、呼之不应、手中物体掉落。发作后立即清醒，可继续先前的活动，但醒后不能回忆发作时的情况。

五、诊断与鉴别诊断

癫痫的诊断遵循三步原则：首先确定是否是癫痫，其次明确癫痫发作的类型，最后确定癫痫的病因。

1. 是否是癫痫 最主要的依据是患者的病史，脑电图显示痫样放电是重要的诊断证据，需除外其他非癫痫性发作性疾病。通过病史，了解发作是否具有癫痫发作的共同特征；是否具有不同发作类型的特征。

2. 脑电图 理论上任何一种癫痫发作都能用脑电图记录到痫样放电，但由于设备或操作上的局限性，部分患者多次进行脑电检查却始终正常，部分正常人偶尔也可以记录到痫样放电，故不能单纯依据脑电图来确定癫痫的诊断。癫痫脑电图的典型波形是棘波、尖波、棘-慢或尖-慢复合波。

3. 鉴别诊断

（1）假性发作：主要是由精神心理因素而非脑痫样放电所致，发作没有阵发性和刻板性，发作时脑电图无痫样放电，抗癫痫药治疗无效，可与癫痫鉴别。

（2）过度换气综合征：主要是由精神心理因素所致，过度呼吸诱发，多数意识清楚，发作时脑电图无痫样放电，血气分析显示二氧化碳分压偏低，可与癫痫鉴别。

（3）晕厥：为弥漫性脑部短暂性缺血、缺氧所致，常有意识丧失、跌倒。多见肢体无力、肌张力减低而非强直、阵挛；晕厥发生比癫痫慢，发作后的恢复比癫痫快，意识模糊持续时间较癫痫短。脑电图无痫样放电。原发疾病的存在有利于晕厥的诊断，如心源性晕厥患者有心律失常和心脏病的体征；脑源性晕厥患者有脑动脉狭窄的证据；低血糖性晕厥可查到低血糖；排尿性或咳嗽性晕厥有明确的排尿或剧烈咳嗽史。

（4）短暂性脑缺血发作（TIA）：鉴别见表21-1。

表 21-1 TIA 与癫痫的鉴别

疾病	年龄	危险因素	持续时间	症状	脑电图
TIA	中老年	多有高血压、糖尿病、冠心病、动脉粥样硬化等	数分钟到数小时	肢体瘫痪，感觉减退多见	无痫样放电
癫痫	任何年龄	不突出	极少超过5分钟	肢体强直、抽搐，感觉异常多见	可有痫样放电

4. 明确癫痫发作的类型 主要依据临床表现，结合脑电图。

5. 确定癫痫的病因 完善头颅 CT、MRI、MRA，相关血液检验，腰穿脑脊液检查等。

六、治疗

癫痫治疗的目标是完全控制癫痫发作，没有或只有轻微的药物副作用，尽可能少地影响患者的生活质量。有明确病因者应首先进行病因治疗，如治疗颅内肿瘤、脑卒中、中枢神经系统感染等。无明确病因或虽有明确病因，但不能根除病因者，考虑药物治疗。

1. 是否用药 一旦癫痫诊断明确，应立即开始治疗。其中，半年以上发作1次者，可选择用或者不用抗癫痫药。

2．正确选择药物　根据癫痫发作的类型选药，详见表21-2。

表21-2　新诊断癫痫的患者初始药物选择

发作类型	传统抗癫痫药	新抗癫痫药
局灶性发作和局灶性发作继发全面性发作	卡马西平、丙戊酸、苯巴比妥	左乙拉西坦、拉莫三嗪、托吡酯、奥卡西平
强直-阵挛性发作	卡马西平、丙戊酸	托吡酯、拉莫三嗪、奥卡西平、左乙拉西坦
强直性发作	丙戊酸	托吡酯、拉莫三嗪、左乙拉西坦
阵挛性发作	卡马西平、丙戊酸	左乙拉西坦、托吡酯、拉莫三嗪、奥卡西平
失神发作	乙琥胺、丙戊酸、氯硝西泮	拉莫三嗪
肌阵挛性发作	丙戊酸、氯硝西泮	左乙拉西坦、托吡酯

3．单药或联合用药　尽量单药治疗，如足够剂量和足够长时间仍无效，可换用另一种单药，换药期间应有5～10天的过渡期。单药治疗无效或合并多种发作类型者，可考虑多药联合治疗。

4．药物剂量　从小剂量开始，逐渐增加，以能有效控制发作而又没有明显的副作用为宜。

5．停药指征　坚持长期规律的药物治疗。多数发作类型完全控制3～5年后、失神发作停止半年后可逐渐停药。停药前应有一个不少于1年的缓慢减量的过程。突然停药可诱发癫痫持续状态。

七、癫痫持续状态

癫痫持续状态（status epilepticus，SE）因其高致残率和高病死率而成为神经科最为常见的急危重症之一。癫痫持续状态引起脑神经元坏死、电解质紊乱、酸碱平衡失调、感染、呼吸循环衰竭和肝肾功能障碍，导致患者死亡。

1．定义　全面性发作持续5分钟及以上，或者2次或多次发作间期意识不能完全恢复者。

2．治疗　目标：尽快终止癫痫持续状态，保持生命体征和内环境的稳定，寻找并尽可能根除病因及诱因，处理并发症。终止癫痫持续状态常用药物：地西泮、氯硝西泮、丙戊酸、咪达唑仑、苯巴比妥等。终止全面性惊厥性癫痫持续状态的推荐流程图见图21-10。

八、预后

未经治疗的癫痫患者，5年自发缓解率在25%左右。70%左右的患者能用药完全控制发作，50%左右的患者终生不再发病。

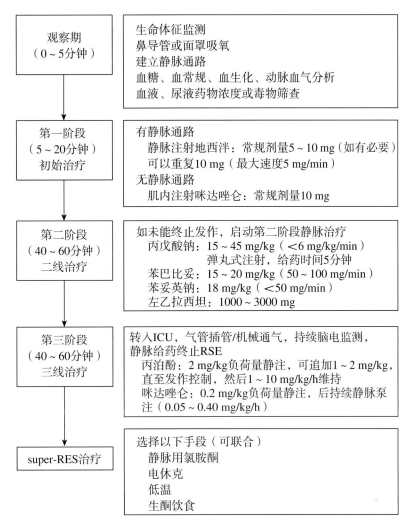

图 21-10　终止全面性惊厥性癫痫持续状态的推荐流程图

ICU：重症监护室，intensive care unit；RSE：难治性癫痫持续状态，refractory status epilepticus；super-RSE：超级难治性癫痫持续状态，super refractory status epilepticus

知识拓展

长程视频脑电图

发作期的异常脑电活动和临床表现之间具有因果关系是诊断癫痫发作的金标准，长程视频脑电图（Video-EEG）可为明确此种关系提供有力的佐证。视频脑电图是将脑电监测系统与录像装置结合起来，同步记录患者癫痫发作的临床表现与脑电图，医生可根据录像资料仔细观察患者发作时的临床表现，与同步脑电图对照分析，能更准确地判断癫痫发作的类型和可能的起始部位，同时准确掌握患者在各时间段的活动状态及相应的脑电图变化，及时发现并排除各种干扰伪差及电极故障，提高脑电图监测结果的准确性和可靠性。缺点是有导线连接，患者活动不方便，尤其是儿童很难长时间坚持监测。

（张华纲）

第三节 导致急性呼吸衰竭的神经肌肉病

某些神经肌肉病可以引起急性呼吸衰竭（acute respiratory failure，ARF），这是神经科的致死性急危重症，神经科医生和急诊科医生必须提高识别和预测神经肌肉疾病患者呼吸急症的能力，敏锐地观察到可能的风险，尽早识别，尽早诊断，尽早采取急救措施，挽救患者的生命。

从脑干到肌肉的任何一个神经结构损伤，均可导致呼吸动力学改变。可以导致呼吸衰竭的神经系统结构包括中枢神经系统：延髓呼吸中枢、高颈段脊髓；周围神经系统：前角细胞、周围神经和（或）神经根、神经肌肉接头或肌肉病变。

根据疾病的特点和 ARF 起病的快慢，ARF 可分为两大类：①慢性呼吸衰竭的急性加重，常见于缓慢进展的神经系统疾病，如运动障碍性疾病、运动神经元病和大多数肌肉病；②突发性呼吸衰竭，可以是快速进展的神经系统疾病的首发症状，包括卒中、癫痫持续状态、脑外伤、急性脊髓损伤、膈神经病变、吉兰 - 巴雷综合征（Guillain-Barre syndrome，GBS）和重症肌无力（myasthenia gravis，MG）。

本节主要讲述可引起突发性 ARF 的两种神经肌肉病：吉兰 - 巴雷综合征和重症肌无力。

一、吉兰 – 巴雷综合征

吉兰 - 巴雷综合征是一类免疫介导的急性炎性周围神经病。临床特征为急性起病的四肢对称性无力，腱反射减弱或消失，可伴有脑神经损害、呼吸肌麻痹，多呈单时相自限性病程，常有脑脊液蛋白 - 细胞分离现象。

GBS 发病率为（0.4 ~ 2.5）/10 万，其中急性炎性脱髓鞘性多发性神经根神经病（acute inflammatory demyelinating polyneuropathy，AIDP）和急性运动轴索性神经病（acute motor axonal neuropathy，AMAN）是 GBS 中最为常见的两个亚型。另外，较少见的 GBS 亚型包括急性运动感觉轴索性神经病（acute motor-sensory axonal neuropathy，AMSAN）、Miller-Fisher 综合征（MFS）、急性泛自主神经病等。

GBS 的原因可能是前驱感染诱发免疫应答，而由于分子模拟，机体免疫系统与周围神经成分发生交叉反应。这种免疫应答可针对周围神经的髓鞘或轴索，导致脱髓鞘型或轴索型 GBS。空肠弯曲菌感染是较明确的 GBS 诱因。巨细胞病毒、EB 病毒、人类免疫缺陷病毒和寨卡病毒也与 GBS 相关。小部分 GBS 患者是由其他触发因素引起，如免疫接种、手术、创伤和骨髓移植。

（一）临床表现

GBS 以往被认为是一种单独的疾病，但现在认识到它是有多种变异型的异质性综合征。每种 GBS 都有不同的临床、病理生理和病理特征。

1. AIDP 是 GBS 中最常见的类型，也称经典型 GBS，主要病变是多发神经根和周围神经的运动和感觉神经节段性脱髓鞘。主要临床表现为急性或者亚急性起病的四肢对称性的肌无力，腱反射减弱或消失。肌无力表现各异，轻则轻微行走困难，重则所有肢体肌、面肌、呼吸肌及延髓肌近乎完全麻痹。约 30% 的患者出现呼吸肌麻痹，需要通气支持。70% 的患者出现自主神经功能障碍。部分患者有四肢远端感觉障碍，下肢疼痛或酸痛，神经干压痛和牵拉痛。部分患者有自主神经功能障碍。AIDP 单相病程，大部分的患者病情在 2 周内达到高峰，几乎所有的患者病情均在 4 周内达到高峰。少数患者可出现复发。

2. AMAN 以脑神经和脊神经运动纤维轴索病变为主，包括两种类型：一种为运动神经轴索变性，一种为运动神经可逆性传导阻滞。前者病情通常较重，预后差；后者在免疫治疗后可以较快恢复，预后相对较好。病前多有腹泻和上呼吸道感染史，以空肠弯曲菌感染多见。起病急，通常在 2 周内达高峰，少数在 24 ~ 48 小时达高峰。部分患者血清和脑脊液中 GM1 和 GD1a 抗体阳性。

3．AMSAN 以神经根和周围神经的运动与感觉纤维轴索变性为主，临床表现通常较重。

4．MFS 以眼肌麻痹、共济失调和腱反射消失为主要临床特点。

5．泛自主神经病 较少见，以自主神经受累为主。

另外，还有罕见 GBS 变异型，如急性感觉神经病，咽 - 颈 - 臂型、截瘫型、多发脑神经型。

（二）辅助检查

1．脑脊液检查 脑脊液蛋白 - 细胞分离是 GBS 的特征之一，2～4 周内脑脊液蛋白不同程度升高；葡萄糖和氯化物正常；白细胞数正常。

2．神经电生理检查 不但有助于确诊 GBS，还可提供预后相关的一些信息。最早出现的异常为 F 波延长或消失以及 H 反射消失，反映出在神经根水平的脱髓鞘。随后出现运动神经远端潜伏期延长和传导阻滞伴波形离散。神经传导速度明显减慢常在发病后第 3 或第 4 周才能观察到。AIDP 主要为脱髓鞘特征，而 AMAN 和 AMSAN 主要为轴突损害特征。

3．糖脂抗体 可能与 GBS 的不同类型有关。AMAN 和 AMSAN 的发生与抗神经节苷脂 GM1、GD1a、GalNAc-GD1a 和 GD1b 抗体有关，抗神经节苷脂 GQ1b 抗体存在于 85%～90% 的 MFS 患者。然而，除了 GQ1b 抗体对于诊断 MFS 有帮助外，其他抗体检测对于诊断较常见的 GBS 变异型并非必需。

（三）AIDP 诊断标准

1．常有前驱感染史，呈急性起病，进行性加重，多在 4 周内达高峰。

2．对称性肢体和延髓支配肌肉、面部肌肉无力，重者有呼吸肌无力。四肢腱反射减低或消失。

3．可伴有感觉异常和自主神经功能障碍。

4．脑脊液出现蛋白 - 细胞分离现象。

5．电生理检查提示运动神经传导远端潜伏期延长、传导速度减慢、F 波异常、传导阻滞、异常波形离散等周围神经脱髓鞘改变。

6．病程有自限性。

（四）鉴别诊断

如果出现以下表现，则一般不支持 GBS 的诊断。

1．显著、持久的不对称性肢体无力。

2．以膀胱或直肠功能障碍为首发症状或持久恒定的膀胱或直肠功能障碍。

3．脑脊液中单核细胞数超过 $50×10^6$/L。

4．脑脊液中出现分叶核白细胞。

5．存在明确的感觉平面。

需要鉴别的疾病包括：脊髓炎、周期性瘫痪（周期性麻痹）、重症肌无力等。对于病情在 4 周后仍进展，或复发 2 次以上的患者，需要注意与急性起病的慢性炎性脱髓鞘性多发性神经根神经病（CIDP）鉴别。

（五）治疗

1．急性呼吸衰竭的识别治疗 多达 30% 的患者因出现神经肌肉性呼吸衰竭而需要机械通气。自主神经功能紊乱的发生率为 70%，重度自主神经功能紊乱的发生率约为 20%。重症 GBS 引起 ARF 的死亡率达到 5%～10%。这部分患者需要连续监护和频繁医学干预，通常需要在 ICU 中治疗。

下列临床表现和实验室检查，可作为呼吸衰竭的预测指标：

（1）从发病到入院的时间短于 7 日

（2）不能咳嗽

（3）无法站立

（4）不能抬肘

（5）无法抬头

（6）肝酶升高

在这 6 个预测指标中，具备至少 4 个的患者中有 85% 以上需要机械通气。

为了早期识别需要通气支持的有 ARF 风险的 GBS 患者，提出了"20/30/40 规则"。

（1）用力肺活量小于 20 ml/kg

（2）最大吸气压小于 30 cmH$_2$O

（3）最大呼气压小于 40 cmH$_2$O

以上参数警示即将发生呼吸停止，并且为气管插管、呼吸机辅助呼吸的指征。

无创通气在 GBS 患者中的应用不是一个安全的选择，原因有以下几点：患者通常非常虚弱，难以配合；随着呼吸衰竭，自主神经障碍也加重，紧急插管，可能出现因自主神经障碍导致的危及生命的并发症，包括血压不稳定、心律失常等。

2. 免疫治疗　GBS 治疗中可选择的免疫治疗药物包括静脉免疫球蛋白治疗（intravenous immunoglobulin therapy，IVIg）和血浆置换，二者均有效且疗效无明显差异。

（1）IVIg 方案：400 mg/kg/d，1 次 / 天，静脉滴注，连续 3 ～ 5 天。

（2）血浆置换治疗方案：每次血浆置换量为每千克体重 30 ～ 50 ml，在 1 ～ 2 周内进行 3 ～ 5 次。血浆置换的相对禁忌证主要是严重感染、心律失常、心功能不全、凝血系统疾病等；其不良反应为血流动力学改变，可能造成血压变化、心律失常，使用中心导管可引发气胸和出血以及可能合并败血症。

3. 其他治疗　尽早开展康复治疗。可给予 B 族维生素治疗。

（六）预后

大部分 GBS 患者病情在 2 周内达到高峰，继而持续数天至数周后开始恢复，少数患者在病情恢复过程中出现波动。多数患者神经功能在数周至数月内基本恢复，少数遗留持久的神经功能障碍。GBS 病死率在 3% 左右，主要死于呼吸衰竭、感染、低血压、严重心律失常等并发症。

二、重症肌无力

重症肌无力是由自身抗体介导的获得性神经肌肉接头（neuromuscular junction，NMJ）传递障碍的自身免疫性疾病。临床表现为波动性肌无力，可累及眼外肌、延髓肌、四肢肌肉和呼吸肌的不同组合。乙酰胆碱受体（acetylcholine receptor，AChR）抗体是最常见的针对突触后膜的致病性抗体。

MG 全球发病率为（4 ～ 10）/ 百万，我国发病率约为 6.8/ 百万，女性发病率略高于男性；住院死亡率为 14.69‰，主要死亡原因包括呼吸衰竭、肺部感染等。各个年龄阶段均可发病，30 岁和 50 岁左右呈现发病双峰。

（一）临床表现

全身骨骼肌均可受累，表现为波动性无力和易疲劳性，症状呈"晨轻暮重"，活动后加重、休息后可减轻。

眼外肌最易受累，表现为对称或非对称性上睑下垂和（或）双眼复视，是 MG 最常见的首发症状，见于 80% 以上的 MG 患者。

面肌受累可致眼睑闭合无力、鼓腮漏气、鼻唇沟变浅、苦笑或呈肌病面容。

咀嚼肌受累可致咀嚼困难。咽喉肌受累可出现构音障碍、吞咽困难、鼻音、饮水呛咳及声音嘶哑等。

颈肌受累可出现抬头困难或不能。肢体无力以近端为著，表现为抬臂、梳头、上楼梯困难，感觉正常。

呼吸肌无力可致呼吸困难。呼吸肌受累能引起 MG 中最为严重的症状。呼吸肌无力导致呼吸功能不全和即将发生呼吸衰竭是一种危及生命的情况，称为"肌无力危象"。这可能在该病活动期自发发生，或由多种因素诱发，包括手术、感染、使用某些药物或免疫抑制剂逐渐减量。

从受累肌群分布来看，MG 可分为：眼肌型 MG 和全身型 MG 两种形式。约 50% 的眼肌型 MG 患者在 2 年内发展为全身型 MG。尚无因素能够预测哪些眼肌型 MG 患者会发展为全身型 MG。发病早期可单独出现眼外肌、咽喉肌或肢体肌肉无力；脑神经支配肌肉较脊神经支配肌肉更易受累。肌无力常从一组肌群开始，逐渐累及到其他肌群，直到全身肌无力。部分患者短期内病情可出现迅速进展，发生肌无力危象。

（二）辅助检查

1. 冰敷试验　冰袋置于闭合的眼睑处，持续 2 分钟，上睑下垂明显缓解为阳性，MG 上睑下垂患者冰敷试验的敏感性约为 80%。原理是神经肌肉接头在温度较低时功能好转。

2. 抗胆碱酯酶药物试验　新斯的明试验：成人肌内注射新斯的明 1.0 ~ 1.5 mg，同时予以阿托品 0.5 mg 肌内注射，以消除其 M 胆碱样不良反应；选取肌无力症状最明显的肌群，记录 1 次肌力，注射后每 10 分钟记录 1 次，持续记录 60 分钟。以改善最显著时的单项绝对分数，按照公式计算相对评分作为试验结果判定值：相对评分 =（试验前该项记录评分 − 注射后每次记录评分）/ 试验前该项记录评分 ×100%。相对评分 ≤ 25% 为阴性，25% ~ 60% 为可疑阳性，≥ 60% 为阳性。

3. 电生理检查

（1）重复电刺激（RNS）：采用低频（2 ~ 3 Hz）重复电刺激神经干，在相应肌肉记录复合肌肉动作电位（compound muscle action potentials，CMAP）。常规检测的神经包括面神经、副神经、腋神经和尺神经。持续时间为 3 秒，结果以第 4 或第 5 波与第 1 波的波幅比值进行判断，波幅衰减 10% 以上为阳性，称为波幅递减。

（2）单纤维肌电图（SFEMG）：使用特殊的单纤维针电极测量同一神经肌纤维电位间的间隔是否延长来反映 NMJ 处的功能，通过测定"颤抖"（Jitter）研究神经 - 肌肉传递功能。SFEMG 并非常规的检测手段，敏感性高。

电生理检查是免疫学检查的重要补充，也可确诊重症肌无力。对于全身型重症肌无力，RNS 检查的诊断敏感性为 75% ~ 80%，而 SFEMG 的诊断敏感性约为 95%。

4. 血清抗体检测

（1）抗 AChR 抗体：50% ~ 60% 的眼肌型 MG（OMG）、85% ~ 90% 的全身型 MG（GMG）血清中可检测到 AChR 抗体。须注意的是 AChR 抗体检测结果为阴性时不能排除 MG 诊断。

（2）抗 MuSK 抗体：在 10% ~ 20% 的 AChR 抗体阴性 MG 患者血清中可检测到 MuSK 抗体。

（3）抗 LRP4 抗体：在 7% ~ 33% 的 AChR、MuSK 抗体阴性 MG 患者中可检测出 LRP4 抗体。

（4）抗横纹肌抗体：包括抗 Titin 和 RyR 抗体。

5. 胸腺影像学检查　约 80% 的 MG 患者伴有胸腺异常，包括胸腺增生及胸腺瘤。CT 为常规检测胸腺方法，胸腺瘤检出率可达 94%。

（三）诊断依据

在具有典型 MG 临床特征（波动性肌无力）的基础上，满足以下 3 点中的任意一点即可做出诊断，包括药物试验、电生理学特征以及血清抗 AChR 等抗体检测。同时须排除其他疾病。

所有确诊 MG 患者需进一步完善胸腺影像学检查，进一步行亚组分类。

（四）鉴别诊断

与全身型 MG 的鉴别诊断。

1. Lambert-Eaton 肌无力综合征（LEMS）　是免疫介导的累及 NMJ 突触前膜电压门控钙

通道（voltage-gated calcium channel，VGCC）的疾病，属于神经系统副肿瘤综合征，多继发于小细胞肺癌，也可继发于其他神经内分泌肿瘤。临床表现：四肢近端对称性无力，下肢更明显，眼外肌受累少见。病肌短暂用力时症状反而减轻，但继续持续用力时症状又加重。RNS 为低频刺激（2～3 Hz）出现无明显递减或者轻度递减，高频刺激（20～50 Hz）或者大力收缩后 10sCMAP 波幅递增大于 60% 或 100%，此现象可以与重症肌无力相鉴别。血清 VGCC 抗体多呈阳性，合并小细胞肺癌的 LEMS 可同时出现 SOX-1 抗体阳性。

2. 肉毒中毒 由肉毒杆菌毒素累及 NMJ 突触前膜所致，表现为眼外肌麻痹以及吞咽、构音、咀嚼无力，肢体对称性弛缓性瘫痪，可累及呼吸肌。若为食物肉毒毒素中毒，在肌无力之前可出现严重恶心、呕吐。瞳孔扩大和对光反射迟钝、四肢腱反射消失、突出的自主神经症状有助于将肉毒中毒与 MG 鉴别。电生理检查结果与 LEMS 相似：低频 RNS 可见波幅递减，高频 RNS 波幅增高或无反应，取决于中毒程度。对血清、粪便及食物进行肉毒杆菌分离及毒素鉴定可明确诊断。

3. 先天性肌无力综合征（congenital myasthenic syndromes，CMS） 是一组罕见的由编码 NMJ 结构及功能蛋白的基因突变所致 NMJ 传递障碍的遗传性疾病，依据突变基因编码蛋白在 NMJ 的分布，CMS 可分为突触前、突触以及突触后突变。CMS 临床表现异质性很大，极易被误诊为抗体阴性的 MG、线粒体肌病等。多在出生时、婴幼儿期出现眼睑下垂、睁眼困难、喂养困难及运动发育迟滞等症状。青春期逐渐出现眼球固定，与 MG 在临床及电生理表现类似，鉴别主要依靠血清学抗体检测及全外显子测序。

（五）治疗

MG 曾经是一定会致残甚至致死的疾病，但目前可得到有效治疗。包括 4 种基本治疗。

症状性治疗：乙酰胆碱酯酶抑制，以增加神经肌肉接头处可利用的乙酰胆碱量。

长效免疫抑制治疗，包括：糖皮质激素和非甾体免疫抑制药，以纠正基础免疫失调。

快速短效免疫调节治疗，包括：血浆置换和静脉注射免疫球蛋白。

外科治疗：胸腺切除术。治疗因人而异，取决于患者年龄、疾病严重程度（尤其取决于呼吸系统或延髓受累）以及疾病进展速度。

1. 症状性治疗：胆碱酯酶抑制剂 最常用的是溴吡斯的明，是治疗所有类型 MG 的一线药物，可缓解、改善绝大部分 MG 患者的临床症状。溴吡斯的明应当作为 MG 患者初始治疗的首选药物，依据病情与激素及其他非激素类免疫抑制联合使用。用法：一般成年人服用溴吡斯的明的首次剂量为 60 mg（儿童根据具体年龄使用），口服，3～4 次/天，全天最大剂量不超过 480 mg。应根据 MG 患者对溴吡斯的明的敏感程度进行溴吡斯的明剂量的个体化应用，达到治疗目标时可逐渐减量或停药。溴吡斯的明的副作用包括恶心、流涎、腹痛、腹泻、心动过缓及出汗增多等。妊娠期使用溴吡斯的明是安全有效的。

2. 长效免疫抑制治疗 免疫抑制药包括糖皮质激素和其他口服非激素类免疫抑制剂，如硫唑嘌呤（azathioprine，AZA）、他克莫司（tacrolimus，FK-506）、吗替麦考酚酯（mycophenolate mofetil，MMF）、环孢素、甲氨蝶呤（methotrexate）及环磷酰胺（cyclophosphamide）。非激素类免疫抑制剂在糖皮质激素减量以及预防 MG 复发中发挥重要作用。值得注意的是：目前尚无临床研究比较不同非激素类免疫抑制剂的疗效，因此，药物选择尚无统一标准，更多依赖于临床医生的经验判断。

3. 快速短效免疫调节治疗 治疗方法有血浆置换和静脉注射免疫球蛋白。

4. 外科治疗：胸腺切除术 适用于伴有胸腺瘤的患者和某些无胸腺瘤的全身型 MG 患者。在少数患者中，MG 是胸腺肿瘤（最常见的是胸腺瘤）的副肿瘤表现，手术切除胸腺可以达到根治肿瘤和 MG 的双重目的。而其余大多数非胸腺瘤 MG 患者，胸腺切除术可能会改善 MG 的远期结局。

特别要注意的一点是，避免使用可能加重肌无力的药物。已明确某些药物会对神经肌肉传递产生不良影响，不应使用的药物包括氟喹诺酮类、氨基糖苷类和酮内酯类抗生素、硫酸镁、氯喹和羟氯喹、青霉胺以及肉毒毒素。还应尽量避免使用β受体阻滞剂、普鲁卡因胺、奎尼丁和奎宁。此外，MG患者慎用所有呼吸抑制药物。

5．肌无力危象治疗　神经科医生和急诊科医生要特别关注肌无力危象（myasthenic crisis）和肌无力危象前状态（impending myasthenic crisis）的识别。

肌无力危象：MG病情快速恶化，需要立即开放气道，辅助通气。MG患者发生肌无力危象的风险为每年2%～3%。13%～20%的肌无力危象是MG的首发表现。

择期插管：气管插管最好应择期进行，而不是在患者突发呼吸衰竭后紧急插管。基线肺活量（vital capacity，VC）和最大吸气压（maximal inspiratory pressure，MIP）是监测呼吸肌肌力的主要呼吸参数，以此确定择期插管的时机。

如果连续测量值达到下列1～2条标准，则考虑择期插管。

（1）VC降至＜15～20 ml/kg水平。

（2）MIP绝对值＜25～30 cmH$_2$O（即：MIP为–30～0 cmH$_2$O）。

大多数患者的通气支持为气管插管及正压机械通气。对于咳嗽有力且耐受面罩的患者，若预计会迅速缓解，可视情况采用无创正压通气。

插管后，一般会暂时停用治疗MG的胆碱酯酶抑制剂，以免大量分泌物增加呼吸管理的难度。在成功拔管并且吞咽困难基本缓解后，可重新使用这些药物。

快速治疗：肌无力危象的主要治疗方法是血浆置换和IVIg。虽然试验并未显示IVIg和血浆置换治疗肌无力危象的结果有明显差异，但大多数神经肌肉病专家认为，对于病情严重的MG患者，血浆置换比IVIg起效更快。

免疫抑制治疗：大多数肌无力危象患者需开始接受中至大剂量的口服或鼻饲糖皮质激素治疗（如泼尼松60～80 mg/d），以便在快速短效治疗之后实现更持久改善。糖皮质激素治疗MG在2～3周内起效，平均5.5个月后达到高峰。糖皮质激素治疗后5～10日会出现短暂的MG症状恶化，持续5～10日。但如果患者同时接受血浆置换或IVIg，大剂量糖皮质激素最初导致MG恶化的风险会下降。

若有糖皮质激素治疗禁忌证或其疗效不满意，可考虑MG的其他免疫抑制治疗，如硫唑嘌呤、吗替麦考酚酯和环孢素。但这些药物比糖皮质激素起效更慢。

（六）预后

随着免疫抑制治疗在MG的广泛应用，绝大部分患者预后得到了明显改善，肌无力危象发生率和死亡率明显降低。

知识拓展

吉兰-巴雷综合征免疫治疗的推荐意见

1．对于发病2周以内，病情较重或有明显加重趋势的吉兰-巴雷综合征（GBS）患者，应尽快给予IVIg或血浆置换治疗。

2．对于病程2周以上，或症状轻微的患者，可根据个体情况判断是否采用免疫治疗。

3．对于IVIg治疗后病情仍进展或出现症状波动的患者，可根据个体情况，选择是否再次进行IVIg治疗。

4．糖皮质激素治疗GBS缺乏循证证据支持，对于病情较重的患者，是否有必要给予，可根据情况个体化判断。

知识拓展

危象前状态

重症肌无力（MG）病情快速恶化，依据临床医生的经验判断，数天或数周内可能发生肌无力危象。危象前状态的及时识别、干预可避免肌无力危象的发生。

以下症状和体征应警惕呼吸衰竭。

1. 仰卧位时出现呼吸困难或呼吸困难加重，是由于肌无力危象时膈肌的功能更加依赖重力。

2. 重度吞咽困难，伴咳嗽无力和难以清除分泌物。

3. 呼吸肌无力的体征，如声音低微、说话时因喘气而暂停、浅快呼吸，以及反常性腹式呼吸。

4. 即使患者无呼吸窘迫，但基线肺活量低下（＜ 30 ml/kg 理想体重）。

动脉血气分析通常仅在患者发生危及生命的呼吸衰竭之后才出现异常（如低氧血症和高碳酸血症），故而并非呼吸肌无力的敏感指标。

第二十一章
综合思考题解析

综合思考题

1. 短暂性脑缺血发作的诊断要点和治疗原则是什么？

2. 何为癫痫持续状态？写出其抢救治疗原则和流程。

3. 男性，60 岁，晨起被家人发现不能言语，右侧肢体不能活动，既往有原发性高血压史，右利手。发病 1 小时后被送至医院急诊室。查体：BP 160/95 mmHg，一般内科检查正常。神志清楚，运动性失语，颈软无抵抗，双侧瞳孔等大正圆，直径 3.0 mm。对光反射灵敏，右侧鼻唇沟浅，伸舌右偏，右侧肢体肌力 I 级，左侧 V 级，右侧巴宾斯基征（+）。行头颅 CT 未见明显异常。该患者的诊断及鉴别诊断是什么？急性期应该如何治疗？

4. 男性，58 岁，1 月前主因言语不清伴右侧肢体无力诊断脑梗死（左侧大脑中动脉），经抗血小板聚集、他汀等药物及康复治疗后症状改善。患者近 1 周内发作 3 次右上肢不自主抖动。前 2 次抖动不伴有意识障碍，可言语，持续 1～2 分钟后自行缓解。第 3 次右上肢抖动 10 余秒后患者出现意识丧失、摔倒，家属描述可见患者肢体伸直，后伴肢体抽动，约 1 分钟后抽搐停止，患者逐渐清醒，醒后症状大体同发作前。发作过程中患者有口吐白沫，舌咬伤，二便失禁。行一次常规脑电图检查，未发现异常脑电波。该患者的诊断及鉴别诊断是什么？需要完善哪些检查？治疗计划是什么？

5. 女性，46 岁。主因"进行性四肢麻木、无力 10 天"入院。2 周前曾有腹泻，无发热。神经系统检查：四肢肌力 3 级，肌张力减低，腱反射消失。双侧巴宾斯基征未引出。腰椎穿刺脑脊液蛋白 - 细胞分离。神经电生理检查脱髓鞘改变。该患者的诊断、诊断依据是什么？应该密切观察什么指标？

6. 女性，20 岁，2 月前滑雪后出现双上睑下垂，晨轻暮重。1 月余前出现双手拧钥匙费力，上楼梯费力，伴咀嚼费力，讲话费力，讲话多时声音越来越低。肌电图：右尺神经重复电刺激波幅递减。入院当天着凉后出现发热、咳嗽、咳痰，伴胸闷、憋气。依据临床症状，考虑患者的可能诊断是什么？针对入院当天患者发生的病情变化应该怎样诊治？

参考文献

[1] 吴江，贾建平．神经病学．3 版．北京：人民卫生出版社，2015.

[2] 中华医学会神经病学分会脑血管病学组．中国急性缺血性脑卒中诊治指南 2018．中华神经科杂志，2018，51（9）：666-682.

[3] Gao S，Wang YJ，Xu AD，et al. Chinese ischemic stroke subclassification. Front Neurol，2011，15（2）：1-5.

[4] 吴江，贾建平．神经病学．3 版．北京：人民卫生出版社，2015.

[5] Fisher RS，Cross JH，French JA，et al. Operational classification of seizure types by the International League Against Epilepsy：Position Paper of the ILAE Commission for Classification and Terminology. Epilepsia，2017，58（4）：522-530.

[6] 中国医师协会神经内科分会癫痫专委会．成人全面性惊厥性癫痫持续状态治疗中国专家共识．国际神经病学神经外科学杂志，2018，45（1）：1-4.

[7] 中华医学会神经病学分会，中华医学会神经病学分会周围神经病协作组，中华医学会神经病学分会肌电图与临床神经电生理学组，等．中国吉兰 - 巴雷综合征诊治指南 2019．中华神经科杂志，2019，52（11）：6.

[8] Fabrizio Racca，Andrea Vianello，Tiziana Mongini，et al. Practical approach to respiratory emergencies in neurological diseases. Neurological Sciences，2020，41（3）：497-508.

[9] Bianca V D B，Walgaard C，Drenthen J，et al. Guillain-Barré syndrome：pathogenesis，diagnosis，treatment and prognosis. Nature Review Neurology，2014，10（8）：469-482.

[10] 中国免疫学会神经免疫分会．中国重症肌无力诊断和治疗指南（2020 版）．中国神经免疫学和神经病学杂志，2021，28（1）：12.

[11] Gilhus NE. Myasthenia Gravis. New England Journal of Medicine，2016，375（26）：2570-2581.

（张英爽）

第二十二章

内分泌危象

◎ 学习目标 ....

基本目标

1. 早期识别甲状腺危象和黏液性水肿昏迷。
2. 熟悉肾上腺危象和垂体危象的临床表现。
3. 掌握糖尿病酮症酸中毒的诊断与鉴别诊断。
4. 掌握糖尿病酮症酸中毒的治疗重要节点。
5. 掌握高渗性高血糖状态的诊断标准。
6. 掌握高渗性高血糖状态的补液和胰岛素治疗方案。
7. 了解低血糖症的病因。
8. 掌握低血糖症的临床表现、诊断标准和治疗要点。

发展目标

1. 掌握甲状腺危象和黏液性水肿昏迷的治疗原则。
2. 掌握肾上腺危象和垂体危象的鉴别诊断及治疗原则。
3. 能够根据糖尿病酮症酸中毒患者临床情况准确把握胰岛素、葡萄糖溶液、盐水和其他液体输注速度。
4. 能够根据高渗性高血糖状态患者临床情况准确把握胰岛素、葡萄糖溶液、盐水和其他液体输注速度。
5. 能够准确识别低血糖症，判断可能原因，采用适当检查方法，及时处理不同原因所致的低血糖症。

内分泌系统（endocrine system）是机体的重要调节系统，它与神经系统相辅相成，共同调节机体的生长发育和各种代谢，维持内环境的稳定，并影响行为和控制生殖等。内分泌系统由内分泌腺和分布于其他器官的内分泌细胞组成。内分泌危象的发生在临床上相对少见，但需要临床医生的高度重视。早期发现、正确诊断和及时合理救治常可使患者转危为安。

第一节 甲状腺危象

一、定义

甲状腺危象（thyroid crisis，thyroid storm，TS）是一种甲状腺毒症病情极度加重的状态，是甲状腺功能亢进症（简称甲亢）最严重的并发症。甲状腺危象起病急，病情危重，可发生于任何年龄段，老年人多见，可导致多脏器功能衰竭，约占需住院治疗甲亢患者的 1%～2%，总体死亡率约 10%，但若抢救不及时，死亡率可上升至 75%，早期判读和及时治疗在甲状腺危象患者抢救成功中至关重要。

甲状腺毒症（thyrotoxicosis）是指血液循环中甲状腺激素（TH）过多，导致组织甲状腺素水平增加，引起以神经、循环、消化等系统兴奋性增高和代谢亢进为主要表现的一组临床综合征。分为甲状腺功能亢进类型和非甲状腺功能亢进类型。各种原因的甲状腺毒症均存在发生甲状腺危象的风险，其中以弥漫性毒性甲状腺肿（Graves 病）最常见（表 22-1）。

表 22-1　甲状腺毒症的常见病因

甲状腺功能亢进类型	非甲状腺功能亢进类型
弥漫性毒性甲状腺肿（Graves 病）	亚急性甲状腺炎
多结节性毒性甲状腺肿	无痛性甲状腺炎
甲状腺自主高功能腺瘤（Plummer D）	桥本甲状腺炎
碘致甲状腺功能亢进症（Ⅱ H）	产后甲状腺炎（PPT）
桥本甲状腺毒症（Hashitoxicosis）	外源甲状腺激素
新生儿甲状腺功能亢进症	异位甲状腺激素（卵巢甲状腺肿等）
垂体促甲状腺激素（TSH）腺瘤	

二、诊断

早期意识/怀疑、及时的诊断对于降低甲状腺危象患者死亡率至关重要，但是甲状腺疾病的生物学标志物对于甲状腺危象的诊断存在不确定性，为了解决诊断难题，目前临床上常依据临床表现、临床量表进行诊断。

1．北京协和医院提出的诊断标准，主要根据以下四个方面。

（1）高热：体温大于 39 ℃，伴大汗淋漓。

（2）心动过速：心率大于 160 次/分。

（3）神志异常：烦躁不安、谵妄、昏睡、昏迷。

（4）消化道症状：恶心、呕吐、严重腹泻、体重明显下降。

包含两个或两个以上指征即可诊断为甲状腺危象。

2．甲状腺危象的诊断标准——伯奇-沃托斯基量表（Burch-Wartofsky Point Scale，BWPS）（表 22-2）。

表 22-2 伯奇 – 沃托斯基量表

项目		临床表现	计分
体温（℃）		37.2～37.7	5
		37.8～38.2	10
		38.3～38.8	15
		38.9～39.3	20
		39.4～39.9	25
		40 或以上	30
中枢神经系统		无	0
		烦躁不安	10
		谵妄、精神错乱、昏睡	20
		癫痫、昏迷	30
消化系统		无	0
		腹泻、恶心、呕吐、腹痛	10
		黄疸	20
心血管系统	心率	90～109	5
	（次/分）	110～119	10
		120～129	15
		130～139	20
		≥140	25
	充血性心力衰竭	无	0
		轻度水肿	5
		中度（双侧肺底湿啰音）	10
		重度（肺水肿）	15
	房颤	无	0
		有	10
诱因		无	0
		有	10

注：分数 ≥ 45 为甲状腺危象；分数 25～44 为危象前期；分数 < 25 无危象。

3．甲状腺危象诊断标准——日本甲状腺协会（JTA）标准（表 22-3）。

表 22-3 甲状腺危象日本甲状腺协会诊断标准

诊断的先决条件

　　存在甲状腺毒症，游离三碘甲状原氨酸（FT_3）和游离甲状腺素（FT_4）升高

临床症状

1．中枢神经系统（CNS）：躁动、谵妄、精神失常、嗜睡、昏迷（日本昏迷量表 ≥ 1 分，Glasgow 昏迷量表 ≤ 14 分）

2．发热：≥ 38 ℃

3．心动过速：≥ 130 次/分，或者房颤心率 ≥ 130 次/分

4．充血性心力衰竭：肺水肿、超过一半肺野的湿啰音、心源性休克、心功能Ⅳ级（HYHA 分级）、心功能Ⅲ级（KILLIP 分级）

5．胃肠道（GI）/肝表现：恶心、呕吐、腹泻、总胆红素 ≥ 3.0 mg/dl

续表

诊断标准（TS1：诊断，TS2：怀疑）

TS 分级	特点	诊断要求
TS1	首选组合	甲状腺毒症 +CNS 表现 + 发热 / 心动过速 / 充血性心力衰竭 / 消化系统（胃肠道或肝）表现
TS1	替代组合	甲状腺毒症 + 至少 3 项以下表现（发热 / 心动过速 / 充血性心力衰竭 / 消化系统表现）
TS2	首选组合	甲状腺毒症 + 至少 2 项以下表现（发热 / 心动过速 / 充血性心力衰竭 / 消化系统表现）
TS2	替代组合	暂无 FT_3 或 FT_4 结果，符合其他 TS1 标准

除外标准

除外病例：存在明确病因可解释的相关表现，如发热（如肺炎、恶性高热）、意识障碍（如精神障碍、脑血管病）、心力衰竭（如急性心肌梗死）、肝损伤（如病毒性肝炎、急性肝衰竭）。因此，在相关表现病因判断困难时（症状是由 TS 所致，还是某种疾病的临床表现）需要进一步临床判断

4．为了及时诊断处理，避免病情发展为甲状腺危象，临床上提出危象前期的概念。

（1）体温在 38 ~ 39 ℃。

（2）心率在 120 ~ 159 次 / 分。

（3）食欲缺乏、恶心，排便次数增多，多汗。

（4）焦虑、烦躁不安及危象预感。

三、发病机制

目前尚不明确清楚患者从单纯甲亢向甲状腺危象转变的病理生理机制，可能与如下因素相关。

1．感染和精神因素刺激、外科手术或放射性碘治疗等因素，导致单位时间内大量甲状腺素突然释放入血，和（或）甲状腺素的肝清除率降低，最终甲亢的原有症状急剧加重。

2．儿茶酚胺的协同作用　在应激状态下，儿茶酚胺活性明显增加，机体各系统对儿茶酚胺的敏感性增高，循环中甲状腺素与儿茶酚胺协同作用，导致机体代谢率显著增加。

3．甲亢患者糖皮质激素代谢加速，肾上腺皮质负担过重，存在着潜在储备不足，在应急状态下激发肾上腺皮质代偿性分泌增多以抵抗其消耗，导致肾上腺皮质功能衰竭。

四、诱因

常见诱因有感染、手术、创伤、精神刺激等，感染（主要为上呼吸道感染，其次为消化系统和尿路感染）是其最常见诱因。

五、典型临床表现

甲状腺危象的出现常与一些突发事件相关，导致甲亢的症状骤然加重，出现发热、心动过速、心律失常、濒死感，甚至昏迷。但是对于老年患者要注意其临床症状可能并不典型，呈现"冷漠"性甲状腺毒症表现，如不及时治疗，极可能危及生命。

1．体温　高热是甲状腺危象的特征表现，体温骤然升高，常在 39 ℃以上，是与重症甲亢进行鉴别的重点。

2．血压　常见的是脉压增宽的收缩期高血压，但是在大量腹泻、呕吐及持续发热的情况下，也可能呈现为直立性低血压。

3．中枢神经系统　常表现为人格异常、焦虑，也可有震颤、极度烦躁不安、谵妄、嗜睡，最后陷入昏迷。

4．循环系统　表现为窦性或异源性心动过速（心率常 > 160 次 / 分），与体温升高不呈比例，

可出现心律失常，也可发生肺水肿或充血性心力衰竭。易见于患有甲亢性心脏病的患者。

5. 消化系统 表现为食欲缺乏、频繁呕吐、腹痛、腹泻。恶心、腹痛常是本病早期表现，随病情进展，可出现肝衰竭及黄疸。后者预示预后不良。

六、实验室检查

甲亢患者血常规可能呈现轻度贫血和相对淋巴细胞增多症，甲状腺危象时，可出现白细胞数升高，伴轻度核左移。可有不同程度的肝功能异常、血清电解质异常，包括轻度的血清钙和血糖水平升高。

甲状腺危象时，血清甲状腺激素（FT_3、FT_4）水平升高，TSH降低，但升高的程度不一致，多数升高程度与一般甲状腺毒症患者比较没有更显著增高。危象病程后期有些患者血清 T_3 水平甚至在正常范围，很可能是由于脱碘减少或 T_4 向 T_3 转化降低。因此，血液中甲状腺素水平高低对于甲状腺危象的诊断帮助不大。

七、急诊处置

1. 生命体征的支持和对症治疗 吸氧、心肺肾脑等脏器功能监测，APACHE Ⅱ≥9分，应考虑收入 ICU 治疗，迅速纠正水、电解质和酸碱平衡，补充足够的葡萄糖、热量和维生素，积极控制体温，可使用对乙酰氨基酚（扑热息痛）联合物理降温（冰毯、冰帽等），避免使用水杨酸类退热药物（竞争性与甲状腺激素结合球蛋白结合导致 FT_3、FT_4 升高）。烦躁不安者可适当进行镇静治疗。

2. 针对外周循环中甲状腺素分布、含量和作用的治疗 正常情况下，甲状腺分泌的甲状腺激素主要是 T_4 及少量 T_3，T_3 是甲状腺激素发挥生理作用的主要形式，其生物学活性是 T_4 的 5 倍，因此抑制 T_4 转化为 T_3，阻断 T_3 与细胞受体结合可降低 TH 的生物活性。临床上常用的药物包括：碘剂、β受体阻滞剂和糖皮质激素。

（1）碘剂：阻止甲状腺激素释放，大剂量碘剂可以抑制 T_3 与细胞受体结合。常用方法：服丙基硫氧嘧啶（propylthiouracil，PTU）后 1 ~ 2 小时再加用复方碘溶液 Lugol 氏液：首剂 30 ~ 60 滴，后 5 ~ 10 滴，q6 ~ 8 h；或碘化钠静脉点滴（1.0 g 加入 5% 葡萄糖盐水中静滴 24 小时），3 ~ 7 天后停药；碘过敏者用碳酸锂（0.5 ~ 1.5 g/d，分 3 次口服，连用数日）。

（2）糖皮质激素：纠正肾上腺皮质功能相对不足，增强机体的应激能力，抑制 T_4 向 T_3 转化，阻止 TH 释放，降低周围组织对 TH 的反应，抑制甲状腺功能。常用方法：在使用 PTU 后应用，氢化可的松 200 ~ 300 mg/d（100 mg 每 8 ~ 12 小时 / 次）或者地塞米松 4 ~ 8 mg/d（2 mg 每 6 ~ 8 小时 / 次）。

（3）β受体阻滞剂：减慢心率、降低心脏负荷而改善甲状腺危象相关的交感兴奋症状，阻断 T_4 向 T_3 转化，改善甲状腺危象相关发热和焦虑。建议使用 $β_1$ 受体阻滞剂（非选择性 β 受体阻滞剂不做推荐）。心率控制目标为 ≤ 130 次 / 分，当心率 ≤ 80 次 / 分，收缩压 ≤ 80 mmHg，CI ≤ 2.2 L/min/m² 的时候不建议继续应用。哮喘和慢性阻塞性肺疾病患者可以慎用 $β_1$ 受体阻滞剂，哮喘急性发作时可选择维拉帕米或地尔硫卓。

（4）降低血中 TH 浓度：常规治疗效果不满意的情况下，可以选用血液净化治疗相关方案，迅速降低血浆中甲状腺激素水平。2016 年日本甲状腺危象治疗指南中指出在标准治疗 24 ~ 48 小时后患者临床症状无明显改善时可以考虑启动血浆置换治疗（推荐强度：弱，证据级别：低）。

3. 针对甲状腺激素合成和分泌的治疗

（1）抑制 TH 合成：在考虑到甲状腺危象时立即并最先应用，首先用 PTU，首剂 600 mg，继用 200 mg 每日 3 次，或者甲巯咪唑（MM）60 mg，继用 20 mg 每日 3 次。其阻滞 TH 合成的作用需要 3 ~ 4 天后才能显示出来，用药同时需要监测肾功能，警惕 PTU 相关肾损害。

（2）抑制 TH 释放：迅速阻断甲状腺素的释放，缓解甲亢症状，适用于白细胞减少而暂时不能使用抗甲状腺药物的患者，但是单独使用会加速甲状腺内 TH 的合成和积累而加重病情。一般在 PTU 后 1～2 小时加用碘剂。

4．针对导致甲状腺危象诱因的治疗 甲状腺危象可能是感染或其他非甲状腺疾病或中毒所导致，在甲状腺危象的治疗中消除诱发因素也是十分重要的，应注意感染、糖尿病高血糖危象、急性肺栓塞、急性脑血管病等诱因的同步处置。在甲状腺危象标准治疗 24 小时后，若甲状腺风暴仍未消退，应考虑存在持续的潜在的其他问题。

八、诊断治疗流程

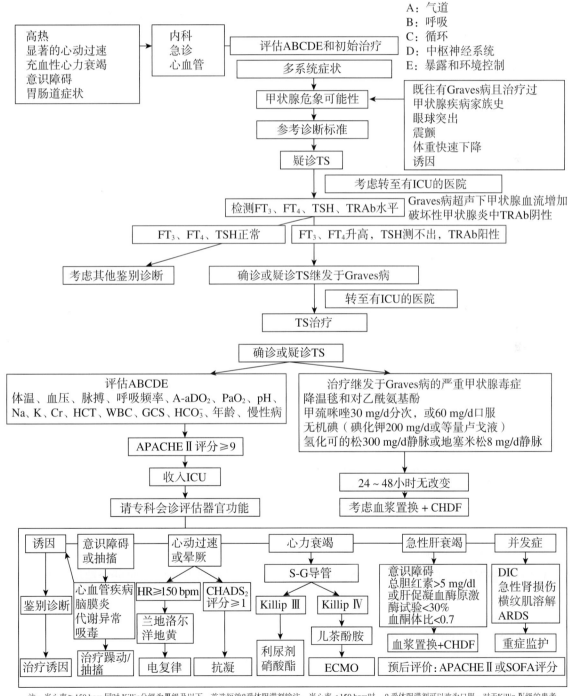

注：当心率≥150 bpm 同时 Killip 分级为Ⅲ级及以下，首选短效β受体阻滞剂输注。当心率＜150 bpm 时，β受体阻滞剂可以改为口服。对于 Killip Ⅳ级的患者，可以考虑为心率≥150 bpm 时输注短效β受体阻滞剂。TRAb：促甲状腺激素受体抗体。CHDF：连续性血液透析滤过。

九、急诊处置特点及注意事项

1. 急诊就诊患者的主诉各式各样，发热、心悸、喘憋、腹泻等均可能是患者就诊急诊的原因。
2. 甲状腺危象病情进展迅速，及时识别、早期诊断是患者救治成功的关键因素。
3. 伯奇 - 沃托斯基量表、日本甲状腺协会（JIA）标准、北京协和医院标准等诊断标准，需要个体化应用，不要轻易做出除外诊断。
4. 急诊老年患者、同时患有多种疾病的患者较多，在甲状腺危象标准治疗的同时应该协同多种疾病的共同干预，以改善患者的临床预后。
5. 甲状腺危象诱因的治疗是甲状腺危象治疗成功的重要组成部分之一。
6. 相关疾病生物学标志物的检测，可以作为支持证据，但是不可作为除外证据。
7. 成功救治的患者，应该进行积极的健康宣教，预防甲状腺危象的发生是重中之重（甲亢规范治疗＋避免诱因）。

（朱继红　王武超）

第二节　黏液性水肿昏迷

一、定义

黏液性水肿昏迷／危象（myxedema coma/myxedema crisis）是严重甲状腺功减退症的危重阶段。患者除有严重的甲减表现外，尚有多器官功能异常、进行性的精神状况的改变，包括嗜睡、麻痹、谵妄或昏迷，死亡率为 25%～60%。

二、黏液性水肿的诱因和病因

诱因：受凉、感染是最常见的诱因，其他如：创伤、手术、心脑血管意外、心力衰竭、某些药物的使用等均可诱发黏液性水肿昏迷。可能导致黏液性水肿昏迷的药物包括镇静药、镇痛药、抗抑郁药、催眠药、抗精神病药和麻醉药，它们通过抑制呼吸的共同机制发挥作用。

常见的病因：呆小症、成人甲状腺功能减退。

1. **呆小症**　地方性（母体缺碘）、散发性（甲状腺发育不全、甲状腺激素合成障碍）。
2. **甲状腺功能减退获得性病因**　手术切除、甲状腺炎、甲状腺肿／结节、甲状腺广泛病变（肿瘤、结核、淀粉样变性）、药物（抗甲状腺药、碘剂、对氨基水杨酸等）。

三、黏液性水肿临床表现

1. **新陈代谢**　无症状低血糖、体温降低、药物清除率降低。
2. **水电解质**　抗利尿激素升高、水排泄障碍引起低钠血症。
3. **呼吸系统**　通气不足、换气障碍、通气／血流比例失衡引起呼吸衰竭。
4. **心血管系统**　①外周血管收缩；②心动过缓、心肌收缩力减低，偶见尖端扭转型室性心动过速；③泵功能减低、毛细血管通透性增加：组织水肿、浆膜腔积液。
5. **消化系统**　胃肠动力减低，胃无力、巨结肠、麻痹性肠梗阻。
6. **神经系统**　智力减退、情绪波动、嗜睡、抑郁、癫痫发作、意识障碍。

四、辅助检查

1. **甲状腺功能检查**　T_3、T_4 水平减低，原发性甲减 TSH 升高。

2．生化及水电解质 低血糖、低钠、低氯、总钙和游离钙升高、血尿素氮（BUN）和肌酐升高。

3．影像学检查 胸部 X 线平片、CT、超声心动图等。

4．心电图 窦性心动过缓、低电压、Q-T 间期延长、T 波倒置、传导阻滞。

5．感染筛查 黏液性水肿昏迷患者均应进行细菌学培养（感染诱因：35%）。

五、诊断

Popoveniuc 等人制定了特定黏液性水肿昏迷体征和症状的数值（表 22-4），并计算了总得分或累积得分。根据研究患者的结果，诊断得分等于或大于 60 与黏液性水肿昏迷的存在相关，而得分在 45 ～ 59 的患者只有明显的甲状腺功能减退，但如果不治疗，则会增加黏液性水肿昏迷的风险。

表 22-4 黏液性水肿昏迷特定体征和症状评分

体温调节障碍（T，℃）		心血管系统	
＞ 35	0	心动过缓（次 / 分）	
32 ～ 35	10	无	0
＜ 32	20	50 ～ 59	10
中枢神经系统		40 ～ 49	20
无	0	＜ 40	30
困倦 / 嗜睡	10	其他 ECG 改变	10
迟钝	15	心包 / 胸腔积液	10
神志不清	20	肺水肿	15
昏迷 / 抽搐	30	心脏扩大	15
胃肠道		低血压	20
纳差 / 腹痛 / 便秘	5	代谢异常	
肠动力下降	15	低钠血症	10
肠麻痹	20	低血糖	10
诱因		低氧血症	10
无	0	高碳酸血症	10
有	10	肾小球滤过率下降	10

注：其他 ECG 改变：Q-T 间期延长，或低电压，或束支传导阻滞或非特异 ST-T 改变，或传导阻滞。

六、急诊处置一般治疗

治疗原则：生命支持、呼吸支持、保温、去除诱因。疑似黏液性水肿昏迷的患者应立即入住重症监护病房并开始治疗。延误治疗可能增加病死率。

治疗包括：

1．糖皮质激素 首选氢化可的松，每日 200 ～ 400 mg。

2．甲状腺素 目前对于单独应用甲状腺素 T_3 或 T_4 的治疗存在争议。L-T_4 200 ～ 400 μg 负荷剂量、1.6 µg/kg 维持至症状好转；T_3 易出现心律失常、心肌损伤，5 ~ 20 µg 负荷剂量，2.5 ~ 10 µg Q8h。美国甲状腺协会发布的甲状腺功能减退和黏液性水肿昏迷治疗指南强调了基于年龄、体重和心脏状况的个体化剂量，建议首次使用静脉注射 T_4，剂量为 200 ~ 400 µg，对老年患者或患有心脏病的患者给予较低剂量。治疗期间密切监测甲状腺功能水平。

3. 抗感染治疗　患者体温及白细胞常无明显升高，建议广谱抗感染治疗。

4. 血容量管理　谨慎限制容量，无特殊情况每日 500 ~ 1000 ml。

5. 由于黏液性水肿昏迷通常是由肺炎和通气功能受损引起的，因此有很大的风险发展为呼吸衰竭和死亡；为保证通气，通常需要机械通气，注意监测血氧和呼气末二氧化碳水平。

七、注意事项

1. 以下症状应想到诊断　嗜睡、心动过缓、低体温、呼吸抑制。

2. 激素应用　糖皮质激素的补充、避免肾上腺皮质危象。

3. 注意感染　感染表现不典型，积极病原学检查，应用广谱抗生素。

4. 心脏损伤　监测心肌酶、老年患者减少甲状腺素替代剂量。

5. 血压控制　慎用血管活性药（效果差、易心律失常）。

6. 药物剂量　药物代谢、清除率低，注意调整药物剂量。

（朱继红　王武超）

第三节　肾上腺危象

一、定义

肾上腺危象（adrenal crisis）又称急性肾上腺皮质功能减退，是可以危及生命的内分泌急症，指机体在不同原因作用下肾上腺皮质激素绝对或相对分泌不足而出现肾上腺皮质功能急性衰竭所致的临床症候群。常因非特异性体征和症状误诊和延误治疗。

二、诊断

对于出现难以解释的低血压、休克以及相应胃肠和神经系统症状，伴有或不伴有发热的患者都应立即考虑肾上腺危象并着手开始治疗。对于有慢性肾上腺皮质功能减退病史的患者，当有感染、劳累、创伤、手术、分娩以及容量缺乏等应激状态或应用 ACTH、利福平、苯妥英钠等药物时，出现低血压、胃肠症状、神志改变和发热等症状时应考虑为肾上腺危象。现有文献报道肾上腺危象的年患病率为 5.2% ~ 8.3%。

三、肾上腺危象发病机制及病因

肾上腺危象发病机制见图 22-1。

皮质醇和醛固酮缺乏导致肾上腺功能不全综合征，对大多数身体器官和组织造成影响。伴有低血压的严重肾上腺皮质功能不全（即肾上腺危象）通常在皮质醇需求或生理应激增加时发生，导致上图所描绘的生理过程的紊乱。肾上腺皮质功能不全的常见原因见表 22-5。

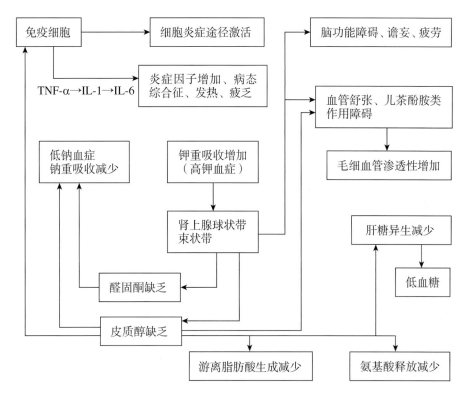

图 22-1　肾上腺危象发病机制

表 22-5　肾上腺功能不全的原因

类型	原因
原发性肾上腺功能不全	自身免疫性肾上腺炎 感染（结核病、全身真菌感染、艾滋病） 肾上腺转移（来自肺、乳腺、肾）（罕见），累及肾上腺的淋巴瘤 先天性肾上腺增生 肾上腺髓质神经病 / 肾上腺白质营养不良 双侧肾上腺出血 双侧肾上腺切除术
继发性肾上腺功能不全	垂体瘤或垂体转移瘤 其他颅肿瘤（颅咽管瘤、脑膜瘤、生殖细胞瘤） 中枢神经系统感染 垂体手术或放疗 原发性和继发性垂体炎 头部外伤 垂体卒中 / 席汉综合征 垂体浸润（结节病、组织细胞增生症） 空泡蝶鞍综合征
药物性肾上腺功能不全	外源性类固醇（糖皮质激素治疗、甲地孕酮、甲羟孕酮）

四、何时疑诊肾上腺危象

1．当前疾病难以解释的脱水、低血压、休克。

2．在疲劳、厌食、体重降低的基础上出现急腹症。

3．无法解释的低血糖，其可能是继发性肾上腺皮质功能衰竭唯一异常的表现。

4．无法解释的高热、低体温。

五、临床表现

症状通常为非特异性。发热为常见临床表现，可以是合并感染所引起的发热，也可以是肾上腺危象本身的症状，部分患者体温可高达 40 ℃以上，病程中体温可低于正常。

1．消化系统症状　早期主要表现为厌食、恶心、呕吐等，及时治疗可以很快缓解，腹痛、腹泻等症状约占 20% 的病例。腹痛临床症状可以表现较重，与急腹症相似，一般为痉挛性腹痛，查体有压痛、肌紧张，但无反跳痛。

2．神经系统症状　初始发病时仅有软弱、萎靡、淡漠、嗜睡、极度衰弱症状，严重时可表现为烦躁不安、谵妄、神志模糊，甚至昏迷。

3．循环系统症状　肾上腺危象极易出现循环衰竭情况，主要与糖皮质激素和盐皮质激素均缺乏有关，主要表现为心率增快、四肢厥冷、血压下降，甚至休克。多数患者神志改变与血压下降同时出现；少数患者神志改变在前，随之血压下降出现。脱水征象几乎见于所有患者。

六、辅助检查

1．生化　低血钠、低血氯、高血钾、血尿素氮升高，低血糖，轻度酸中毒，高钙血症及低蛋白血症等。

2．可有贫血、淋巴细胞增多等。

3．心电图异常有高钾时高尖 T 波，糖皮质激素缺乏相关的 T 波低平或倒置，宽大 QRS 波等。

4．血浆皮质醇水平低下（在皮质醇结合球蛋白正常情况下）。原发性肾上腺危象者，ACTH 升高、肾素 - 醛固酮水平降低，继发性者 ACTH 降低，醛固酮分泌能力正常。

5．ACTH 兴奋试验是最具诊断价值的检查，用来检测肾上腺对外源性 ACTH 的反应能力。

6．肾上腺危象的患者，晨起后（一般指早 8 点）测血皮质醇水平降低，高于正常水平可以排除肾上腺危象的诊断。

7．血清 ACTH 的意义在于鉴别原发性、继发性以及潜在的肾上腺危象。

快速 ACTH 刺激试验：该试验是诊断肾上腺皮质功能不全的金标准，原发性肾上腺危象皮质醇激素水平无变化或轻微改变，垂体功能低下诱发的肾上腺危象经注射 ACTH 后皮质激素水平增高。

8．影像学检查

（1）肾上腺超声可以看到肾上腺结构改变，为临床提供诊断依据。

（2）腹部 CT 扫描：可以见到由结核或肿瘤浸润而导致的肾上腺增大；肾上腺缩小的患者见于先天性肾上腺萎缩、自身免疫病相关性肾上腺炎或进展期的肾上腺结核。此外，CT 可以对肾上腺出血、血栓进行诊断。

七、急诊处置流程

肾上腺危象的急诊处置流程见图 22-2。糖皮质激素的应用见表 22-6。

八、注意事项

1．临床高度怀疑肾上腺皮质危象时，应在收取血标本送检皮质醇、ACTH 后立即开始治疗。

2．密切监测以下指标　生命体征、血糖、电解质、出入量。

3．低钠血症　低钠血症纠正应该缓慢，升高控制在每日 10 mmol/L 内。

4．皮质激素　首选具有盐皮质激素活性的氢化可的松，使用氢化可的松治疗及补液后如收

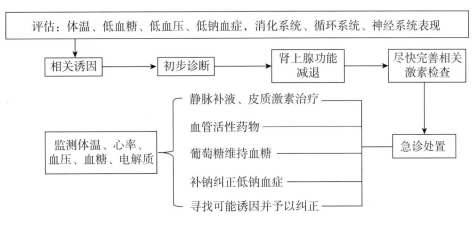

图 22-2 肾上腺危象的急诊处置流程

缩压仍＜ 100 mmHg 和（或）有低钠血症时，则同时应用盐皮质激素（氟氢可的松）。

5. 对于有发生肾上腺危象的高危患者存在应激状态时应预防性地补充皮质激素，并避免使用有可能诱发肾上腺危象的药物。

6. 科学管理慢性肾上腺功能不全的患者可预防危象的发生。

表 22-6 不同应激状态下预防肾上腺危象的糖皮质激素剂量调整

分级	不同应激状态	糖皮质激素剂量
轻度	腹股沟疝修补 内窥镜检查 轻度发热 轻度 - 中度恶心 / 呕吐 牙齿口腔操作	当日静脉输注 25 mg 氢化可的松或 5 mg 甲泼尼龙（甲强龙）
中度	胆囊切除 结肠部分切除 严重发热 肺炎 重症胃肠炎	当日静脉输注 50 ～ 75 mg 氢化可的松或 10 ～ 15 mg 甲泼尼龙 1 ～ 2 日后减至常规维持剂量
重度	心脏大手术 肝部分切除 胰腺炎 胰十二指肠切除	当日静脉输注 100 ～ 150 mg 氢化可的松或 20 ～ 30 mg 甲泼尼龙 2 ～ 3 日后快速减至常规剂量
危重	感染诱发的低血压 / 休克	每 6 ～ 8 小时静脉输注 50 ～ 100 mg 氢化可的松或每小时 0.18 mg/kg 持续输注，同时每日 0.05 mg 氟氢可的松应用至休克改善 可能治疗需持续数天到 1 周或更久，然后逐渐减量

（朱继红 王武超）

第四节 垂体危象

一、定义

垂体危象（pituitary crisis）指在垂体功能减退症基础上，各种应激因素（例如感染、腹泻、呕吐、饥饿、创伤、手术、麻醉等）打击下，如未充分进行激素替代，可诱发的一组以消化系统、循环系统、神经精神症状（高热、循环衰竭、恶心、呕吐、神志不清、昏迷等）为主要表现的临床急症。

垂体功能减退包括促肾上腺皮质激素（ACTH）缺乏引起的中枢或继发性肾上腺功能不全（secondary adrenal insufficiency，SAI），促甲状腺激素（TSH）缺乏引起的继发性甲状腺功能减退（SHT），促性腺激素［黄体生成素（LH）和卵泡刺激激素（FSH）］缺乏引起的继发性性腺功能减退（SHG）、生长激素缺乏症（GHD），抗利尿激素［ADH，或精氨酸加压素（AVP）］缺乏引起的中枢性尿崩症（CDI）。

二、垂体危象诊断

1. 垂体前叶功能减退病史的患者，诱因明确者应注意该诊断。

2. 既往病史不清的患者，若有下述急症症状，如临床表现不重，而出现严重的循环衰竭、低血糖、淡漠、昏迷、难以纠正的低钠血症、高热以及呼吸衰竭，应当考虑垂体危象。

3. 垂体激素提示垂体功能不全，伴低血压、低血糖和低钠表现，可以诊断（TSH 和 ACTH 可以在正常范围低限，但甲状腺素和血皮质醇一定会减低）。

三、诱因和病因

在全垂体功能减退症基础上，各种应激，如感染、腹泻、呕吐、失水、饥饿、寒冷、急性心肌梗死、脑血管意外、手术、创伤、麻醉，及使用镇静药、降糖药等均可诱发垂体危象。

1. **获得性病因** 垂体肿瘤：鞍内、鞍旁肿瘤；血管性：垂体卒中、席汉综合征、鞍内颈动脉瘤、蛛网膜下腔出血；炎性浸润性：自身免疫性垂体炎、肉芽肿性垂体炎、黄瘤性垂体炎、坏死性垂体炎、IgG4 相关性垂体炎、结节病、血色病、朗格汉斯细胞组织细胞增生症、巨细胞肉芽肿；感染性：细菌、真菌、梅毒、结核、寄生虫等；医源性：手术、放疗（垂体、鼻咽、颅骨）；药物性：阿片剂、醋酸甲地孕酮、生长抑素类似物、CTLA-4 阻滞剂。

2. **遗传性病因** Kallmann 综合征，Prader-Willi 综合征；受体疾病（MSH 受体，leptin 受体）；垂体发育障碍；转录因子基因突变。

四、临床分型

1. **低血糖昏迷型** 最多见，多于进食过少、饥饿、感染、注射胰岛素，或在高糖饮食及注射葡萄糖后，引起内源性胰岛素分泌导致低血糖而发病。以低血糖为主要临床症状且不易纠正，严重者烦躁不安、昏厥、昏迷，甚至癫痫样发作。

2. **休克型** 常因感染诱发昏迷，表现为高热、血压过低，甚至昏迷和休克。本组患者常因缺乏多种激素，致机体抵抗力低下是发生感染的主要因素。

3. **药物诱导昏迷型** 垂体功能低下的患者对镇静、麻醉药的敏感性增加，一般剂量即可使患者陷入长时期的昏睡乃至昏迷。药物包括苯巴比妥类、吗啡、氯丙嗪等。

4. **低温昏迷型** 多于冬季寒冷诱发，因为甲状腺激素的缺失对低温不能耐受或不能保持正常的体温，特征为体温过低及昏迷。

5. **失钠性昏迷** 多因手术或胃肠道功能紊乱引起失钠脱水，可促发如同原发性肾上腺皮质功能减退的危象，临床表现为外周循环衰竭和昏迷。

6. **水中毒昏迷型** 水潴留，细胞外液稀释至低渗，容易引起水中毒。而细胞水肿可导致一系列神经系统症状，如衰弱乏力、食欲缺乏、呕吐、精神紊乱、昏迷、抽搐等。

五、辅助检查

1. **糖代谢** 血糖降低，甚至低于 2.5 mmol/L。

2．电解质及水代谢 血清钠、氯水平偏低。

3．内分泌功能测定 血皮质醇、促肾上腺皮质激素释放激素（CRH）、甲状腺激素、促甲状腺释放激素（TRH）、性激素、孕激素。

4．影像学检查 CT、MRI。

六、急诊处置

1．肾上腺皮质激素 首选氢化可的松 200～300 mg/d，好转后迅速减至维持剂量。

2．低血糖 50% 葡萄糖溶液 40～60 ml 静推、10% 葡萄糖溶液静脉维持。

3．低钠血症 生理盐水、3% 氯化钠溶液，提高至 120～125 mmol/L，血钠升高速度：每小时 0.5 mmol/L。

4．体温 低体温型注意应用甲状腺激素。

5．其他 开颅手术、抗感染、维持激素替代。

激素替代的目的是安全地减少特定激素缺乏症的症状和临床症状，最大限度地减少不便，并最大限度地提高生活质量。

垂体危象的急诊处理流程见图 22-3。

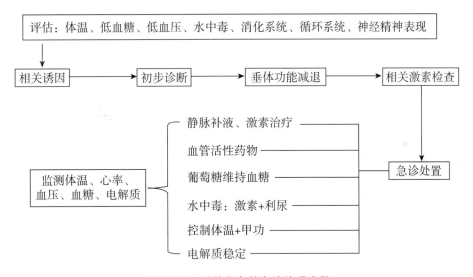

图 22-3 垂体危象的急诊处理流程

七、注意事项

1．监测指标 生命体征、血糖、电解质、容量负荷、内分泌功能。

2．低钠血症 低钠血症纠正应该缓慢，每日升高控制在 10 mmol/L 内。

3．糖皮质激素 少量为佳。

4．危象后 维持激素（皮质激素、甲状腺素）治疗。

5．避免诱因 感染、应激、手术等。

🔌 知识拓展

内分泌危象多学科协作

内分泌危象（甲状腺危象、黏液性水肿、肾上腺危象、垂体危象等）在临床上发生率较低，多见于危重症患者，容易被临床医师漏诊及误诊。对于疑诊内分泌危象的患者，应加强病史采集、系统性查体，积极进行相关激素检查明确。必要时可先行激素补充治疗，避免病情延误加重。危重患者往往病情复杂，需加强多学科协作，共同探讨个体化诊治方案。

（朱继红　王武超）

第五节　糖尿病酮症酸中毒

高血糖危象作为糖尿病急性并发症包括糖尿病酮症酸中毒（diabetic ketoacidosis，DKA）和高渗性高血糖状态（hyperosmolar hyperglycemic state，HHS），两者在发病患者群、发病机制、诱因、临床表现、治疗方面既有相同之处，又有一些明显不同，为清楚起见，分别讲述。有时两者可同时合并，使诊断和处理更为复杂。

DKA是糖尿病最常见的急性并发症，多见于1型糖尿病以及部分血糖控制欠佳的2型糖尿病、妊娠糖尿病和其他类型糖尿患者群，许多新发1型糖尿病和部分2型糖尿病以DKA为首发表现。DKA的主要原因是胰岛素绝对或相对缺乏，同时伴有胰岛素拮抗激素（如胰高糖素、肾上腺素、皮质醇和生长激素等）增多。DKA的基本临床特征是高血糖、酮症和代谢性酸中毒，伴有不同程度的血容量不足和电解质紊乱。DKA的常见诱发因素包括各种感染性疾病、急性疾病、引起血糖增高的药物等，已确诊的1型糖尿病和有酮症倾向的2型糖尿病患者不适当的减少或中断胰岛素治疗亦是引起DKA的重要因素。

一、发病机制

胰岛素缺乏导致的高血糖主要来自三个方面，糖异生增加、糖原分解加速以及外周组织葡萄糖利用减少。胰岛素缺乏加上拮抗激素增加使脂肪组织中激素敏感性脂酶活性增强，将三酰甘油降解成甘油和游离脂肪酸，游离脂肪酸经血循环进入肝，进一步氧化分解产生酮体。酮体包括β羟丁酸、乙酰乙酸和丙酮，酮体进入血循环，其中两种酸性产物β羟丁酸和乙酰乙酸蓄积过多就造成高阴离子间隙性代谢性酸中毒。

高血糖和高酮体引起渗透性利尿，造成脱水，血容量降低，加上代谢性酸中毒，导致循环衰竭、休克。渗透性利尿还可引起体内钠、钾和其他电解质成分的丢失，造成电解质紊乱。高血糖激活巨噬细胞产生炎症因子，如肿瘤坏死因子α和白介素6等，这些炎症因子又会进一步加重胰岛β细胞功能的损伤，减少内皮一氧化氮的产生，导致内皮功能紊乱。

二、临床表现

DKA起病前数天可有典型的高血糖表现包括多尿、烦渴多饮、乏力加重，随后出现消化道症状，主要表现为恶心、呕吐、弥漫性腹痛等，胃肠道症状多与胃排空延缓、肠梗阻、电解质紊乱和代谢性酸中毒有关。病情发展可出现中枢神经系统症状、意识模糊、昏迷等。体征方面多与循环容量减少有关，黏膜干燥，心动过速，血压降低。随着血pH下降，呼吸代偿代谢性酸中毒，排出酸性二氧化碳，出现深大呼吸（Kussmaul呼吸），呼气中可闻出典型的烂苹果气味（丙酮）。患者体温可正常或低体温，甚至在感染时出现低体温。

三、实验室检查

一般情况下 β 羟丁酸占酮体 70%，乙酰乙酸占酮体 28%，酮体测定包括血酮体和尿酮体。血酮体是测定血中 β 羟丁酸，可通过实验室生化方法测定静脉血中的 β 羟丁酸，该方法较准确，但出结果需要一定时间；另一种是通过便携式检测仪，测定毛细血管全血中的 β 羟丁酸，该方法方便，可以立即出结果，与生化方法测定结果有较好的一致性，适于随时监测血酮体变化，调整治疗。DKA 时血 β 羟丁酸浓度与反映酸中毒严重程度指标的血碳酸氢盐浓度有较好的相关性，当血碳酸氢盐浓度分别在 18 mmol/L 和 15 mmol/L 时，血 β 羟丁酸浓度分别在 3 mmol/L 和 4.4 mmol/L。

尿酮体测定采用半定量硝普盐法，主要测定尿中的乙酰乙酸，在 DKA 早期由于缺乏胰岛素和缺氧，乙酰乙酸转化为 β 羟丁酸，尿酮体可能反映不出疾病的严重程度。DKA 经补液、胰岛素治疗后，β 羟丁酸被氧化为乙酰乙酸，尿酮体反映不出疾病恢复程度，因此不建议将尿酮体作为监测 DKA 的指标，除非不能测定血酮体。

诊断代谢性酸中毒指标包括动脉血 pH、血碳酸氢盐浓度和阴离子间隙，这 3 个指标也是 DKA 缓解指标。由于静脉血 pH 仅比动脉血 pH 低 0.02 ~ 0.03，因此采用静脉血 pH 作为诊断和评估治疗效果是可以接受的。阴离子间隙计算公式为：$[Na^+] - ([Cl^-] + [HCO_3^-])$（mmol/L），正常阴离子间隙范围为 7 ~ 9 mmol/L。

血浆渗透压变化主要受血糖和血钠浓度影响，是一个变量。一般实验室渗透压仪测定的血浆渗透压不够准确，通过公式计算血浆渗透压更为可靠，血浆渗透压计算公式：血浆渗透压（mOsm/L）= $2 \times ([Na^+] + [K^+])$（mmoL/L）+ 血糖（mmol/L）+ BUN（mmol/L），略去 BUN 值为血浆有效渗透压。精神状态是划分 DKA 严重程度的指标，血浆渗透压与神志障碍存在正线性关系。如果糖尿病患者血浆渗透压不高，出现木僵或昏迷状态就要考虑引起精神症状的其他原因。

白细胞计数多在 10 ~ 15 × 10^9/L，多由应激所致，与皮质醇和去甲肾上腺素增高有关，并不意味有感染，但如果白细胞计数 > 25.0 × 10^9/L，须考虑有感染可能，应进一步检查。

血钠水平通常低于正常，这与进食量减少、频繁呕吐以及高血糖和高酮体引起渗透性利尿导致钠的丢失有关，血钠被稀释也是造成低钠血症的一个重要因素，高血糖造成高渗透压，使细胞内水转移至细胞外。在高血糖情况下，若血钠浓度增高或即使正常就表明有较严重的游离水丢失。为了准确评价钠与水缺失的严重程度，需要对血钠被稀释部分进行校正，即校正的血 $[Na^+]$（mmol/L）= 测得的 $[Na^+]$（mmol/L）+ 1.6 [血糖（mmol/L）– 5.6/5.6]。

DKA 时除因进食减少、呕吐、渗透性利尿丢失大量钾外，血容量减少，刺激醛固酮分泌增加，使尿钾进一步排出增多。钾的丢失量估计在 3 ~ 5 mmol/kg 体重，但检测时血钾水平经常在正常范围或升高，这与胰岛素缺乏和酸中毒时钾由细胞内转移至细胞外有关，若血钾浓度低于正常，则提示患者机体内总钾含量已严重缺乏。

四、诊断

DKA 的诊断基于高血糖、酮症和代谢性酸中毒，并根据代谢性酸中毒严重程度和精神状态分为轻度、中度和重度（表 22-7）。

表 22-7 不同程度糖尿病酮症酸中毒诊断标准

指标	不同程度 DKA		
	轻度	中度	重度
血糖（mmol/L）	> 13.9	> 13.9	> 13.9
动脉血气 pH	7.25 ~ 7.30	≥ 7.00 且 < 7.25	< 7.00
血清 HCO_3^-（mmol/L）	15 ~ 18	≥ 10 且 < 15	< 10

续表

指标	不同程度 DKA		
	轻度	中度	重度
尿酮体	阳性	阳性	阳性
血酮体（mmol/L）	＞ 3	＞ 3	＞ 3
血浆有效渗透压（mOsm/L）	可变	可变	可变
阴离子间隙（mmol/L）	＞ 10	＞ 12	＞ 12
精神状态	清醒	清醒 / 嗜睡	木僵 / 昏迷

注：摘自中国 2 型糖尿病防治指南（2020 年版）。

对所有原因不明的恶心、呕吐、腹痛、深大呼吸、失水、休克、神志改变和昏迷患者，不论有无糖尿病病史，均应想到本病可能，要立即做相关检查，以便及时诊断或排除 DKA。对近期有明显多饮、多尿、消瘦、血糖 ＞ 13.9 mmol/L 的新发或已知糖尿病患者，须警惕糖尿病酮症（血酮体或尿酮体增高，但未达 DKA 诊断标准）或 DKA 可能，要及时检查血、尿酮体和血气分析。注意鉴别其他类型糖尿病昏迷，如低血糖昏迷、乳酸酸中毒和高渗性高血糖状态，一些患者可同时存在 DKA 和高渗性高血糖状态。

五、治疗

DKA 治疗的核心是积极补液、小剂量胰岛素治疗、纠正电解质紊乱和酸碱平衡失调，要及时监测患者对治疗的反应，以便随时给予适当的调整。由于 DKA 的严重程度不同，其治疗措施的强度和监测的密度有所不同，对轻度 DKA，患者有正常的意识，能够进食和饮水，有可能通过口服补液和皮下胰岛素治疗纠正 DKA。对重度 DKA，治疗早期需要静脉补液和静脉胰岛素治疗，多数情况要每小时监测血糖，每 2 ~ 4 小时监测电解质、静脉血气和血肌酐水平，钙磷镁每 4 ~ 6 小时监测 1 次，采用 Glasgow 昏迷评分或其他类似评分，每小时对中枢神经系统状态进行评价。

重度 DKA 治疗过程中有一些重要节点，所谓节点就是某项关键治疗措施开始的时机，有时也意味着正在实施的治疗可以结束，认识和掌握这些节点可以对治疗过程中出现的各种复杂情况有一个较正确的处理方法，减少不必要的失误。认识这些节点需要了解 DKA 缓解标准。中国 2 型糖尿病防治指南（2020 年版）DKA 缓解标准：血糖 ＜ 11.1 mmol/L，血清 HCO_3^- ≥ 15 mmol/L，血 pH ＞ 7.3，阴离子间隙 ≤ 12 mmoL/L，血 β 羟丁酸 ＜ 0.3 mmol/L（有专家认为血 β 羟丁酸 ＜ 1 mmol/L 作为 DKA 缓解标准）。不可完全依靠监测尿酮体来确定 DKA 的缓解，因为尿酮体在 DKA 缓解时仍可持续存在。

（一）补液治疗

补液治疗是 DKA 治疗的首要措施，补液量依据失水量，重度 DKA 时估计失水量为 5 ~ 8 L，或 100 ml/kg 体重，补液速度是先快后慢，24 小时补足预估的液体丢失量。开始先用 0.9% NaCl 溶液，开始 2 ~ 4 小时按 500 ~ 1000 ml/h 的速度输注，随后根据校正的血钠浓度和脱水状态，用 0.45% ~ 0.9% NaCl 溶液按 250 ~ 500 ml/h 的速度输注，当血糖水平降至 11.1 mmol/L 时，加 5% 葡萄糖溶液（节点 1），以保证胰岛素能持续输注，同时要根据估计的当日补液总量和电解质情况，按一定输液速度继续补充 NaCl 溶液和其他液体，直到 DKA 得到缓解（图 22-4）。

（二）胰岛素治疗

胰岛素治疗是 DKA 治疗的基本措施，对重度 DKA 患者，首先按 0.1 U/kg 体重静脉注射负荷量常规胰岛素，随后按 0.1 U·kg·h 持续静脉滴注，使血糖下降速度控制在每小时 2.8 ~

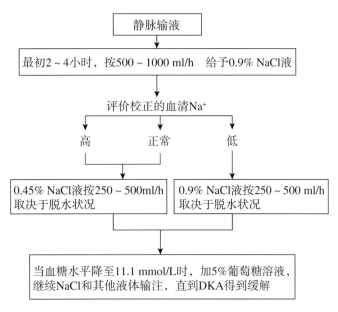

图 22-4 糖尿病酮症酸中毒补液治疗流程

4.2 mmol/L，如果第 1 小时血糖下降＜10%，按 0.14 U/kg 体重静脉推注胰岛素，然后继续按原速度静滴胰岛素。当血糖浓度降至 11.1 mmol/L 时，加用含糖液体，同时胰岛素输注速度应降至（0.02～0.05）U/kg/h（节点 2，与节点 1 同步），调整葡萄糖溶液输注速度，保持血糖在 8.3～11.1 mmol/L，直到 DKA 得到缓解。节点 2 非常重要，胰岛素输注速度降低后，葡萄糖溶液输注速度就不会过快，这样可以防止血糖大幅波动和严重的低血钾。需要特别注意的是，在 DKA 得到缓解之前，不要随意中断静脉胰岛素治疗，除非出现低血糖或低血钾，胰岛素在血中的半衰期不到 10 分钟，一旦胰岛素停止输注，血糖水平有可能很快上升（图 22-5）。

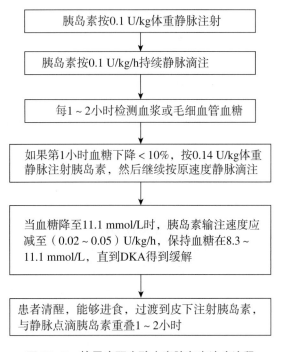

图 22-5 糖尿病酮症酸中毒胰岛素治疗流程

为有效实施上述措施，控制好输液速度与胰岛素输注速度，在治疗早期补充 0.9% NaCl 溶液时，使用两条静脉通路（胰岛素和 0.9% NaCl 液通路），胰岛素和 0.9% NaCl 液按各自速度分别输注。当开始使用含糖液时，使用 3 条静脉通路（胰岛素、含糖液、NaCl 液和其他液体通路），固定胰岛素输注速度，按（0.02 ~ 0.05）U/kg/h，根据血糖水平决定含糖液输注速度，根据估计的当日输液总量和含糖液量，决定 NaCl 液和其他液体的输注量和速度。

当 DKA 缓解，患者神志清醒，能够进食，可考虑由静滴胰岛素过渡到皮下注射胰岛素（节点 3），需要把握的基本原则是不能中断胰岛素治疗，启用皮下胰岛素注射 1 ~ 2 小时后才能停用静滴胰岛素，皮下胰岛素包括基础量和餐时量胰岛素。在早餐前或晚餐前启动皮下注射胰岛素较合理，例如：晚餐前先皮下注射餐时胰岛素，1 小时后停用静滴胰岛素，睡前皮下注射基础胰岛素。皮下注射胰岛素的剂量要根据患者的进食量、血糖水平、胰岛素敏感性和既往胰岛素使用情况（如果 DKA 前使用过）确定。如果患者进食量较少，不能满足每日热量需求，需静滴含一定量胰岛素的葡萄糖溶液。

（三）补钾治疗

在 DKA 治疗前机体总钾量已明显缺乏，随着补液扩容、胰岛素使用、酸中毒纠正等治疗，血钾浓度会进一步下降。因此要密切监测血钾水平，及时补钾，防止发生心律失常、心脏骤停及呼吸肌麻痹等。

当血钾水平 > 5.2 mmol/L 时，可暂不补钾；当血钾水平 < 5.2 mmol/L，尿量 > 40 ml/h 时，开始补钾（节点 4），每升液体加入 KCl 1.5 ~ 3.0 g，使血钾维持在 4 ~ 5 mmol/L 水平。当血钾水平 < 3.3 mmol/L，补钾速度按 KCl 0.8 ~ 1.5 g/h，为防止加重低血钾，暂停胰岛素治疗，直到血钾水平 > 3.3 mmol/L（节点 5）。

（四）补碱治疗

不需常规补碱治疗，一方面是由于补碱治疗增加低血钾危险，延缓酮体消退，组织摄氧量减少，易导致中枢神经系统反常性酸中毒等不利影响；另一方面是由于胰岛素治疗后会抑制脂肪分解和酮体产生，进而纠正酸中毒。考虑到严重酸中毒可能对呼吸和循环系统造成危害，当血 pH < 6.9，启动补碱治疗（节点 6）。方法为 5% $NaHCO_3$ 160 ml 加无菌用水 240 ml，配成 400 ml 等渗等张液，以 200 ml/h 速度滴注至少 2 小时，直至血 pH > 7.0。

（五）补磷治疗

DKA 时尽管细胞内的磷是缺失的，但血磷常在正常范围，随着 DKA 的治疗，血磷浓度开始下降，当血磷水平 < 0.3 mmol/L 时，开始补磷治疗（节点 7）。这是因为某些患者在低磷血症时常伴有严重并发症，如横纹肌溶解、肾衰竭、呼吸衰竭、心律失常和溶血性贫血等，因此对于有心功能不全、贫血和呼吸抑制的患者，补磷就显得非常必要。方法为甘油磷酸钠注射液 10 ml（含磷 10 mmol）加入到 5% 葡萄糖溶液中，4 ~ 6 小时内缓慢滴注，治疗过程中注意每 4 ~ 6 小时监测血钙磷变化。

知识拓展

正常血糖性 DKA

DKA 时随机血糖一般大于 13.9 mmol/L，少数情况会出现正常血糖性 DKA，其定义是：在酮症酸中毒（血 pH < 7.3，血清 HCO_3^- < 18 mmol/L）的同时，血糖基本正常或轻度升高（11.1 ~ 13.9 mmol/L）。正常血糖性 DKA 多出现在一些使用钠糖转运子 2（SGLT2）抑制剂和妊娠糖尿病的患者，一些糖尿病患者如有较长时间的饥饿、大量饮酒或胰岛素治疗不充分时也有可能出现。

导致正常血糖性 DKA 的关键因素是糖类缺乏，在胰岛素缺乏或抵抗相对较轻的同时胰岛素拮抗激素并不减弱，仍能刺激酮体生成，而肝糖异生和外周糖的利用没有明显变化。

由于缺少高血糖，正常血糖性 DKA 在急诊时易被漏诊或延误诊断，临床上当糖尿病患者有不能解释的高阴离子间隙性代谢性酸中毒，同时符合上面提到的危险人群或危险因素时，应高度怀疑正常血糖性 DKA。要特别注意检查血酮体和尿酮体，排除其他原因引起的代谢性酸中毒。正常血糖性 DKA 治疗原则与 DKA 相同。

（邓正照）

第六节　高渗性高血糖状态

高渗性高血糖状态（hyperosmolar hyperglycemic state，HHS）是糖尿病急性并发症之一，多见于未诊断或已诊断的老年 2 型糖尿病患者群，导致 HHS 的主要原因是血浆胰岛素相对缺乏，虽不能保证外周组织对葡萄糖的充分摄取和利用，却足以抑制酮体的产生。HHS 基本临床特征是严重高血糖、高血浆渗透压、循环容量衰竭和意识障碍。导致 HHS 的常见诱发因素为急性感染、伴发严重疾病、不适当的减少或中断降糖药、使用升血糖药以及大量饮用含糖饮料等。

一、发病机制

严重高血糖的产生源于胰岛素相对缺乏，外周组织对糖的摄取和利用减少，以及由于应激，胰岛素拮抗激素（如胰高血糖素、肾上腺素、皮质醇和生长激素等）分泌增加，通过糖原分解和糖异生作用，使肝糖产生增加。尽管有胰岛素相对缺乏和胰岛素拮抗激素增加，但仍足以抑制脂肪分解和酮体产生。过高血浆渗透压源于高血糖和渗透性利尿，渗透性利尿使水的丢失大于钠的丢失。高血糖还可引起致炎因子、活性氧基和脂质过氧化增加，造成一系列不良后果。

二、临床表现

HHS 起病相对隐匿，从出现症状到意识障碍一般在 1～2 周，一些患者可无糖尿病病史。症状和体征多与高血浆渗透压和脱水有关，患者先出现口渴、多饮、多尿以及乏力等症状，可伴有恶心、呕吐，随高渗透压与脱水进一步加重，出现明显的神经精神症状，如淡漠、嗜睡、视物模糊、偏盲、偏瘫、惊厥和昏迷等。体征方面表现为皮肤黏膜干燥、弹性降低、唇舌干裂、心动过速、直立性低血压以及低 Glasgow 昏迷评分。

三、实验室检查与诊断

一般便携式血糖仪测定范围在 33.3 mmol/L 以下，而 HHS 患者的血糖值超过这一测定范围，因此需要采用实验室生化方法获取具体血糖值。血浆有效渗透压通过公式计算获取（见本章上一节）。严重高血糖时，血钠因稀释效应而低于实际数值，通过血钠校正公式可对血钠被稀释部分进行校正（见本章上一节）。

HHS 诊断主要基于严重高血糖和高血浆渗透压，根据中国 2 型糖尿病防治指南（2020 年版），HHS 诊断标准是：①血糖 ≥ 33.3 mmol/L；②血浆有效渗透压 ≥ 320 mOsm/L；③血清 HCO_3^- ≥ 18 mmol/L 或动脉血 pH ≥ 7.30；④尿糖呈强阳性，而血酮体及尿酮体阴性或为弱阳性；⑤阴离子间隙 < 12 mmol/L。

四、治疗

HHS 病情危重，并发症多，治疗原则基本同 DKA，主要包括 4 个方面：①积极补液，纠正脱水；②小剂量胰岛素静脉输注控制血糖；③纠正水、电解质和酸碱失衡；④去除诱因和治疗并发症。

治疗早期至少每 2 ～ 4 小时监测 1 次血糖、电解质、血气和血肌酐等，记录出入量，根据检查结果，及时调整治疗方案。HHS 缓解标准：血浆有效渗透压 < 310 mOsm/L；血糖水平 ≤ 13.9 mmol/L；神志恢复，清醒。

（一）补液治疗

治疗 HHS 的首要目标是补充水的丢失，估计失水量为 100 ～ 200 ml/kg 体重，补液速度是先快后慢，24 小时补足预估的液体丢失量，血糖下降速度控制在 2.8 ～ 4.2 mmol/h。

首选 0.9% NaCl 液，最初 2 ～ 4 小时按 500 ～ 1000 ml/h 速度输注，随后根据脱水状况，补液速度减至 250 ～ 500 ml/h，补液本身即可使血糖下降，当血糖水平降至 16.7 mmol/L 时，加用 5% 葡萄糖溶液，同时根据估计的当日补液总量，继续补充包括 NaCl 液在内的其他液体，直到 HHS 得到缓解。

补液过程中水的摄入对临床表现和实验室结果有重要影响，如果补液不充分，血钠测定值可能比治疗前更高，这是由于胰岛素治疗后，随着血糖下降，水从细胞外重新回到细胞内，此时可考虑给予 0.45% NaCl 溶液，通过口服或鼻饲补水来降低血钠水平。

（二）胰岛素治疗

胰岛素治疗基本同 DKA，首先胰岛素按 0.1 U/kg 体重静脉注射负荷量常规胰岛素，随后按 0.1 U/kg/h 静脉滴注，开始每小时检测 1 次血糖，如果开始 1 小时血糖下降 < 10%，按 0.14 U/kg 静推胰岛素，然后继续按原速度静滴胰岛素，当血糖降至 16.7 mmol/L 时（不同于 DKA 血糖降至 11.1 mmoL/L），应减慢胰岛素滴注速度，按（0.02 ～ 0.05）U/kg/h 持续静滴，同时加用 5% 葡萄糖溶液。在固定胰岛素输注速度的基础上，调整葡萄糖溶液（最好使用 5% 葡萄糖溶液，高浓度葡萄糖溶液易使血糖大幅波动）输注速度，使血糖维持在 13.9 ～ 16.7 mmol/L（不同于 DKA 维持血糖在 8.3 ～ 11.1 mmoL/L），保持血糖在较高水平，有助于防止脑水肿的发生。不主张将胰岛素直接加入到葡萄糖溶液中输注，这样较难控制胰岛素输注速度和血糖水平之间的关系，此时还需要结合估计的当日液体需要量补充其他液体，如静滴 NaCl 液（根据校正的血钠选择 0.45% 或 0.9%NaCl 溶液）和（或）经消化道补水，调整补液速度，直至 HHS 得到缓解。为控制好胰岛素、葡萄糖溶液、NaCl 液和其他液体的输注速度，最好使用 3 条静脉通路，当患者 HHS 缓解，神志清醒，能够进食，过渡到皮下注射胰岛素，与静滴胰岛素重叠 1 ～ 2 小时。

（三）补钾治疗

HHS 时补钾原则与 DKA 相同。

（四）其他治疗

去除引起 HHS 的诱因，如感染等。

知识拓展

高血糖危象治疗中的血钠浓度

在高血糖危象治疗过程中，为预防脑水肿发生，除控制血糖下降速度外，维持血钠在正常范围也至关重要。血钠浓度不仅受高血糖危象影响，亦受包括补液在内各种治疗措施影响。

导致血钠降低的因素：①高血糖对细胞外液产生渗透梯度，促使细胞内水分移至细胞外液，造成稀释性低钠血症，通过血钠校正公式（见本章上一节）可了解血钠稀释程度。②补水（饮水或鼻饲）补偿容量丢失，稀释血钠，缓解血浆渗透压增高。

导致血钠增高的因素：①高血糖产生渗透性利尿（在肾功能保留情况下），水的丢失大于钠和其他离子丢失，造成高血钠，补液后肾血流量增加，渗透性利尿作用有可能增强。

②胰岛素治疗促使葡萄糖从细胞外液进入细胞内液，细胞外液渗透压降低，水重新进入细胞内，使血钠增高，同样通过血钠校正公式，可以预测血糖降低后，血钠上升程度。③钾的输入相当于给予同等量的钠，这是由于胰岛素刺激 Na-K ATP 酶等，促进钾进入细胞内，为维持细胞内电荷平衡，钠需从细胞内泵出。

由此可见，治疗高血糖危象时，即使选用等渗生理盐水补液，亦有可能导致高钠血症和高血浆渗透压，特别是在血糖控制不佳（导致渗透性利尿），使用大量胰岛素和大量补钾时。与高血糖所致高血浆渗透压相比，由高血钠所致高血浆渗透压对中枢神经系统影响更大（葡萄糖可部分透过脑细胞而不需要胰岛素的参与）。因此，高血糖危象治疗过程中，需要不断地监测血糖和电解质，使用血钠校正公式及时了解和预测血钠和脱水情况，适当补充无糖、无盐或低盐液体，防止血钠过高或过低。

（邓正照）

第七节　低血糖症

低血糖症最常见于正在使用胰岛素或胰岛素促泌剂治疗的糖尿病患者，其他疾病，例如胰岛素瘤、非胰岛细胞肿瘤、乙醇中毒、胰岛素拮抗激素缺乏，以及胃旁路术后等引起的低血糖症较少见到（表 22-8）。低血糖症的基本临床特征是 Whipple 三联征：①以自主神经反应和中枢神经系统为主要表现的低血糖症状和体征；②低血浆葡萄糖浓度；③低血糖纠正后症状和体征能迅速缓解。

一、正常人体低血糖防御机制

（一）血糖来源与利用

血糖（葡萄糖）有三个来源：从肠道吸收，糖原分解和糖异生。在空腹过夜状态下，血糖 3/4 来源于糖原分解，1/4 来源于糖异生，延长空腹至 24 ~ 48 小时，糖异生是血糖的唯一来源。血中葡萄糖的利用主要是进入细胞内，经糖酵解作用产生能量，供机体完成各种功能需要，也可重新合成肝糖原和肌糖原或转化为合成蛋白质和脂肪的原料。成人大脑仅占体重的 2.5%，但其氧化代谢约占基础代谢率的 25%，占全身葡萄糖利用 50% 以上，在生理条件下，葡萄糖实际上是大脑唯一代谢燃料，因此低血糖对机体的影响主要集中在中枢神经系统。

（二）低血糖防御机制

尽管饮食和活动量有较大的变化，但血糖浓度仍能维持在一个较窄的范围内，通常在 3.9 ~ 8.3 mmol/L，这主要是通过中枢神经系统和对血糖有调控作用的激素来实现。健康个体存在一个对低血糖反应的血糖阈值，当血糖浓度下降时会引起一系列防御反应，第一防御反应就是胰岛素分泌减少，这种减少在血糖浓度还在生理范围内（4.4 ~ 4.7 mmol/L）就开始启动。当血糖浓度刚降至生理范围以下时（3.6 ~ 3.9 mmol/L），升糖激素开始分泌增加，其中胰高血糖素分泌增加是抵抗低血糖的第二防御反应，主要通过刺激肝糖原分解升高血糖。其他升糖激素包括肾上腺素、皮质醇和生长激素。当血糖浓度进一步降至 2.8 ~ 3.1 mmol/L 时，可引起更强烈的交感肾上腺反应和相关症状，促使进食来缓解低血糖。但当血糖浓度降至 2.8 mmol/L 以下时，可导致意识障碍，失去了进食保护能力。

二、临床分类

美国内分泌学会成人低血糖症临床实践指南（2009 年）推荐的低血糖症病因分类（表 22-8）

主要根据患者临床情况划分，一类是患病或用药者，另一类是表面健康者。对前一类低血糖患者，特别强调药物的影响，药物是引起低血糖症最常见的原因。由于糖尿病患者的低血糖症主要由降糖药物所致，其病生理机制、诊断标准和处理不同于非糖尿病患者，因此有关糖尿病患者低血糖症将单独讨论。

表 22-8 成人低血糖症病因

患病或用药者：

　　药物

　　　　胰岛素或胰岛素促泌剂

　　　　乙醇

　　　　其他药物

　　危重症疾病

　　　　肝衰竭、肾衰竭或心力衰竭

　　　　脓毒症

　　　　营养不良

　　激素缺乏

　　　　皮质醇

　　　　胰高糖素和肾上腺素（见于胰岛素缺乏的糖尿病）

　　非胰岛细胞肿瘤

表面健康者：

　　内源性高胰岛素血症

　　　　胰岛素瘤

　　　　功能性 β 细胞疾病（胰岛细胞增殖症）

　　　　非胰岛素瘤胰源性低血糖症

　　　　胃旁路术后低血糖症

　　　　自身免疫性低血糖症

　　　　　　胰岛素抗体

　　　　　　胰岛素受体抗体

　　胰岛素促泌剂

　　其他

三、临床表现

低血糖症临床表现分为自主神经性和中枢神经性表现。自主神经性表现与肾上腺素能和胆碱能系统对低血糖的生理性反应亢进有关，肾上腺素能兴奋引起的表现为心悸、心动过速、震颤、焦虑和面色苍白，胆碱能系统兴奋引起的表现为出汗、恶心、饥饿和感觉异常（麻刺感、温暖感觉）。中枢神经性表现是中枢神经系统糖缺乏的直接结果，包括视力障碍（复视、视力模糊）、精神状态改变、感觉异常、遗忘、癫痫发作、意识丧失和昏迷等，如果低血糖加重和延长会导致死亡。

低血糖症临床表现存在个体差异，症状和体征的出现每个个体表现不同，与血糖不一定平行，这与低血糖的程度、下降速度、持续时间、病因、个体反应性和耐受性有关。此外人体对低血糖反应（主要是指自主神经反应）的血糖阈值是动态变化的，血糖持续较高时，阈值较高，例如糖尿病患者血糖长期较高，胰岛素治疗后，血糖快速下降，即使血糖水平高于 3.9 mmol/L，也可出现低血糖反应。当低血糖发作后，特别是反复发作后，血糖阈值较低，甚至血糖在 2.8 mmol/L 以下时也不出现低血糖反应，即所谓的未感知的低血糖，一旦出现这种情况，机体对低血糖的防御能力就会明显下降，没有饥饿感，不能及时进食来纠正低血糖，患者可从神志清醒状态毫无征兆地进入昏迷状态。例如糖尿病患者发生低血糖后，对低血糖反应的血糖阈值下调，血糖值需要比上一次低血糖发作时更低，才会引起低血糖反应，如果低血糖反复发作，就会出现未感知的低血糖，形成低血糖恶性循环，纠正这种低血糖恶性循环的办法就是在 2～3 周内努力防止或减少低血糖，机体对低血糖反应的血糖阈值会重新上调。

四、诊断标准

非糖尿病低血糖症诊断标准是依据 Whipple 三联征：①低血糖症状和体征；②血浆葡萄糖浓度 < 2.8 mmol/L；③血糖正常后症状和体征缓解。划定低血糖症血糖诊断值在 < 2.8 mmol/L 以下（国外指南和教科书低血糖症血糖诊断值多定在 < 3.0 mmol/L 以下），是因为在该浓度下已低到足以引起症状和体征，包括脑功能损害。诊断低血糖症之后需要根据病史、临床表现、用药情况、实验室检查和影像学资料确定低血糖症病因。接受药物治疗（胰岛素或胰岛素促泌剂）的糖尿病患者只要血糖浓度 < 3.9 mmol/L 就属于低血糖症（图 22-6）。

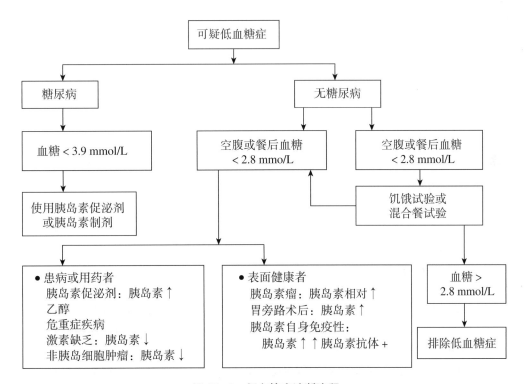

图 22-6　低血糖症诊断流程

五、糖尿病患者低血糖症诊断和管理

（一）导致低血糖症的药物

糖尿病患者低血糖症是由使用胰岛素或胰岛素促泌剂（磺脲类和格列奈类降糖药）所致，本质上属于医源性低血糖症。由于进入体内的外源性胰岛素或胰岛素促泌剂刺激产生的内源性胰岛素的降糖作用是由药代动力学决定的，不受体内血糖水平高低的调控，当血糖水平较低时，而药物仍在发挥降糖作用，就导致低血糖症的发生。低血糖症是使用胰岛素或胰岛素促泌剂患者血糖达标的主要障碍。

（二）低血糖症的定义、诊断和分级

糖尿病患者低血糖症的定义是所有使患者处于潜在伤害的低血浆葡萄糖事件。由于引起糖尿病患者低血糖症状和体征的血糖阈值常是漂移的，划定统一的低血糖反应阈值不太现实，但可以划定一个预警值，以便引起患者和医务人员对低血糖相关的潜在危害给予关注。美国糖尿病学会和内分泌学会建议有低血糖风险的糖尿病患者（如使用胰岛素或胰岛素促泌剂），在血糖水平 < 3.9 mmol/L 时就应该对即将发生的低血糖有所警觉，因此当血糖水平 < 3.9 mmol/L 时就诊为低血糖症。目前将糖尿病低血糖症严重程度分为 3 级，1 级低血糖：血糖 < 3.9 mmol/L 且 ≥ 3.0 mmol/L；2 级低血糖：血糖 < 3.0 mmol/L；3 级低血糖：需要他人帮助治疗的严重事件，伴有意识和（或）躯体改变，没有特定血糖界限。

（三）低血糖症危险因素和预防

胰岛素绝对和相对过量是糖尿病患者低血糖危险的决定因素。①胰岛素绝对过量多见于胰岛素或胰岛素促泌剂剂量过大；起效时间和作用时间与患者的血糖水平不匹配；胰岛素或胰岛素促泌剂清除减少，如在肾衰竭时。②胰岛素相对过量见于外源性糖摄入减少，如误餐或未加餐；葡萄糖利用增加，如在运动时；内源性葡萄糖产生减少，如饮酒后；胰岛素敏感性增加，如随着胰岛素强化治疗的起效或体重降低。上述这些常规危险因素实际上只能解释低血糖发作的小部分。

引起低血糖发作的其他危险因素包括：①绝对的内源性胰岛素缺乏（如 1 型糖尿病和长病程的 2 型糖尿病），由于血糖失去了内源性胰岛素调控，血糖水平基本上由外源性胰岛素控制。②严重和反复的低血糖导致未感知的低血糖，失去对低血糖的防御能力，低血糖进入恶性循环。

糖尿病治疗面临的重要挑战就是在控制和纠正高血糖的同时尽量减少低血糖风险，预防和减少低血糖风险涉及以下四个方面。①承认问题，要让患者知道使用胰岛素和胰岛素促泌剂存在低血糖问题。②采用积极的血糖治疗原则，即通过糖尿病教育等方法逐步掌握自我管理，经常进行自我血糖监测（包括动态血糖监测），能够灵活和适当调整胰岛素和其他降糖药物，建立个体化的血糖控制目标，能够经常得到专业指导。③了解上面提到的常见低血糖危险因素。④了解引起未感知的低血糖危险因素。

（四）低血糖症管理

使用胰岛素和胰岛素促泌剂的糖尿病患者，当血糖水平 < 3.9 mmol/L 时就需要补充 15 ~ 20 g 葡萄糖或相当量的糖类，纯葡萄糖的治疗效果最好，食物中如果含有脂肪会延缓和延长升血糖反应，2 型糖尿病患者摄入蛋白质可能会刺激胰岛素分泌而不增加血糖浓度，因此蛋白质含量高的食物不应用于治疗或预防低血糖症。每 15 分钟监测 1 次血糖，如果血糖仍 < 3.9 mmol/L，可重复上述治疗，低血糖症状一般在 15 ~ 20 分钟内缓解。一旦血糖恢复正常，由于胰岛素或胰岛素促泌剂仍在发挥降糖作用，需要根据降糖药物作用时间长短继续补充含糖食物以防低血糖复发。

如果患者无法口服葡萄糖或含糖食物，必须经胃肠外途径进行治疗，传统方法是先静脉注射 50% 葡萄糖液 20 ~ 40 ml，由于葡萄糖浓度过大，不易推注，且可能对血管造成损伤，因此可在保证葡萄糖总量（10 ~ 20 g）的情况下，给予 25% 葡萄糖溶液静推，或用 10% 葡萄糖溶液静脉点滴，每 15 分钟监测 1 次血糖，如果血糖未恢复正常，可重复上述治疗。血糖恢复正常后，根据患者神志情况和进食能力，采用 5% 或 10% 葡萄糖溶液持续静脉点滴或通过进食补充葡萄糖，直到血糖平稳。

紧急情况下如果不能马上获取食物或静脉补充葡萄糖，患者可以自己或在他人帮助下，皮下或肌注 0.5 ~ 1 mg 胰高血糖素（目前国内一般医院和药房暂无胰高血糖素），主要用于 1 型糖尿病和 2 型糖尿病晚期患者，由于胰高血糖素主要通过刺激糖原分解起作用，对糖原耗竭的患者

（如乙醇诱导的低血糖症）是无效的，胰高血糖素只一过性增高血糖浓度，一旦可能应鼓励患者进食，以便补充糖原储存。

六、患病者的低血糖症

（一）乙醇性低血糖症

乙醇诱导的低血糖症主要是由于抑制了糖异生，通常发生在进食很少的情况下，大量饮酒后空腹 8～12 小时，此时肝糖原已耗竭，乙醇还可减弱低血糖时生长激素反应。乙醇也能增加胰岛素对餐后葡萄糖负荷反应，在少量进食情况下，导致餐后低血糖。由于低血糖发作时的临床表现易被乙醇中毒的表现所掩盖，因此对乙醇中毒患者，要注意监测血糖，以免延误诊断，治疗上给予口服或静脉补充葡萄糖。

（二）危重症疾病所致低血糖症

肝原性低血糖症主要发生在肝组织受到严重破坏时（如爆发性肝衰竭、中毒性肝炎），这是由于肝不仅是糖原储存与分解、糖异生的重要场所，也是胰岛素降解代谢的重要场所，胰岛素降解减慢，半衰期延长，也促进低血糖发生。肾衰竭所致的低血糖症，其机制不完全清楚，可能与多种因素有关，如营养不良、胰岛素清除减少（部分胰岛素经肾清除）、肾生糖能力减弱（肾是糖异生场所）。严重心力衰竭所致的低血糖症，其机制不完全清楚。

脓毒症所致低血糖症相对常见，这是由于在细胞因子介导下，骨骼肌和富含巨噬细胞组织（如肝、脾和肺等）葡萄糖利用持续增加，以及对葡萄糖反向调节信号（即降低的胰岛素和升高的胰高血糖素和肾上腺素水平）反应降低所致。营养不良可引起低血糖症，这是在全身脂肪和肌肉耗竭的情况下，用于糖异生和糖原分解的底物供应不足造成的。

（三）升糖激素缺乏所致低血糖症

单一升糖激素缺乏很少引起低血糖症，除非出现严重状况或应激时，如甲减昏迷可有低血糖症。即使缺乏多种升糖激素，低血糖症也较少见到，如垂体前叶功能减退症，但在特殊情况下，如空腹时间过长、运动量过多、妊娠、大量饮酒，特别是在应激时，如严重感染、创伤和手术时易发生低血糖症。

（四）非胰岛细胞肿瘤所致低血糖症

非胰岛细胞肿瘤引起的低血糖症少见，导致低血糖症的肿瘤有多种，特别是起源于间充质的肿瘤，该肿瘤通常较大，临床多能发现。低血糖主要是由于肿瘤过量生产加工不完全的前胰岛素样生长因子 2（pro-IGF2），肿瘤也可过量生产胰岛素样生长因子 1（IGF1）和胰高血糖素样肽 1（GLP1）。pro-IGF2 引起低血糖是由于具有胰岛素样作用，低血糖使内源性胰岛素分泌受抑制。肿瘤很少能治愈，但可通过治疗缓解低血糖，如大量补充葡萄糖，使用糖皮质激素、生长激素或两者兼有的治疗有时是有效的。

七、表面健康者的低血糖症

（一）胰岛素瘤、胰岛细胞增殖症和非胰岛素瘤胰源性低血糖症

胰岛素瘤是一种功能性神经内分泌肿瘤，来源于神经内分泌胰岛细胞或多能胰腺干细胞，可产生不依赖葡萄糖水平刺激的胰岛素，导致低血糖症。肿瘤通常较小，90% 肿瘤直径 < 2 cm，多为良性，恶性 < 10%，少数有遗传综合征（主要为多发性神经内分泌瘤 1 型）。胰岛素瘤起病隐匿，20% 出现症状到诊断在 5 年以上，低血糖最常发生在空腹或运动时，单纯餐后仅占 5%～7%，疾病早期低血糖发作可以是间歇性的，晚期低血糖发作持久并且频繁。经腹超声、CT 和 MRI 能探测大约 75% 胰岛素瘤，内镜胰腺超声加细针穿刺活检探测肿瘤的敏感度达 90%，术中触诊和术中超声可对肿瘤进一步定位。

胰岛素瘤诊断标准依据美国内分泌学会成人低血糖症临床实践指南（2009 年），诊断基本思

路是首先确定低血糖症诊断（符合 Whipple 三联征），其次根据病史、低血糖特点、实验室和影像学检查排除药物和有明确疾病所致的低血糖症，进一步是确定内源性高胰岛素血症的证据，即血糖水平 < 2.8 mmol/L 的同时血浆胰岛素水平 ≥ 3 μU/ml，或血浆 C 肽水平 ≥ 0.2 nmol/L，然后对导致内源性高胰岛素血症的其他疾病作鉴别诊断，在此基础上对肿瘤进行定位。用于诊断胰岛素瘤的血糖测定应在空腹状态下（夜间或隔夜）采集静脉血，用以鉴别胃旁路术后或其他原因引起的餐后低血糖，由于患者不是总能出现低血糖，有时需要禁食一段时间（72 小时饥饿试验）才能诱发出低血糖。胰岛素瘤患者的胰岛素水平不是很高，多在正常人空腹胰岛素水平范围内或稍低些，只是相对于低血糖，胰岛素水平是高的，如果胰岛素水平很高，需要考虑胰岛素抗体所致的自身免疫性低血糖症。

治疗上为防止或减少低血糖发生，强调及时和多次进食，出现神志改变不能进食者，静脉补充葡萄糖。手术切除肿瘤是根本治疗，对不能切除的肿瘤可考虑使用二氮嗪（有抑制胰岛素释放作用）和生长抑素类似物奥曲肽等。

成人胰岛细胞增殖症是导致空腹内源性高胰岛素性低血糖症的罕见原因，胰岛细胞增殖症中的 β 细胞存在功能失调，其原因尚不清楚。在组织学上表现为整个胰腺的异常 β 细胞增殖，通过临床和生化方法，无法区分弥漫性胰岛细胞增殖症和胰岛素瘤，如果所有无创成像技术无法识别肿瘤，可进行选择性动脉钙刺激试验（了解胰腺不同部位胰岛素分泌情况），最终诊断依赖于组织病理学评估，治疗是手术切除胰腺。

非胰岛素瘤胰源性低血糖症临床罕见，符合餐后内源性高胰岛素性低血糖症特点，低血糖多发生在餐后 2 ~ 4 小时，组织学上显示为胰岛细胞肥大伴或不伴增生，各种影像学检查无阳性发现，选择性动脉钙刺激试验显示有弥漫性 β 细胞功能亢进。治疗上如果通过饮食、α 糖苷酶抑制剂、二氮嗪或奥曲肽不能控制低血糖，可考虑行胰腺部分切除术。

（二）胃旁路术后低血糖症

见于各种原因进行的胃部切除术后，部分接受 Roux-en-Y 胃旁路术的患者术后数月至数年发生餐后内源性高胰岛素性低血糖症，其原因是食物快速进入肠道后加速吸收葡萄糖，促使肠道分泌的 GLP1 等肠促胰素大幅增加，触发了增强的胰岛素分泌反应。低血糖多在餐后 2 ~ 3 小时，对有餐后低血糖病史的患者应行 5 小时以上的混合餐试验，因餐后低血糖症诊断标准尚未建立，目前采用空腹状态下的诊断标准。治疗上建议低糖类饮食，阿卡波糖、生长抑素类似物和二氮嗪有一定疗效。

（三）自身免疫性低血糖症

胰岛素自身免疫性低血糖症是由胰岛素抗体所致，低血糖多发生在餐后晚期，这是由于进餐后刺激胰岛素分泌，并与循环中的胰岛素抗体结合，胰岛素失去活性可致餐后高血糖，餐后晚期胰岛素以不受调节的方式与抗体解离，过高浓度的游离胰岛素导致了低血糖的发生。本病罕见，有较高的遗传易感性，患者常有其他自身免疫性疾病，感染以及服用含硫或含巯基的药物（如甲巯咪唑、氯吡格雷等）也是触发胰岛素抗体产生的因素。诊断是依据患者无外源胰岛素应用史，在低血糖的同时有非常高的胰岛素水平和高滴度胰岛素抗体。停用诱发药物多能逐步缓解，或使用糖皮质激素治疗。

内源性胰岛素受体抗体多是阻断性抗体，造成严重的胰岛素抵抗（B 型胰岛素抵抗）和高血糖，但有时胰岛素受体抗体也可以是刺激性抗体，导致低血糖症。

（四）意外、人为或恶意的低血糖症

意外低血糖症多指误用胰岛素或胰岛素促泌剂，人为低血糖症多指试图通过使用上述药物来达到某种目的，例如有在"壮阳药物"中加入格列本脲的报道，而恶意低血糖症是指利用药物特性，用以达到某种罪恶目的。

知识拓展

72 小时饥饿试验

72 小时饥饿试验是诊断低血糖症的常用方法，正常成人饥饿 72 小时一般不会出现低血糖，但对有空腹低血糖发作史的患者，有可能再现低血糖，以便获取相关检查，用于低血糖症诊断和病因分析。

72 小时饥饿试验方法：停用所有不必要的药物，从最后 1 次餐后（多在晚餐后）开始计算起始时间，试验期间允许摄入无热量饮料，白天保持一定量的活动，禁食后每 6 小时采血 1 次，测血糖，直到血糖 < 3.3 mmol/L 后，改为每 1～2 小时采血。出现下述情况终止禁食：①血糖 < 2.5 mmol/L，同时有低血糖症状和体征；②既往有 Whipple 三联征证据，血糖 < 2.8 mmol/L，无低血糖症状或体征；③禁食 72 小时没有低血糖症状和体征。除血糖外，同时进行胰岛素、C 肽和 β 羟丁酸等相关检查，结束试验后，恢复进食。

有餐后（进食后 5 小时内）低血糖发作史的患者，为再现低血糖，可行混合餐试验，方法如下：停用所有不必要的药物，隔夜空腹状态下进餐，进食内容与引起低血糖发作时的食物相同或相似，分别采集进餐前、进餐后每 30 分钟至 5 小时血样，查血糖，当血糖 < 3.3 mmol/L 后，同步检测胰岛素和 C 肽等，除非有严重低血糖症状需要处理，尽量完成试验。判断低血糖症诊断标准是：出现低血糖症状和体征的同时血糖 < 2.8 mmol/L。

综合思考题

第二十二章
综合思考题解析

1. 肾上腺危象与垂体危象的区别是什么？

2. 为什么说补液是 DKA 治疗的首要措施？

3. 治疗 HHS 时，在补充生理盐水和肾功能保留情况下，如果血糖下降速度控制在 2.8～4.2 mmol/h，血浆渗透压是否会以同等速度下降？

4. 低血糖症昏迷与高血糖危象昏迷在体征方面存在哪些差别？

5. 57 岁，女性，甲亢病史半年，服用甲巯咪唑（赛治）后未监测血象。本次因发热、腹泻、喘憋 1 周就诊，查体：体温 40 ℃，血压正常，心率 140 bpm，甲状腺稍大，肺部可闻及湿啰音，余心肺查体大致正常。心电图提示窦性心动过速，胸部 CT 提示肺部感染。实验室检查提示中性粒细胞缺乏，炎症指标升高。诊断需如何考虑？

6. 男性，22 岁，3 天前进食牛奶后出现恶心、呕吐，有口渴、多饮，1 天来上述情况加重，遂来急诊，既往无糖尿病史。查体：T 36.6 ℃，P 120 次 / 分，R 32 次 / 分，BP 128/64 mmHg，体重 104 kg，BMI 35.3 kg/m²，精神差，呼吸稍促，皮肤弹性较差，心肺腹和其他部位检查未见明显异常。查血糖 28.5mmol/L，尿酮体 3+，动脉血 pH 7.05，血 HCO_3^- 4.2 mmol/L，血钾 4.7 mmol/L，血钠 131.2 mmol/L，血氯 98.7 mmol/L。诊断为糖尿病酮症酸中毒，开始 24 小时治疗：补液 8900 ml（静脉 7500 ml），尿量 8100 ml，患者未进食，给予持续胰岛素静脉点滴，总剂量 248 单位，补钾 17.5 g，5% $NaHCO_3$ 200 ml。开始 24 小时监测：治疗 9 小时后血糖降至 10.8 mmol/L，治疗 14 小时后血 pH 升至 7.31，血 HCO_3^- 17.3 mmol/L，血钾最低达 1.54 mmol/L，尿酮体 1+～2+。请找出 DKA 治疗中存在的缺陷。

7. 男性，40 岁，1 周来出现纳差，伴恶心、呕吐、烦躁，半小时前家人发现患者呼叫不醒，面部抽搐，送来急诊。平素喜饮甜味碳酸饮料，无糖尿病史。查体：T 36.2 ℃，P 113 次 / 分，R 16 次 / 分，BP 110/77 mmHg，BMI 44.2 kg/m²，神志昏迷，四肢有不自主活动，心肺腹检查无明显异常，颈软，病理反射阴性。实验室检查：pH 7.2，BE –15.5 mmol/L，血乳酸 3.2 mmol/L，血钾 6.7 mmol/L，血钠 139.0 mmol/L，血氯 91.4 mmol/L，血糖 34.9 mmol/L，血肌酐 252.0 μmol/L，血 β 羟基丁酸 3.2 mmol/L，尿酮体未查（导尿不成功）。

（1）能否诊断糖尿病酮症酸中毒？

（2）能否诊断高渗性高血糖状态？

（3）能否诊断糖尿病乳酸酸中毒？

（4）是否有高钠血症？

8. 男性，36 岁，1 月来反复出现饥饿感、乏力，多发生于夜间，每日发作数次，进食后可缓解，半小时前于凌晨睡眠中突发神志不清、大喊大叫，送至急诊。查静脉血糖 1.2 mmol/L，输糖后症状缓解。发病来进食差，体重下降 3 kg。慢性乙肝病史 18 年，无糖尿病史。查体肝下界在右肋下 3 cm，脾左肋下 1 cm 可触及，余未见明显异常。入院后查空腹血糖在 1.9 mmol/L 时，胰岛素 0.25 μU/ml，血白蛋白稍降低，总胆红素、ALT 稍增高，AST 为正常值 6 倍，血氨、肾功能正常。

（1）根据临床表现、病史和初步检查，低血糖症最可能的病因是什么？

（2）如果低血糖症最有可能与肝病有关，其最可能的病因是什么？

参考文献

［1］ D Ylli，Klubo-Gwiezdzinska J，Wartofsky L. Thyroid emergencies. Pol Arch Intern Med，2019，129（7-8）：526-534.

［2］ Leung A M. Thyroid Emergencies. Journal of Infusion Nursing the Official Publication of the Infusion Nurses Society，2016，39（5）：281-286.

［3］ Alexandraki，Grossman. Management of Hypopituitarism. Journal of Clinical Medicine，2019，8（12）：2153.

［4］ Satoh T，Isozaki O，Suzuki A. 2016 Guidelines for the management of thyroid storm from The Japan Thyroid Association and Japan Endocrine Society（First edition）. Endocrine Journal，2016，63（12）：1025-1064.

［5］ Dineen R，Thompson C J，Sherlock M. Adrenal crisis：prevention and management in adult patients. Therapeutic advances in endocrinology and metabolism，2019，13（10）：2042018819848218.

［6］ 中华医学会内分泌学分会. 中国糖尿病血酮监测专家共识. 中华内分泌代谢杂志，2014，30（3）：177-183.

［7］ 中华医学会糖尿病学分会. 中国 2 型糖尿病防治指南（2020 年版）. 中华糖尿病杂志，2021，13（4）：315-409.

［8］ Dhatariya KK，Glaser NS，Codner E，et al. Diabetic ketoacidosis. Nat Rev Dis Primers，2020，6（1）：40.

［9］ 中华医学会糖尿病学分会. 中国高血糖危象诊断与治疗指南. 中华糖尿病杂志，2013，5（8）：449-461.

［10］ Nasa P，Chaudhary S，Shrivastava PK，et al. Euglycemic diabetic ketoacidosis：A missed diagnosis. World J Diabetes，2021，12（5）：514-523.

［11］ Stoner GD. Hyperosmolar Hyperglycemic State. Am Fam Physician，2017，96（11）：729-736.

［12］ BaldrighiM，SainaghiPP，BellanM，et al. Hyperglycemic Hyperosmolar State：A Pragmatic Approach to Properly Manage Sodium Derangements. Current Diabetes Reviews，2018，14（6）：534-541.

［13］ Cryer PE，Axelrod L，Grossman AB，et al. Evaluation and management of adult hypoglycemic disorders：an Endocrine Society Clinical Practice Guideline. J Clin Endocrinol Metab，2009，94（3）：709-28.

［14］ Seaquist ER，Anderson J，Childs B，et al. Hypoglycemia and diabetes：a report of a workgroup of the American Diabetes Association and the Endocrine Society. Diabetes Care，2013，36（5）：1384-1395.

［15］ Okabayashi T，Shima Y，Sumiyoshi T，et al. Diagnosis and management of insulinoma. World J Gastroenterol，2013，19（6）：829-37.

（邓正照）

第二十三章

全身性过敏反应

◎ 学习目标

基本目标

1. 掌握全身性过敏反应的诊断标准。
2. 掌握全身性过敏反应的药物治疗。

发展目标

熟悉全身性过敏反应的病因与发病机制。

一、全身性过敏反应

全身性过敏反应（anaphylaxis）又称严重过敏性反应，是一种可能危及生命的急性多系统综合征，由肥大细胞突然释放多种介质进入体循环导致。最常见的原因是食物、药物及昆虫叮咬引起的 IgE 介导反应，但任何能够引起突发的全身性肥大细胞脱颗粒的物质均可诱发全身性过敏反应。因为全身性过敏反应可酷似其他疾病，而且临床表现多变，所以可能难以识别。

二、病因与发病机制

大多数全身性过敏反应发作都涉及 IgE 相关免疫机制。在儿童中最常见原因是食物，而在成人中药物和昆虫叮咬更常见。常见病因如下。

1. 异种（性）蛋白 内分泌激素（胰岛素、抗利尿激素）、酶（糜蛋白酶、青霉素酶）、花粉浸液（豚草、树）、食物（蛋清、牛奶、坚果、海产品、巧克力）、抗血清、职业性接触的蛋白质（橡胶产品）、蜂蜜毒素等。

2. 常用药物 如抗生素（青霉素、头孢菌素、两性霉素 B）、局部麻醉药（普鲁卡因、利多卡因）、诊断性制剂（碘化 X 线造影剂）、职业性接触的化学制剂（乙烯氧化物）等。其中最常见的为青霉素过敏。

3. 其他 昆虫蜇伤（蚂蚁、蜜蜂、大胡蜂、黄蜂等）、吸入物及接触物等。

三、临床表现

全身性过敏反应可表现为多种潜在症状和体征的不同组合。

其常见症状和体征包括以下四类。

1．皮肤及黏膜症状和体征　在全身性过敏反应发作中的出现频率可高达90%，包括泛发性荨麻疹、瘙痒或潮红、唇 - 舌 - 悬雍垂肿胀、眶周水肿或结膜肿胀。然而，荨麻疹、潮红和瘙痒在患者到达医疗机构时可能已经消退，因此务必询问反应刚开始时的皮肤表现。

2．呼吸系统症状和体征　高达85%的过敏反应发作中可出现，包括流涕、鼻塞、喷嚏、咽部和耳道发痒、音质改变、感觉喉咙紧闭或窒息、喘鸣、呼吸急促、哮鸣、咳嗽。

3．胃肠道症状和体征　出现频率可高达45%，包括恶心、呕吐、腹泻和痉挛性腹痛。

4．心血管系统症状和体征　出现频率可高达45%，包括张力过低（虚脱）、晕厥、失禁、头晕、心动过速和低血压。

全身性过敏反应分级标准见表23-1，以患者出现的最严重症状为准。

表23-1　全身过敏反应分级标准

分级	临床表现
Ⅰ级	患者接触可疑过敏原后几分钟至数小时内有下述2项及以上的症状快速发作 A．皮肤黏膜组织症状，如各种皮疹、瘙痒或潮红，唇舌红肿和（或）麻木等 B．呼吸系统症状，如胸闷、气促、呼吸困难、喘鸣、支气管痉挛、发绀、呼气流量峰值下降、血氧不足等 C．血压下降或终末器官功能受累，如肌张力减退，晕厥，二便失禁等 D．持续的胃肠系统症状，如腹痛、恶心、呕吐等
Ⅱ级	出现明显呼吸系统症状或血压下降 呼吸系统症状：胸闷、气促、呼吸困难、喘鸣、支气管痉挛、发绀、呼气流量峰值下降、血氧不足等 血压下降：成人、婴儿与儿童收缩压详见表23-2
Ⅲ级	出现以下任一症状：神志不清、嗜睡、意识丧失、严重的支气管痉挛和（或）喉头水肿、发绀、重度血压下降（收缩压 < 80 mmHg 或比基础值下降 > 40%）、二便失禁等
Ⅳ级	发生心跳和（或）呼吸骤停

四、诊断

严重过敏反应诊断标准见表23-2。

表23-2　严重过敏反应诊断标准

当症状满足以下3个标准的任意一个时，患者极有可能发生了严重过敏反应
1　疾病呈急性发作（几分钟至数小时内），有皮肤和（或）黏膜系统症状，如皮疹、瘙痒或潮红、唇舌红肿和（或）麻木等，及以下任一系统症状（不考虑过敏原接触史） A．呼吸系统症状，如音哑、咳嗽、胸闷、气促、呼吸困难、喘鸣、支气管痉挛、发绀、呼气流量峰值下降、血氧不足等 B．血压下降（见标准3）或其相关的终末器官功能障碍，如麻木、肌张力减退、晕厥、二便失禁等

2	患者接触可疑过敏原后几分钟至数小时内有下述 2 项及以上的症状快速发作

    A．皮肤黏膜组织症状，如各种皮疹、瘙痒或潮红、唇舌红肿和（或）麻木等

    B．呼吸系统症状，如胸闷、气促、呼吸困难、喘鸣、支气管痉挛、发绀、呼气流量峰值下降、血氧不足等

    C．血压下降或终末器官功能受累，如肌张力减退、晕厥、二便失禁等

    D．持续的胃肠系统症状，如腹痛、恶心、呕吐等

3	患者接触已知过敏原后几分钟至数小时内血压下降

    A．婴儿与儿童：收缩压低于相应年龄的正常值。＜ 1 岁，收缩压＜ 70 mmHg；1 ～ 10 岁，收缩压＜ （70 mmHg ＋ 2× 年龄）；11 ～ 17 岁，收缩压＜ 90 mmHg，或比基础值下降＞ 30%

    B．成人：收缩压低于 90 mmHg 或比基础值下降＞ 30%

五、治疗

（一）一般处理

1．立即脱离或停止接触可疑的过敏物质。

2．即刻使患者取仰卧位，松解领、裤等扣带。严重喉头水肿有时需行气管切开术；严重而又未能缓解的气管痉挛，有时需气管插管和辅助呼吸。对进行性声音嘶哑、舌水肿、喘鸣、口咽肿胀的患者推荐早期选择性插管。

3．评估患者的气道、呼吸、循环，以及精神状态是否正常。

4．予辅助供氧，最初使用非再呼吸面罩以 15 L/min 的流速供氧，或者采用市售高流速氧气面罩供氧，其提供 70% ～ 100% 的氧浓度。

5．救治过程中对心脏、血压、呼吸、血氧饱和度实施密切监护。

（二）药物治疗

1．肾上腺素 对临床分级为Ⅱ、Ⅲ级的患者，应首选肌内注射，对于胃肠系统症状难以缓解的Ⅰ级反应患者也可以考虑肌内注射肾上腺素。剂量：按 0.01 mg/kg 体重给予 [浓度：1 mg/ml（1∶1000），等同于 1 ml∶1 mg 规格的肾上腺素注射液浓度]，14 岁及以上患者单次最大剂量不超过 0.5mg，14 岁以下患者单次最大剂量不超过 0.3 mg；对于已发生或即将发生心跳和（或）呼吸骤停的临床分级为Ⅳ级的患者，应静脉注射肾上腺素；对临床分级为Ⅲ级且在 ICU 内 / 手术期间已建立静脉通路并得到监护的患者，可静脉注射肾上腺素。

2．立即为患者建立静脉通道，糖皮质激素对速发相反应无明显的治疗效果，但可以阻止迟发相过敏反应的发生。用地塞米松 10 ～ 20 mg 或氢化可的松 300 ～ 500 mg 或甲泼尼龙 120 ～ 240 mg 加入 5% ～ 10% 葡萄糖液 500 ml 中静滴，或先用地塞米松 5 ～ 10 mg 静注后，继以静滴。

3．补充血容量 过敏性休克中的低血压是血管扩张和毛细血管液体渗漏所致。因此，需补充血容量以维持组织灌注。宜选用平衡盐溶液，一般先输入 500 ～ 1000 ml，以后酌情补液。

4．应用升压药 经上述处理后，血压仍低者，应给予升压药。常用多巴胺 10 ～ 20 mg 静注，或用较大剂量加入液体中静滴；或用去甲肾上腺素 1 ～ 2 mg 加入生理盐水 250 ml 中静脉滴注。

5．加用抗组胺药 如异丙嗪 25 ～ 50 mg 肌注或静滴，或苯海拉明 20 ～ 40 mg 肌注，或 H_2 受体阻滞剂（如西咪替丁 300 mg 口服、肌注或静滴）等。

6．吸入 β 肾上腺素能药 如有明显支气管痉挛，可以喷雾吸入 0.5% 沙丁胺醇溶液 0.5 ml，以缓解喘息症状。吸入沙丁胺醇对由 β 受体阻滞剂所致的支气管痉挛特别有效。

知识拓展

肾上腺素自动注射器

肾上腺素自动注射器的及时正确使用是院前急救的关键之一，目前从世界范围看，肾上腺素自动注射器仅在少数国家具备使用条件，据统计 195 个国家仅 32% 有此条件，亚洲范围内日本、马来西亚、新加坡和中国台湾等地有此装置，我国大陆目前尚无。肾上腺素自动注射器具有给药迅速、操作错误率低、使用便捷、相对安全等优点。欧洲变态反应与临床免疫学会（European Academy of Allergy and Clinical Immunology，EAACI）推出了最新版严重过敏反应指南，推荐在社区将使用肾上腺素自动注射器作为严重过敏反应的一线治疗。

综合思考题

1. 全身性过敏反应的临床表现是什么？
2. 全身性过敏反应的一线用药是什么？

第二十三章
综合思考题解析

参考文献

[1] 张文武. 急诊内科学. 人民卫生出版社，2007.

[2] 李晓桐，翟所迪，王强，等.《严重过敏反应急救指南》推荐意见. 药物不良反应杂志，2019，21（2）：7.

（马青变）

第二十四章

急性中毒

◎ 学习目标 ··

基本目标

1. 对乙醇中毒机制及主要毒性效应有明确的认识。
2. 能对急性乙醇中毒严重程度做出评估并及时给予相应救治。
3. 对有机磷农药中毒的临床表现和实验室指标的异常等特点充分理解。掌握有机磷农药中毒的诊断标准和救治原则。
4. 了解脂肪乳的主要解毒机制。
5. 了解脂肪乳的临床解毒范围。

发展目标

1. 结合教学大纲的相关要求，阅读文献，能对急性乙醇中毒机制深入理解，能对合并症以及具有相同表现的疾病及时诊断与鉴别诊断，能识别并有效救治重症急性乙醇中毒。
2. 对不同程度的有机磷农药中毒救治措施，特别是解毒剂以及拮抗剂的剂量、疗程有相应的评估，达到精准化、个体化治疗。
3. 脂肪乳解毒临床使用适应证及禁忌证。
4. 脂肪乳的用量及不良反应。

··

第一节　乙醇中毒

急性乙醇中毒（acute ethanol intoxication）或称急性酒精中毒（acute alcohol intoxication）是指短时间摄入大量乙醇或含乙醇的饮料后出现的以中枢神经系统紊乱为主要表现的临床症候群。表现为行为和意识状态异常，重症中毒损害脏器功能，导致呼吸循环衰竭，甚至危及生命。

一、理化特性和用途

乙醇是无色透明的液体，有特殊香味，易挥发，沸点 78.4 ℃，熔点 –114.3 ℃，脂溶性较强，属于麻醉剂。常作为工业溶剂、药物溶媒和消毒杀菌剂，70% ~ 75% 浓度具有强杀菌作用。乙醇是酒类饮料的主要成分或重要成分。依不同的酒种，其乙醇含量有很大差别，威士忌乙醇含量高达 40%～60%，葡萄酒乙醇含量大多为 10%～25%，啤酒含乙醇量较低为 3%～5%。

二、中毒机制

（一）乙醇的代谢

乙醇主要经消化道摄入，80% 由十二指肠及空肠吸收，吸收速度与浓度呈正比，高脂类食物可阻止吸收，20～60 分钟达峰，全身广泛均匀分布，血浓度直接反映全身浓度，90% 在肝代谢、分解。成人乙醇清除能力：7 g/h（100% 9 ml），乙醇血液浓度下降速度约 0.43 mmol/h，其清除能力、速率与多种因素相关，对高水平乙醇耐受性存在明显个体差异。现有研究表明乙醇可致死剂量：100% 纯乙醇 250～500 ml，血液乙醇致死浓度：＞ 87 mmol/L，几乎不受个体差异影响。

乙醇在肝经醇脱氢酶氧化→乙醛→醛脱氢酶氧化→乙酸→进入三羧酸循环→ CO_2/H_2O

（二）急性毒性作用和临床表现

1. 中枢神经系统作用　主要表现在较高浓度的兴奋作用和极高浓度的抑制作用。

（1）兴奋作用：乙醇浓度在 50～150 mg/dl（11～33 mmol/L）状态，主要作用于大脑细胞突触后膜苯二氮䓬-GABA（γ-氨基丁酸）受体（BZ-GABA），抑制 GABA 对脑的抑制作用，表现为兴奋、多语、言语含糊、易激惹等。

（2）中枢神经系统抑制：达到 150～250 mg/dl（33～55 mmol/L）高浓度状态，乙醇作用于小脑出现共济失调；作用于网状结构出现昏睡、昏迷等中枢神经系统抑制作用。

（3）中枢神经系统的严重抑制：达到 250～400 mg/dl（55～88 mmol/L）的极高浓度状态，主要导致中枢神经系统的严重抑制作用，因延髓的抑制出现呼吸循环衰竭。

2. 代谢异常　乙醇在肝细胞内代谢生成大量还原型烟酰胺腺嘌呤二核苷酸（NADH），NADH/NAD 比值升高，发生高乳酸血症、乳酸酸中毒、酮体蓄积、糖代谢紊乱导致代谢性酸中毒、低血糖，加重意识障碍（反应迟钝、昏睡、昏迷），甚至危及生命。乙醇的中间产物乙醛（高反应活性分子）和蛋白质结合→乙醛-蛋白复合物，直接损伤肝细胞；诱导免疫反应；导致微循环障碍以及低氧血症、脂代谢紊乱均损伤肝功能。外周血管扩张，散热增加，导致低体温，易导致感染、心律失常等多种并发症。

3. 戒断综合征　是与乙醇长期大量摄入相关的急性严重临床综合征，需给予及时诊断与鉴别诊断和积极的救治。

（1）单纯性戒断反应：患者长期大量饮酒，在突然停止或明显减少饮酒量 6～24 小时内表现为震颤、焦虑、心动过速、血压升高、多汗、恶心呕吐，一般 2～5 天症状自行缓解，部分患者需就医。

（2）乙醇性幻觉反应：神志清晰，定向力尚可，异常表现以幻听、幻视为主，可出现被害妄想，常有离奇的言语、行为异常、恐惧感。

（3）戒断性惊厥：单纯性戒断反应伴有惊厥或癫痫样抽搐。

（4）震颤性谵妄反应：停止饮酒后 24～72 小时发生的精神错乱、肌肉粗大震颤、意识模糊、大量出汗、心动过速、恐惧性幻觉、呼吸抑制等严重临床症候群，有一定死亡风险，需及时诊治，维持生命体征。

三、诊断与鉴别诊断

急性乙醇中毒的诊断需依据患者血清乙醇浓度结合临床表现确立，并可将急性乙醇中毒分为轻、中、重度。

（一）诊断依据

1. 1 次或短时间内大量饮酒病史。

2．具有乙醇中毒相应的临床表现和体征。

3．血清乙醇浓度达到中毒的水平。

（二）辅助检查

1．实验室检查　血乙醇浓度、血糖、电解质、肝肾功能、动脉血气分析、心电图、影像学检查等。

2．毒物检测　排除其他或复合性中毒，乙醇可促进多种药物、毒物的毒性效应。

（三）中毒严重程度分级

1．轻度乙醇中毒　患者表现为头痛、呕吐、兴奋、多语、易激惹、哭闹攻击性等异常状态，血清乙醇浓度达到 50～150 mg/dl（11～33 mmol/L）。

2．中度乙醇中毒　患者出现言语不利、眼球震颤、视物模糊、复视、步态不稳，明显共济失调、呕吐、嗜睡、昏迷；Glasgow 评分 5～8 分，血清乙醇浓度达到 150～250 mg/dl（33～55 mmol/L）。

3．重度乙醇中毒　患者呈昏迷状态，瞳孔散大，血压下降，呼吸循环功能紊乱。实验室检查提示水电解质酸碱平衡紊乱、低血糖或急性肝、肾衰竭。Glasgow 评分＜5 分，血清乙醇浓度达到 255～400 mg（55～88 mmol/L）。

4．极重度乙醇中毒　患者陷入深昏迷，低体温，呼吸循环衰竭，低血糖水电解酸碱平衡严重紊乱，血清乙醇浓度超过 400 mg/dl（＞88 mmol/L），进入极重度乙醇中毒状态，虽经积极抢救仍可危及生命，死亡概率较高。

5．戒断综合征

（1）单纯性戒断反应：以震颤、多汗、焦虑、失眠为主要表现，多于 2～5 天内可缓解。

（2）乙醇性幻觉反应：以幻听为主，有幻视以及被害妄想，无危及生命的高危风险，给予必要的医疗帮助多可安全渡过。

（3）严重戒断反应：是较为严重的临床状态，特别是发生呼吸抑制及严重心律失常、水电解质酸碱平衡紊乱者，为危重症患者，有危及生命的风险。

（四）鉴别诊断

1．需要除外其他有相似症状的疾病

（1）急性甲醇中毒及其他中毒性疾病

（2）急性脑血管病

（3）糖尿病酮症酸中毒

（4）急性胃肠道疾病

2．注意合并症或继发症的识别

（1）低血糖

（2）低体温

（3）水电解质酸碱平衡紊乱

（4）急性肝损伤

（5）吸入性肺炎、窒息、呼吸衰竭

（6）跌倒后伤害、毁物、伤及他人等次生伤害

四、急诊救治原则

救治策略应依据中毒严重程度分级决定，重度中毒患者应首先维持生命体征和防止病情进一步恶化。

（一）轻症患者

无需特殊治疗。呕吐严重者可给予补充液体、糖、电解质等对症治疗；防范次生损伤如自伤、伤人毁物、误吸继发感染、胃黏膜损伤、贲门撕裂导致上消化道出血等。

（二）中度乙醇中毒

1. 应卧床休息、避免刺激，防止跌倒，必要时给予保护性约束。

2. 注意防止误吸。

3. 静脉补液，给予含糖液体，维持水电解质酸碱平衡。

4. 补充维生素 B_1、维生素 B_6、维生素 C。

5. 酌情给予黏膜保护剂。

6. 慎用中枢镇静剂。

7. 对症治疗。

（三）重度乙醇中毒

1. 关注生命体征变化，给予监护医疗。

2. 保持气道通畅，必要时可给予口咽通气道置入或建立人工气道。

3. 视患者呼吸氧合状况给予氧疗或机械通气。

4. 静脉补液，纠正酸中毒，补充电解质、能量，补充维生素 B_1、B_6、C。

5. 视情况给予呼吸兴奋剂和血管活性药，有效维持呼吸循环。

6. 关注心、脑、肾、肝等多脏器系统功能的变化和治疗性保护。

7. 给予纳洛酮有一定促醒等治疗作用。

8. 给予乙醛脱氢酶激活剂美他多辛拮抗部分中毒机制并促进乙醇排出。

9. 血液净化治疗，首选血液透析或持续床旁血滤连续性肾替代治疗（CRRT）。

（四）戒断综合征

单纯性戒断反应以震颤、多汗、焦虑、失眠为主要表现，注意休息，保证营养，2～5天可缓解。出现明显精神症状或惊厥抽搐应给予镇静等相应治疗。重症患者应在精神科指导下视病情静脉给予地西泮、氟哌啶醇等药物治疗，出现呼吸抑制应及时给予呼吸支持。乙醇性幻觉反应：神志清晰，定向力完整，以幻听为主，有幻视以及被害妄想。

五、预后

轻中度乙醇中毒患者预后良好。重度乙醇中毒患者，经积极治疗大多可痊愈，少部分患者可遗留心、肝、肾等脏器损伤，需经一定时期的治疗。极重度乙醇中毒患者救治效果差，死亡风险较高。

知识拓展

饮酒的危害

流行病学资料显示，乙醇中毒在中毒相关疾病中发病率较高，且不断持续增高。研究证实乙醇中毒的严重程度与机体乙醇脱氢酶、乙醛脱氢酶水平差异，肝代谢功能，饮食状态明确相关，并有种族、地域、时间分布特征。重度急性乙醇中毒可因其呼吸衰竭、低血糖、电解质紊乱、窒息等引发死亡。不同程度的乙醇中毒均应防范自身、他人和环境的次生伤害。嗜酒导致慢性乙醇中毒应高度重视严重戒断综合征以及 Wernicke-Korsakoff 综合征（即 Wernicke 脑病）。

在积极治疗患者的同时，应做好卫生宣教，帮助患者和家属充分认识大量饮酒导致的健康、家庭、社会危害。指导乙醇依赖患者在戒酒专科医师的帮助下安全成功戒酒。

（刘桂花）

第二节　有机磷农药中毒

随着国家实施对高毒、剧毒农药的限产和管控措施，近年来有机磷农药中毒虽发生率有所下降，但由于高死亡率仍是急诊中毒救治的重点之一。国内外相关研究表明，急性有机磷农药中毒（acute organophosphorus pesticide poisoning，AOPP）及时的规范化治疗是降低死亡率的重要措施。

一、定义

急性有机磷农药中毒是指机体暴露于有机磷农药后 10 至 60 分钟内出现的毒蕈碱样、烟碱样、中枢神经系统等与中毒相关的症状、体征和实验室指标的异常。

二、有机磷农药理化性质和毒性

（一）理化性质

有机磷农药呈油状或结晶状，淡黄至棕色，有挥发性大蒜味。难溶于水，不易溶于多种有机溶剂，在碱性条件下易分解失效，易通过皮肤和黏膜、呼吸道及消化道吸收。

（二）毒性

有机磷农药的毒性依大鼠的半数致死量分四类。

剧毒类（$LD_{50} < 10$ mg/kg）：如甲拌磷、对硫磷

高毒类（LD_{50} 10 ~ 100 mg/kg）：如甲胺磷、敌敌畏（DDV）

中度毒类（LD_{50} 100 ~ 1000 mg/kg）：如乐果、美曲膦酯（敌百虫）

低毒类（LD_{50} 1000 ~ 5000 mg/kg）：如马拉硫磷

三、病因

1．**职业性原因**　是在生产、工作中接触有机磷农药，防护不当导致中毒。

2．**其他原因**　包括蔬果污染、误服及自我伤害等。

四、有机磷类毒物的吸收和代谢

（一）体内胆碱酯酶的分布和作用

有机磷类毒物吸收后很快分布于全身各器官，其浓度分布肝＞肾＞肺＞脾＞肌肉＞脑。

（二）中毒机制

有机磷类毒物吸收入机体后，主要是通过抑制胆碱酯酶的活性而表现毒性作用（图 24-1）。

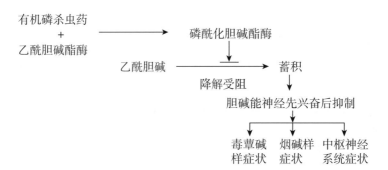

图 24-1　有机磷毒物中毒机制简图

体内胆碱酯酶分为真性胆碱酯酶与假性胆碱酯酶。真性胆碱酯酶即乙酰胆碱酯酶，水解乙酰胆碱的作用强大，主要存在于脑灰质、红细胞、交感神经节和运动终板。假性胆碱酯酶即丁酰胆碱酯酶，存在于脑白质的神经胶质、血浆、肝肾、肠黏膜及有些腺体中，主要水解丁酰胆碱。目前方法测得的可能为总胆碱酯酶，判读血胆碱酯酶活性测定结果应注意结合临床状态评估真性胆碱酯酶活性水平。

五、临床中毒表现

（一）急性中毒期

急性中毒症状出现的时间、轻重与毒物摄入剂量、途径、机体状态直接相关。口服中毒症状发生于5~60分钟，皮肤接触中毒症状多发生于2~6小时，吸入性中毒可于数分钟后发病，较少发生重度中毒症状。

1. 毒蕈碱样症状（muscarinic signs） M样症状，与毒蕈类中毒症状相似。主要是副交感神经末梢过度兴奋和外分泌腺分泌增强而表现的多汗、流涎、口吐白沫、恶心、呕吐、腹痛、腹泻、二便失禁、流泪、流涕、视物模糊、瞳孔缩小、心率减慢、咳嗽、气促、呼吸道分泌物增多、支气管痉挛、两肺干湿性啰音、严重者发生肺水肿或呼吸衰竭死亡。M样症状是中毒后首先出现的中毒症状。

2. 烟碱样症状（nicotinic signs） N样症状，乙酰胆碱在横纹肌神经肌肉接头处过度蓄积而出现的肌纤维束颤动（面、眼睑、舌、四肢），全身肌肉强直性痉挛、抽动，甚至呼吸肌麻痹导致呼吸麻痹。乙酰胆碱刺激交感N节后纤维释放儿茶酚胺导致血管收缩，心率增快、血压升高、心律失常。出现N样症状提示中毒较重。

3. 中枢神经系统症状 胆碱酯酶活性严重抑制，乙酰胆碱大量堆积，可导致中枢神经功能紊乱，出现兴奋与抑制状态，表现为头昏、头痛、疲乏、共济失调、烦燥不安、谵妄、抽搐和昏迷等。

4. 经皮肤黏膜接触吸收中毒者可出现接触部位的局部损伤，出现水疱、糜烂、剥脱性皮炎等。

（二）中间综合征

多发生在重度中毒2~4天内，M样症状得到控制，突然出现眼睑下垂、屈颈肌和四肢，及无力、胸腹部紧束感、呼吸肌麻痹等症状，须首先考虑发生中间综合征。

（三）"反跳现象"

经积极抢救，中毒症状明显缓解的患者病情突然急性变化，重新出现有机磷中毒的症状。预后差、死亡率高，常发生于中毒后2~3日，乐果中毒可发生在中毒后5~9日。

（四）迟发性多发性神经病

大多发生于在急性中毒症状完全控制后2~3周。患者出现感觉异常、肌无力、瘫痪等运动型多发性神经病变表现，常累及肢体末端，以下肢累及较常见。

六、实验室检查

血胆碱酯酶（ChE）活力测定和毒物检测是诊断有机磷类毒物中毒的最有价值的直接实验室指标，也是中毒严重程度评估最重要的实验室指标。

1. 血胆碱酯酶活力测定 以正常值100%为对照。

轻度中毒：50%~70%

中度中毒：30%~50%

重度中毒：30%以下

2. 毒物检测 全血、呕吐物、首次初始回收的洗胃液均可作为送检标本。尿中有机磷代谢产物的测定也是较为可靠的参考指标。送检标本中只要检出有机磷类毒物，均支持有机磷类中毒的诊断。

3．其他辅助检查　影像学检查、血生化、电解质、心电图等检查。

七、诊断与鉴别诊断

（一）诊断依据

1．必须具备有机磷类毒物暴露史，口服、皮肤接触、呼吸道吸入等途径。

2．在相应的时间窗内出现 M 样、N 样症状以及中枢神经系统的先兴奋继而抑制的表现。

3．实验室指标的支持。毒物检测是可靠的诊断依据。

4．给予拮抗剂、解毒剂可有效控制症状。

（二）鉴别诊断

须与毒蕈中毒、急性胃肠炎、中枢神经系统感染、中暑等具有某些相似症状的疾病相鉴别。尚须与拟除虫菊酯类中毒及杀虫脒等非有机磷类中毒相鉴别。

（三）中毒程度的分级

1．轻度中毒　以 M 样症状为主，ChE 活性 70% ～ 50%。

2．中度中毒　M 样症状加重，出现 N 样症状，ChE 活性 50% ～ 30%。

3．重度中毒　有明显的 M 样和 N 样症状，合并肺水肿，抽搐、昏迷，呼吸肌麻痹和脑水肿，ChE 活性 < 30%。

在中毒病例中存在临床分级与实验室分级的不一致现象，应考虑与多种因素的相关性，仍需以临床中毒症状的严重程度结合 ChE 活力以及机体状态、救治时机及采取的诊治措施等综合评估分级。

八、抢救与治疗

（一）紧急救治

重度有机磷中毒患者常因肺水肿、呼吸肌麻痹导致呼吸循环衰竭，应立即实施抢救措施。呼吸循环衰竭者应立即给予打开气道、清理分泌物、保持气道通畅，心外按压、早期除颤等复苏技术。确保及时有效的呼吸循环支持。

（二）清除毒物

1．立即脱离毒源、脱去污染衣物。

2．立即清除暴露于机体的毒物，包括插管洗胃，碱性液体清洗皮肤、毛发，导泻促进存留于消化道内的毒物排出。

3．洗胃　有机磷农药多为高毒性毒物，存在吸收后再释放，应将洗胃时间窗适当延长至 4～6 小时，且需留置胃管 2～4 小时后给予重复洗胃。回收的洗胃液应澄清、无有机磷农药气味，pH 中性。每组洗胃入液总量不宜超过 10000 ml，避免出现水电解质紊乱。洗胃液温度应为 30 ℃左右，并应注意每次进液量不超过 800 ml，压力不可过大。注意：美曲膦酯在碱性溶液中毒性可增强 10 倍，生成敌敌畏，故忌用 $NaHCO_3$ 溶液洗胃和作为清洗液。对硫磷在高锰酸钾溶液中可被氧化为毒性更大的对氧磷或马拉氧磷，故对硫磷中毒忌用高锰酸钾溶液洗胃。

（三）药物治疗

1．解毒剂　又称 ChE 复能剂，是有机磷中毒的重要针对性救治药物，ChE 复能剂为肟类化合物，其中的正电荷通过吸引失活的磷酰化胆碱酯酶的阴离子，肟基与其中的磷形成复合物，使被抑制的胆碱酯酶恢复活性。磷酰化胆碱酯酶的复能有时间相关性，已有资料显示磷酰化胆碱酯酶超过 72 小时则难以恢复活性。ChE 复能剂须尽早应用，应遵循早期、足量、足疗程和依据病情分级的个体化原则。

肟类化合物具有明确的不良反应。在应用中应注意合理用药，并注意观察患者临床表现。临床常用解毒剂包括：碘解磷定、氯解磷定、双复磷。

（1）碘解磷定：在临床应用已久，该药不良反应较少，水溶性较差，仅可静脉给药，临床应用逐渐减少。

（2）氯解磷定：临床首选有机磷中毒解毒剂，复能作用强于碘解磷定，水溶性好，静脉、肌内注射均可，不良反应较少。

（3）双复磷：复能作用较强，水溶性较差，静脉、肌内注射均可，该药不良反应较大，临床应用较少。

急性有机磷中毒胆碱酯酶复能剂应用剂量见表 24-1。

表 24-1　急性有机磷中毒解毒药应用

药名	轻度中毒	中度中毒	重度中毒
氯解磷定	首剂 0.5 ~ 0.75 g	首剂 0.75 ~ 1.5 g	首剂 1.5 ~ 2.0 g
	2 小时后可重复 1 次	2 小时后 0.5 g，共 3 次	半小时重复 1 次，0.5 g/h
			6 小时后视病情调整给药
碘解磷定	首剂 0.4 g	首剂 0.8 ~ 1.2 g	首剂 1.0 ~ 1.6 g
	必要时 2 小时后 0.5 g 1 次	0.4 ~ 0.8 g 2 小时，1 次共 3 次	半小时重复 0.6 ~ 0.8 g，后 0.4 g/h
			6 小时后视病情调整给药
双复磷	首剂 0.125 ~ 0.25 g	首剂 0.5 g	首剂 0.5 ~ 0.75 g
	2 ~ 3 小时重复 1 次	0.25 g 2 ~ 3 小时 1 次，共 3 次	半小时重复 0.5 g，0.25 g 2 ~ 3 小时 1 次，共 3 次

注：碘解磷定对乐果中毒无效，对 DDV 中毒疗效差；复能剂需稀释后缓慢静脉注射或滴注，不可原液快速静脉给药；血浆（清）胆碱酯酶活力可作为调整复能剂用量的重要参考依据。

2. 拮抗剂　具有阻断有机磷中毒所导致的乙酰胆碱酯酶（AChE）失活，乙酰胆碱（ACh）大量堆积而产生的 M 样和 N 样以及中枢神经系统胆碱能毒性作用的药物。该类药物是有机磷中毒救治的关键性药物之一，用法见表 24-2。

（1）M 胆碱能受体阻滞剂：以阿托品为经典药物，能拮抗乙酰胆碱对副交感神经和中枢神经系统的作用。对抗毒蕈碱样症状和兴奋呼吸中枢。但不能阻断烟碱样症状，对恢复胆碱酯酶活力无效，对于重度中毒或中间综合征所致呼吸肌麻痹无针对性治疗作用。须遵循及时、足量和依据病情分级用药的个体化原则，给药至患者出现"阿托品化"，进入维持状态后逐渐减量。救治过程中需密切观察患者临床表现，及时调整给药方案，避免出现阿托品中毒。

"阿托品化"临床表现：神志渐清，轻度烦躁，瞳孔扩大，颜面潮红，皮肤黏膜干燥，体温 37.5 ~ 38 ℃，心率 100 ~ 120 次 / 分，肺部啰音消失。

阿托品中毒临床表现：神志模糊，狂躁不安，幻觉，抽搐，昏迷，瞳孔扩大，体温 38 ℃以上，心率 120 次 / 分以上，尿潴留。注意，规范的治疗强调胆碱酯酶复能剂与受体阻滞剂联用，不可相互替代。

（2）盐酸戊乙奎醚注射液（长托宁）：新型选择性抗胆碱药，选择性作用，主要作用于脑、腺体和平滑肌等 M 受体亚型 M_1、M_3，对心脏或神经元突触前膜 M_2 受体无明显作用。该药治疗中不引起心率加快。

（3）解磷注射液：含阿托品 3 mg、氯解磷定 400 mg、苯那辛 3 mg 的复方制剂，有较强的周围作用和中枢性作用及胆碱酯酶重活化的作用。

表 24-2　急性有机磷中毒抗胆碱药应用

药名	轻度中毒	中度中毒	重度中毒
阿托品	立即 1 ~ 2 mg 皮下或静脉注射；随后每 1 ~ 2 小时一次；阿托品化后 0.5 mg 每 4 ~ 6 小时一次	立即 2 ~ 4 mg 静脉注射；随后 1 ~ 2 mg 每 30 分钟一次，阿托品化后 0.5 ~ 1 mg 皮下注射每 4 ~ 6 小时一次	立即 3 ~ 5 mg 静脉注射；随后 2 ~ 4 mg 每 10 ~ 30 分钟一次，阿托品化后 1 mg 皮下注射每 4 ~ 6 小时一次
盐酸戊乙奎醚注射液	立即 1 ~ 2 mg 肌内注射随后 1 mg 每 8 ~ 12 小时一次	立即 2 ~ 4 mg 肌内注射随后 1 ~ 2 mg 每 8 ~ 12 小时一次	立即 4 ~ 6 mg 肌内注射随后 1 ~ 2 mg 每 8 ~ 12 小时一次
解磷注射液（该药可肌内或静脉注射，需重复用药 3 ~ 5 次）	1/2 ~ 1 支	2 支	3 支

注：中毒症状消失、全血 ChE 活力恢复至 60% 以上可暂停抗胆碱药观察，确系病情稳定可停药。

3. 综合治疗　急性有机磷中毒常可因毒性作用以及实施心肺复苏术、呼吸机支持、洗胃术、血液净化和药物等救治措施导致多脏器累及和感染、水电解质酸碱平衡紊乱等一系列并发症，必须强调综合救治策略。

（1）积极维持生命体征：在严密监护下维持呼吸循环，纠正休克，保持气道通畅、氧疗。

（2）保持有效血容量、充分补液扩容、补充电解质、纠正酸碱平衡紊乱、合理应用利尿剂以促进毒物排出。

（3）防治感染：毒物对组织的直接和间接损伤、中毒导致的昏迷、腺体兴奋产生大量分泌物、插管洗胃、血液净化等均是感染的易发因素，应及时给予合适的抗感染治疗，早期多给予广谱抗菌素。

（4）脏器保护和营养支持：给予脑保护，心、肝、肾等脏器功能保护治疗。早期置入胃管给予肠内营养，有利于消化道黏膜保护和肠道功能的恢复，适当给予高脂类营养液有利于有机磷毒物自消化系统排出。

（5）输新鲜血浆，可外源性补充 ACh 缓解病情。

（6）其他对症治疗：如适当的镇静、控制抽搐惊厥等药物治疗。

4. 血液净化和器官支持　AOPP 患者体内毒物浓度较高，常危及生命，应尽早评估病情，排除禁忌证及时给予血液净化治疗，达到进一步清除有机磷毒物的目的。常用技术包括：血液灌流、持续性血液滤过、血浆置换等。重度中毒导致循环和肝 / 肾衰竭应及时实施 ECMO、人工肝 / 肾替代等器官功能支持治疗。

◥◥ 知识拓展

有机磷中毒的血液净化及其他治疗

近年来，在 AOPP 的救治中，血液净化虽存在争议，但指南仍提倡在重度 AOPP 中早期应用。目的在于清除血流中的毒物。血液净化包括多种措施，清除效力各不相同，但应严格掌握适应证，宜首选能吸附较大分子的血液灌流，并在一定的时间内重复治疗。

脂肪乳剂治疗也是指南中的推荐治疗，有机磷毒物属于高脂溶性毒物，国内外研究表明脂肪乳剂可减轻亲脂类毒物的毒性，并有助于减少有机磷毒物的肺、肝、肾等脏器损伤和有一定的预防外周型呼吸肌麻痹的作用。

AOPP 患者及亲属常有恐惧心理，部分患者有遭受各种精神心理创伤的致病诱因，在积极规范救治的同时应注意保护患者隐私，尽可能做好患者和家属的心理疏导。

（刘桂花）

第三节 特殊解毒剂

脂肪乳在临床上不仅作为营养药物，近年来还用于脂溶性药物或毒物中毒的辅助治疗。自从1998年美国芝加哥大学Weinberget等在大鼠发现脂肪乳能提高局部麻醉药（简称局麻药）中毒心脏复苏的成功率，在临床上脂肪乳逐渐用于中毒的治疗，成为一种特殊的解毒剂。

一、脂肪乳的解毒机制

目前仍未完全阐明，学术界对脂质沉积理论接受程度较高。

（一）脂质沉积

脂肪乳会对脂溶性药物或毒物产生一种吸纳、溶解、包裹、洗脱和沉积效应。因为亲脂性化合物易溶于脂肪乳小脂滴中，被隔离在这些脂肪乳小脂滴形成的隔离室中。驱使脂溶性药物和毒物从组织向血液转移，导致组织中过量药物和毒物浓度下降，达到减轻药物和毒物毒性的目的。

（二）恢复离子通道活性

恢复离子通道活性为其另一重要机制。激活电压开放钙通道，通过增加细胞内钙离子浓度来使心肌收缩力增强，恢复缺血心肌细胞功能。脂肪乳还能结合细胞膜上钠通道特定位点，影响细胞膜流动性，减少膜张力，干扰毒物与钠通道结合，从而减轻其对钠通道的阻滞作用，减轻异常传导，促进心脏、神经、肌肉功能恢复。

（三）改善心脏功能

脂肪乳甚至对心肌有直接强心作用。可能的机制包括心肌可直接利用脂肪乳剂中游离脂肪酸作为能源；通过上述离子通道功能的恢复，增加细胞内钙离子；通过α肾上腺素受体介导，增强加压胺类的效应；减少一氧化氮产生；产生胰岛素诱导的血管扩张。在动物实验中，可见脂肪乳增加心肌收缩力，改善左室收缩和舒张功能；降低肺动脉压，防止右室增生和不良重构。

（四）恢复细胞能量供应

脂肪乳可提供足量脂肪酸作为能量底物。

（五）其他

下调一氧化氮合成酶的表达，减少NO合成；抑制N-甲基-D-天门冬氨酸受体过度兴奋，抑制炎症反应等。

二、脂肪乳在中毒治疗中的临床应用

（一）局麻药中毒

局麻药如左布比卡因、布比卡因、罗哌卡因、甲哌卡因、丙胺卡因等。局麻药导致的心脏骤停，应用传统心肺复苏是无效的。必须在心肺复苏早期加强呼吸道管理和应用脂肪乳剂。局麻药中毒所致心脏骤停抢救成功的临床报道均为单个病例报道。

（二）心血管药物中毒

β受体阻滞剂和钙通道拮抗剂过量均导致心脏毒性作用，表现为显著心肌抑制、心动过缓、低血压，甚至休克。在动物实验方面，钙拮抗剂维拉帕米、地尔硫卓、氨氯地平、硝苯地平均有阳性报道。在临床案例中，前三种均有过量后抢救成功报道。β受体阻滞剂中普萘洛尔、美托洛尔和卡维地洛均有临床抢救成功报道，阿替洛尔目前只限于实验室的阳性结果阶段。在抗心律失常药方面，利多卡因、普罗帕酮（心律平）、氟卡尼及苯妥英钠中毒均有临床抢救成功报道，胺碘酮尚未见抢救成功报道。

（三）有机磷等农药中毒

在常规有机磷中毒治疗及血液灌流的基础上，脂肪乳的包裹作用可减少游离有机磷浓度、减轻毒性反应、提高血清胆碱酯酶活力水平，降低达"阿托品化"时间及阿托品使用总剂量，减少肝损伤，降低心肌酶谱升高的程度，减少戊乙奎醚用量，降低病死率。在草甘膦中毒方面，有临床研究表明脂肪乳也可以降低中毒患者低血压和心律失常的发生率。在非有机磷农药方面，脂肪乳可以减轻百草枯导致的肺损伤。

（四）其他

抗精神病类药物和抗抑郁药物中，使用脂肪乳抢救成功案例涉及的药物有丙米嗪、氯丙嗪、氯米帕明、安非他酮、舍曲林、喹硫平、氟哌啶醇、阿米替林、地西泮等。脂肪乳对抗疟药羟氯喹、广谱高效杀鼠剂溴敌隆、抗组胺药苯海拉明、免疫抑制剂环孢素、大环内酯类抗生素莫西菌素等中毒也有治疗效果。

三、脂肪乳剂类型、使用适应证及禁忌证

（一）类型

可选品种有英脱利匹特（长链脂肪乳）、20% Liposyn Ⅲ（长链脂肪乳）、Medialipid（中链脂肪乳）。其中长链脂肪乳（英脱利匹特）效能更高，是中链脂肪乳的2.5倍，作为首选。

（二）适应证

适用于急性药物或毒物中毒，尤其是脂溶性药物中毒伴血流动力学不稳定如休克，或心脏节律不稳定状态如房室传导阻滞、恶性心律失常、心脏骤停等；持续抽搐、顽固性癫痫发作；液体复苏及血管活性药等常规治疗无效或反应不佳。

（三）禁忌证

相对禁忌证包括过敏体质、肝病和脂类代谢紊乱。绝对禁忌证为对脂肪乳严重过敏。

四、用药方案

目前大多采用2016年美国毒理学会推荐的方案。

1. 20%的脂肪乳剂（如英脱利匹特）1.5 ml/kg，静脉推注2～3分钟。英国麻醉学会推荐在局麻药中毒时推注时间为1分钟。如第一次推注无反应，可重复注射一次。如果有效血流动力学不能恢复，单次剂量推注最多可重复两次。3次用药的间隔时间在5分钟内。

2. 之后以0.25 ml/kg/min的速度静脉输注。3分钟后评估效果。如反应显著，将输注速率调整为0.025 ml/kg/min（即初始速率的1/10）。至少每15分钟观察一次血压、心率及其他的血流动力学指标。监测血脂、脏器功能变化。

3. 如果在小剂量输注过程中再次出现不稳定，则可以将输注速率再次增加到0.25 ml/kg/min。在严重病例，也可重复负荷量的静脉推注。

4. 没有已知的最大剂量，但一般建议最大累积剂量为10～12 ml/kg。

目前各指南都并非依据随机临床对照研究结果制订用药方案，因此仅供临床医生根据患者具体情况参考应用，并可以进行调整，以保证最好的临床效果。对于治疗心血管药中毒，目前并没有统一的脂肪乳用药方案。临床上报道比较多的是先给予25%的脂肪乳100 ml的负荷量静脉推注，之后以0.5 ml/kg/min的速度持续静脉输注，直到症状缓解。局麻药中毒所诱发的心跳停止复苏过程可能需要1小时甚至更长，心跳才能得到恢复。对于其他药物或毒物中毒后脂肪乳的具体用量可以根据患者病情，参考上述用法。需要指出的是脂肪乳救治中毒必须建立在有效的血液循环上，充分的心脏按压和升压药等措施仍为救治的基石。

五、不良反应

不良反应包括急性呼吸窘迫综合征、急性胰腺炎、超敏反应、脂肪栓塞、感染、高甘油三酯血症、脂肪超载综合征、肝功能损害、静脉炎等。另干扰实验室测定值，例如镁、糖、蛋白的浓度，影响治疗药物监测。

尽管目前脂肪乳在救治中毒方面已经取得较大进展，但由于各类毒物中毒途径、机制不同，造成毒物的药代动力学也不尽相同，脂肪乳的应用时机和各种解毒机制对各类毒物作用靶点也不尽相同，脂肪乳对各类毒物的救治效果也存在很大差异。还存在很多未知需要进一步研究，但是对于严重危及生命的药物中毒，在坚持标准复苏措施后仍效果不明显时，脂肪乳应该成为一种积极的尝试。

知识拓展

脂肪乳剂治疗可能有效的毒物

动物实验和病例报告显示，应用脂乳剂治疗可能有效的中毒药物或毒物名录如下。

1. 局麻药　如左布比卡因、布比卡因、罗哌卡因、甲哌卡因、丙胺卡因、可卡因、利多卡因等。

2. β受体阻滞剂　美托洛尔、普萘洛尔、醋丁洛尔、阿替洛尔、卡维地洛、拉贝洛尔、奈必洛尔等。

3. 钙离子通道阻滞剂　维拉帕米、氨氯地平、地尔硫卓、非洛地平、硝苯地平等。

4. 抗心律失常药　普罗帕酮、利多卡因、氟卡尼、阿义马林、苯妥英钠等。

5. 强心苷　地高辛等。

6. 抗抑郁药　舍曲林、安非他酮、氯米帕明、丙米嗪、阿米替林、多塞平、度硫平、文拉法辛等。

7. 抗精神病类药　喹硫平、氯氮平、奥氮平、氟哌啶醇等。

8. 镇静催眠药　地西泮、艾司唑仑、戊巴比妥、佐匹克隆、唑吡坦等。

9. 抗组胺药　苯海拉明等。

10. 抗疟药　羟氯喹、氯喹等。

11. 抗癫痫药　卡马西平、苯妥英钠、硫喷妥钠、拉莫三嗪等。

12. 有机磷酸酯类农药　敌敌畏、马拉硫磷、对硫磷、毒死蜱等。

13. 除草剂　草甘膦 [N-(膦酸甲基)甘氨酸]、百草枯等。

14. 金属脱脂洗剂　三氯乙烯等。

综合思考题

1. 乙醇归属于哪一类物质？其脂溶性如何？与中毒表现的相关性如何？

2. 急性乙醇中毒发生低体温、酸中毒、低血糖的机制是什么？

3. 需要鉴别诊断的重要并发症或合并症有哪几种？

4. 有机磷农药中毒的机制是什么？

5. 有机磷农药中毒的三大症状是什么？

第二十四章
综合思考题解析

6．有机磷农药中毒最重要的针对性治疗药物是什么？

7．脂肪乳解毒的主要机制是什么？

参考文献

[1] 葛均波，徐永健，王辰．内科学．9版．北京：人民卫生出版社，2019.

[2] 杨宝峰．药理学．8版．北京：人民卫生出版社，2015.

[3] 急性酒精中毒共识专家组．急性酒精中毒诊治专家共识．中华急诊医学杂志，2014，23（2）：135-138.

[4] 中国医师协会急诊医师分会．急性有机磷农药中毒诊治临床专家共识（2016版）．中国急救医学，2016，36（12）：1057-1065.

（张玉梅）

第二十五章

急性肾损伤

◎ **学习目标**

基本目标

1. 掌握急性肾损伤的诊断标准。
2. 掌握急性肾损伤的分类病因及致病和损伤因素。
3. 熟悉急性肾损伤的诊断思路。
4. 熟悉急性肾损伤的治疗。

发展目标

1. 引解急性肾损伤早期诊断研究进展：生物学标志物。
2. 引解急性肾损伤早期诊断研究进展：肾功能性标志物。

一、定义

急性肾损伤（acute kidney injury，AKI）是一种常见的临床综合征，主要表现为肾功能的快速下降及代谢废物的蓄积，其诊断依赖于血清肌酐（serum creatinine，Scr）的升高和尿量的减少。

2012 年改善全球肾脏病预后组织（Kidney Disease：Improving Global Outcomes，KDIGO）在 RIFLE 和 AKIN 标准的基础上对之前发表的相关文献进行系统回顾，综合循证医学证据，发布了最新制定的 KDIGO 的 AKI 临床指南，确立了最新的 AKI 定义、诊断及分期标准。其目的是能早期诊断 AKI 并且降低漏诊率，通过早期干预来改善 AKI 预后。

二、诊断标准

AKI 的诊断标准参考 KDIGO 指南推荐的标准，该标准仍采用血清肌酐（Scr）和尿量作为主要指标，符合以下情况之一者即可诊断 AKI：① 48 小时内 Scr 升高 ≥ 26.5 μmol/L（0.3 mg/dl）；② Scr 升高超过基础值的 1.5 倍及以上，且明确或经推断上述情况发生在 7 天之内；③尿量减少

至 < 0.5 ml/kg/h，且时间持续 6 小时以上。KDIGO 指南将 AKI 分为 3 期（表 25-1），当患者 Scr 和尿量符合不同分期时，采纳最高分期。3 期患者基本行连续性肾替代治疗（CRRT）。

表 25-1　AKI 的分期标准

期别	肾小球功能指标（Scr）	尿量指标
1 期	升高 ≥ 26.5 μmol/L（0.3 mg/dl）或升高 1.5 ~ 1.9 倍	< 0.5 ml/kg/h，时间 6 ~ 12 小时
2 期	升高 2.0 ~ 2.9 倍	< 0.5 ml/kg/h，时间 ≥ 12 小时
3 期	升高 ≥ 353.6 μmol/L（4 mg/dl），或需要启动肾替代治疗，或患者 < 18 岁，估计 GFR 降低到 < 35 ml/(min·1.73 m²)，或升高 ≥ 3 倍	< 0.3 ml/kg/h，时间 ≥ 24 小时或无尿 ≥ 12 小时

注：GFR 为肾小球滤过率。

但需要注意的是，目前诊断更适用于急性肾小管坏死，而不适用于肾小球疾病、急性间质性肾炎，以及肾小血管病变引起的肾实质性 AKI。后 3 种情况常表现为持续性进展性 Scr 升高，短期内的 Scr 上升速度往往达不到 AKI 的诊断标准。

三、分类病因及致病和损伤因素

根据病因和发病机制的不同，可大致将 AKI 分为肾前性、肾性和肾后性。但 AKI 在临床上常相互混杂，使疾病更加复杂，多数情况下 AKI 发生可能是多种因素共同作用的结果（图 25-1）。

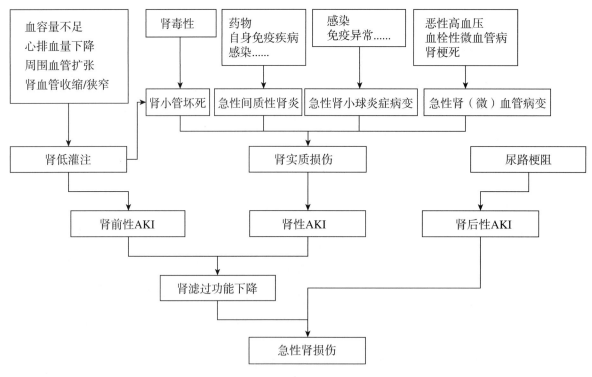

图 25-1　AKI 的致病 / 损伤因素

1. 肾前性 AKI　临床最常见。肾血流灌注不足所致，见于细胞外液容量减少，或虽然细胞外液容量正常，但有效循环容量下降的某些疾病，或某些药物引起的肾小球毛细血管灌注压降低。造成肾滤过功能下降的常见病因包括：①有效血容量不足；②心排血量降低；③全身血管扩张；④肾动脉收缩；⑤肾自主调节反应受损等。

2．肾性 AKI　肾实质直接损伤。按照损伤部位，肾性 AKI 可分为小管性、间质性、血管性和小球性、急性肾（微）血管病变。

3．肾后性 AKI　当出现双侧尿路梗阻或孤立肾患者单侧尿路出现梗阻时可发生肾后性 AKI。由尿路梗阻引起，起病较急，一旦梗阻解除，肾功能多可完全恢复，故应首先予以确诊或排除。

四、诊断思路

AKI 是一组临床综合征，是各种病因引起的急性肾损伤性改变。更需按正确诊断思路迅速做出诊断，早发现、早治疗。AKI 及其病因可参考下列思路进行诊断。

1．患者是否存在 AKI？

如果一个患者观察到肾功能迅速恶化，并达到 AKI 标准，则确诊毫无困难。但是，不少患者病史不清，无法判定既往有无肾病，而就诊时已肾衰竭。此时患者是急性肾衰竭还是慢性肾衰竭（chronic renal failure，CRF）？或慢加急？即需认真鉴别。如下方法对此鉴别能有所帮助。

以下临床资料可供鉴别参考。

（1）是否有夜尿多病史？

夜尿多系指夜间尿量超过全日尿量 1/2，提示远端肾小管浓缩功能障碍，有此病史者多为慢性肾衰竭。

（2）是否早期出现少尿？

少尿系指每日尿量少于 400 毫升。部分 AKI 患者肾衰竭不太严重阶段即出现少尿，而 CRF 患者唯到终末期（肌酐清除率 < 10 ml/min）才呈现少尿，因此，如果肾衰竭早期即出现少尿多提示为 AKI。

当然这些资料对鉴别急、慢性肾衰竭虽有很大局限性，但仍有参考价值，不应忽略以下内容。

影像学检查：

（1）临床常用 B 型超声检查，肾体积缩小或肾实质变薄可确诊为 CRF；肾体积增大多为 AKI，但需除外糖尿病肾病、淀粉样变性病、多囊肾等可以引起肾体积增大的特殊慢性肾病；体积在正常范围则难以辨别。

（2）必须注意有时 AKI 及 CRF 早期，患者肾体积并无增大或缩小，此时影像学检查对急、慢性肾衰竭鉴别则无帮助，而必须依赖其他检查。

实验室检查：

（1）指甲肌酐实验室检查常在肾影像学检查对鉴别急、慢性肾衰竭无帮助时（即肾大小正常时）才应用。指甲由甲根部生长至顶端甲缘大约需要 3 个半月，通过甲缘肌酐值可估算 3～4 个月前的水平，如果指甲肌酐升高则支持 CRF 的诊断。

（2）其他：尿沉渣镜检、血钙、血磷、全段甲状旁腺素（intact parathyroid hormone，iPTH）等。

在急、慢性肾衰竭的鉴别方法中，影像学检查意义最大，并最少出现检查误差。但是在鉴别诊断时，必须考虑各种检查结果，进行综合分析。在上述检查仍不能准确鉴别急、慢性肾衰竭时，则必须进行肾活检病理检查。

2．患者是哪种 AKI？

AKI 确诊后，即应鉴别是哪种 AKI，是肾前性、肾后性或是肾性？这三种 AKI 的治疗及预后十分不同，故鉴别非常重要。但是有时相互交织。

是否肾前性 AKI？肾前性 AKI 有如下临床特点。

（1）具有导致肾缺血的明确病因（如脱水、失血、休克、严重心力衰竭、严重肝衰竭或严重肾病综合征等）。

（2）患者尿量减少（不一定达到少尿），尿钠排泄减少（< 20 mmol/L），尿比重增高（>

1.020)，尿渗透压增高（＞500 mOsm/L）。

（3）Scr 及血尿素氮（BUN）增高，且二者增高不呈比例，BUN 增高更明显（当二者均以 mg/dl 做单位时，Scr∶BUN 为 1∶10）。

（4）患者尿常规实验室检查正常。

注意：长时间的肾缺血可使肾前性 AKI 发展成急性肾小管坏死（ATN），即从功能性 AKI 发展成器质性 AKI，二者治疗方案及预后不同，因此，肾前性 AKI 常需与 ATN 鉴别。尿液诊断指标实验室检查对此鉴别有很大帮助（表 25-2）。

表 25-2 鉴别肾前性 AKI 与 ATN 的尿液诊断指标

诊断指标	ATN	肾前性 AKI
尿常规	少量蛋白尿，尿沉渣可见肾小管上皮细胞、管型	正常
尿比重	＜ 1.010	＞ 1.020
尿渗透压 [mOsm/(kg·H$_2$O)]	＜ 350	＞ 500
尿肌酐 / 血肌酐	＜ 20	＞ 40
血尿素氮 / 血肌酐	＜ 10 ～ 15	＞ 20
尿钠浓度（mmol/L）	＞ 40	＜ 20
钠排泄分数（%）	＞ 2	＜ 1
肾衰指数（mmol/L）	＞ 1	＜ 2
尿低分子量蛋白	升高	不升高
尿酶	升高	不升高

注：钠排泄分数（%）=（尿钠 × 血肌酐）/（血钠 × 尿肌酐）；肾衰指数 = 尿钠 /（尿肌酐 / 血肌酐）。

除此而外，也可做补液试验或呋塞米试验帮助鉴别肾前性 AKI 与 ATN。①补液试验：1 小时内静脉点滴 5% 葡萄糖液 1000 ml，观察两小时，若尿量增加至每小时 40 ml 则提示为肾前性 AKI，若无明显增加则提示为 ATN。②呋塞米试验：补液试验后尿量无明显增加者，还可再做呋塞米试验进一步鉴别。即静脉注射呋塞米 200 mg，观察两小时，同补液试验标准判断结果。甘露醇试验目前不推荐使用。

是否肾后性 AKI？肾后性 AKI 有如下临床特点。

（1）有导致尿路梗阻的因素存在：尿路梗阻多由尿路器质性疾病引起（如尿路内、外肿瘤，尿路结石、血块或坏死肾组织梗阻，前列腺肥大等），但也可由尿路功能性疾病导致（如神经源性膀胱）。

（2）临床上常突然出现无尿（每日尿量少于 50 ～ 100 ml 即称为无尿）：部分患者早期可先出现无尿与多尿交替，然后完全无尿，Scr 及 BUN 迅速上升。

（3）影像学检查：常见双侧肾盂积水，及双侧输尿管上段扩张。若为下尿路梗阻，还可见膀胱尿潴留。

注意：若尿路梗阻发生非常迅速（如双肾出血血块梗阻输尿管，或双肾结石碎石后碎块堵塞输尿管等），因肾小囊压迅速增高，滤过压迅速减少，患者立即无尿，此时则见不到肾盂积水及输尿管上段扩张。对这一特殊情况要有所认识。

是哪种肾性 AKI？在肾前性及肾后性 AKI 均被除外后，肾性 AKI 即成立，此后即需进一步鉴别是哪种肾性 AKI。

常见的肾性 AKI 据病变部位可分为四种，即肾小管性、肾间质性、肾小球性及肾血管性 AKI。

在临床表现上，肾小管性及肾间质性 AKI 有很多相似处，而肾小球性及肾血管性 AKI 也十分相似。两组 AKI 的特点如下。

（1）ATN 和急性间质性肾炎（AIN）特点：常有明确的诱因（缺血、药物或毒物）；无明显的蛋白尿和血尿；但非甾体类消炎药导致 AIN 的同时，也能诱发肾小球微小病变，故可出现大量蛋白尿（尿蛋白量超过 3.5 g/d）；有肾小管损伤的证据（常出现明显的肾小管功能损害，其中肾性糖尿对提示诊断有意义，而其他各种肾性 AKI 几乎无肾性尿糖出现）。

（2）肾小球性或肾血管性 AKI 特点：多种病因；通常有明确的肾炎综合征；可合并肾小管损伤。

导致 AKI 的病因是什么？

在明确 AKI 的性质后，还应明确其病因，以利于制订治疗措施及判断疾病预后。对于肾前性及肾后性 AKI，若能明确病因并尽早去除，AKI 常可自行恢复；由 ATN 和药物过敏或感染相关性 AIN 引起的 AKI，去除病因对治疗 AKI 也很重要。肾小球性 AKI 需明确导致 AKI 的基础疾病，对制订治疗方案极其重要，如急进性肾炎常需进行强化治疗，而重症急性肾炎除透析外还要对症治疗。

五、治疗

为了提高 AKI 诊疗质量和改善患者预后，改善全球肾脏病预后组织（KDIGO）建议采用一组简单明了、基于证据的 AKI 集束化治疗（care bundle）。治疗包括：替代及非替代治疗。其目的是早期诊断、及时干预，能最大限度地减轻肾损伤、促进肾功能恢复。

（一）治疗方法

1．肾非替代治疗　早期识别、纠正可逆因素，液体管理、维持内环境稳定、营养支持治疗、药物治疗。

2．肾替代治疗（RRT）　血液透析、腹膜透析、连续性血液净化。

（二）具体措施

1．AKI 分期处理原则（图 25-2）

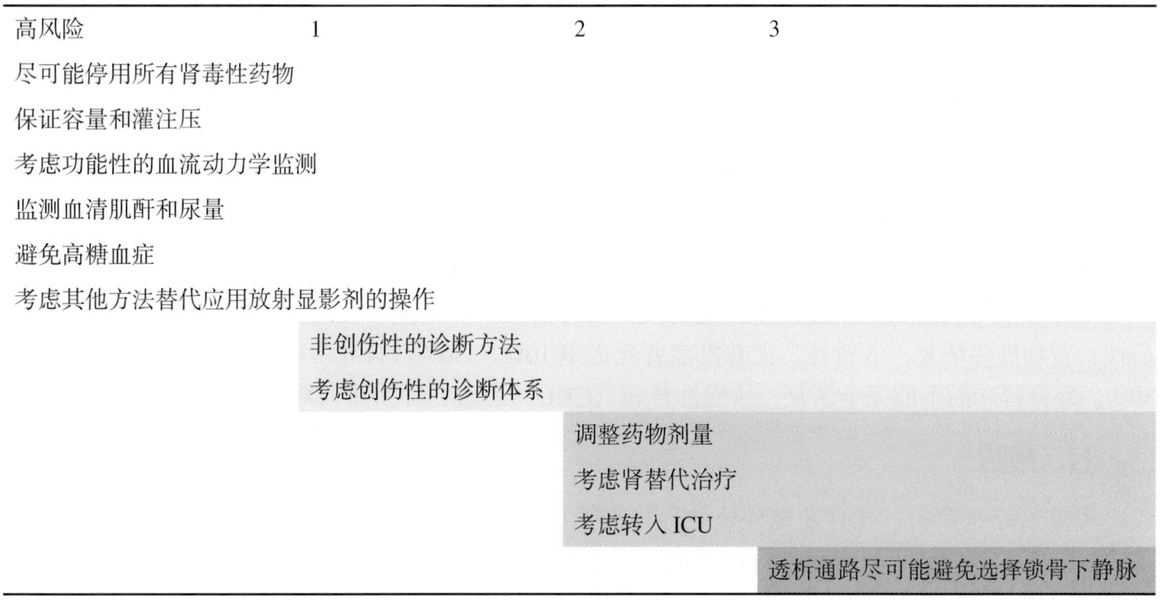

高风险	1	2	3
尽可能停用所有肾毒性药物			
保证容量和灌注压			
考虑功能性的血流动力学监测			
监测血清肌酐和尿量			
避免高糖血症			
考虑其他方法替代应用放射显影剂的操作			
	非创伤性的诊断方法		
	考虑创伤性的诊断体系		
		调整药物剂量	
		考虑肾替代治疗	
		考虑转入 ICU	
			透析通路尽可能避免选择锁骨下静脉

图 25-2　AKI 分期处理原则

2．AKI 的液体管理　每日补液量应为显性失液量加上非显性失液量减去内生水量。由于非显性失液量和内生水量估计常有困难，因此每日大致的进液量，可按前一日尿量加 500 ml 计算。发热患者只要体重不增加即可增加进液量。

存在 AKI 风险或已经发生 AKI 的患者，在没有失血性休克的证据时，建议使用等张晶体液而不是胶体（白蛋白或淀粉类液体）作为扩张血管内容量的起始治疗。

推荐不要使用利尿剂预防 AKI。除治疗高容量负荷外，建议不要使用利尿剂来治疗 AKI。

3．AKI 的营养支持治疗　补充营养以维持机体的营养状况和正常代谢，有助于损伤细胞的修复和再生，提高存活率。优先使用胃肠方式对 AKI 患者提供营养。危重患者的胰岛素治疗目标为：Glu 6.11 ~ 8.27 mmol/L；AKI 任何分期的总能量摄入为 20 ~ 30 kcal/kg/d；不要为了避免或延迟开始 RRT 而限制蛋白摄入。

建议：非高分解、不需透析的 AKI 患者摄入蛋白质为 0.8 ~ 1.0 g/kg/d；发生 AKI 并行 RRT 治疗的患者摄入蛋白质为 1.0 ~ 1.5 g/kg/d；行 CRRT 及高分解状态的患者摄入蛋白质最高达到 1.7 g/kg/d。

4．AKI 高钾血症处理　血钾超过 6.5 mmol/L，心电图表现为 QRS 波增宽等明显的变化时，应予以紧急处理。钙剂：10% 葡萄糖酸钙溶液 10 ~ 20 ml 稀释后缓慢静脉注射（5 分钟）；5% 碳酸氯钠溶液 100 ~ 200 ml 静滴，50% 葡萄糖溶液 50 ~ 100 ml 加胰岛素 6 ~ 12 U 缓慢静脉注射；口服聚磺苯乙烯 15 ~ 30 g，每日 3 次。

5．AKI 代谢性酸中毒处理　应及时治疗。如血清碳酸根离子浓度低于 15 mmol/L 时，可选用 5% 碳酸氢钠溶液 100 ~ 250 ml 静滴。对于严重酸中毒患者，应立即予以透析治疗。

6．AKI 感染处理　是常见并发症，也是患者死亡的主要原因之一。应尽早使用抗生素。根据细菌培养和药物敏感试验选用对肾无毒性或毒性低的药物，并按 GFR 调整用药剂量。

（三）肾替代治疗的时机

当出现威胁生命的容量、电解质、酸碱平衡紊乱时，紧急开始 RRT 治疗。综合考虑临床指标，包括可通过 RRT 改善的临床症状和实验室检查，而不是只考虑 BUN 和血肌酐的值而决定何时开始 RRT。

1．RRT 的指征　急性肺水肿；高血钾（K^+ > 6 mmoL/L）；严重酸中毒（HCO_3^- < 13 mmoL/L）；无尿 2 天或少尿 4 天；BUN > 21.4 mmol/L；Scr > 442 μmol/L；高分解状态。

2．多尿期、恢复期治疗　多尿开始时，由于 GFR 尚未恢复，肾小管的浓缩功能较差，治疗仍应以维持水、电解质和酸碱平衡，控制氮质血症和预防各种并发症为主。已行透析的患者，应继续透析。多尿期 1 周后可见血肌酐和尿素氮水平逐渐降至正常范围，饮食中蛋白质摄入量可逐渐增加，并逐渐减少透析频率直至停止透析。定期随访肾功能，避免使用肾毒性药物。

六、预后

AKI 预后与病因及并发症严重程度有关。①肾前性：肾功能多恢复，死亡率小于 10%。②肾后性：肾功能多恢复。③肾性：无并发症者死亡率 10% ~ 30%；合并多脏器衰竭者死亡率 30% ~ 80%。部分肾功能不能完全恢复。④慢性肾病（CKD）患者：加快进入终末期肾病。

七、预防

积极治疗原发病，及时发现导致急性肾小管坏死的危险因素并加以去除是防止发生 AKI 的关键。老年、糖尿病，原有慢性肾病及危重病患者，尤应注意避免肾毒性药物造影剂、肾血管收缩药的应用及避免肾缺血和血容量减少。高危患者如必须造影检查应给予水化疗法。目前提倡对 AKI 进行多学科的诊治，优化诊治流程，使更多患者获益。

总之，AKI 的诊治和预防仍是一个严峻的课题，应强调早期预防、早期诊断及针对不同病因和病情的个体化治疗，AKI 的临床研究领域中充满了挑战和机遇。

知识拓展

AKI 早期诊断研究进展

1. 生物学标志物（图 25-3） 目前尚无任何单一的生物学标志物符合 AKI 早期诊断标准，但采用多种生物学标志物联合检测构成 AKI 组合有可能达到诊断要求。

血肌酐反映的是肾"功能"，持久的组织损伤方引起肾功能受损害。AKI 时血肌酐持续变化，不能用 Scr 估算肾灌注水平。因此，真正与肾组织损伤相关的生物学标志物（类似于心肌损伤时的肌钙蛋白），对于检测肾的急性损伤尤其重要。

尿液或体循环中存在肾小管损伤的结构标志物，由肾直接产生或由于肾损伤后肾小管细胞功能障碍而在体内蓄积。这些衡量肾小管功能的标志物可能实现肾病的早期检测、病因确定、识别损伤的位置和预后预测。

（1）肾损伤分子 1（KIM-1）：是一种跨膜蛋白，为近端肾小管损伤的标志物，几乎在所有蛋白尿、中毒性和缺血性肾病中升高。在缺血再灌注损伤后 24 小时内 KIM-1 的表达明显上调，在约 48 小时达到峰值，远早于血肌酐显著升高的时间。血液中 KIM-1 持续升高表明肾小管损伤持续存在，增加进展为 CKD/ 终末期肾病（ESRD）的风险。尿 KIM-1 显示了相似的肾损伤相关性。此外，尿 KIM-1 水平与肾纤维化相关，可用于预测 CKD 的进展。

（2）白细胞介素 -18（IL-18）：IL-18 是一种在近端肾小管细胞中形成的促炎细胞因子。尿 IL-18 升高见于急性肾小管坏死（ATN），在其他肾病中不显著升高。

（3）中性粒细胞凝胶酶相关载脂蛋白（neutrophil gelatinase-associated lipocalin，NGAL）：在肾缺血或肾毒性损害时其水平显著上调，高表达于受损肾小管上皮细胞，特别是近端肾小管上皮细胞，促进上皮细胞再生，是一种缺血或肾毒性 AKI 的早期敏感并特异的生物学标志物。NGAL 可以自由通过肾小球滤过膜，因而可以在尿液中检测，在肾损伤发生后不久，血液和尿液标本中均能检测出来。

（4）金属蛋白酶组织抑制剂 -2（TIMP-2）和胰岛素样生长因子结合蛋白 -7（IGFBP-7）：两种新型 AKI 标志物——TIMP-2 和 IGFBP-7 能在 12 小时内准确预测根据 KDIGO 定义的 2 ～ 3 期 AKI。已证明 TIMP-2 和 IGFBP-7 的准确度显著高于目前已知的 AKI 标志物。

（5）β_2 微球蛋白：可在肾小球自由过滤。尿液中水平升高与近端肾小管损伤相关。β_2 微球蛋白在检测与重金属暴露相关的肾小管损伤方面具有特殊的临床实用性。

（6）肝型脂肪酸结合蛋白（liver fatty acid binding protein，L-FABP）：是由肾近曲小管产生，它在肾近端小管细胞中表达并且在由管周毛细血管血流减少引起的缺氧时流入尿液中。研究表明，缺血 1 小时后尿 L-FABP 升高，可早期、准确地检测不同模型动物急性肾小管坏死。尿 L-FABP 也是预测心脏手术后 AKI 的敏感、特异、早期和独立的生物学标志物。

2. 肾功能性标志物 评估肾血流灌注和肾小球滤过率（GFR）。

（1）彩色多普勒超声：重症肾超声是利用彩色多普勒超声、脉冲多普勒超声、能量多普勒超声（power Doppler ultrasound，PDU）和超声造影（contrast-enhanced ultrasound，CEUS）等。彩色多普勒或能量多普勒可显示肾内血管，一般选取叶间动脉得到其血流频谱，通过公式即可计算出肾阻力指数（renal resistive index，RRI），RRI =（收缩期最高速率 – 舒张期最低速率）/ 收缩期最高速率。在血管顺应性正常的情况下，血管阻力与 RRI 呈线性关系。RRI 反映的是单根血管的灌注，为反映整个肾的情况，有学者使用 PDU 获得肾的整体灌注图像。

CEUS 则是经静脉注射微气泡超声对比剂，然后再实现不同病理状况下肾整体和局部血流的实时、定量监测。CEUS 对判断疾病的严重程度、时程、肾灌注随时间的改变以及灌注异

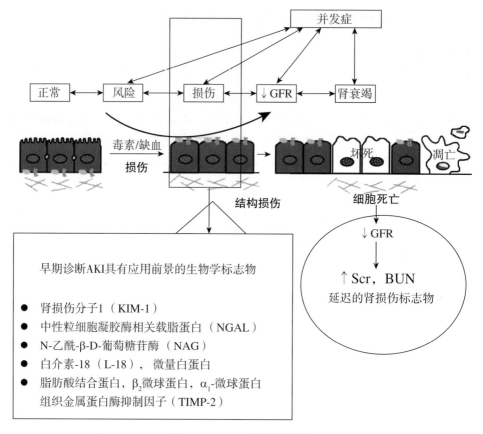

图 25-3　AKI 生物学标志物

常的肾内血流再分布有一定的帮助。还有可能利用 CEUS 建立 AKI 治疗的目标或作为肾灌注是否充足的标志物。

（2）功能性磁共振成像：MRI 是另一种可选择的评估 AKI 患者的新方法。现在有几种技术可以组合到单个多参数 MRI 扫描中，以测量与纤维化、炎症、组织水肿、灌注、滤过和组织氧合有关的生物物理组织特性。

（3）尿胱抑素 C（Cys C）：是一种半胱氨酸蛋白酶抑制剂，可自由经肾小球滤过，不易受年龄、性别、人群、肌肉指数及肾小管分泌等因素的影响，与 Scr 相比能更敏感和更准确地反映肾小球滤过功能减退。在血液中的水平完全取决于肾小球的滤过功能

（4）实时动态荧光 GFR 检测法（Real-time GFR）：是近年来新开发的 GFR 检测技术。其方法为：受试者同时注射两种不同波长荧光标记的物质，相对小的菊粉和右旋糖酐。应用便携式荧光检测器根据菊粉浓度的下降曲线可以计算获得 GFR，耗时 0.5 ～ 1.0 小时，所得 GFR 数值与碘海醇清除率所得数值相关性良好。检测方法快速、准确，可床旁进行，并且能够重复动态检测，适用于急性和重症患者。

综合思考题

1. 急诊科如何早期识别 AKI 的高风险损伤因素及易感因素？

2. 尿沉渣镜检在 AKI 中的作用是什么？

第二十五章
综合思考题解析

参考文献

[1] 刘小华，李惊子，杨莉. 尿沉渣镜检在急性肾损伤诊断中的价值. 中华肾脏病杂志，2013，29（1）：61-63.

[2] Arif Khwaja. KDIGO clinical practice guidelines for acute kidney injury. Nephron Clin Pract，2012，120（4）：c179-84.

[3] Riccil，Zaccaria，Romagnoli，et al. The 10 false beliefs in adult critical care nephrology. Intensive Care Med，2018，44（8）：1302-1305.

[4] 于伟凤，王梅，邱占军，等. 重症超声对急性肾损伤评估的技术进展. 医学综述，2020，26（15）：3045-3049.

[5] Nicholas M Selby，Jacques Durantean. New imaging techniques in AKI. Curr Opin Crit Care，2020，26（6）：543-548.

[6] Yang L，Xing G，Wang L，et al. Acute Kidney Injury in China：a cross-sectional survey. Lancet，2015，386（10002）：1465-1471.

[7] Ostermann M，Joannidis M. Acute kidney injury 2016：diagnosis and diagnostic workup. Critical Care，2016，20（1）：299.

（熊　辉）

第二十六章

紧急血液净化

◎ 学习目标

基本目标

1. 能区分血液净化清除物质的基本原理。
2. 能概括说明紧急血液净化中的 CRRT 临床常用模式。

发展目标

能根据 KDIGO 建议处方剂量，运用治疗剂量的定义，计算出 CVVH（后稀释）模式时的超滤率。

自 1912 年美国 Johns Hopkins 医学院医疗团队首次成功完成活体弥散实验开始，经历 1 个多世纪的发展，至今血液净化技术已取得令人瞩目的长足进步，在医学危重症治疗领域发挥着越来越重要的作用。急诊医学涵盖危重症的诊断与治疗，所涉及的患者往往病情危急，通常需要紧急干预。紧急血液净化正是在这种危急情况下，针对危重症患者的重要生命脏器，所采取的全天候的支持与治疗技术，是急诊医学危重症治疗的重要必备措施。大体上来说，是将患者的血液引出体外进入特定净化装置，通过应用不同的物质清除原理去除血液中的某些目标溶质和（或）目标溶剂，调节体液电解质及酸碱平衡，纠正内环境紊乱，保护和支持重要器官的现代医学治疗方法。

一、血液净化清除物质的基本原理

血液净化清除溶质的基本原理主要有 3 种，包括弥散、对流、吸附原理。而清除水分即溶剂的原理为超滤。根据临床干预所要清除目标物质的不同，来选用不同的物质清除基本原理。在通常情况下常为两种或多种基本原理的不同组合。

（一）弥散

弥散是溶质通过血液透析器内的半透膜，从高浓度侧移动到低浓度侧的一种方式。血液透析器内部空间由半透膜将其分隔为膜内空间（血液侧）和膜外空间（透析液侧）。血液净化所要清除的目标溶质，此时在膜内（血液中）处于高浓度，而在膜外（透析液中）处于低浓度。膜内外由高低浓度差所形成的浓度梯度将作为动力，驱动此溶质由高浓度（血液侧）向低浓度（透析液侧）转移，以这种方式起到清除血液中溶质的作用。此种原理所能清除的物质主要为小分子溶质，例如尿素氮、肌酐等。

（二）对流

对流是溶质通过血液滤器内的半透膜，从压力高侧移动到压力低侧的一种方式。血液滤过器内部空间由半透膜将其分隔为膜内空间（血液侧）和膜外空间（废液侧／透析液侧）。通常液体从压力高侧（血液侧）通过半透膜向压力低侧（废液侧／透析液侧）移动，而液体中的目标溶质也随之通过半透膜移动到压力低侧（废液侧／透析液侧）。膜两侧的压力差即跨膜压是液体和其中溶质移动的驱动力。对流可清除中、小分子溶质，对中分子溶质的清除效果明显优于弥散。在应用高通量滤器时，小分子溶质也可得到良好清除。

（三）吸附

吸附是将溶质吸着在膜或吸附材料表面或其内部的一种方式。通过电荷间相互作用、分子间范德瓦耳斯力、膜表面的亲／疏水性基团的选择性吸附或者生物亲和力等作用，可非特异性或特异性吸附不同的物质，主要包括 β_2 微球蛋白、补体、炎症介质、内毒素、部分毒物和药物等。

（四）超滤

液体从压力高侧（血液侧）通过半透膜向压力低侧（废液侧／透析液侧）移动，这种通过对流原理移动液体的方式称为超滤。

二、血液净化清除物质的基本技术

不同的血液净化基本技术对应着不同的血液净化清除物质的原理。

（一）血液透析技术

主要应用弥散原理来清除溶质，而通过超滤来清除血液中的液体。通过中心静脉置管，静脉血液被从管路中引出并进入血液透析器，在血液透析器内，血液与半透膜之间通过上述的弥散原理将血液中的部分溶质迁移到半透膜外并随透析液一起被清除。

（二）血液滤过技术

主要应用对流原理来清除溶质，而通过超滤来清除血液中的液体。通过中心静脉置管，静脉血液被从管路中引出并进入血液滤过器，在血液滤过器内，通过对流原理，液体从膜内即压力高的血液侧通过半透膜向压力低膜外移动，而液体中的部分溶质也随之通过半透膜移动到膜外随后被清除。血液滤过技术所致的液体清除为等渗清除。滤过同时需要补充与细胞外液成分相似的置换液。

（三）血浆置换技术

通过中心静脉置管，静脉血液被从管路中引出并进入血浆分离器，通过血浆分离器使血细胞和血浆分离，血细胞位于膜内而血浆移动至膜外，可弃除血浆并重新补充等量的新鲜冰冻血浆或新鲜冰冻血浆白蛋白溶液，即单重血浆置换术。也可将血浆再次经过孔径更小的膜型血浆成分分离器使大部分血浆和含较多大分子致病物质的少量血浆分离，弃除后者，补充等量白蛋白溶液，即双重血浆置换术。以此两种方式去除血液中如自身抗体、免疫复合物、炎症介质、冷球蛋白、轻链蛋白和毒素等物质。

（四）血液灌流技术

主要应用吸附原理来清除溶质。通过中心静脉置管，静脉血液被从管路中引出并进入血液灌流器，灌流器内的吸附剂（活性炭、树脂、结合特异性抗原或抗体的吸附材料等）特异性或非特异性地吸附血液中的某些致病物质（如体内异常代谢产物、药物、毒物等），从而起到将其从血液中清除的作用。对于主要应用特异性抗原、抗体、配基所制成的吸附柱，可特异性清除目标中大分子物质，但一般先采取血浆分离技术分离血浆，再在血浆中进行吸附，很少直接从全血中进行吸附，是免疫吸附的一种方式。

三、临床常用技术

（一）间歇性肾替代治疗

间歇性肾替代治疗包括间歇性血液透析（intermittent hemodialysis，IHD）、间歇性血液滤过、间歇性血液透析滤过等。采用弥散、对流、吸附的血液净化原理中的两种或多种，清除患者血液中的溶质和（或）液体。其中 IHD 最常用，治疗时间为每日持续数小时并间歇进行，首次透析不超过 2～3 小时，此后每次延长时间，直到每次 4～4.5 小时，每周 3 次。IHD 具有治疗持续时间短、抗凝药物应用少、出血风险低、清除小分子水溶性溶质效率高、治疗卧床时间短、费用相对低的优点。但也存在着中大分子清除能力差、血流动力学不稳定、颅内压增高、失衡综合征发生风险高的不足之处。

（二）连续性肾替代治疗

连续性肾替代治疗（continuous renal replacement therapy，CRRT）是紧急血液净化治疗中最为常用的治疗。亦是通过弥散、对流、吸附原理的两种或多种，清除患者血液中的溶质和液体的治疗方式。通常采取非间歇性的持续治疗方式，每日治疗时间为 24 小时或接近 24 小时，可持续 1 日或多日进行。

连续性肾替代治疗更适用于急诊环境。因急诊患者病情重、转运治疗风险大，应尽量床旁进行。CRRT 所使用的多功能血液净化治疗机不需要特殊的水处理设备，可在床旁进行。同时，CRRT 较 IHD 拥有更稳定的血流动力学、更小的颅内压增高风险、更佳的液体管理能力，可为营养支持提供更有利的条件优势。其不足为单次治疗抗凝物应用多、出血风险相对大、单位时间内小分子水溶性物质清除差、费用较高。

（三）血浆置换

血浆置换（plasma exchange，PE）如前所述，分为单重血浆置换和双重血浆置换。均间歇性进行。通常单重血浆置换每次治疗时间为 2 小时左右；双重血浆置换每次治疗时间为 3～5 小时。每天或间隔 1～2 天重复，5～7 次为一个疗程。

（四）血液灌流

血液灌流（hemoperfusion，HP）如前所述。通常一次治疗时间为 2 小时，有时也可根据临床需要每间隔 2 小时更换灌流器，但一次灌流时间最长不超过 6 小时。由于血管外组织中的物质可再次释放入血，可根据不同物质的特性间隔特定时间，如数小时后重复治疗。

（五）杂合式血液净化治疗

分为狭义和广义的杂合式血液净化。

1. 狭义上是介于间歇性和连续性肾替代治疗之间的持续且相对低效的更为中庸的治疗方式，也可称作杂合式肾替代治疗。是具有延长、缓慢、低效、低流量特性的血液透析和（或）滤过治疗技术。常见模式包括：缓慢持续低效透析、连续低效每日透析滤过、延长每日透析、缓慢连续透析等。通常在 IHD 的透析设备上进行操作，每日治疗时间为 6～24 小时。设定的血流量、透析液流量、滤过率等参数介于间歇式血液透析与连续性肾替代治疗之间。保留了在 IHD 中的小分子溶质清除率高、费用相对低廉的优点，以及血流动力学相对稳定、不诱导颅内高压的优点。

2. 广义上是将血液透析/滤过、血浆置换、血液灌流等技术进一步结合所形成的结构和功能更为复杂的多种血液净化技术。常用模式包括：连续性肾替代治疗联合血液灌流、血浆吸附（包括分子筛吸附和免疫吸附）、联合血浆滤过吸附，以及分子吸附再循环系统、成分血浆分离吸附技术、血浆滤过透析、双重血浆分子吸附系统等人工肝技术。

四、紧急血液净化中的 CRRT 概述

（一）CRRT 模式

CRRT 模式通常而言包括连续性静脉 - 静脉血液滤过（continuous veno-venous hemofiltration，

CVVH)、连续性静脉 - 静脉血液透析（continuous veno-venous hemodialysis，CVVHD）、连续性静脉 - 静脉血液透析滤过（continuous veno-venous hemodiafiltration，CVVHDF）、高容量血液滤过（high volume hemofiltration，HVHF）、缓慢持续性超滤（slow continuous ultrafiltration，SCUF）。CVVH 和 CVVHDF 最常用。CRRT 模式见图 26-1。

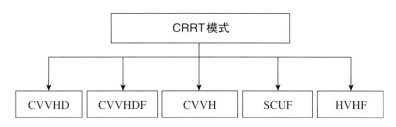

图 26-1　紧急血液净化中的 CRRT 模式

1. CVVH　主要利用对流原理清除溶质，超滤清除液体。滤器膜材料存在有限的溶质吸附清除能力。连续 24 小时或更长时间进行。溶质清除以中、小分子为主。利用血泵和废液泵形成的跨膜压作为动力，驱动血液中液体跨膜至膜外，溶解其中的部分溶质也被拖拽至膜外，共同形成废液被清除，模拟了肾原尿形成原理。再通过向体外管路内补充置换液的方式，模拟肾小管重吸收原理，补充了形成废液所丢失的液体量，降低了目标清除溶质的血中浓度，平衡了电解质和酸碱水平。废液量与置换液量的差值即为脱水量。

2. CVVHD　主要利用弥散原理清除溶质，超滤清除液体。滤器膜材料存在有限的溶质吸附清除能力。连续 24 小时或更长时间进行。溶质清除以小分子为主，清除效率低于 IHD。由于 ≥ 24 小时持续进行，总清除率不亚于 IHD。目标小分子溶质在透析器膜内（血液侧）浓度高而膜外（透析液侧）浓度低，所形成的膜内、外浓度梯度为动力，驱动溶质转移至膜外随透析液被清除。膜内、外的血液和透析液流向相反。血泵和废液泵形成的跨膜压作为动力，驱动血液中液体跨膜至膜外被清除，即脱水过程。CVVHD 不需要置换液。

3. CVVHDF　是将 CVVH 和 CVVHD 相结合，利用弥散和对流原理清除溶质，超滤清除液体。滤器膜材料存在有限的溶质吸附清除能力。连续 24 小时或更长时间进行。既能较有效地清除小分子，又能兼顾清除中分子，维持电解质、酸碱平衡。目标小分子溶质在滤过器膜内（血液侧）浓度高而膜外（透析液侧）浓度低，所形成的膜内、外浓度梯度为动力，驱动溶质转移至膜外随透析液被清除。在膜内、外血液和透析液流向相反。血泵和废液泵形成的跨膜压作为动力，驱动血液中液体跨膜至膜外被清除，溶解其中的部分溶质也被拖拽至膜外，与透析液共同形成废液被清除。通过向体外管路内补充置换液的方式，补充了形成废液所丢失的液体量，降低了目标清除溶质的血中浓度，平衡了电解质和酸碱水平。需要血液透析液和置换液。

4. HVHF　有不同定义。帕尔杜比斯共识定义：CVVH 治疗（超滤率 50 ~ 70 ml/kg/h 且每日 24 小时）；或间歇性非常高容量 CVVH 治疗（超滤率 100 ~ 120 ml/kg/h 在前 4 ~ 8 小时，此后以常规"肾剂量"超滤率 25 ~ 30 ml/kg/h 维持）。另一定义为 CVVH 治疗超滤率＞ 35 ml/kg/h。清除原理与 CVVH 模式相同，但因显著增加了单位时间通过滤器半透膜的液体和溶质量，使中大分子如细胞因子、炎症介质清除增加，对炎症反应的控制和相应疾病的治疗可能有效。但也需注意到，在出血、体温下降、滤器凝血、维生素和微量元素大量丢失、过多抗生素清除方面的不利影响可能抵消其所带来的益处，同时增加了治疗费用和成本。

5. SCUF　仅通过超滤清除液体，超滤率明显降低，仅用于缓慢清除液体水分，不用于清除溶质。不需要透析液和置换液。超滤率即为脱水率，且为等渗性脱水。

（二）CRRT 适应证与禁忌证

1. 适应证　分为肾危重症方面和非肾危重症方面适应证。

（1）肾危重症方面：包括重症急性肾损伤需要持续清除过多水或致病的毒性溶质，如合并严重电解质紊乱、酸碱代谢失衡、心力衰竭、肺水肿、脑水肿、急性呼吸窘迫综合征（ARDS）、外科手术、严重感染等。慢性肾病合并急性肺水肿、尿毒症脑病、心力衰竭等，特别是伴血流动力学不稳定的危重状态。

（2）非肾危重症方面：包括多器官功能障碍综合征（MODS）、脓毒血症或脓毒性休克、ARDS、急性重症胰腺炎、挤压综合征、心肺体外循环手术、慢性心力衰竭、严重容量过负荷、电解质和酸碱代谢紊乱、可被 CRRT 清除药物或毒物中毒、肝性脑病、热射病、肿瘤溶解综合征、乳酸酸中毒等。

2. 禁忌证　CRRT 无绝对禁忌证，仅有相对禁忌证，临床需权衡利弊综合考虑。包括：①不能建立适当的血管通路；②曾对血液净化设备、管路严重过敏；③凝血功能严重障碍 / 弥散性血管内凝血障碍；④难治性休克；⑤晚期肿瘤恶病质等。

（三）CRRT 指标与参数

1. 血流速　通常 CVVH、CVVHD、CVVHDF 血液流速为 150 ～ 250 ml/min，HVHF 有时需要更大的血液量。SCUF 血流量为 100 ～ 200 ml/min。患者血流动力学不稳定时需调低血流量。

2. 置换液流速、超滤率、透析液流速　在 CVVH 和 CVVHDF 模式时，需要使用置换液，置换液经滤器前注入体外管路称前置换或称前稀释，置换液经滤器后注入体外管路称后置换或称后稀释。前置换使流入滤器的血液稀释，减低血流通过滤器阻力，减少滤器内凝血，延长滤器使用，但同时也减低了滤器清除溶质的效率。后置换未使流入滤器的血液稀释，所以血流阻力相对大，易发生滤器凝血，滤器寿命缩短，但清除溶质效率相对高。如果前、后稀释同时进行，可综合两者优点，互补不足。在 CVVH、CVVHDF、HVHF、SCUF 模式时均需要设置超滤率。超滤率是通过超滤作用单位时间内清除血浆内的液体量。在 CVVHD 和 CVVHDF 模式时需设置透析液流速，是指单位时间流经透析器膜外空间的透析液量。置换液流速、超滤率、透析液流速见表 26-1。

3. 滤过分数（filtration fraction，FF）　CVVH 和 CVVHDF 均应用了对流原理清除溶质，其使液体移动至膜外，溶解在液体中的溶质同时跨膜至膜外被清除，清除液体水分的过程称为超滤。FF = 每小时从流经滤器的血浆中清除的液体量 / 每小时流经滤器的血浆流量，反映了液体的清除能力，也可间接反映溶解在液体中溶质的清除能力。通常需要 FF < 25% ～ 30%，因过高增加滤器凝血风险。

4. 治疗剂量　是指在连续 24 小时治疗过程中，单位时间和单位体重的流出液（废液）量，单位为 ml/kg/h。CVVH（后稀释）治疗剂量即为超滤率（ml/h）再进行体重标化。CVVHD 治疗剂量即为透析液流速加上脱水速率（ml/h）再进行体重标化。CVVHDF（后稀释）治疗剂量即为超滤率加透析液流速再用体重进行标化。CRRT 在治疗开始前需根据患者病情需要设定治疗剂量，即处方治疗剂量，是预先设定的理想治疗剂量，并非实际交付治疗剂量。实际临床工作中，多种情况会影响 CRRT 的持续进行，如机器报警停机、患者外出检查停机等。所以临床完成的治疗剂量即实际交付剂量是真实的治疗剂量，不等同于处方治疗剂量，需根据实际情况计算。如 24 小时的治疗情况为初始 12 小时流出液（废液）流出率为 25 ml/kg/h，后 10 小时流出液（废液）流出率为 20 ml/kg/h，最后 2 小时未治疗，则实际交付剂量 =［（25×12）+（20×10）+（0×2）］/24 = 20.83 ml/kg/h。根据病情变化，处方治疗剂量需定期调整，并需监测血液净化的完成质量。理想的情况是交付治疗剂量比处方治疗剂量应≥ 80%，有效治疗时间≥ 20 小时 / 天。

在急性肾损伤中，CRRT 剂量和存活率方面不是剂量效应关系，剂量效应平台可能在 20 ～ 40 ml/kg/h，KDIGO 建议处方剂量为 25 ～ 30 ml/kg/h，已满足实际交付剂量 20 ～ 25 ml/kg/h。实际上还需要考虑到前、后置换（稀释）的影响，较之后置换，前置换时需要增加治疗的处方剂量。

表 26-1　CRRT 血流速、超滤率、置换液流速和透析液流速

治疗模式	CVVH	CVVHD	CVVHDF	SCUF
血流速（ml/min）	150～250	150～250	150～250	100～200
超滤率（ml/h）	1500～2000（若 0 脱水）	0（若 0 脱水）	1000～1500（若 0 脱水）	100～300
置换液流速（ml/h）	1500～2000	—	1000～1500	—
透析液流速（ml/h）	—	1500～2000	1000～1500	—

∨∧ 知识拓展

特殊的血液净化技术

1. 体外膜肺氧合（extracorporeal membrane oxygenation，ECMO）　广义上讲，体外膜肺氧合为特殊类型的血液净化技术。是将患者的静脉血引出体外，在膜式氧合器内进行气体交换，将血中二氧化碳排出，交换后富含氧气的血液回输至患者的动脉或静脉系统，起到对心脏和（或）肺支持的作用，为等待心肺功能恢复、心肺移植手术或持久的机械循环支持装置植入的危重症患者争取宝贵时间。近年来的实践发现其提高了心脏骤停患者的存活率。ECMO 能有效改善低氧血症，改善心脏前后负荷，有助于改善微循环灌注，持续的灌注支持为心肺功能恢复赢得时间，避免长期高浓度氧吸入所致氧中毒，避免机械通气或应用过高水平设置参数所导致的呼吸机相关肺损伤发生。

2. 体外二氧化碳清除（extracorporeal carbon dioxide removal，ECCO$_2$R）系统　又称为"呼吸透析"，通过引流患者静脉或动脉血进入氧合器进行气体交换。主要排出体内潴留的二氧化碳并可供应氧气，支持肺功能，使肺得到休息，减少了对呼吸机过高参数的需求，甚至可避免应用呼吸机，减少呼吸机相关肺损伤。既可应用动、静脉插管，也可使用静脉双腔插管。较 ECMO 插管管径更细，对血流量要求更小，并发症发生概率更低。主要用于二氧化碳无法有效交换而血氧分压尚可的危重症患者。

综合思考题

1. 为什么在急诊环境下进行紧急血液净化治疗，CRRT 模式较 IHD 更为适用？

2. 为什么在 CRRT 的临床实践中既要设置处方治疗剂量又要计算交付治疗剂量？

第二十六章
综合思考题解析

参考文献

陈香美．血液净化标准操作规程（2021 版）．北京：人民卫生出版社，2021．

（郭治国）

第二十七章

环境及理化因素损伤

◎ **学习目标**

基本目标

1. 熟悉热射病的临床表现。
2. 能进行正确临床诊断，区分经典型热射病与劳力型热射病。
3. 熟悉淹溺和电击伤的临床表现。
4. 能进行正确现场急救。

发展目标

1. 能对热射病进行合理诊断、鉴别诊断。
2. 合理把控目标温度管理。
3. 了解重要器官功能的支持措施和意义。
4. 熟悉淹溺急性肺损伤的处理措施和意义。
5. 熟悉淹溺水、电解质平衡紊乱的处理特点。

第一节　热　射　病

　　热损伤作用于人体，引起一系列病理生理变化，表现为由轻渐重的连续过程，统称为热致疾病。有学者将其定义为高温综合征，或重症中暑。常见损伤包括热痉挛、热衰竭和热射病。热射病为此系列疾病中最严重类型，具有较高病死率。

　　热射病是由于暴露于热环境和（或）剧烈运动导致机体产热与散热失衡的临床综合征。其特征为核心温度升高＞40 ℃和中枢神经系统异常，如精神状态改变、抽搐或昏迷，并可伴有多器官损害，重者危及生命。根据发病原因和易感人群不同，热射病分为经典型热射病（classic heat stroke，CHS）和劳力型热射病（exertional heat stroke，EHS）。CHS 主要为被动暴露于热环境而致病，常见于年幼者、孕妇和年老体衰，或有慢性基础疾病、免疫功能受损等人群。EHS 主要为高强度体力消耗而致病，常见于夏季剧烈运动的健康青年人，如夏季农田耕作农民、暑期军训学生、暑训士兵、建筑工人、运动员、消防员等。尽管 EHS 在高温、高湿环境中更容易发生，但环境条件并非必需。

一、病因

高温、高湿气候因素和高强度体力活动是导致热射病最主要危险因素。

1．环境因素　高温天气，湿度高，通风不良。

2．个体因素　自我体温调节以及气候适应能力弱、脱水、疲劳、肥胖、老年慢性基础疾病等。

3．身体发病前状况　失眠、心理应激、体能不足、基础疾病等。急性炎症反应（如感冒、腹泻等）、服用某些特定药物（如服用抗胆碱能药、抗组胺药、抗抑郁药、巴比妥类、利尿剂等）可以增加热射病发生率。

二、发病机制

人体作为一个恒温机体，主要依靠神经内分泌系统的调节来维持体温基本恒定。人体温度的稳定依赖于产热和散热平衡，通过下丘脑对肌张力、血管张力和汗腺功能调控实现。常温下散热的主要机制是辐射，其次是传导、对流和蒸发。当外界温度增高并超过皮肤温度时，人体散热仅可依靠出汗以及皮肤和肺泡表面的水分蒸发。当机体产热大于散热或散热受阻，则体内就有大量热蓄积，引起组织、器官功能的损害。

在高温环境中，由于主要依靠大量出汗散热，可导致水、钠和氯丢失过量，致使肌肉产生痉挛，发生热痉挛，重者致热衰竭、热射病，严重脱水和电解质紊乱，以及周围血管扩张、循环血容量不足而发生低血容量性休克。

三、临床表现

不同类型热射病表现不完全相同。

CHS 致热原主要为高温、高湿外部环境，见于年老、体弱和有慢性疾病患者。一般逐渐起病，前驱症状不易被发现，1～2天症状加重，出现意识淡漠、模糊、谵妄、昏迷等，体温升高达 40～42 ℃，常伴有二便失禁、心力衰竭、肾衰竭等表现。

EHS 常为在高温、高湿环境下，进行长时间劳作、高强度运动训练后突感全身不适，如面色潮红或苍白、恶心、呕吐、持续头痛、运动不协调、极度疲劳、行为不当、判断力受损、晕厥等，重者出现谵妄、癫痫发作、意识水平下降和昏迷等中枢神经系统严重受损表现。体温可迅速升高达 40 ℃以上。出汗量可大可小，也可无汗。部分患者缺乏先兆症状，而表现为在运动或劳作中突然晕倒或意识丧失。

四、热射病器官受损表现

（一）中枢神经系统

中枢神经系统功能障碍是热射病的主要特征。早期即可出现严重损害，表现为谵妄、癫痫发作、嗜睡、昏迷等；还可出现行为怪异、幻觉、角弓反张、去大脑强直等。部分患者可遗留长期中枢神经系统损害表现，如注意力不集中、记忆力减退、认知障碍、语言障碍、共济失调等。

（二）心血管功能

发病后即可出现肌酸激酶、肌酸激酶同工酶、肌钙蛋白和脑钠肽不同程度升高。患者早期可表现为高动力状态，逐渐转变为低动力状态。临床表现以心动过速、低血压为主，少数出现缓慢性心律失常。

（三）呼吸功能

早期主要表现为呼吸急促、口唇发绀等，部分患者很快发展为急性呼吸窘迫综合征，重者须尽早机械通气。

（四）肾功能

多有肾损伤，与直接热损伤、容量不足导致的肾前性损害、肾灌注不足、横纹肌溶解及DIC等多种因素有关。表现为少尿、无尿，尿色深浓茶色或酱油色，肌酐和尿素氮水平升高。

（五）肝功能

重度肝损伤是EHS的重要特征之一，与直接热损伤及低血压、内脏供血再分配相关。常表现为乏力、纳差和巩膜黄染。谷草转氨酶、谷丙转氨酶、乳酸脱氢酶迅速升高，3～4天达峰值，部分患者峰值在2周；而胆红素的升高相对滞后，通常24～72小时才开始升高。

（六）凝血功能

直接热损伤和热相关肝功能异常均会导致凝血功能障碍，表现为皮肤瘀点、瘀斑及穿刺点出血、牙龈出血、鼻衄、结膜出血、黑便、咯血、血尿、内脏出血等，重者可致弥散性血管内凝血。

（七）横纹肌溶解

横纹肌溶解是热射病严重并发症，表现为肌肉酸痛、僵硬、肌无力、茶色尿、酱油尿，肌酸激酶严重升高，后期可出现肌肿胀和骨-筋膜室综合征，最终可导致急性肾衰竭。

（八）胃肠功能

急性期由于高热、血容量减少及运动时胃肠道缺血、氧化应激、DIC等造成胃肠道黏膜缺血、水肿、出血。表现为：恶心、呕吐、腹痛、腹泻、排水样便，重者出现消化道出血、梗阻、穿孔、腹膜炎等。

五、实验室检查

热射病病情危重，常伴有多器官功能损伤，实验室检查时应遵照危急重症患者管理原则，尽可能全面，并动态观察和比较。尽早完善常规项目及凝血功能、心肌损伤标志物、动脉血气指标等检测。实验室检查不应延误基本生命支持及快速有效的降温。热射病病情进展迅速，凝血功能、动脉血气和乳酸水平等检测上要求更高的频次。

辅助检查：热射病患者完善心电图、胸片、超声、脑电图、CT、MRI等检查对于鉴别诊断、早期发现并发症以及动态评估病情均有重要价值。

六、诊断

热射病诊断国际上目前尚缺乏统一标准，多遵循如下标准。病史：①暴露于高温、高湿环境；②高强度运动史；③存在散热功能不全的基础。临床表现：①中枢神经系统功能障碍，如昏迷、抽搐、谵妄、行为异常等；②核心温度超过40℃；③多器官功能损伤表现；④严重凝血功能障碍或DIC。病史中任意一条加上临床表现中任意一条，且不能用其他原因解释时，应考虑热射病诊断。

七、鉴别诊断

热射病患者多以意识状态改变伴高热为首发症状，同时合并出现多脏器功能损害相应表现，临床上应与下列疾病鉴别。

（一）中枢神经系统疾病

1. 脑血管病　脑梗死、脑出血、蛛网膜下腔出血等均可出现意识状态、言语等改变。但患者多伴有高血压、高脂血症、糖尿病、血管畸形、抽烟等基础疾病及不良嗜好，发病早期一般无发热和神经系统以外器官和系统损伤，头颅影像学检查可见出血或梗死病灶。

2. 脑炎、脑膜炎　临床症状与热射病相似，也可表现为高热、抽搐、头痛等，但发病与高温、高湿环境因素及剧烈体力活动或长时间劳作无关，通过病史可加以鉴别。

3．癫痫 虽也表现为抽搐，但既往多有发作史，非运动时间、环境适宜也可以发作，通常无发热及多器官受损表现，脑电图检查可见异常波。

（二）感染性疾病

多有感染病灶的相应表现、感染指标异常及影像学改变等。而热射病有其特定的病史和易感因素，通过详细询问病史、查体等不难鉴别。

（三）恶性综合征

多发生于使用抗精神药（氟哌啶醇、锂盐、卡马西平等）治疗的初期。表现为意识障碍，持续高热，心率加快，呼吸急促，血压上升或降低，吞咽困难，肌肉强直僵硬。实验室检查可发现白细胞计数、血肌酸激酶水平增高。通过询问病史，特别是近期增加药物的种类或剂量历史易于鉴别。

（四）血栓性血小板减少性紫癜

患者多有中度发热；神经系统改变，如头痛、精神改变、局部运动或感觉缺陷、视物模糊，甚至昏迷；血小板减少引起出血，皮肤黏膜瘀点、瘀斑或紫癜、血尿、便血等；以及急性肾损害。发病前无致热原接触史、剧烈运动等，可与热射病加以鉴别。

（五）代谢障碍性疾病

低血糖昏迷、高渗昏迷、肝性脑病、尿毒症性脑病等。重症患者可出现意识障碍，但一般无发热。短期内多无多器官损害，迅速纠正原发疾病，症状常可缓解。

八、治疗

现场救治：无论 EHS 还是 CHS 均应立即脱离热环境。迅速脱离高温、高湿环境，将患者转移至通风阴凉处。尽快除去患者全身衣物以利散热。现场治疗重在降温；迅速补液扩容；有效控制躁动和抽搐，注意保持呼吸道通畅。其中快速、有效、持续降温是最重要的（图 27-1）。

（一）目标温度管理（TTM）

近几年来，人们逐渐认识到精确体温管理在危重患者救治中的重要意义，要求整个住院治疗期间持续实施 TTM。所有入院患者均须立即进行核心温度持续测量。目前多采用膀胱或直肠温度来监测热射病患者核心温度。具体控温措施如下。①冰毯冰帽：使用简捷、方便、有效。将冰毯的启动温度设定为 38.5 ℃、停机温度 37.5 ℃、毯面温度 4.0 ℃；②亚低温治疗仪：利用血管内热交换机制降温。设备包括体外机、泵、静脉导管等，降温迅速确切。北医三院等已有成功用于热射病治疗的报道。③药物降温：不推荐该方法降温。常用的非甾体解热镇痛药如阿司匹林、吲哚美辛等对于热射病早期快速降温不适用，且可增加肝毒性。④连续血液净化治疗：血液净化是热射病重要器官支持主要手段之一，同时也可实现血管内降温作用。血流速度越快，置换液量越大，降温越迅速。需要注意的是，热射病患者后期常合并感染，发热机制与早期并不一致，降温策略选择上应有所区别。

（二）气道管理及呼吸支持

保持气道通畅。面罩吸氧、经鼻高流量氧疗、无创正压通气及插管上机支持宜早用、早升级。在高热状态下动脉血气的正常值很难界定，血气结果只能有限参考。鉴于多数患者存在意识障碍，建议早期积极进行气管插管及机械通气。上机指征主要基于临床评估，包括：①呼吸衰竭，且氧合状况有进行性恶化态势；②气道分泌物多，且排痰障碍；③有误吸风险或已发生误吸；④意识障碍，谵妄且躁动不安、全身肌肉震颤、抽搐发作等。

（三）循环功能维持

热射病循环障碍主要表现为血容量不足和心功能不全。主要原因为遭受热应激时，为加快散热，总循环血量向外周循环分布增加，且大量出汗导致液体丢失，致使有效循环血容量不足。高

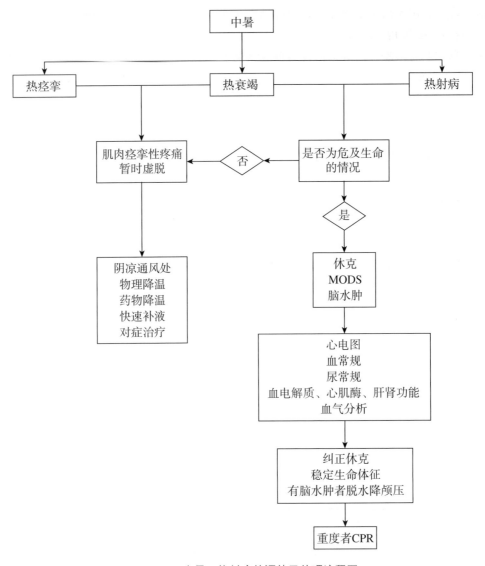

图 27-1　中暑、热射病的评估及处理流程图

热的热能直接损伤心肌，继发炎性反应进一步损伤心肌细胞。应充分液体复苏，密切连续监测血流动力学，避免液体过负荷。若充分液体复苏后仍有组织低灌注表现，可使用血管活性药如去甲肾上腺素，仍不达标联合使用多巴胺。

（四）肝功能损伤的治疗

减少肝损伤可考虑使用还原型谷胱甘肽、甘草酸二铵、多烯磷脂酰胆碱、腺苷蛋氨酸等。对于胆红素迅速升高且合并 DIC 的重症患者，可尝试行人工肝治疗。

（五）脑保护

大脑是最易受累器官之一，出现早，恢复慢，表现尤为突出。远期遗留永久性中枢神经损伤达 20%～30%。治疗重点为：①快速、有效降温。为减轻脑损伤最重要措施，降温速率越快，对预后越有利。②有效镇静及镇痛。对躁动、抽搐者，可选择作用快、效力强、不良反应较少的镇静药，如丙泊酚、苯二氮䓬类药物；对难以控制的抽搐，可早期联合使用神经肌肉松弛剂；对谵妄者推荐使用右美托咪定，除可以镇静、镇痛、抗焦虑外，还具脑保护及心肌保护作用，尤其适用于热射病患者。③甘露醇脱水治疗。可能有利于脑保护。④插管上机和循环支持，以减轻、防止脑缺氧。⑤高压氧治疗。可以有效清除炎性反应，提高脑组织血流，减少高热氧化损伤，改善神经功能，尤其适用于后期遗留中枢神经系统功能障碍患者。

（六）凝血功能障碍的治疗

常规监测凝血、血栓弹力图及血小板功能等。治疗包括：①补充凝血因子。PT 或 APTT 延长 > 1.5 倍，凝血酶原活动度（PTA）< 50% 时，尽早输注新鲜冰冻血浆、凝血酶原复合物等。纤维蛋白原 < 1.5 g/L，可补充输入。部分患者根据需求适当补充重组凝血因子Ⅶ。维持血小板计数 > 50×10^9/L。②抗凝治疗。抗凝治疗旨在减少凝血因子过度消耗，阻止 DIC 发生发展。如凝血酶、抗凝血酶复合物、D- 二聚体、纤维蛋白降解产物和纤溶酶、抗纤溶酶复合物显著升高，结合患者临床情况，处于 DIC 早期，启动抗凝治疗。常用药物有普通肝素、低分子肝素、阿加曲班、比伐芦定等。

（七）胃肠功能保护

早期有效降温和积极液体复苏是减轻或防止胃肠损伤的重要措施。具体保护方面，在血流动力学不稳定及疾病早期不主张给予肠内营养。72 小时后血液动力学稳定，且确认无消化道出血和麻痹性肠梗阻，应尽早给予肠内营养。

（八）横纹肌溶解的治疗

横纹肌溶解是热射病常见的并发症，更常见于 EHS。出现以下情况之一可做出临床诊断：CK 显著增高，峰值 > 正常值高限 5 倍，或 > 1000 U/L；血、尿肌红蛋白水平明显增高；尿潜血试验阳性而镜下未见红细胞。热射病的肌溶解主要源于高热和肌肉运动过度，故降温、控制肌肉抽搐为关键措施。根据肾功能及尿量选择不同的治疗策略。处置措施为：①补液及碱化尿液。②血液净化：对于代谢性酸中毒、无尿、严重高钾血症、难治性高钙血症等患者建议血液净化治疗，并可实现精确容量管控、有效血管内降温，是最为有效手段之一。③利尿：利尿治疗不应用于未经充分液体复苏者。

九、预防

热射病一旦发病，进展迅速，常合并多器官功能损伤。与其他危重病不同，热射病是完全可以预防的。应该强调，降低热射病死亡率关键在于预防而非治疗。热射病的发生与环境因素、个体因素、剧烈运动、体力劳作活动密切相关，故预防也要从这些方面考虑。CHS 的预防主要强调环境因素和个体因素，而 EHS 的预防主要强调有效避免剧烈运动，逐渐增加运动量，合理安排运动训练、劳作时间，关注重点人群，运动训练和长时间劳作时及时补足水分。

（张玉梅）

第二节　淹　溺

淹溺是指机体淹没或没入液体中时，液性物质吸入、充满呼吸道和肺泡，或者由于寒冷、异物等刺激和引发惊恐，导致喉、支气管反射性痉挛，声门关闭，以及液体中杂物堵塞呼吸道等引起的呼吸道梗阻，引起肺的通气及换气功能障碍并窒息。

一、临床表现

吸入水量少或落水时间短的患者，可表现轻度缺氧现象，例如口唇、四肢末端青紫，四肢发硬、头痛、视觉障碍等；并可有呼吸困难、呼吸表浅、咳嗽、咳泡沫样痰、胸痛等。

吸入水量多或落水时间长者，出现严重缺氧表现，例如面色青紫、四肢冰冷，昏迷、瞳孔散大、呼吸表浅、急促或停止、心脏骤停。部分患者口鼻腔充满血性泡沫或泥沙。淹溺在低温冷水中，患者可发生低温综合征。溺死者多呈面色青紫、两眼红肿，口腔、胃、气管及肺内有较多水泡沫，上腹部膨隆，皮肤肿胀。

　　另有一类溺水者，因落水后惊恐而迅速昏迷，或因冷水强烈刺激引起喉头痉挛、声门关闭导致呼吸、心脏骤停。虽然呼吸道内进水不多，亦可导致死亡。

　　根据有淹水病史和见证人即可诊断淹溺。确定淹溺诊断时，要同时留意有无其他器官损伤（例如头、颈、胸、腹部损伤）。

二、治疗

（一）现场救护

　　建立气道和提供氧气是抢救溺水患者的首要措施。立即清除口腔、鼻腔中的泥沙、杂草、树叶等杂物，保持呼吸道通畅。针对体温下降者，积极复温治疗，去除凉湿衣服，给予厚衣物裹盖。在溺水患者中，室颤较少见，不建议因除颤而延迟胸外按压。

（二）院内急救

　　1. 恢复有效循环　大多数淹溺患者在充分给氧、快速输入晶体液，恢复正常体温后，循环会得以稳定。而早期发生心功能不全则可加重肺水肿表现。对严重心功能不全、难以复苏的心脏骤停者，可给予体外膜肺氧合治疗。

　　2. 恢复呼吸功能　呼吸停止患者应立即给予气管插管机械通气。建议采用肺保护性通气策略，即潮气量 $4\sim8$ ml/kg，平台压 $\leqslant30$ cmH$_2$O，PEEP 根据 FiO$_2$ 进行调节，尽可能将 FiO$_2$ 调至 60% 以下，以避免高氧性肺损伤；轻至中度低氧血症患者可以使用无创呼吸机治疗。

　　3. 防治急性肺损伤，改善淹溺性肺水肿　液体吸入导致的肺水肿、肺上皮细胞的损伤、肺泡表面活性物质的丢失等多种机制影响气体交换功能。天然的肺泡表面活性物质可增加肺泡表面张力，促使肺泡扩张，改善换气功能，纠正低氧血症。小剂量多次气道内给药可以补充肺泡表面活性物质的失活部分而维持其作用。糖皮质激素用于溺水患者有利于促进肺功能的复苏和肺泡表面活性物质的产生。部分学者建议对溺水患者可考虑经验性使用皮质类固醇。早期行肺灌洗治疗可改善海水淹溺性肺水肿的发生，并减轻炎症反应。也有部分学者提出东莨菪碱和山莨菪碱，可稳定细胞膜及溶酶体膜，降低血管通透性，改善微循环，抑制腺体分泌，因而建议使用以解除平滑肌痉挛，减轻肺水肿和缺氧程度，并有抗休克作用。

　　4. 防治脑损伤　有研究显示，溺水时间 $0\sim5$ 分钟，严重神经功能缺损或死亡的风险为 10%。随溺水时间延长，风险逐渐增加，溺水 >25 分钟，风险接近 100%；若复苏成功后 $12\sim24$ 小时仍昏迷，建议尽早给予目标温度管理，降低脑组织对氧的需求，减少脑细胞代谢。另外，有条件情况下还可选择高压氧治疗。缺氧引起脑细胞水肿颅内高压，在保持循环稳定前提下，给予甘露醇脱水、呋塞米利尿治疗。

　　5. 维持水、电解质平衡　应特别注意维持正常的血钠水平。淡水淹溺时，适当限制输注液体量并积极补充氯化钠溶液。对血液稀释者，可静脉滴注高浓度氯化钠溶液；海水淹溺时，可适当增加输注不含氯化钠的液体量。血液浓缩或血容量减少者，可输葡萄糖液或血浆给予纠正。若溶血明显，则宜输注洗涤红细胞。

　　6. 并发症的防治　并发感染常见的部位是肺部，早期多为污水或胃内容物的吸入感染，后期为继发感染，其他还可有脑脓肿和脓毒症，均应有针对性抗感染治疗。其他相关并发症，如ARDS、脑水肿、急性肾衰竭、低血糖、癫痫、横纹肌溶解、DIC、心律失常及心力衰竭等，应积极对症处理。

　　淹溺抢救流程见图 27-2。

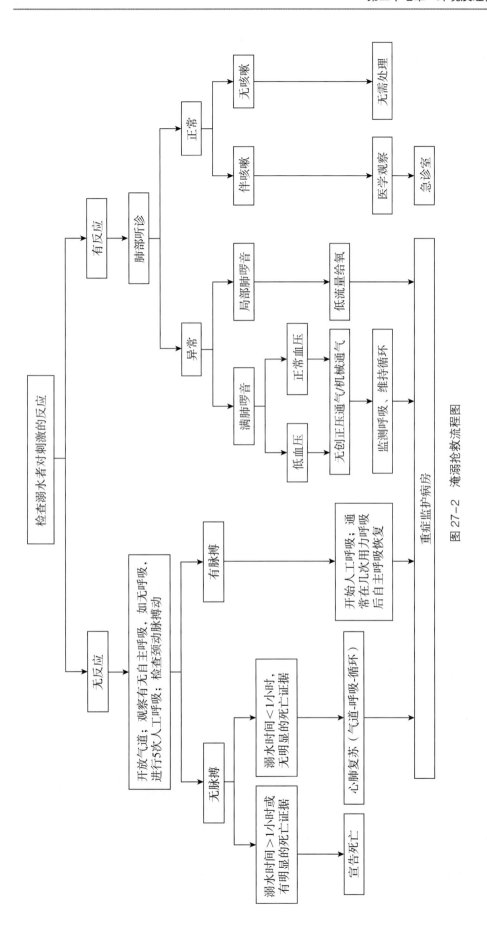

图 27-2 淹溺抢救流程图

（张玉梅）

知识拓展

淹溺与低体温

大多数淹溺发生在低于 33 ℃的水中，溺水者常会出现低体温。水温越低，则溺水者出现意识丧失所需的时间越短，预期存活时间（从溺水发生开始计算存活时间）也越短，详见表 27-1。当体温低于 30 ℃，需要积极进行复温治疗。由于低体温会引起儿茶酚胺的分泌，使外周血管阻力升高，心排血量减少，进而影响复苏效果。因此，如果溺水患者有意识，可尽快脱去其湿衣服，用干毛毯或棉被包裹保暖；如果无意识，则立即进行早期复苏，待有条件再行保温处理。

表 27-1 水温与预期存活时间的关系

水温	意识丧失所需时长	预期存活时间
≥ 27 ℃	无限定	无限定
21 ℃~	3 ~ 12 小时	> 3 小时
16 ℃~	2 ~ 7 小时	2 ~ 40 小时
10 ℃~	1 ~ 2 小时	1 ~ 6 小时
4 ℃~	30 ~ 60 分钟	1 ~ 3 小时
0 ℃~	15 ~ 30 分钟	30 ~ 90 分钟
< 0 ℃	< 15 分钟	< 45 分钟

第三节 电 击 伤

电击伤也称触电，是指身体直接接触电流或被雷电击中，超过一定量的电流通过人体后产生的损伤或功能障碍。电流通过中枢神经和心脏时，可引起呼吸抑制、心室颤动或心脏骤停，造成死亡；若电流只局限于一侧肢体，可造成该肢体局部损伤。

电击伤诊断主要依据明确的电接触史及临床表现。询问病史时需要具体了解电击伤来自高压电或低压电，电击伤的入口、出口部位，损伤的范围等。

电击伤临床表现与接触电压高低、接触时间长短有关。主要有全身和局部表现。

闪电损伤：当人体被闪电击中时，心跳和呼吸常即刻停止。皮肤血管收缩呈网状图案，为闪电损伤特征。

在救治过程中，保证急救现场的安全尤为重要。当发现触电患者后，立即切断总电源或用绝缘物分离患者与电源，再实施救治。

电击伤心肺复苏时，应注意：①确系室颤，仍可除颤处理；②若只是心尖搏动微弱，而心电图仍有电活动时，属电机械分离状态，不宜除颤；③心搏、呼吸停止时间较长，仍应尽最大努力抢救，宜有延长或超长时间心肺复苏的努力。

电击伤比一般烧伤更易发生休克，缘于常有肌肉及骨骼大面积烧伤，液体损耗量大，产生低血容量性休克。应及时补充液体，并适量使用碳酸氢钠液等以利于肌红蛋白等代谢产物的排出。

同时注意救治合并的颅脑、骨骼、内脏等外伤。肢体、创面的处理也有一定特殊性。

第二十七章
综合思考题解析

综合思考题

1．淹溺时水、电解质平衡维持有何特殊性?

2．热射病的两个主要类型有何区别?

参考文献

[1] 宋仁杰，李彦波，周飞虎．热射病发病机制的研究进展．解放军医学院学报，2020，41（12）：1231-1234.

[2] 全军热射病防治专家组，全军重症医学专业委员会．中国热射病诊断与治疗专家共识．解放军医学杂志，2019，44（3）：181-192.

[3] 林果为，王吉耀，葛均波．实用内科学（上册）．15 版．北京：人民卫生出版社，2017.

[4] 李蕾，张志泉，郑成中，等．儿童溺水的防治方案专家共识．中国当代儿科杂志，2021，23（1）：12-17.

[5] 徐杰丰，方雅，张茂．溺水救治进展．中国全科医学杂志，2018，17（5）：401-405.

（张玉梅）

第二十八章

血液系统急症

◎ 学习目标

基本目标

1. 掌握特发性血小板减少性紫癜、血栓性血小板减少性紫癜的临床特点及诊疗方法。
2. 正确处理特发性血小板减少性紫癜、血栓性血小板减少性紫癜。

发展目标

1. 能快速分析血小板减少的常见病因及鉴别方法。
2. 掌握手术、抗血小板、抗凝治疗时对血小板计数的要求。

第一节　特发性血小板减少性紫癜

临床上，血小板减少患者会出现紫癜或皮肤黏膜瘀点、瘀斑，甚至消化道、泌尿系出血，严重者会发生脑出血，威胁患者的生命。血小板减少的病因非常广泛，免疫因素是其中的一个重要原因，特发性血小板减少性紫癜较常见，需要临床医师仔细询问病史，给予相应检查，明确诊断并进行及时处理。

一、概念

特发性血小板减少性紫癜（idiopathic thrombocytopenic purpura，ITP）是由免疫异常导致血小板破坏而减少的临床综合征，因此也被称为免疫性血小板减少性紫癜，是一种获得性自身免疫性出血性疾病，主要表现为外周血小板计数减少。血小板表面结合有抗血小板抗体，血小板寿命缩短，骨髓巨核细胞可代偿性增多而血小板生成障碍。患者常束臂试验阳性，出血时间延长和血凝块收缩不良。国外报道的成人 ITP 年发病率为（2～10）/10 万，老年人是高发群体，育龄期女性略高于同年龄组男性。该病临床表现变化较大，可表现为无症状血小板减少、皮肤紫癜和黏膜自发性出血、严重内脏出血、致命性颅内出血。其中，老年患者致命性出血发生风险明显高于年轻患者。

二、分期

依据病程长短，ITP 分为以下三期。

1. 新诊断的 ITP 确诊 ITP 后 3 个月以内的患者。

2. 持续性 ITP 确诊 ITP 后 3～12 个月血小板持续减少的患者，包括未自发缓解和停止治疗后不能维持完全缓解的患者。

3. 慢性 ITP 血小板持续减少超过 12 个月的患者。

三、病因

1. 感染 绝大多数患者急性发病的前 1～2 周有上呼吸道感染史，主要是病毒感染，在病毒感染后，体内形成的抗原 - 抗体复合物可附着在血小板表面，导致血小板被单核巨噬细胞系统吞噬和破坏，导致血小板减少。患者血清中血小板相关抗体（PAIgG）含量多增高，且急性型比慢性型抗体量增加更为明显。PAIgG 的含量与血小板数呈负相关，即 PAIgG 愈高，血小板数愈低。但也有少数患者的 PAIgG 含量不增高，因血小板和巨核细胞有共同抗原性，抗血小板抗体同样作用于骨髓中巨核细胞，导致巨核细胞成熟障碍，感染后使机体产生相应的抗体可能是导致血小板减少的原因。

2. 免疫因素 常见的如系统性红斑狼疮、类风湿性关节炎等免疫功能紊乱性疾病，可合并血小板免疫性破坏，属于继发免疫性血小板减少。

3. 脾因素 脾可能是产生抗血小板抗体的重要部位之一。当脾产生大量抗血小板抗体时，正常血小板经过脾与抗血小板抗体结合而致敏，致敏的血小板极易被吞噬细胞所吞噬而发生血小板减少。

4. 遗传因素 ITP 可能与遗传因素有关。

5. 其他因素 如雌激素可抑制血小板生成，会导致女性妊娠后 ITP 病情加重。

四、发病机制

血小板自身抗原免疫耐受性丢失，导致体液免疫和细胞免疫发生异常活化，介导了血小板破坏，而巨核细胞产生血小板不足，最终发生血小板减少。

五、临床表现

可分为急性和慢性两种情况。一般急性 ITP 多见于儿童，发病前 1～2 周多有病毒感染史，可表现为无外伤性的突然出血症状，如鼻、口腔出血，皮下出血，严重者可出现内脏如消化道、泌尿系出血，甚至脑出血等。起病急骤，可伴有畏寒、发热等症状。而慢性 ITP 以青年女性为多，病程超过半年者可有脾大。常表现为紫癜，皮肤瘀点、瘀斑，一般内脏出血少见，详见表 28-1。

表 28-1 急性、慢性 ITP 的鉴别

特征	急性 ITP	慢性 ITP
发病高峰年龄	2～6 岁	20～40 岁
感染史	1～2 周前常有病毒感染史	无
起病	急	起病隐匿
临床表现	内脏出血多见	常为皮肤黏膜下出血
血小板计数	$< 20 \times 10^9/L$	$(30～80) \times 10^9/L$
血小板抗体	阳性率低	阳性率 60% 以上
脾大	无	病程半年以上者可有脾大
骨髓巨核细胞发育	明显障碍	轻度障碍
自发缓解	80% 以上	不常见

六、辅助检查

临床上遇到血小板减少的患者，必须详细了解病情和进行体格检查。ITP实验室检查特点：

（1）外周血象显示血小板计数 $< 100 \times 10^9$/L，血小板越低，出血程度一般相对越重。当血小板计数 $< 20 \times 10^9$/L时会发生自发性出血，如失血较多时可致Hb下降，白细胞数多正常。

（2）骨髓象：急性ITP骨髓巨核细胞数常增多或正常，而慢性ITP则表现为幼稚巨核细胞增多，其核-浆发育不平衡，能产生血小板的巨核细胞则明显减少。

（3）血小板抗体测定PAIgG常增高，但特异性差，其他免疫性疾病亦可出现。

ITP诊断必须除外继发性原因，因此临床常做以下方面的检查。

1. 风湿免疫病　抗核抗体谱（抗ANA谱和抗ENA谱）。

2. 骨髓造血异常　做骨髓穿刺了解骨髓的情况（如细胞形态学、活检、染色体、流式细胞术），了解骨髓造血有无异常，可有助于鉴别各种血液病，如再生障碍性贫血、骨髓增生异常综合征。另外，须除外肿瘤骨髓浸润等所致血小板减少。

3. 病毒感染因素　常规检测EB病毒、巨细胞病毒、乙型肝炎病毒（HBV）、丙型肝炎病毒（HCV）等，此外，还可完善细小病毒、人免疫缺陷病毒（HIV）检测。

4. 甲状腺功能　对甲状腺功能异常患者可查甲状腺功能及抗甲状腺抗体。

5. 其他因素　排除药物（如利奈唑胺、低分子肝素等）及DIC等凝血障碍性疾病因素。对于贫血伴网织红细胞增高患者须除外Evans综合征（可做直接抗人球蛋白试验），还可查血小板糖蛋白特异性自身抗体来鉴别是否为非免疫性血小板减少。

七、诊断要点

1. 至少连续2次血常规检查显示血小板计数减少，外周血涂片镜检血细胞形态无明显异常。

2. 患者脾一般不肿大。

3. 骨髓检查。ITP患者骨髓象表现为巨核细胞增多或正常，伴成熟障碍。

4. 必须除外继发性血小板减少的原因，如自身免疫性疾病、骨髓造血异常各种恶性血液病、感染、疫苗接种等所致继发性血小板减少、肿瘤浸润；药物或脾亢进所致血小板减少、血小板消耗性减少；其他免疫性血小板减少；甲状腺疾病或妊娠期血小板减少等。

5. 特殊检查　①鉴别免疫性与非免疫性血小板减少的血小板糖蛋白特异性自身抗体检测，可区分免疫性血小板减少。②血清血小板生成素（TPO）水平测定：如TPO升高常提示骨髓衰竭性疾病。

八、急诊处理原则及方案

对血小板减少导致的内脏大出血要有充分的思想准备，如血小板低于 20×10^9/L可要求患者制动，避免磕碰，进食软食，保持平稳的情绪，排便不可用力（必要时可以通便，警惕发生出血性脑卒中）；另一方面，要及时完善相关检查。

迅速将患者血小板计数提升至安全水平，将患者血压控制在相对正常的水平，停用一切可诱发或加重出血的药物，降低严重出血事件，最大限度减少治疗不良反应，提高患者健康相关生活质量（HRQoL）。

1. 评估　如患者有活动性出血症状，不论血小板减少程度如何，都必须给予及时治疗。如血小板计数 $\geqslant 30 \times 10^9$/L、无出血表现且不从事增加出血风险的工作、无出血风险因素的ITP患者，可予以观察、随访。

2. 紧急治疗　ITP患者发生危及生命的出血（如颅内出血）或需要急诊手术时，应立即停用抗血小板药及抗凝药等，积极控制患者的血压，并迅速提升血小板计数至安全水平。可以做如下处理（单用或联合应用）。

（1）输新鲜血小板，快速提高血小板计数。

（2）予静脉点滴免疫球蛋白（IVIg），1 g/kg/d ×（1～2）d 或 400 mg/kg/d×5 d。

（3）静脉注射甲泼尼龙，1000 mg/d× 3 d。

（4）皮下注射重组人血小板生成素（rhTPO），300 U/kg/d。

3．ITP 的一线治疗

（1）糖皮质激素：应充分告知激素的副作用，并签署知情同意书。给予激素治疗的过程中，注意监测患者血压、血糖水平，并预防感染及消化性溃疡。对高龄、糖尿病、高血压、青光眼等患者应慎用。

1）大剂量地塞米松（HD-DXM）：40 mg/d ×4 d，口服或静脉给药。最好同时给予抗病毒药，预防疱疹病毒、乙型肝炎病毒等再激活。

2）泼尼松：1 mg/kg/d（最大剂量不超过 80 mg/d，顿服），起效后应待血小板恢复正常后逐步减量维持（若 2 周内泼尼松治疗无效，应尽快减停）。泼尼松的安全维持剂量不宜超过 15 mg/d，减停后不能维持疗效的患者可考虑二线药物治疗。

糖皮质激素依赖：指需要 5 mg/d 以上泼尼松或频繁间断应用糖皮质激素维持 PLT ≥ $30×10^9$/L 或避免出血。注意糖皮质激素对精神健康的影响，定期评估患者治疗期间 HRQoL（抑郁、疲劳、精神状态等）。

（2）丙种球蛋白（IVIg）：主要用于紧急治疗、患者不耐受糖皮质激素或有禁忌证、妊娠或分娩前。推荐 400 mg/kg/d×5 d 或 1 g/kg/d×（1～2）d。

注：对于有 IgA 缺乏和肾功能不全患者应慎用 IVIg。

4．ITP 的二线治疗

（1）促血小板生成的药物：包括 rhTPO、艾曲泊帕等，须进行个体化维持治疗。1～2 周起效，有效率可达 60% 以上，停药后多不能维持疗效。

1）rhTPO：300 U/kg/d×14 d，皮下注射给药，治疗 2 周 仍未起效的患者应停药。

2）艾曲泊帕：25 mg/d 空腹顿服，治疗 2 周无效者加量至 50 mg/d（最大剂量 75 mg/d），使血小板计数维持 $50×10^9$/L 以上。应用 2～4 周无效者应停药。

注：文献报道，对于 1 种促血小板生成药无效或不耐受的患者，更换其他促血小板生成药物或采用序贯疗法可能使患者获益。

（2）利妥昔单抗：禁用于活动性乙型肝炎患者。有两种常用给药方案。①标准剂量方案：375 mg/m^2 静脉滴注，每周 1 次，共 4 次。②小剂量方案：100 mg 静脉滴注，每周 1 次，共 4 次，或 375 mg/m^2 静脉滴注 1 次。

（3）脾切除术：适用于糖皮质激素正规治疗无效、泼尼松安全剂量不能维持疗效及存在糖皮质激素应用禁忌证的患者。

5．ITP 三线治疗　目前，一些临床试验提示使用全反式维甲酸（ATRA）联合达那唑、地西他滨具有较好效果。

（1）全反式维甲酸（ATRA）联合达那唑：ATRA 20 mg/d（分 2 次口服），达那唑 400 mg/d（分 2 次口服），二者联合应用 16 周，对糖皮质激素无效或复发患者的 1 年持续有效率约为 62%，患者耐受性良好。

（2）地西他滨：3.5 mg/m^2/d×3 d 静脉滴注，间隔 3 周后再次给药，共 3～6 个周期，治疗 3 个周期无效患者应停用。总有效率约为 50%，6 个月持续反应率约为 40%，不良反应轻微。

九、治疗疗效判断

1．完全反应（CR）　治疗后血小板计数 ≥ $100×10^9$/L，且无出血表现。

2. 有效（R） 治疗后血小板计数 $\geqslant 30 \times 10^9/L$，比基础血小板计数增加至少 2 倍，且无出血表现。

3. 无效（NR） 治疗后血小板计数 $< 30 \times 10^9/L$，或血小板计数增加不到基础值的 2 倍，或有出血表现。

4. 复发 治疗有效后，血小板计数降至 $30 \times 10^9/L$ 以下，或降至不到基础值的 2 倍，或出现出血症状。

5. 持续有效 患者疗效维持至开始治疗后 6 个月及以上。

6. 早期反应 治疗开始 1 周达到有效标准。

7. 初步反应 治疗开始 1 个月达有效标准。

8. 缓解 治疗开始后 12 个月时血小板计数 $\geqslant 100 \times 10^9/L$。

注：在定义 CR 或 R 时，应至少检测 2 次血小板计数，间隔至少 7 天。定义复发时至少检测 2 次，其间至少间隔 1 天。

十、妊娠合并 ITP 的诊断

与非妊娠患者类似，应进行详细的病史采集和体格检查，注意询问既往有无可疑 ITP 病史，特别是血小板计数 $< 80 \times 10^9/L$ 时，应进一步排查妊娠合并 ITP 的可能，同时应鉴别妊娠相关血小板减少症，如妊娠期血小板减少症、先兆子痫、HELLP（hemolysis, elevated liver function, low platelets）综合征（以溶血、肝酶升高和血小板减少为特点，是妊娠期高血压疾病的严重并发症。多数发生在产前，可分为完全性和部分性。其临床表现多样，典型的临床表现为乏力、右上腹疼痛，恶心、呕吐，体重骤增，脉压增宽，但少数患者高血压、蛋白尿临床表现不典型）、风湿免疫病、感染及药物相关血小板减少症、弥散性血管内凝血（DIC）、血栓性血小板减少性紫癜/溶血性尿毒综合征（TTP/HUS）、骨髓造血异常、营养缺乏症等。

（一）完善相关检查

完善外周血全血细胞及网织红细胞计数、凝血检查、肝肾功能、甲状腺功能、抗核抗体谱、抗磷脂抗体、HBV/HCV/HIV 抗体、IgA/IgG/IgM 水平和外周血涂片镜检。如不伴有血细胞形态异常，原则上不推荐骨髓检查。

（二）治疗原则及方案

妊娠合并 ITP 的治疗目的是降低妊娠期出血及分娩出血风险。除分娩期外，妊娠合并 ITP 的治疗指征与非妊娠患者一致。当患者血小板计数 $< 30 \times 10^9/L$ 且伴活动性出血或准备分娩时，应提升血小板计数至相对安全水平。

（三）治疗

口服糖皮质激素（如泼尼松），如患者糖皮质激素效果不佳、有严重不良反应或须紧急提高血小板水平，可以给予丙种球蛋白（用法同前），或者二者联合使用，对初始治疗无效的晚期妊娠合并 ITP 患者，可考虑给予 rhTPO。

（王 斌）

第二节 血栓性血小板减少性紫癜

血栓性血小板减少性紫癜（thrombotic thrombocytopenic purpura，TTP）是一种罕见但可能致命的血液疾病，该病最早由 Moschowitz 于 1924 年描述，后 Amorosi 和 Vltman 于 1958 年总结了该病的五大特征，即血小板减少性紫癜、微血管病性溶血、中枢神经系统症状、发热以及肾损害，并称之为 TTP 五联征；但大部分患者并无完整的五联征，仅有前三大特征，称为三联征。TTP的主要发病机制涉及血管性血友病因子（von Willebrand factor，vWF）蛋白裂解酶（vWFCP，a disintegrin and metalloproteinase with a thrombospondin type 1 motif，member 13，ADAMTS13）活性缺乏、血管内皮细胞vWF异常释放、血小板异常活化等方面。它的发病率是（2～6）/100万，发病年龄多为10～40岁，女性较多见，男女比例约为1∶2。多数TTP患者起病急骤，病情凶险，如不及时治疗，其死亡率高达80%～90%。随着血浆置换的临床应用，预后大大改观，病死率降至10%～20%。

一、发病机制

大多数患者是由vWF蛋白裂解酶（vWFCP）异常所致。vWFCP是正常止血过程中的必须成分，在高剪切力血流状态时，内皮细胞表现、血小板表面受体和vWF多聚体三者之间相互作用，导致血小板与内皮细胞黏附。vWF水平过高会造成慢性内皮细胞损伤，可导致血栓性疾病。人们从TTP患者的血清中发现并证实了存在一种超大分子的vWF，又从血清中分离出一种可以剪切vWF的金属蛋白酶，发现TTP患者缺乏这种剪切vWF的金属蛋白酶，最后证实该蛋白酶是属于具有凝血酶敏感蛋白1基序的裂解素和金属蛋白酶家族成员13（a disintegrin and metalloprotinase with thrombospondin 1 motif，member 13，ADAMTS13），并将其命名为ADAMTS13，并将其基因定位于9q34位点，其在TTP发病中起病因学作用。ADAMTS13缺陷，活性下降，形成过多超大的vWF多聚体，可触发病理性血小板聚集，导致TTP。

TTP分为遗传性和获得性两种，后者根据有无原发病分为特发性和继发性。遗传性TTP又称原发性ITP（congential TTP，cTTP），系由ADAMTS13突变导致的血浆ADAMTS13活性严重缺乏而引起，常在感染、应激或妊娠等诱发因素作用下发病；获得性TTP则由于自身抗体抑制血浆ADAMTS13活性，称为免疫介导的TTP（immune-mediated TTP，iTTP）。特发性TTP多因患者体内存在抗ADAMTS13自身抗体（抑制物），导致ADAMTS13活性降低或缺乏，是主要的临床类型。继发性TTP系为感染、药物、肿瘤、自身免疫性疾病、造血干细胞移植等因素引发，发病机制复杂，预后不佳。所有TTP病例中95%以上为iTTP，而cTTP占不到5%。在一些群体中，如幼儿和孕妇，cTTP可能占所有TTP病例的25%～50%。在遗传和免疫介导的形式中，TTP也会由于恶化、复发和持续的神经认知缺陷而长期影响患者的生活质量。

二、临床表现

本病在任何年龄都可发病，发病高峰年龄是20～60岁。起病多急骤，少数起病缓慢，以急性暴发型常见，10%～20%表现为慢性反复发作型。临床具有血小板减少、微血管病性溶血性贫血、中枢神经系统症状的三联征和三联征同时伴有肾损害和发热的五联征。

1. 发热　多数患者有发热，其原因不明，可能与感染、下丘脑体温调节功能紊乱、组织坏死等有关。

2. 中枢神经系统症状　表现为意识紊乱、头痛、失语、惊厥、视力障碍、谵妄、偏瘫以及局灶性感觉或运动障碍等，以发作性、多变性为特点。

3. 血小板减少引起的出血　以皮肤黏膜为主，表现为瘀点、瘀斑或紫癜，也有生殖系统泌尿道和胃肠出血，严重者颅内出血，出血程度依据血小板减少程度而不同。

4. 微血管病性溶血性贫血　多为轻中度贫血，可伴黄疸，反复发作者可有脾大。

5. 肾损害　可出现蛋白尿、血尿、管型尿、血尿素氮及肌酐升高。严重者可发生急性肾衰竭。

三、实验室检查

1. 血常规检查　不同程度贫血，外周血涂片可见异形红细胞及碎片（＞1%），网织红细胞计数大多增高；血小板计数显著降低，半数以上患者PLT＜20×10^9/L。

2．血液生化检查　血清游离血红蛋白和间接胆红素升高，血清结合珠蛋白下降，血清乳酸脱氢酶明显升高，尿胆原阳性。血尿素氮及肌酐不同程度升高。肌钙蛋白 T 水平升高者见于心肌受损。

3．凝血检查　APTT、PT 及纤维蛋白原检测多正常，偶有纤维蛋白降解产物轻度升高。

4．血浆 ADAMTS13 活性及 ADAMTS13 抑制物检查　遗传性 TTP 患者 ADAMTS13 活性缺乏（活性＜5%）；特发性 TTP 患者 ADAMTS13 活性多缺乏且抑制物呈阳性；继发性 TTP 患者 ADAMTS13 活性多无明显变化。

5．Coombs 试验　本病时绝大多数应为阴性。

四、诊断要点

1．具备 TTP 临床表现　如微血管病性溶血性贫血、血小板减少、中枢神经系统症状三联征，或具备五联征。临床上须仔细分析病情，力争早期发现与治疗。

2．典型的血细胞计数变化和血生化改变　贫血、血小板计数显著降低，尤其是外周血涂片中红细胞碎片明显增高；血清游离血红蛋白增高，血清乳酸脱氢酶明显升高，凝血功能检查基本正常。

3．ADAMTS13　血浆 ADAMTS13 活性显著降低，在特发性 TTP 患者中常检出 ADAMTS13 抑制物，部分患者此项检查正常。

4．排除　溶血性尿毒综合征（hemolytic-uremic syndrome，HUS）、弥散性血管内凝血（disseminated intravascular coagulation，DIC）、HELLP 综合征、Evans 综合征、子痫等疾病。

五、鉴别诊断

1．HUS　TTP 患者的表现以血小板减少、微血管病性溶血性贫血、血小板聚集消耗性减少，以及微血栓形成造成不同程度的器官损害（如肾、中枢神经系统损害等）为特征。这些体征和症状与另一种血栓性微血管病 HUS 重叠，HUS 包括与分泌 Shiga 毒素相关的尿毒症和补体介导的尿毒症。TTP 与 HUS 的鉴别目前可以通过检测 ADAMTS13 的活性。血浆 ADAMTS13 活性低于 10 IU/dl（通常称为正常 ADAMTS13 活性的 10%）是 TTP 的标志；当血浆 ADAMTS13 活性大于 10 IU/dl 时，应在排除血栓性微血管病的其他继发原因后考虑 HUS 的诊断。TTP 和 HUS 之间的区别对于开始合适的治疗策略至关重要，TTP 患者的 ADAMTS13 活性多有严重缺乏，而 HUS 患者其活性均只是轻度或中度缺乏。目前，药物艾库组单抗（eculizumab，一种抗补体 C5 单克隆抗体）是补体介导的溶血性尿毒综合征的一种挽救生命的治疗方法。

2．Evans 综合征　自身免疫性溶血性贫血伴免疫性血小板减少性紫癜，可有肾功能损害的表现，Coombs 试验阳性，无畸形和破碎红细胞，无神经症状。

3．HELLP 综合征　一种与妊娠期高血压相关的严重并发症，病理表现为血栓性微血管性改变，临床上表现为溶血、肝功能异常和血小板减少，与 ADAMTS13 缺乏无关，可能与自身免疫机制有关。但是遗传性或获得性 ADAMTS13 缺乏的妇女，妊娠本身可以诱发急性 TTP。

4．弥散性血管内凝血（DIC）　不是一种独立的疾病，而是许多疾病在进展过程中产生凝血功能障碍的最终共同途径，是一种临床病理综合征，可表现为出血、血小板减少、纤溶亢进，各种器官（肾、肝等）微血栓形成，导致器官灌注不足、缺血或坏死，与 ADAMTS13 活性无关。

六、治疗方案与原则

（一）治疗原则

本病病情凶险，病死率高。在诊断明确或高度怀疑本病时，无论轻型或重型都应尽快开始积极治疗。首选血浆置换治疗，其次可选用新鲜（冰冻）血浆输注和药物治疗。对高度疑似和确诊病例，输注血小板应十分谨慎，仅在出现危及生命的严重出血时才考虑使用。

（二）治疗方案

1. 血浆置换疗法 TTP 治疗的基础，为首选治疗，原则上要求早期、足量。它可以补充 ASAMTS13，还可以清除 ASAMTS13 自身抗体及大分子 vWF 多聚体。临床上采用新鲜血浆、新鲜冰冻血浆；血浆置换量推荐为每次 2000 ml，每日 1 ~ 2 次，直至症状缓解、PLT 及 LDH 恢复正常，以后可逐渐延长置换间隔。对暂时无条件行血浆置换治疗或遗传性 TTP 患者，可输注新鲜血浆或新鲜冰冻血浆，推荐剂量为 20 ~ 40 ml/kg/d，多与糖皮质激素、静脉免疫球蛋白、环孢菌素 A 等联合使用。注意液体量平衡。当严重肾衰竭时，可与血液透析联合应用。对继发性 TTP 患者血浆置换疗法常无效。

2. 免疫抑制治疗 单纯血浆置换过程中，仍不断产生 ASAMTS13 抗体或抑制物，无法从根本上提高机体内 ASAMTS13 的活性，体内微血栓仍持续形成，故需要给予免疫抑制治疗。发作期 TTP 患者辅助使用甲泼尼龙（200 mg/d）或地塞米松（10 ~ 15 mg/d）静脉输注 3 ~ 5 天，后过渡至泼尼松（1 ml/kg/d），病情缓解后减量至停用。伴抑制物的特发性 TTP 患者也可加用长春新碱或其他免疫抑制剂，减少自身抗体产生。复发和难治性（或高滴度抑制物）特发性 TTP 患者也可加用抗 CD20 单克隆抗体，清除 B 细胞来抑制抗体的产生，减少患者体内抗 ADAMTS13 自身抗体，减少复发。推荐剂量为抗 CD20 单抗每周 375 mg/m^2，连续应用 4 周。

3. 静脉滴注免疫球蛋白 效果不及血浆置换疗法，适用于血浆置换无效或多次复发的病例。

4. 浓缩红细胞 贫血症状严重者可以输注浓缩红细胞。

5. 抗血小板药物 病情稳定后可选用双嘧达莫（潘生丁）和（或）阿司匹林，对减少复发有一定作用。

（三）其他治疗

（1）硼替佐米：用于治疗多发性骨髓瘤和套细胞淋巴瘤，由于能清除产生 ADAMTS13 抗体的浆细胞，可诱导难治性或复发性 TTP 的缓解，在第 1、4、8、11 天分别给予 1.3 mg/m^2，每 21 天重复 1 次。

（2）环孢素 A：有研究表明环孢素 A 可促进 ADAMTS13 的分泌并提高其活性，有效预防特发性 TTP 的复发，也可作为难治性 TTP 的一线治疗，推荐剂量 2 ~ 3 mg/kg/d，分 2 次口服。

（3）长春新碱：是细胞周期特异性抗肿瘤药物，具有免疫调节以及通过改变血小板糖蛋白受体的表达减少血小板与 vWF 的黏附作用，可作为利妥昔单抗治疗无效后的一种治疗选择，或用于伴抑制物的特发性 TTP 患者以减少自身抗体产生，推荐剂量 1.4 mg/m^2，最大剂量 2 mg，第 1、第 7 天使用。

（四）抗 vWF 治疗策略

caplacizumab 是一种抗血友病因子的人源化免疫球蛋白，可抑制超大血管假性血友病因子多聚体和血小板间的相互作用。caplacizumab 治疗与血小板计数的更快正常化有关；在治疗期间，TTP 相关死亡、TTP 复发或血栓栓塞事件的复合发生率较低。N-乙酰半胱氨酸（NAC）作为抗黏液溶解剂，作用于 vWF 的二硫键，降解超大 vWF 多聚体以阻止血栓形成，可用于治疗难治性 TTP。

临床上，TTP 和 HUS 之间的区别对于开始合适的治疗策略至关重要。在开始治疗性血浆交换（therapeutic plasma exchange，TPE）或使用任何血液产品之前，获取用于 ADAMTS13 检测的血浆样本（如 ADAMTS13 活性和抑制剂或抗 ADAMTS13 IgG），在不等待 ADAMTS13 检测结果的情况下可启动 TPE 和皮质类固醇治疗，在 ADAMTS13 活动结果出来之前，可考虑早期给予卡普拉珠（caplacizua）单抗，对于血浆 ADAMTS13 活性低于 10 IU/dl（或低于正常水平的 10%）的患者，应尽早添加利妥昔单抗，因为这些患者中的大多数（> 95%）都有针对 ADAMTS13 的自身抗体；但如果血浆 ADAMTS13 活性介于 10 ~ 20 IU/dl（或正常水平的 10% ~ 20%）时，可继续或停止 TPE、皮质类固醇、利妥昔单抗和卡普拉珠单抗等治疗，此时需要重新临床判断。

七、预后

TTP 复发是指在完全缓解 30 天后再发生 TTP 临床表现。TTP 疾病复发率约为 30%，多出现在疾病首次发作后的 1 年内。遗传性 TTP 及抑制物阳性的特发性 TTP 者易复发。定期检测 PLT 和 ADAMTS13 活性有助于预后判断，对抑制物检测持续阳性者需注意疾病复发。

知识拓展

血小板减少的原因分析

1．血小板生成减少

（1）遗传性：如遗传性伴畸形无巨核细胞血小板减少症、May-egglin 异常、Fanconi 贫血等。

（2）获得性：包括骨髓造血异常（如再生障碍性贫血、白血病、骨髓纤维化、结核、恶性肿瘤骨髓转移），以及药物、辐射、病毒感染影响血小板生成。

2．免疫因素引起的血小板破坏增加　免疫性血小板减少性紫癜、HIV 感染、输血后血小板减少。

3．非免疫因素引起的血小板破坏增加　血栓性血小板减少性紫癜、妊娠、严重感染、急性呼吸窘迫综合征、严重烧伤等。

4．血小板分布异常　脾功能亢进、降温。

5．血小板丢失　出血、体外灌注、血液透析。

6．其他　假性血小板减少。

综合思考题

1．临床上急诊常遇到血小板减少的急症患者，应如何规范其诊治流程？

2．患者接受部分临床常规操作或手术以及接受药物治疗时血小板计数的要求是什么？

第二十八章
综合思考题解析

参考文献

[1] 中华医学会血液学分会血栓与止血学组．成人原发免疫性血小板减少症诊断与治疗中国指南（2020 年版）．中华血液学杂志，2020，41（8）：617-623.

[2] 中华医学会血液学分会血栓与止血学组．血栓性血小板减少性紫癜诊断与治疗中国专家共识（2012 年版）．中华血液学杂志，2012，33（11）：983-984.

[3] Zheng XL，Vesely SK，Cataland SR，et al. ISTH Guidelines for the Diagnosis of Thrombotic Thrombocytopenic Purpura. J Thromb Haemost，2020，18（10）：2486-2495.

（王　斌）

第二十九章

急性传染病

◎ **学习目标**

基本目标

1. 了解传染病的基本概念及定义。
2. 快速识别急诊常见传染病。

发展目标

1. 熟悉传染病的鉴别诊断。
2. 了解急诊遇到传染病后的判断。

在 2003 年以前，人们盲目自信的认为，随着人民生活水平的提高，随着爱国卫生运动的发展，传染病已经远离了人群。但是其阴霾实际上一直潜伏在环境当中，当稍有改变就会跳出来。2003 年 SARS 的出现，给人们敲响了警钟。后续是 2009 年的 H1N1、2013 年的禽流感、2014 年的埃博拉疑似患者筛查、2016 年北京首次发现了黄热病和裂谷热，并且确诊了首例寨卡病毒的感染。

北京已经 30 年没有发现过炭疽，但是 2016 年的夏天，在怀柔的一个乡村爆发了皮肤炭疽感染，涉及 32 人。2019 年底两例肺鼠疫患者，从外地转运到北京一所三甲医院急诊，确诊以后转入传染病定点医院。经治疗后有一人痊愈。创造了肺鼠疫治疗的奇迹。正当传染病专家为此而兴奋的时候，不料更大的灾难正在降临，更长时间、更大规模的新冠疫情，势不可挡地逼近了。

经过冠状病毒肺炎的洗礼，经过了事实的验证，大家都认可中国政府与专家共同摸索出的处理原则。同时也充分认识到，由于交通的便捷，交往的增多，国内再也不限于原来所常见的 39 种传染病了，随着基因测序技术的推广，所有诊断都成为可能。

一、传染病相关概念

（一）传染病三要素

传染源、传播途径和易感人群。

（二）控制传染病就要做到

控制（隔离）传染源，切断传播途径，保护易感人群。

（三）确诊传染病

需要具备以下内容。

1．流行病学史即接触史，无流行病学史、无传染病。

2．典型的临床症状和体征：发热、咳嗽、黄疸、皮疹等。

3．辅助检查支持：血（尿、便）常规、生化、胸部 CT 等。

4．特异性检测：免疫、基因等特异性检查阳性结果。

二、狂犬病

狂犬病是目前唯一致死率 100% 的传染病，一旦发病，无一幸免。

（一）狂犬病病例

男性，33 岁，自营业主。

主诉：失眠 3 天、头晕 1 天。

现病史：自诉因公司濒临倒闭，极度焦虑，不能进食、失眠 3 天，伴头晕。

体格检查：T 36.8 ℃，R 24 次 / 分，P 98 次 / 分，BP 145/75 mmHg。神清，语利，可以配合问诊。不停踱步，不时点头，摇头，口中念念有词，双手重复点钞动作。

辅助检查：血常规、生化、头颅 CT 均无特异性发现。

诊治经过：病史叙述时，患者及家属都没有提到宠物接触史。接诊医生从患者的症状、体征判断不能除外"舞蹈病"，故患者辗转了三家医院，先后除外神经系统疾病、精神疾病，最终确诊为狂犬病。至此再次详细询问病史，发现 1 周前因心情不佳在路边踢了一条流浪狗，被狗反噬。

（二）狂犬病的传播

狂犬病并非只有狗才传播。其传播区域和主要宿主见表 29-1。

表 29-1　狂犬病的传播区域和主要宿主

区域	主要宿主
亚洲	狗、狼、猫、猫鼬
非洲	狗、豺、猫鼬、狐狸
拉丁美洲	狗、蝙蝠
北美洲	臭鼬、浣熊、狐狸、蝙蝠
加勒比海地区	猫鼬
西欧	狐狸、蝙蝠
东欧	狐狸、狗

几乎所有的温血动物都可以感染狂犬病。在亚洲和非洲，狗是主要的传染源，猫也可以传染狂犬病。欧美发达国家野生动物是主要的传染源。

（三）狂犬病毒和致病机制

狂犬病病毒大小仅为 180 nm×75 nm，弹状病毒科狂犬病毒属，为 RNA 病毒，狂犬病毒具有两种抗原，主要抗原为糖蛋白：刺激机体产生保护性中和抗体核糖核蛋白。狂犬病毒结构见图 29-1。

致病机制：被动物咬伤而感染病毒，病毒在伤口周围肌肉细胞中复制，通过肌肉周围神经

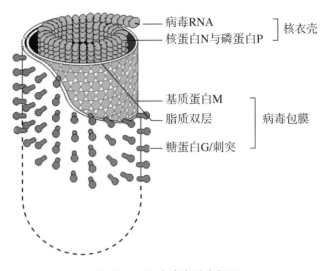

图 29-1　狂犬病毒垂直切面

末梢进入神经系统，在神经系统中向心性移动进入大脑细胞，引起全脑炎，通过神经进入分泌腺体，在唾液中排出病毒。

（四）狂犬病的诊断

1．流行病学史　有被犬、猫、野生食肉动物以及食虫和吸血蝙蝠等宿主动物咬伤、抓伤、舔舐黏膜或未愈合伤口的感染史。

2．典型的临床症状

（1）愈合的咬伤伤口或周围感觉异常、麻木发痒、刺痛或蚁走感。出现兴奋、烦躁、恐惧，对外界刺激如风、水、光、声等异常敏感。

（2）"恐水"症状，伴交感神经兴奋性亢进（流涎、多汗、心率快、血压增高），继而肌肉瘫痪或颅神经瘫痪（失音、失语、心律不齐）。又称四恐：水、风、光、声；四感：蚁行感、痒感、痛感、麻木感；五兴奋：流涎、多汗、脉速、心率快、血压增高。

3．实验室诊断

（1）实验室检查：免疫荧光抗体法检测病毒抗原 RT-PCR 方法检测病毒核酸。

（2）死后诊断：脑组织标本抗狂犬病毒荧光抗体染色阳性，脑组织中病理切片存在 Negri 小体；脑组织标本中分离到病毒。

4．病例分类

（1）临床诊断病例：具备 1 加 2（1）或 2（2）。

（2）确诊病例：具备 4（1）加 3 的任一条。

5．狂犬病的鉴别诊断

（1）破伤风：外伤史，无恐水表现，苦笑面容，牙关紧闭、角弓反张。

（2）病毒性脑炎：早期有意识障碍，脑膜刺激征等。

（3）脊髓灰质炎：脊髓灰质炎病毒引起的中枢神经系统病变，以脊髓病变最重，又以脊髓前角运动细胞最显著。临床主要表现：发热、咽痛、肢体疼痛，部分有肢体麻痹，重者可因呼吸肌麻痹死亡。无恐水、痉挛性抽搐与兴奋症状。

（4）疫苗脑炎：接种疫苗后可出现类似麻痹型表现。

（5）癔病。

三、出血热

出血热是一组发热伴血小板减少以及其他躯体各种特异性症状的病毒感染的疾病。国内常见有流行性出血热、登革热等。还有最近几年刚刚发现以及命名的新型布尼亚病毒感染。

（一）流行性出血热

流行性出血热又称肾综合征出血热，是危害人类健康的重要传染病，是由流行性出血热病毒（汉坦病毒）引起的，以鼠类为主要传染源的自然疫源性疾病，以发热、出血、充血、低血压休克及肾损害为主要临床表现。流行性出血热的主要临床表现为：发热期、低血压、休克期、少尿期、多尿期以及恢复期。

流行性出血热的特异性检查主要是凝血功能，因凝血因子大量消耗，血小板下降，凝血酶原和部分凝血活酶时间延长，纤维蛋白原降低。特异性抗原检测：早期用免疫荧光试验和酶联免疫吸附等方法可检测出特异性抗原。出血热的鉴别诊断见表29-2。

表 29-2 出血热的鉴别诊断

鉴别诊断	媒介	地域	潜伏期	严重程度	特点	出血机制
黄热病	蚊	非洲	3～6天	中	黄疸	肝损害、炎性介质、DIC
流行性出血热	蚤、鼠	中国南方	1～2周	中	"三红、三痛"	血管、血小板、肝素样物质、DIC
新型布尼亚	蜱虫	淮阳山？	1～2周	轻	肝损害	尚不明确，炎性介质？DIC？
裂谷热	蚊	非洲	2～6天	轻	眼睛症状	血管炎、肝坏死、DIC
埃博拉	接触	非洲	2～21天	重	全身出血	细胞表达、肝损伤、DIC

（二）埃博拉出血热

埃博拉出血热是起源于西非的一种烈性传染病，它通过接触传播、气溶胶传播、性传播。它的症状是发热、出血，肝肾功能损害、神志改变，低血压休克，颜面浮肿。它的发病机制是：单核吞噬细胞系统感染，导致其他细胞感染，细胞因子及趋化因子释放、肝淋巴组织灶性坏死。

（三）新型布尼亚病毒

还有一种流行于中国安徽、河南、浙江、江苏、湖北、山东等地的，以季节性5～7月为发病高峰，蜱虫咬伤以后，出现的发热伴血小板减少，多系统损害的疾病，最终判定为布尼亚病毒亚属新型布尼亚病毒感染。

四、艾滋病和梅毒

（一）艾滋病

艾滋病毒：即人类免疫缺陷病毒，是一种单链 RNA 病毒（图 29-2）。艾滋病毒感染后的自然病程见表29-3。

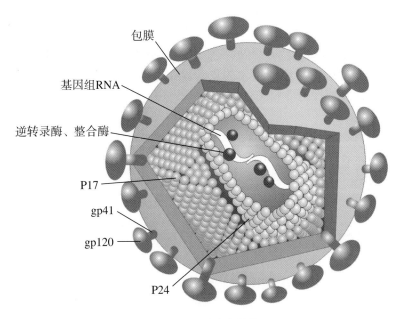

包膜

基因组RNA

逆转录酶、整合酶

P17

gp41

gp120

P24

图 29-2 艾滋病毒结构图

表 29-3 艾滋病毒感染后的自然病程

时间	阶段	症状
0	初期感染	无
1～4 周	血清转化期	皮疹，发热
0～4 年	无症状期	无
1～6 年	症状期	轻微
4～10 年	艾滋病期	中等的 - 严重的

　　艾滋病的血清转化期有多种表现，一般表现为：发热、淋巴结肿大、疲乏不振、困倦，关节疼痛。在身体的任何部位可以出现无痒皮疹。此后经历 1～4 年无症状期。然后进入艾滋病期，可表现为：中枢神经系统，如：脑脊膜炎、脑炎；口腔以及食道可以出现咽炎以及溃疡；消化道症状可以出现呕吐、腹泻，并伴有明显的体重下降。所以艾滋病患者可以以各种疾病为原由出现在急诊。因此在实验室检查异常、症状异常，以普通疾病难以解释的情况下，要考虑到免疫缺陷的艾滋病。

　　（二）梅毒
　　此外值得一提的就是梅毒，尤其是神经梅毒，它与脑血管病的症状非常相似。可以表现为无症状性神经梅毒、脑膜梅毒、脑膜血管梅毒、麻痹性痴呆、脊髓梅毒等。螺旋体破坏区域则表现为该区域发病症状。

　　特别值得提及的是在驱梅治疗时，有部分人还会出现严重的郝氏反应，又名吉海反应，是指临床上用青霉素 G 治疗螺旋体引起的疾病时，因螺旋体大量裂解，释放毒素引起的病情加重反应，特别类似于临床常见的输液反应。表现为首剂青霉素 G 治疗后 2～4 小时，患者突然出现了头痛、发热、寒战，继之大汗、热退，可伴血压下降或休克。部分患者因此病情加重，诱发肺弥漫性出血。一旦发生郝氏反应，应立即输液，及早给予异丙嗪、氯丙嗪、氢化可的松，并行物理降温等对症治疗，一般多可缓解。

五、发疹性疾病

发疹性疾病是急诊常见需要鉴别诊断的疾病，随着人民生活水平和卫生习惯意识的提高，发疹性传染病已较前明显减少。与免疫相关的皮疹发生率较前明显上升。但近年随着病毒变异，和境外野毒株的入侵。发疹性传染病又有抬头趋势，并在小范围内暴发流行。必须引起急诊人的重视。其鉴别见表29-4。

表29-4　几种发疹性疾病特点

	麻疹	手足口	水痘	梅毒	猩红热	流脑	寨卡	伤寒
病原体	麻疹病毒	肠道病毒	水痘-带状疱疹病毒	螺旋体	链球菌	脑膜炎双球菌	寨卡病毒	沙门菌
潜伏期	6~21天	3~7天	10~24天	9~90天	1~7天	2~3天	3~12天	3~60天
流行季节	冬春	夏	冬春	四季	冬春	冬春	夏	夏秋
传播途径	飞沫	粪口、飞沫	飞沫、接触	性、垂直、接触	飞沫、接触	呼吸道、接触	蚊虫	粪口
皮疹特点	斑丘疹	粟米样、斑丘疹或水疱	斑疹、丘疹、疱疹	多种	充血性小丘疹	瘀点	斑丘疹	玫瑰疹
特征诊断	Kopliks斑	口腔溃疡（多发）	成人带状疱疹	硬下疳	咽颊炎	鲎试验	小头畸形	相对缓脉
治疗	对症	对症	阿昔洛韦	苄星青霉素	青霉素	抗生素	对症	抗生素

▼▼ 知识拓展

发疹性疾病

一、麻疹

麻疹是由麻疹病毒引起的急性呼吸道传染病。主要症状有发热、上呼吸道炎、眼结膜炎等，而以皮肤出现红色斑丘疹和颊黏膜上有麻疹黏膜斑为其特征，麻疹是儿童最常见的急性呼吸道传染病之一，其传染性很强，在人口密集而未普种疫苗的地区易发生流行，2~3年一次大流行。

（一）病原学及流行病学特征

麻疹病毒是RNA病毒中的一种，属于副粘病毒科，麻疹病毒属，长期以来它一直被认为遗传稳定，只有一个血清型，但RNA病毒复制需要在逆转录酶作用下完成，而逆转录酶缺乏校正功能，因此RNA病毒普遍不稳定，容易变异。在我国流行的主要是H基因组的H_1基因型，它是一种新的基因型，人群对其缺乏免疫力，一旦暴露，就成为易感者，很容易患病。流行特点是全年均有发病，发病季节高峰后移，过去麻疹高发季节为冬春季，近几年有多篇文献报道春夏季发病明显增多。各个年龄段均有发病，8个月以下婴儿和成年人发病明显增多。

（二）临床表现

临床表现上婴幼儿和成人的病情各有特点。婴幼儿麻疹症状和病情多偏重，喉炎、肺炎、心力衰竭等并发症多，对婴儿危害较大。因此单凭临床表现容易导致误诊和漏诊，应该加强血清学检测。成人麻疹症状严重，病毒血症重，易导致多脏器损害，同时病情不典型呈多样性，易误诊。

成人麻疹还具有以下特点：①胃肠道症状多见；②呼吸道卡他症状和眼部症状加重；③ Koplik 斑明显且持续时间长，长达 7 天者占 15%；④多伴有肝和心脏的损伤；⑤支气管肺炎发生率高。

二、手足口病

（一）手足口病及 EV71 病毒感染流行趋势

手足口病（hand foot and mouth disease，HFMD）在全球内散发或流行，夏秋季节发病率最高。学校或幼儿园的儿童中爆发最为频繁。最常见的病原体是柯萨奇病毒 A（A16），其他一些相对少见的病原体，如其他组的柯萨奇病毒 A、柯萨奇病毒 B，或肠道病毒 71（EV71）等也可以导致 HFMD，肠道病毒还可以导致一些严重疾病，如脑膜脑炎、心肌炎等。如近年来，在全球范围内爆发的 EV71 病毒感染，大多数表现为"手足口病"。1999 年，西澳洲珀斯爆发的 EV71 疫情中，一小部分儿童发生了神经系统并发症。马来西亚、新加坡等的疫情中，还发生了脑膜脑炎，这些暴发流行影响到成千上万人的的健康，且具有较高的致死率和致残率。

（二）EV71 病毒简介

EV71 属于小 RNA 病毒科，其基因组是一条由大约 7411 个核苷酸构成的单链，正链 RNA 包含一个开放读码框架，两侧是非转录区（UTRs）。本文重点介绍 EV71 病毒导致的 HFMD。

EV71 的传播需要通过直接接触或飞沫。潜伏期 3～6 天，儿童在水疱消失前，传染性最强。病毒可以隐藏在粪便或唾液中，存活数周。10 岁以下的儿童最容易感染。

（三）EV71 病毒感染的临床表现

手足口病是以水疱样口腔炎和肢体远端皮肤损伤为临床特征的综合征。通常以发热、咽痛及食欲缺乏等前驱症状起病。发热后 1～2 天，腮部、牙龈以及舌缘等部位开始出现水疱。这些水疱开始时是小红点，内有液体，容易发展为溃疡。皮疹主要发生在手掌、手指、足掌、足趾、臀部、生殖器及四肢。皮肤损害则可出血样，无瘙痒感。病程通常为 7～10 天。与 HFMD 相关的肠道病毒不同，EV71 还可以导致严重的神经系统并发症，如婴儿或 6 岁以下幼儿的脊髓灰质炎样急性迟缓性瘫痪和脑干脑炎。致死性的脑干脑炎表现为急进性心肺衰竭。神经系统受累的存活患者常常合并神经系统后遗症、神经系统发育迟滞和认知功能障碍。因此，作为严重 HFMD 的元凶，EV71 的重要性不言而喻。

（四）EV71 病毒感染的诊断

诊断通常依赖于临床表现。并不推荐常规进行鼻咽部和粪便标本中分离病毒以及采用 PCR 法对血液、脑脊液和粪便标本进行病毒核酸检测。感染后可以产生针对特定病毒的免疫，但不同的肠道病毒可以导致再次感染。

（五）EV71 病毒感染治疗策略

根据根除脊髓灰质炎的经验，人们认为针对 EV71 病毒的疫苗可能是控制该病毒的最为有效的武器。人们正在对几种 EV71 备选疫苗进行临床试验。然而，对于重症感染患者，仍然需要抗病毒治疗。

EV71 病毒感染病情轻重不同，来自台湾的分期诊疗策略有较好的实用性。

1. 一期患者（无合并症患者） 只需对症治疗。

2. 二期患者（合并 CNS 受累） 需要住院治疗，限制液体量，对有颅内高压表现的患者应用渗透性利尿剂，对有液体潴留表现的患者应用呋塞米。另外静脉应用免疫球蛋白，密切监护心率、血压、血氧饱和度、昏迷评分和血糖。如果合并心率加快或呼吸减慢，高血压/低血压，颅内压增高表现或高血糖等，需要入住 ICU。

3. 三期患者（心力衰竭或肺水肿） 需要接受呼吸机支持，注射血管活性药物。这类患者可以被划分为 3A 期和 3B 期，3A 期患者有心动过速、高血压和（或）肺水肿，3B 期患者有低血压。

4. 四期患者（恢复期） 需要对患者肢体无力、失语、膈肌功能失调、呼吸暂停或中枢性低通气等进行康复治疗。充分的肺部护理，有助于减少和避免复发性肺炎。

这种分期管理策略有助于降低 EV71 感染相关的心肺衰竭导致的死亡。尽管如此，仍有 75% 的 EV71 感染相关心肺衰竭患者发生严重后遗症。

三、寨卡病毒感染

寨卡病毒（Zika virus）是一种新出现的蚊媒病毒。1947 年，一只从乌干达捕获并准备用于黄热病科学研究的恒河猴突然出现了发热的症状，之后研究人员从这只猴子体内分离到一种新的未知病毒。遂把其体内分离出的新发现的病毒命名为"寨卡病毒"。1948 年，从乌干达的非洲伊蚊体内亦分离到寨卡病毒。

寨卡病毒是黄病毒科、黄病毒属一名成员，为单股正链 RNA 病毒，直径 40～70 nm，有包膜，包含 10794 个核苷酸，编码 3419 个氨基酸。根据基因型别分为非洲型和亚洲型，本次美洲流行的为亚洲型。与登革热病毒、黄热病毒、乙型脑炎病毒、西尼罗病毒等虫媒病毒属近亲。

寨卡病毒一般不耐酸、不耐热。60 ℃、30 分钟可灭活，70% 乙醇溶液、1% 次氯酸钠溶液、脂溶剂、过氧乙酸等消毒剂及紫外线照射均可灭活。

（一）流行病学特征

1. 传染源 患者、隐性感染者和感染寨卡病毒的非人灵长类动物是该病的可能传染源。

2. 传播途径 带病毒的伊蚊叮咬是本病最主要的传播途径。亦可通过母婴传播，包括宫内感染和分娩时感染。乳汁中可检测到寨卡病毒核酸，但尚无通过哺乳感染新生儿的报道。罕见血源传播和性传播。

3. 人群易感性人群普遍易感。曾感染过寨卡病毒的人可能对再次感染具有免疫力。

（二）临床表现

寨卡病毒病的潜伏期目前尚不清楚，现有资料显示为 3～12 天。人感染寨卡病毒后，仅 20% 出现症状，且症状较轻，主要表现为发热（多为中低度发热）、皮疹（多为斑丘疹），并可伴有非化脓性结膜炎、肌肉和关节痛（手和足小关节为主）、全身乏力以及头痛，少数患者可出现腹痛、恶心、腹泻、黏膜溃疡、皮肤瘙痒等。症状持续 2～7 天缓解，预后良好，重症与死亡病例罕见。

小儿感染病例还可出现神经系统、眼部和听力等改变。近期有研究结果提示，孕妇感染寨卡病毒后，新生儿畸形的风险会增加，可能导致新生儿小头畸形或死亡。有与寨卡病毒感染相关的吉兰 - 巴雷综合征（Guillain-Barre syndrome，GBS）病例的报道，但二者之间的因果关系尚未明确。

（三）实验室检查

1. 一般检查 血常规：部分病例可有白细胞和血小板减少。

2. 血清学检查

（1）寨卡病毒 IgM 检测：采用酶联免疫吸附法（ELISA）、免疫荧光法等进行检测。在发病 1 周左右，能够在血清中检测到 IgM 抗体。

（2）寨卡病毒中和抗体检测：采用空斑减少中和试验（PRNT）检测血液中和抗体。应尽量采集急性期和恢复期双份血清开展检测。

寨卡病毒抗体与同为黄病毒属的登革病毒、黄热病毒和西尼罗病毒抗体等有较强的交叉反应，易于产生假阳性，在诊断时应注意鉴别。

3．病原学检查

病毒核酸检测：采用荧光定量 RT-PCR 检测寨卡病毒，发病后 7 天内阳性率高。

病毒抗原检测：采用免疫组化法检测寨卡病毒抗原。

病毒分离培养：可将标本接种于蚊源细胞（C6/36）或哺乳动物细胞（Vero）等方法进行分离培养，也可使用乳鼠脑内接种进行病毒分离。

（四）诊断和鉴别诊断

1．诊断依据　符合流行病学史和相应临床表现者，如果寨卡病毒核酸检测阳性，或分离到病毒，或中和抗体恢复期（发病后 2～3 周）比急性期有 4 倍及以上升高，可确诊。

2．病例定义

（1）疑似病例：符合流行病学史且有相应临床表现。

流行病学史：发病前 14 天内在寨卡病毒感染病例报告或流行地区旅行或居住。

临床表现：难以用其他原因解释的发热、皮疹、关节痛或结膜炎等。

（2）临床诊断病例：疑似病例且寨卡病毒 IgM 抗体检测阳性。

（3）确诊病例：疑似病例或临床诊断病例经实验室检测符合下列情形之一者。

寨卡病毒核酸检测阳性；分离出寨卡病毒；恢复期血清寨卡病毒中和抗体阳转或者滴度较急性期呈 4 倍以上升高，同时排除登革热、乙型脑炎等其他常见黄病毒感染。

3．鉴别诊断　需要和以下疾病进行鉴别诊断：登革热和基孔肯雅热。

其他：与微小病毒、风疹、麻疹、肠道病毒、立克次体病等相鉴别。

（五）治疗

寨卡病毒病通常症状较轻，不需要做出特别处理，以对症治疗为主，酌情服用解热镇痛药。在排除登革热之前避免使用阿司匹林等非甾体抗炎药物治疗。

高热不退患者可服用解热镇痛药，如对乙酰基酚，成人用法为 250～500 mg/ 次、每日 3～4次，儿童用法为 10～15 mg/kg/ 次，可间隔 4～6 小时 1 次，24 小时内不超过 4 次。伴有关节痛患者可使用布洛芬，成人用法为 200～400 mg/ 次、4～6 小时 1 次，儿童 5～10 mg/kg/ 次、每日 3 次。伴有结膜炎时可使用重组人干扰素 α 滴眼液，1～2 滴 / 次，每日 4 次。

患者发病第一周内，应当实施有效的防蚊隔离措施。对感染寨卡病毒的孕妇，建议每 3～4 周监测胎儿生长发育情况。

（六）预防

目前尚无疫苗进行预防，最佳预防方式是防止蚊虫叮咬。建议准备妊娠及妊娠期女性谨慎前往寨卡病毒流行地区。

综合思考题

传染病的三要素是什么？请加以解释。防治传染病的关键是什么？

第二十九章
综合思考题解析

参考文献

[1] Kobune F，Funatu M，Takahashi H，et al．Characterization of measles viruses isolated after measles ination．Vaccine，1995，13（4）：370-372.

[2] 徐航京，于岩岩．我国近年来麻疹病毒及麻疹的流行特点和临床特征．中国医刊，2007，42（10）：28-29.

[3] 吴兆芳，姜琨，刘文华，等．脑性瘫痪儿免疫规划疫苗接种率调查研究．中国全科医学，2012，36（4）：343-344.

[4] 徐奋奋，蔡颖，裴立晓，等．母婴麻疹抗体46对检测结果分析．上海预防医学，2009，8（4）：365-366.

[5] Amy Parker Fiebelkorn, Jane F. Seward, Walter A. Orenstein. A global perspective of vaccination of healthcare personnel against measles：Systematic review．Vaccine，2013，32（38）4823-4839.

[6] 刘东磊，孙美平，侯文俊，等．北京市≤2岁麻疹病例发病危险因素研究．中国计划免疫，2007，13（5）：34-36.

[7] 余峰，张莉萍，杜艳．某儿童福利院一起麻疹爆发的流行病学调查．上海预防医学杂志，2006，18（6）：273-274.

[8] 赵小莲，金凤玲，王怡．医务人员麻疹暴发的流行病学分析．卫生职业教育．2016，34（4）：3.

[9] 白杉，穆金萍．2005-2014年沈阳市麻疹流行特征分析．现代预防医学，2016，43（2）：6.

[10] Ooi MH, Wong SC, Lewthwaite P, et al. Clinical features, diagnosis, and management of enterovirus 71. Lancet Neurol 2010, 9（11）：1097-1105.

[11] Solomon T, Lewthwaite P, Perera D, et al. Virology, epidemiology, pathogenesis, and control of enterovirus 71. Lancet Infect Dis，2010，10（11）：778-790.

[12] Chang LY, Lin TY, Hsu KH, et al. Clinical features and risk factors ofpulmonary oedema after enterovirus-71-related hand, foot, and mouthdisease. Lancet，1999，354：1682-1686.

[13] Chang LY, Huang LM, Gau SS, et al. Neurodevelopment and cognition in children afterenterovirus 71 infection. N Engl J Med，2007，356（12）：1226-1234.

[14] Shang LQ, Xu MY, Yin Z. Antiviral drug discovery for the treatment ofenterovirus 71 infections. Antiviral Res，2013，97（2）：183-194.

[15] Kuo RL, Shih SR. Strategies to develop antivirals against enterovirus 71. Virol J，2013，10：28.

[16] 国家卫生和计划生育委员会．寨卡病毒病诊疗方案（2016年第1版）．中华危重病急救医学，2016（2）：97-98.

（马刿芳）

第三篇　操作技能篇

第三十章

心肺复苏新技术——目标温度管理及体外心肺复苏

◎ 学习目标

基本目标

1. 掌握目标温度管理的适应证、禁忌证。
2. 掌握体外心肺复苏的适应证。

发展目标

1. 熟悉目标温度管理的实施过程。
2. 熟悉体外心肺复苏的实施过程。

一、目标温度管理

1. 目标温度管理（target temperature management，TTM）介绍　目标温度管理是目前唯一被证实可以改善心脏骤停患者神经功能预后的治疗措施，已经成为心脏骤停复苏后持续昏迷患者的标准治疗手段。

2. 目标温度管理的适应证和禁忌证　TTM 的适应证：①心脏骤停复苏后自主循环恢复；②自主循环恢复后 1 小时格拉斯哥昏迷评分＜ 8 分；③核心温度＞ 36 ℃；④血流动力学稳定，无论有无外界支持因素（如血管活性药物或主动脉内球囊反搏等）。

TTM 的禁忌证：①明确的拒绝复苏意愿、疾病终末期状态或基础状态差。②复苏后的意识障碍与心脏骤停无关（如中毒、创伤、脑血管病导致的意识障碍等）。③出血倾向：活动性出血、国际标准化比值（INR）＞ 1.7、活化部分凝血酶时间（APTT）＞ 1.5 倍参考值、血小板（PLT）＜ 50×10^9/L。④使用 1 种或 1 种以上大剂量血管活性药物的情况下，平均动脉压＜ 60 mmHg 持续超过 30 分钟。⑤持续低氧血症，SPO_2 ＜ 85% 持续时间超过 15 分钟。⑥难以控制的心律失常。⑦妊娠。

3. TTM 实施　低温诱导：是指将患者体温降至目标温度的过程，该过程中的温度管理策略就是"快"，即以最快的速度将患者体温降至目标温度。诱导 TTM 时寒战最常见，但也可能过于寒战轻微而不被察觉。因此为了促进有效降温，常需要镇静剂，必要时用神经肌肉阻滞剂。

低温维持：核心温度达到目标温度后进入低温维持阶段，此阶段应维持至少 24 小时以上。本阶段体温管理策略是"稳"，即维持核心温度稳定，减少体温波动，尽可能避免一切可能导致体温波动的行为。

复温：维持期结束后进入复温期，该阶段温度管理策略是"慢"，即缓慢复温至生理体温（通常选择 36 ℃），复温速率不超过 0.5 ℃ /h，过快复温可能加重神经系统损伤。

4．治疗性低体温可能存在的并发症

（1）凝血功能障碍：当体温低于 35 ℃，凝血酶的活性降低，血小板功能下降。因此在接受 TTM 的患者中，多达 20% 会有少量出血，不过几乎无需输血。

（2）感染：感染的风险增加，尤其是肺炎。低体温会损害白细胞功能。当低体温持续超过 24 小时，感染的发生率可能增加。

（3）缓慢性心律失常：低体温会减慢心脏传导，可能诱发心律失常，包括心动过缓和 QT 间期延长。

（4）高血糖：已有研究在 TTM 期间观察到胰岛素抵抗引起的高血糖。接受低温治疗的高血糖患者可能需要较大剂量的胰岛素。

（5）冷利尿：低体温会导致"冷利尿"，进而可发生低血容量、低钾血症、低镁血症和低磷血症。

（6）药物代谢和排泄减慢：低体温可减慢很多药物的代谢和排泄，因此药物的作用时间可能延长。

二、体外心肺复苏

1．体外心肺复苏介绍　近年来，体外膜肺氧合（extracorporeal membrane oxygenation，ECMO）在治疗心脏骤停方面发挥着重要的作用。传统胸外按压产生的血流量仅为正常的 1/3，不足以长时间维持重要器官的有效灌注。作为心脏骤停期间维持循环的一种方法，ECMO 现在被称为"体外生命支持"（extracorporeal life support，ECLS）或"体外心肺复苏"（external cardiopulmonary resuscitation，ECPR），并且可以在心脏骤停期间维持生理水平的血流量。

2．体外循环设备组成　体外循环设备的结构组成部分包括循环系统动力部分（离心泵）、呼吸系统气体交换部分（氧合器）、空气 - 氧气混合调节器、变温水箱、各种血液参数监测仪及其他附加装置。

3．ECPR 的适应证和禁忌证

（1）适应证：①年龄 18 ～ 75 周岁；②心脏骤停（cardiac arrest，CA）发生时有目击者，并有旁观者进行传统心肺复苏（conventional cardiopulmonary resuscitation，CCPR），从患者 CA 到开始持续不间断高质量 CCPR 时间间隔不超过 15 分钟；③导致 CA 的病因为心源性、肺栓塞、严重低温、药物中毒、外伤、急性呼吸窘迫综合征等可逆病因；④ CCPR 进行 10 ～ 20 分钟无自主循环恢复、血流动力学不稳定或自主循环恢复但不能维持自主心律；⑤ CA 患者作为器官捐献的供体或即将接受心脏移植。

（2）禁忌证：①心脏骤停前意识状态严重受损；②多脏器功能障碍；③创伤性出血无法控制，消化道大出血，活动性颅内出血；④有明确的拒绝心肺复苏的意愿；⑤左心室血栓；⑥严重的主动脉瓣关闭不全。

（3）相对禁忌证包括：①主动脉夹层伴心包积液；②严重的周围动脉疾病；③严重脓毒症；④心脏骤停时间已超过 60 分钟。

4．ECPR 的实施过程　由于 ECPR 的时效性及复杂性，需要其实施者能够迅速经皮置管或外科切开置管，在预定的程序下进行有效的多学科合作。一般情况下，院外 CA 患者到达医院后，或发现院内 CA 患者，主诊医师即刻进行 CCPR 及高级生命支持，同时评估患者进行 ECPR

的指征。如果患者符合 ECPR 的入选标准且无禁忌证，则在床旁或手术室进行置管并连接管路。动、静脉插管与动、静脉管道连接成功后，台上、台下分别检查核对管道，确保无误后，先打开静脉管道钳，启动 ECMO 泵至转速在 1500 r/min 以上，再打开动脉管道钳（以防止血液逆流），ECMO 开始运转。院外 CA 后实施 ECPR 过程如图 30-1 所示。

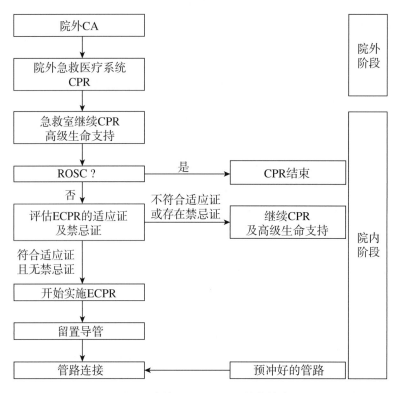

图 30-1　院外 CA 后 ECPR 的实施流程

5. ECPR 维持期间的治疗　静脉 - 动脉 ECMO 建立且体外循环流量合适后，可停止胸外按压。上机后需要监测心室腔大小来确保心室排空。另外主动脉瓣的开放状态也非常重要。超声心动图可以评估并监测双心室的功能，以调节 ECMO 流量。如果观察到双心室收缩力增加，而没有重度右心室扩张，则可以减少 ECMO 支持力度。

ECMO 仅能提供循环氧合支持，却不能治疗 CA 的病因，因此需要根据推测或确定的 CA 病因，进行病因治疗。已经实施 ECPR 治疗但仍昏迷的患者需要进行脑电图监测及颅脑计算机断层扫描。此外，目标温度管理是目前被临床证实能够改善 CA 患者远期预后和神经功能恢复的方法，因此，此类患者需要进行目标温度管理。

6. ECPR 的撤离　ECPR 的撤机指征包括：

（1）小剂量血管活性药物即可维持血流动力学稳定；

（2）无致命性心律失常；

（3）无酸碱失衡及电解质紊乱；

（4）辅助流量减少到正常心排血量的 10% ~ 20%；

（5）超声心动图显示左室射血时间大于 200 ms、左室射血分数 > 40%。

7. ECPR 的并发症　ECPR 的并发症发生概率较高，特别是置管和 ECMO 维持期间。出血（31.3%）是最常见的并发症，通常与抗凝治疗相关，其他并发症包括肢体并发症（11.1%）、管路并发症（8.8%）、感染（7.4%）、痫性发作（5.5%）等。最常见的出血部位是置管位置，经皮置管的出血风险要小于外科直视下切开置管。置管部位出血通常可以通过局部压迫止血来治疗，但有时需要外科探查。全身使用抗凝剂增加了其他部位（如颅脑和消化道）出血的风险。颅内出血是严重的并发症，极大降低患者存活机会。经皮穿刺造成的血管损害包括置管失败、远端血流减少、动静脉瘘和腹膜后血肿。动脉损伤通常需要通过外科手术来治疗。

知识拓展

心脏骤停后治疗的新篇章

目标温度管理是指将患者的体温降至 32～36 ℃，要维持 24 小时以上，是目前唯一可以有效改善心脏骤停后昏迷患者神经功能的治疗措施。自 2012 年起，北京大学第三医院急诊科率先在国内开展第一例心脏骤停患者的目标温度管理，至今已经 10 余年，积累了丰富的经验，挽救了很多心脏骤停患者的生命，帮助他们以神经功能完好无损的状态回归社会。2016 年，北京大学第三医院急诊科率先在国内开展心脏骤停患者的 ECMO 治疗，对于年轻、导致心脏骤停病因可逆、传统的心肺复苏手段难以恢复自主循环的患者，ECMO 是唯一的治疗手段，至今北京大学第三医院已挽救了很多年轻心脏骤停患者的生命。

综合思考题

1．目标温度管理的适应证和禁忌证是什么？

2．ECPR 的适应证和禁忌证是什么？

第三十章
综合思考题解析

参考文献

[1] 郑康，杜兰芳，李姝，等．北京大学第三医院心脏骤停后目标温度管理实施规范．中国急救医学，2021，41（7）：588-592．

[2] 中华医学会急诊医学分会复苏学组，成人体外心肺复苏专家共识组．成人体外心肺复苏专家共识．中华急诊医学杂志，2018，027（001）：22-29．

（马青变）

第三十一章

有创机械通气

◎ 学习目标

基本目标

1. 掌握有创机械通气的适应证、禁忌证。
2. 掌握有创机械通气的常用模式。

发展目标

1. 熟悉有创机械通气的参数设置。
2. 熟悉有创机械通气的报警和故障排除。

机械通气是治疗危重患者的一项基本技术。它不是病因治疗，不能治愈疾病，但可以为原发病的治疗提供时间或创造条件。

一、机械通气的定义

机械通气是患者通气和（或）换气功能出现障碍时，运用器械使患者恢复有效通气并改善氧合的方法称机械通气。所以，机械通气的主要作用包括改善气体交换，纠正严重的呼吸性酸中毒或者低氧血症；缓解呼吸窘迫，即降低氧耗，缓解呼吸肌疲劳；改善肺顺应性，预防或治疗肺不张；保障应用镇静肌松剂的安全等。

二、机械通气的适应证和禁忌证

（一）适应证

机械通气最主要的适应证是低氧血症和高碳酸血症型呼吸衰竭。此类患者通常存在通气功能障碍或自主呼吸能力的下降、通气/血流比例失调（通气不足，或通气功能正常者出现与之不匹配的血液灌注减少）或弥散功能障碍。上述情况将导致低氧血症、高碳酸血症或两种情况同时存在。急性中毒、精神异常和上消化道大出血的患者，尤其血流动力学不稳定者，或需要进行内窥镜检查时，通过建立气道保护，防止由于误吸导致的严重并发症。

机械通气指征：①呼吸衰竭伴有严重意识障碍；②自主呼吸微弱或消失；③呼吸频率大于 35 ~ 40 次 / 分或小于 6 ~ 8 次 / 分；④严重肺水肿；⑤ PaO_2 < 50 mmHg，尤其是吸氧后仍 < 50 mmHg；⑥ $PaCO_2$ 进行性升高，pH 持续下降。

（二）禁忌证

机械通气通常没有绝对的禁忌证。其相对禁忌证包括：①气胸及纵隔气肿未行引流者；②低血容量性休克未补充血容量者；③严重肺大疱；④严重肺出血。

三、呼吸周期的控制和机械通气的模式

在人工气道建立之后，临床医师必须在医嘱中确定机械通气的模式、通气目标和各个参数的设置。无论是哪个模式，机械通气的过程都包括吸气触发、吸气控制阶段、呼气切换和呼气阶段四个过程。

（一）吸气触发

吸气触发包括呼吸机触发，即时间触发；患者触发，分为流量触发和压力触发；操作者触发，即手控触发。呼吸机回路中存在持续气流，称为背景气流。患者吸气引发的呼吸回路内压力的下降（压力触发）或流速的变化（流速触发），超过了触发阈值，即可触发呼吸机。如果选择压力触发，通常设置为 –0.5 cmH_2O 至 –2 cmH_2O。如果选择流速触发，触发阈值通常设置为 1 ~ 3 L/min。应该注意如果触发灵敏度设置过低，可能导致误触发。

（二）吸气控制阶段

吸气控制阶段常见容量控制和压力控制两种方式。对比见表 31-1。

表 31–1　容量控制和压力控制的对比

	容量控制	压力控制
定义	通气以容量为目标，预设潮气量、吸气峰流速。流速波形：方波 / 递减波，达到预设容量后被动呼气	通气以压力为目标，预设吸气压、吸气时间。潮气量由气道压与 PEEP 之差及吸气时间决定
优点	容量可控：能保证恒定的潮气量，从而保证分钟通气量	压力可控：预防呼吸机相关性肺损伤。人机同步性好，不易人机对抗。改善气体分布
缺点	压力不可控：由于潮气量、吸气流速固定，容易出现人机对抗，增加患者呼吸做功，当肺顺应性较差或气道阻力增加时，使气道压过高	容量不可控：潮气量不可控，可能导致通气不足
呼气切换	容量切换	时间切换

（三）常见的呼吸机模式

包括：辅助 / 控制通气（assist/control，A/C）、间歇或同步指令通气（intermittent or synchronized mandatory ventilation，IMV/SMV）、压力支持通气（pressure support ventilation，PSV）和持续气道正压通气（continuous positive airway pressure，CPAP）。

1．A/C 模式　是辅助通气模式（assist，A）和控制通气模式（control，C）的组合。前者允许患者自主吸气，患者仅做触发功，触发后由呼吸机来控制通气过程；而呼吸机完全替代自主呼吸，在输送潮气量时则无需患者吸气触发，只适用于接受深度镇静或肌松剂治疗的患者。当自主呼吸频率低于后备频率，启动控制通气，当自主呼吸频率高于后备频率，启动辅助通气；每次呼吸周期，呼吸机的辅助水平相同。A/C 模式常作为上机的首选模式，能迅速改善通气不足，但同时也有可能造成通气过度；可改善呼吸肌疲劳，但长期应用可能导致呼吸机依赖造成脱机困难；容易产生人机对抗。在 A/C 模式中，主要的参数包括呼吸频率、潮气量或压力、呼气末正压（PEEP）、吸入氧浓度（fraction of inspired oxygen，FiO_2）。

2．同步间歇指令通气（synchronized intermittent mandatory ventilation，SIMV） 是一种混合通气模式。谈到 SIMV 必须首先定义触发窗，即预先设定的呼吸周期中的某一固定时间，通常设置为每个呼吸周期开始的前 25% ~ 90%。在触发窗内，患者自主呼吸达到触发灵敏度时，呼吸机按照预设参数给予一次指令通气；若触发窗结束时患者仍不能有效触发，则呼吸机按照预设参数给予一次指令通气；呼吸机周期的剩余时间内患者自由呼吸。SIMV 对于自主呼吸不够的患者可以作为常规通气，也能够用于脱机前的锻炼和过度，能够减少人机对抗，保证有效通气，有利于呼吸肌锻炼；如果患者自主呼吸突然减弱，可能造成通气不足及呼吸肌疲劳。SIMV 模式下需要设置 IMV 的频率、潮气量、PEEP 和 FiO_2，同时针对两次指令通气之间出现的呼吸，可以选择性地设置压力支持参数。

3．压力支持通气（pressure support ventilation，PSV） 在 PSV 模式下每次呼吸都由患者自主触发，每次吸气都接受一定水平的压力支持。频率和吸呼比由患者自己决定，潮气量由 PSV 和自主吸气强度共同决定。吸呼转换为流速切换：例如设置切换点为峰流速的 25%，一旦流速下降至峰流速的 25%，呼吸机就从吸气切换到呼气。PSV 模式下患者自主呼吸，感觉舒适；但对于没有自主呼吸者，有窒息风险，单独应用时设置窒息参数；可单独应用或与 SIMV 合用，单独应用作为撤机手段。PSV 的参数设置包括：压力支持的水平为 0 ~ 35 cmH₂O，其他参数还包括 FiO_2，有或无 PEEP。

四、呼吸机初始参数的设置

呼吸机初始参数的设置详见表 31-2。

表 31-2　呼吸机初始参数的设置

参数	常用设置
潮气量	肺外疾病 8 ~ 12 ml/kg，COPD 6 ~ 8 ml/kg，ARDS ≤ 6 ml/kg
呼吸频率	12 ~ 20 次 / 分，限制性通气障碍 > 20 次 / 分，阻塞性通气障碍 8 ~ 12 次 / 分
流速波形	峰流速：40 ~ 60 L/min，波形：递减波
触发灵敏度	−0.5 ~ −2 cmH₂O 或 1 ~ 3 L/min
呼气灵敏度	一般 25%，设置越高，吸气时间越短
吸气时间	吸气时间 0.8 ~ 1.2 秒 吸呼比 1:（1.5 ~ 2） 限制性通气障碍 1:（1 ~ 1.5） 阻塞性通气障碍 1:（2 ~ 2.5）
吸气平台时间	改善肺泡通气，改善肺内气体分布，改善氧的弥散 0.1 ~ 0.3 s，一般设为呼吸周期的 10% 左右，不超过 20%
流量加速百分比	调节初始压力到达设置压力的速率，一般为 50% 左右
氧浓度	根据氧分压调节，以最低氧浓度使 PaO_2 大于 60 mmHg 或 SaO_2 > 90% 一般不宜超过 50 ~ 60%，如超过 60% 时间应小于 24 小时 如给氧后发绀不能缓解可加用 PEEP 复苏时可用 100% 氧气，不必顾及氧中毒
吸气压力	以达到目标潮气量为原则，通常不超过 25 cmH₂O
压力支持	逐渐上调，保证呼吸频率 15 ~ 25 次 / 分、潮气量 6 ~ 8 ml/kg

五、机械通气的报警和故障排除

机械通气的报警和故障排除方法详见表 31-3。

表 31-3　机械通气的报警和故障排除方法

报警类型	原因	处理
气道高压报警	肺水肿引起肺顺应性降低、通气回路或气管导管曲折、受压、插管过深、呼吸机管道扭曲、叹气或呼吸道分泌物增加、麻醉较浅、人机对抗、潮气量设置过大、气道痉挛	整理管道，及时倾倒水杯，吸痰，听诊双肺呼吸音或床旁胸片，检查气管插管的位置及时调整，重新设置各种参数，镇静或肌松
气道低压报警	呼吸机管道漏气、脱落、气管插管套囊充气不足或破裂，潮气量设置较小，气胸	检查管道是否漏气、接口衔接不紧，必要时暂时脱离呼吸机，使用简易呼吸器，更换呼吸机管道后检查完好再连接。检查气囊压力，如果充气不足及时充气，重新设置呼吸机各种参数
分钟通气量或潮气量过高报警	呼吸机的设置不当、报警设置过低、患者过度通气	重新设置潮气量，降低潮气量，减慢呼吸频率，重新设置报警参数
分钟通气量或潮气量过低报警	呼吸机设置潮气量不足或呼吸频率过低，管道漏气、气管导管气囊充气不足或漏气，自主呼吸过弱，辅助通气不足，烦躁引起人机对抗	增加潮气量及呼吸频率，重新设置潮气量，呼吸频率，重新设置报警参数
气源报警	气源管道的漏气，中心气源压力下降	及时通知后勤保障部，必要时暂时脱离呼吸机，使用简易呼吸器，待气源稳定后再连接管道
电源报警	电源线脱落、电压过低、电压波动过大、呼吸机保险丝熔断、电压过高所致呼吸机的自动保护而停止工作	及时通知后勤保障部，必要时暂时脱离呼吸机，使用简易呼吸器，待电源稳定后再连接管道
吸入氧浓度报警	氧气气源故障使氧气压力下降，氧电池消耗，空-氧混合器故障	及时通知后勤保障部，必要时暂时脱离呼吸机，使用简易呼吸器，待氧源稳定后再连接管道。如果是氧电池消耗尽或是损坏应及时更换
气道温度报警	湿化器设置错误，湿化器故障	过高：及时降低温湿化器，及时吸痰，整理呼吸机管道、及时倾倒水杯 过低：检查温湿化器的性能是否良好，重新适当提高温度

知识拓展

呼吸机相关肺损伤

　　机械通气的主要目标是改善氧合和通气，而同样重要的还有避免对已经出现失代偿的肺组织造成呼吸机相关肺损伤。剪切力和牵拉力是造成肺泡损伤的关键因素。过高的压力或潮气量导致肺过度充气，对肺泡的过度牵拉导致气压伤和容量伤。而这是导致急性肺损伤患者出现气压伤的主要因素。常见的气压伤包括气胸、纵隔气肿。肺不张通常发生在呼吸频率过快的患者。由于肺泡反复的陷闭和快速充气，产生的剪切力会使薄而脆的肺泡-毛细血管间质发生撕裂，肺泡表面活性物质的功能障碍。

　　平台压＞ 35 cmH$_2$O 与肺泡的损伤相关。这引出了"肺保护性通气"的概念和策略。保护性肺通气策略组（潮气量 6 ml/kg 理想体重，且限制平台压＜ 30 cmH$_2$O）患者的机械通气时间明显缩短、死亡率明显降低。对于非 ARDS 患者潮气量应选择 6 ~ 8 ml/kg 理想体重，对于 ARDS 患者的潮气量应选择 4 ~ 6 ml/kg 理想体重。使用小潮气量通气可能导致分钟通气量的降低，这可以通过设置更高的呼吸频率或允许性高碳酸血症策略来代偿。允许性高碳酸血症是在通过降低潮气量达到预防肺泡损伤目的的同时，允许出现一定程度的通气不足和二氧化碳潴留，动脉血 pH 不低于 7.2。

综合思考题

第三十一章
综合思考题解析

1. 有创机械通气的适应证和禁忌证是什么？
2. 吸气末暂停的作用是什么？

参考文献

林果为，王吉耀，葛均波. 实用内科学. 15 版. 北京：人民卫生出版社，2017.

（刘韶瑜）

第三十二章

急诊困难气道

◎ 学习目标

基本目标

1. 能区分紧急气道和非紧急气道。

2. 能运用各类评分进行困难气道的评估。

发展目标

1. 能熟练使用直接喉镜进行非困难气道的气管插管。

2. 能运用非紧急插管设备独立处理部分困难气道。

气道管理是急诊医师的基本技能，是维持急重症患者生命体征的重要手段。急诊患者存在病种、病情、治疗目的、治疗环境等多方面的特殊情况，决定了急诊气道最主要的特点是紧急和不可预见性，增加了急诊人工气道建立的难度。因此，必须结合急诊的特点来制订标准化的气道管理规范，以提高急诊医护人员的气道管理水平。

一、困难气道的相关定义

（一）困难气道的定义

困难气道是指具有 5 年以上临床经验的医师在面罩通气时遇到了困难（上呼吸道梗阻）或气管插管时遇到了困难，或两者兼有的一种临床情况。急诊困难气道是指接受过系统培训的急诊医师，在面罩通气或气管插管时遇到困难，或两者兼有的一种临床情况。

（二）困难面罩通气

有经验的医师在无他人帮助的情况下，经过多次或超过一分钟的努力，仍不能获得有效的面罩通气。

（三）困难气管插管

1. 困难喉镜显露　直接喉镜经过两次以上努力仍不能看到声带的任何部分。

1984 年，Cormack 根据直接喉镜下喉显露的情况提出四级分类。1 级：可窥见声门的大部；

2级：仅能窥见声门后联合，看不到声门；3级：不能窥见声门的任何部分，仅能窥见会厌；4级：不能窥见喉的任何部分。

2. 困难气管插管　无论存在或不存在气管生理改变，气管插管需要两次以上努力、更换工具或操作者才可成功进行气管插管。

（四）非紧急气道

仅有困难气管插管而无困难面罩通气的情况。患者能够维持满意的通气和氧合，能够允许有充分的时间考虑其他建立气道的方法。

（五）紧急气道

只要存在困难面罩通气，无论是否合并困难气管插管，均属紧急气道。患者极易陷入缺氧状态，必须紧急建立气道。崩溃气道（crash airway）是指患者处于深度昏迷、濒临死亡、循环崩溃时，不能保证基本的通气氧合。尤其患者"既不能插管也不能通气"（Can't intubate, Can't Oxygenate，CICO）时，可能导致气管切开、脑损伤和死亡的严重后果。出现面罩通气困难和气管插管困难二者的发生率均约为5%，面罩通气和困难的气管插管同时发生的情况则更少。事实上，由于各种新研发的气道管理工具的出现，仅有少于1%的患者需要外科手术建立气道。

二、困难气道的评估

90%的困难气道可以通过仔细评估发现。对于已识别的困难气道，有预案地处理能够改善医疗安全。

（一）病史

详细询问病史及查阅相关病历资料，是否存在既往插管和困难气道。年龄大于55岁、打鼾亦是困难球囊面罩通气的独立危险因素。

（二）危险因素

络腮胡、无牙、肥胖（BMI > 26 kg/m²）、Mallampati分级（表32-1）Ⅲ或Ⅳ级、下颌前伸受限、甲颏距离过短都是困难球囊面罩通气的独立危险因素。其他提示因素还包括：上门齿过长、小下颌、颈短粗、孕妇、会厌炎或咽喉部肿瘤。

表32-1　Mallampati分级

分级	可见范围			
	咽峡弓	悬雍垂	软腭	硬腭
Ⅰ	✓	✓	✓	✓
Ⅱ		✓	✓	✓
Ⅲ			✓	✓
Ⅳ				✓

（三）评估方法

1. CHANNEL 原则（表32-2）

表32-2　CHANNEL原则

项目	内容
Crash airway	按紧急气道处置
Hypoxia	急诊气道管理首先需要纠正低氧血症。不能纠正低氧血症时，可判断为紧急气道。紧急气道重点在于尽快建立有效人工气道，按困难气道流程处理，必要时直接选用有创气道技术

续表

项目	内容
Artificial airway	对于尚能维持通气氧合的患者，仍需根据病情判断是否需要建立人工气道
Neck mobility	调整体位至嗅物位。关注患者有无合并颈部疾患，包括颈部活动受限、颈部损伤、颈部制动、体位配合困难等
Narrow	各种原因导致气管内径减小甚至完全阻塞，包括气管外组织压迫（如肿瘤、局部脓肿、血肿）、气管内异物、气管自身病变（如局部放疗、瘢痕挛缩）
Evaluation	对于不能达到 3-3-2 原则的患者，提示应用直接喉镜暴露声门困难。如条件允许时，使用 Mallampati 分级
Look externally	快速地观察患者有无特别的外观特征，以确定是否有气管插管或通气的困难，如颈部粗短、过度肥胖、下颌短小、尖牙过长、外伤畸形等一些会导致特殊面部结构改变

3-3-2 原则：开口度 3 横指，舌骨到下颌距离 3 横指，甲状软骨到舌骨距离 2 横指。

2．LEMON 记忆法 帮助指导体格检查以确定患者是否为困难气道（表 32-3）。

表 32-3 LEMON 记忆法

对应的英文单词	项目	内容
Look	观察和评估相关因素	肥胖、小颌畸形、舌体巨大、长门牙、上切牙突出或下切牙过大并突出的反颌畸形、短颈、牙齿松动、外伤
Evaluation	应用 3-3-2 原则	当张嘴时，在上下牙之间能插入 3 个手指，舌颏距（舌骨到下颏角之间）有 3 个手指宽度，甲状软骨舌骨距（舌骨与甲状软骨之间）有 2 个手指宽度。符合上述三条的患者通常能成功插管而没有并发症
Mallampati	Mallampati 分级	Ⅲ级气道在插管过程中较有难度。而Ⅳ型气道在插管过程中会非常困难
Obstruction	梗阻的评估	如会厌炎或 Ludwig 咽颊炎，例如分泌物难以清理、喘鸣等
Neck	颈部活动度评估	颈椎创伤或固定，以及强直性脊柱炎和严重类风湿关节炎都会影响观察

三、插管前准备

插管前应当争分夺秒地积极纠正患者的低血压和严重代谢性酸中毒。在调整患者体位时，一定要检查所有设备（表 32-4）。

表 32-4 气管插管前用物核查表

序号	核查内容
1	合适尺寸的面罩
2	检查氧源
3	检查负压吸引装置
4	喉镜是否处于备用状态
5	有额外的手柄和备用叶片（包括各种尺寸和类型）
6	听诊器，呼气末二氧化碳监测仪
7	气管导管正确塑型
8	导丝和 10 ml 的注射器
9	不同口径的气管导管
10	非紧急插管设备：可视喉镜、视可尼、纤维喉镜
11	紧急插管设备：喉罩、紧急气切设备
12	上级医师及耳鼻喉科医师

四、困难气道的常用工具

（一）无创气道技术

1. 可视化技术 常见的设备包括可视喉镜、可视管芯、支气管镜等。它们使得声门显露更为容易、清晰。

2. 声门上气道技术 当患者气管插管失败或以球囊面罩无法通气的时候，喉罩是一种常用的声门上气道工具。当患者存在严重低氧血症、喉镜暴露困难、通气困难时，喉罩可建立有效的气道。

3 其他辅助插管技术 气管食管联合导管等技术。

（二）有创气道技术

1. 环甲膜穿刺/切开 是一种为快速建立确定性气道的临时方法。常用于异物阻塞，喉外伤，上呼吸道吸入性损伤、热损伤或腐蚀性损伤，血管神经性水肿，上呼吸道出血，会厌炎和假膜性喉炎（导致急性喉梗阻）或其他经口插管失败的紧急情况。

2. 气管切开术 急诊紧急情况下，首选经皮快速气管切开术。

（三）药物应用

意识清楚的患者难以耐受喉镜插入及气管插管的强烈刺激，出现交感神经的兴奋（血压升高、心率增快），可能导致操作困难或加重原发病；肌肉痉挛或受刺激后的反射性肌紧张会使声门暴露困难；插管过程中强烈的紧张焦虑情绪和肌松后产生的无力濒死感会导致患者的不良回忆。因此，建议根据患者的情况适当使用起效快、代谢快的镇痛、镇静、肌松药。但要注意，常规镇痛、镇静药多有呼吸抑制作用。在使用肌松药前必须先使用镇静药。对于肌松剂的使用须非常谨慎，给予肌松剂后患者完全丧失自主呼吸，一旦出现困难插管或困难面罩通气则是致命的。

五、困难气道的处理原则和处理流程

人工气道的建立方式遵循"简便、有效、最小创伤"原则，优选可视化技术。应当在操作前充分评估是否为困难气道。鉴于急诊患者的特殊性，应当同时关注患者的进食情况并评价插管过程中胃内容物反流误吸或窒息风险，当患者存在误吸和反流风险时应给予环状软骨压迫，胃管鼻饲的患者可考虑胃肠减压减少胃残留量。遵循"优先维持通气与氧合"原则，争取进行充分的预氧合，在此过程中明确是否存在困难面罩通气。若单人操作时通气不满意，则考虑双人加压辅助通气，配合手法开放气道、口咽或鼻咽通气道同时使用。对于喉镜显露分级为Ⅰ~Ⅱ级的情况，操作者可以尝试直接气管插管。但如果遇到困难，切忌反复多次尝试，建议最多操作2次。若插管失败，立即按困难气道处理。尽量在患者清醒或者浅镇静的状态下进行插管，尽量保留自主呼吸，尤其要慎用肌松药。困难气道的处理流程见图32-1。

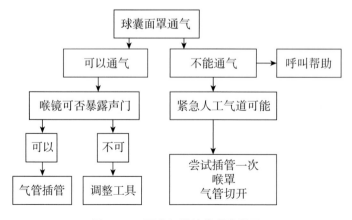

图32-1 困难气道的处理流程图

六、气管插管位置确定

气管导管放置后需重点确认其在气管内合适的位置。确认方法包括体格检查、呼气末二氧化碳监测、床旁超声、胸片等，上述方法各有利弊，结合患者情况选择，有条件需首选呼气末二氧化碳监测。

七、困难气道的操作培训

1. 急诊科应当具备处理困难气道的业务能力，包括建立困难气道的处理流程，优化气道管理车。

2. 对急诊医师进行定期培训和宣教。气道管理的培训存在"90定律"，即要求：首次插管成功率90%，插管过程 < 90秒，插管过程中维持氧饱和度 > 90%，插管过程中维持血压 > 90 mmHg，插管失败再次预氧合时间 < 90秒，CICO情况下建立紧急人工气道 < 90秒。只有通过大量的练习才能达到熟练掌握常规气管插管技术，并保证至少掌握一种紧急气道工具。有研究表明，当低年资医师进行10次左右操作时，插管成功率接近50%～75%；达到200次插管时，成功率超过99%。故可以考虑在培训、考核和实际操作过程中进行计时以细化对操作者的评价。

3. 排班时考虑年资搭配，确保至少有一位对困难气道有经验的高年资急诊医师主持气道管理，并有助手在场。

知识拓展

气道管理车

急诊患者气道情况多变，应强化"降阶梯思维"的急诊气道管理预案。建议设立专用的气道管理车，集中摆放气道管理设备。气道管理车应秉承"万全通用（one fits all）"原则，能根据急诊困难气道的临床决策需求和医师操作能力提供立即可取的气道管理设备，主要涉及如下装置。

（1）不同型号的硬式喉镜及叶片。

（2）可视喉镜。

（3）多个型号的气管内导管。

（4）气管内导管引导物：硬质管芯、可视管芯、光棒等。

（5）声门上气道，例如喉罩或插管型喉罩。

（6）光学纤维支气管镜。

（7）环甲膜穿刺套件或气管切开套件。

（8）呼出气体二氧化碳监测装置。

综合思考题

1. 急诊科与麻醉科、ICU的气道管理有何不同特点？

2. 急诊患者是否应当常规进行全麻快速诱导插管？

第三十二章
综合思考题解析

参考文献

[1] 中华医学会麻醉学分会. 困难气道管理专家共识. 临床麻醉学杂志，2009，25（3）：200-203.

[2] 于布为，吴新民，左明章，等. 困难气道管理指南. 临床麻醉学杂志，2013，29（1）：93-98.

[3] 中国急诊气道管理协作组. 急诊气道管理共识. 中国急救医学，2016，36（6）：481-485.

[4] Jarrod Moiser，Raj Joshi，Cameron Hypes，et al. The physiologically difficult airway. Western Journal of Emergency Medicine，2015，XVI（7）：1109-1117.

[5] Martin Bjurstrom，Micael Bodelsson，Louise Sturesson. The difficult airway trolley：A narrative review and practical guide. Anesthesiology research and practice，2019，27：6780254.

[6] D. A. Edelman，E. J. Perkins，D. J. Brewster. Difficult airway management algorithms：a directed review. Anesthesia，2019，74（9）：1175-1185.

（李　姝）

第三十三章

经皮气管切开术

◎ 学习目标

基本目标

1. 熟悉颈部解剖。
2. 熟练掌握经皮气管切开术的相关理论知识（如手术适应证、禁忌证、操作步骤等）。

发展目标

能独立且熟练进行经皮气切操作。

气管切开术（tracheotomy）是一种急救手术，最早可以追溯到 4000 年以前，最初仅用于解除喉梗阻引起的呼吸困难。早期的气管切开术死亡率很高，直到 19 世纪末、20 世纪初气管切开术大量应用于白喉的患者中，气管切开术才成为一种较成熟的手术。随着对呼吸道的病理生理的深入研究，其应用范围已有很大的扩展。对于下呼吸道分泌物潴留所引起的呼吸衰竭（如颅脑外伤、胸腹外伤及脊髓灰质炎等），气管切开术为重要的辅助性治疗手段，可经气管套管将下呼吸道分泌物吸出，从而改善肺内气体交换。至 1985 年，Ciaglia 等采用 Cook 连续式扩张器施行经皮气管切开术（percutaneous tracheostomy）、经皮扩张气管切开术，因切口小、手术时间短、出血少、术后感染概率更小等优点，在重症患者中应用越来越多。目前国内应用较多的是扩张钳经皮气管切开术和犀牛角式经皮气管切开术。本章主要介绍扩张钳经皮气管切开术。

一、应用解剖

颈段气管位于颈部正中，上接环状软骨下缘，相当于第 6 颈椎平面。其下段达胸部，相当于第 4 胸椎下缘。自环状软骨下缘至胸骨上窝之间，有 7～8 个气管环（气管全长有 16～20 个气管环）。颈段气管的位置较浅。头后仰时，气管自胸腔提向颈部，使颈段气管变长，位置亦较浅。头前屈时，气管缩入胸腔，颈段气管变短，位置亦变深。

颈部气管之前覆有皮肤、浅筋膜、深筋膜、结缔组织及气管前筋膜。浅筋膜层中常有较粗静脉，连接两侧颈前静脉。深筋膜下有胸骨舌骨肌及胸骨甲状肌覆于气管两侧，至气管之正中部，两侧肌缘相接，形成一白色筋膜线，称之为"白线"。甲状腺峡部一般位于第3、4气管环之前，为气管前筋膜所包绕。

颈总动脉、颈内静脉位于两侧胸锁乳突肌的深部，于环状软骨水平上述血管离颈中线较远，向下逐渐移近颈中线，于胸骨上窝处与气管靠近。故若以胸骨上窝为顶、两侧胸锁乳突肌前缘为边、环状软骨下缘水平为底的倒三角形区域为安全三角区。在颈部气管前，有时可见位置偏高的无名动脉。两侧肺尖有时高出第1肋，向颈部膨出，尤以左侧为甚。

二、扩张钳经皮气管切开术的适应证和禁忌证

（一）适应证

1. 咽部阻塞而有呼吸困难者，如咽部肿瘤及脓肿等。
2. 各种原因造成的喉梗阻Ⅱ～Ⅲ度（如急性会厌炎、喉部肿瘤等）。
3. 各种原发病导致气管插管2周以上并预计长期不能拔管者。
4. 其他手术的前置手术，如施行下颌、口腔、咽、喉部大手术时，为防止血液、分泌物或呕吐物下流，或术后局部组织肿胀阻碍呼吸，可先行气管切开术。

（二）禁忌证

1. 绝对禁忌证
（1）特别紧急外科气道处理（此时建议采用环甲膜穿刺术、环甲膜切开术或紧急气管切开术）。
（2）儿童。
（3）气切部位解剖结构不清及颈部手术条件差。

2. 相对禁忌证
（1）甲状腺肿大或颈段气管前肿瘤。
（2）颈部手术或气管切开史。
（3）凝血功能异常。
（4）颈部过度粗短、肥胖者。
（5）颈部活动度差（如颈椎严重骨化、颈部外伤等）。

三、术前准备

1. 术前常规进行胸片、心电图、血尿常规检查、凝血功能检查、生化检查、免疫检查等。术前评估患者情况，如果发现急性喉梗阻、颈部解剖结构不清、颈短肥胖、颈部后仰条件差、颈前术野手术瘢痕史、弥漫性甲状腺肥大、气管畸形的患者行常规气管切开术。

2. 器械与药物　气管切开套管，气管切开相关手术器械，局部麻醉剂，消毒剂，如有条件可配备支气管镜。

图33-1为扩张钳经皮气管切开套件器械，从左至右包括切皮刀、注射器（10 ml）及穿刺针、初级扩张器、导丝及推送架、扩张钳、气管切开套管。扩张钳的尖端设计为可通过导丝的中空结构。

四、操作步骤

1. 仰卧位，垫肩，颈部后仰，充分暴露颈段气管，常规消毒铺巾，建议视情况选择第1～4相邻两软骨环之间作为穿刺点。
2. 颈前切口皮下注射含盐酸肾上腺素（1：100000）的1%利多卡因溶液。
3. 于患者颈前正中环状软骨与胸骨上窝间做1.5～2.0 cm横切口，切开皮肤及皮下组织暴露带状肌。
4. 用穿刺针按如下步骤采用分层穿刺：①穿刺针（10 ml）内预抽取3～5 ml生理盐水，穿

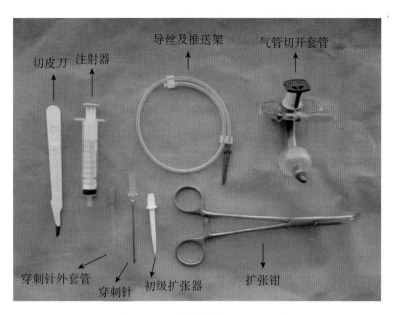

图 33-1　经皮气管切开套件器械

刺进入气管前软组织内，针尖触碰到气管前壁时停止进针，回抽，如抽出鲜血说明针头在甲状腺峡部或刺入血管。更换穿刺点 2～3 次，如仍能够抽出鲜血（图 33-2），停止穿刺，压迫穿刺点10 s 后钝性分开带状肌，暴露出甲状腺峡部及气管前壁，直视下在第 1～2、2～3 或 3～4 气管环间组织穿刺，确认气管和进行扩张操作。②若气管前穿刺回抽无鲜血，说明未穿刺到甲状腺峡部或血管，继续进针穿刺入气管，此时有明显的落空感，回抽注射器，有气体顺畅进入抽有生理盐水的注射器，表明此时穿刺针在气管内（图 33-3）。撤出穿刺针及注射器，保留穿刺针外部的软管于气管壁上，用带有生理盐水的注射器通过软管再次回抽，确认软管末端在气管内后将导丝沿软管置入气管腔内，将软管取出。用初级扩张器、扩张钳（图 33-4）先后沿导丝对气管前软组织及气管进行初级扩张与钝性扩张。最后，沿导丝将套件内专用气切套管置入气管内（图 33-5），拔出气管内芯及导丝，吸除气切套管及气管内分泌物，套管气囊充气，有指征者连接呼吸机。

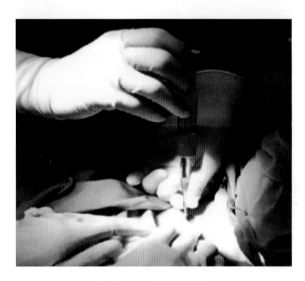

图 33-2　注射器穿刺
预抽有生理盐水的注射器在气管前回抽有血，说明气管前穿刺部位有甲状腺组织或大血管

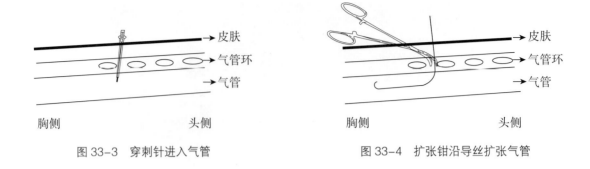

图 33-3　穿刺针进入气管　　　　　　　图 33-4　扩张钳沿导丝扩张气管

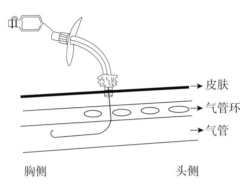

图 33-5　沿导丝置入专用气切套管

5. 气切套管的两翼缝合于颈部皮肤，固定带打结将气切套管固定于颈前，保持固定带与颈部间有容 1 指的空间（图 33-6）。

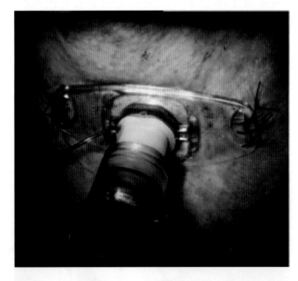

图 33-6　缝线固定套管

将气管切开套管缝合固定于颈前皮肤，注意缝线勿过紧，防止患者术后出现缝线部位疼痛

五、并发症

①出血；②感染；③误吸；④皮下或纵隔气肿；⑤气胸；⑥气管食管瘘；⑦脱管等。

六、注意事项

1. 消毒铺巾后准备常规气管切开手术器械，以备在经皮气管切开术失败时可立即将术式更改为传统气管切开术。

2. 分层穿刺技术的应用。切开皮肤及皮下组织暴露肌层后在穿刺入气管前用注射器回抽，如果回抽有血，说明穿刺针针头误入甲状腺组织或气管前血管中。此时应分离肌层暴露甲状腺或气管前血管，避免了扩张环节损伤甲状腺及气管前血管造成术中及术后出血的可能。注意在穿刺前注射器内要预抽取适量生理盐水，因为通常在注射器针头刺入甲状腺内时回抽血量较少，注射器内的生理盐水在视觉上可起到将回抽血量放大的作用。

3. 分离肌层暴露气管时只需暴露出能容纳穿刺针的范围，与传统气管切开术相比减少手术创伤及出血。

4. 暴露气管后可以在直视下穿刺入气管环之间的结缔组织，避免经典经皮气管切开术中穿刺到气管环扩张时导致气管环碎裂的可能；在进行扩张环节时只需对气管扩张 1 次，避免经典经皮气切术首先扩张气管前组织，再扩张气管等多重步骤，减少因导丝打折而导致经皮气切术失败的可能。

5. 术中将气切套管缝合固定于皮肤上，防止出现术后意外脱管。

知识拓展

常见并发症的处理

1. 出血　术中出血应进行外科结扎或电凝止血；术后出血可行局部压迫法止血或术腔填塞止血，出血较多者需重新打开伤口行外科结扎或电凝止血。

2. 感染　加强伤口护理和换药，并给予抗生素治疗。

3. 皮下、纵隔气肿或气胸　轻度皮下、纵隔气肿及气胸无需治疗，吸氧观察即可，气肿严重影响呼吸循环时应实施减压术；对于张力性气胸应立即穿刺并行胸腔闭式引流。

4. 气管食管瘘　早期禁食，给予鼻饲饮食或补液，抗感染治疗；大瘘孔者行手术治疗。宜早期进行手术治疗，根据病情作瘘管修补，切除和（或）食管重建。

综合思考题

1. 如何避免术后脱管？

2. 与传统气切相比，经皮气管切开的优劣势是什么？

第三十三章
综合思考题解析

参考文献

[1] Pratt L W，Ferlito A，Rinaldo A. Tracheotomy：historical review. Laryngoscope，2010，118（9）：1597-1606.

[2] Ciaglia P，Firsching R，Syniec C. Elective percutaneous dilatational tracheostomy. A new simple bedside procedure；preliminary report. Chest，1985，87（6）：715-719.

[3] Siamak Y，Hamid K，Raziyeh G，et al. Comparison of Complications in Percutaneous Dilatational Tracheostomy versus Surgical Tracheostomy. Global Journal of Health Science，2014，6（4）：221-225.

［4］ Park S S，Goldenberg D. Percutaneous tracheotomy：Griggs technique. Operative Techniques in Otolaryngology-Head and Neck Surgery，2007，18（2）：95-98.

［5］ F Ravat，Pommier C，Dorne R. Trachéotomie percutanée. Annales Franaises Danesthésie Et De Réanimation，2001，20（3）：260-281.

［6］ 李涛，闫燕，朱丽，等. 改良经皮扩张气管切开术的临床应用. 中国微创外科杂志，2017，17（11）：1021-1024.

（李　涛）

第三十四章

床旁支气管镜检查及病原学标本采集

◎ 学习目标

基本目标

1. 了解床旁支气管镜在临床中应用范围。
2. 了解床旁支气管镜行呼吸道病原学检查的不同方法和判定标准。

发展目标

1. 能独立操作床旁支气管镜协助建立人工气道及气道管理。
2. 能独立操作床旁支气管镜行呼吸道病原学检查。

床旁支气管镜技术具有操作简便、直观、成功率高、效果好、并发症少等优点，在危重病急救中发挥着重要作用，尤其对于肺不张、肺部感染及机械通气患者的诊断和治疗均有重要价值。传统纤维支气管镜采用光导玻璃纤维（光纤）制成的导光束和导像束，根据其全反射的原理特性，采用外部光源（冷光源），使其具有照明和成像的功能。电子支气管镜在纤维支气管镜的基础上，通过 CCD 摄像头的光电转换功能进行电子成像。无光纤电子支气管镜采用 LED 光源照明技术，通过 CMOS 摄像头的进行电子成像，通过纯铜导丝供电，由于其耐用、便携的特点，目前被广泛应用于床旁支气管镜检查中。下面结合实际病例，进一步介绍床旁支气管镜的临床应用。

一、协助建立人工气道

目前临床上多采用 Mallampati 分级对气管插管困难程度进行评估。根据患者张口度检查，可分为四级：Ⅰ级可见咽峡弓、软腭、悬雍垂；Ⅱ级可见咽峡弓、软腭，悬雍垂被舌体阻挡；Ⅲ级只见软腭；Ⅳ级软腭也不可见。对于困难气道的气管插管，使用床旁支气管镜引导，具有及时、直接、有效的优势，且患者耐受性好，尤其在以下情况中（复杂的气道管理）价值大：①插管前需要气道评估；②非镇静患者；③不允许颈部伸展的患者；④可疑存在大气道病变的患者。另外，床旁支气管镜引导下经皮扩张气管造口术，能够帮助确定气管切开位置，避免损伤气管黏膜。

二、协助气道管理

床旁支气管镜在 ICU 的气道管理中主要应用于以下几个方面。

1. 经支气管镜吸痰、引流　解除因痰液阻塞气道而造成的肺不张、低氧血症，清除肺部手术后患者气道分泌物，加强气道管理，为挽救患者的生命起到了决定性作用。

2. 经支气管镜调整气管导管位置　可观察气管导管位置及气道情况。

3. 支气管镜协助拔出气管导管　有些患者拔管后出现上气道梗阻，支气管镜与气管导管一同撤出便于明确梗阻原因，必要时立即重新送入导管，避免上气道梗阻对患者的影响。

三、肺部感染病原学诊断

临床工作中，如何判断呼吸道细菌是定植或感染非常重要，不同的病原学标本有不同的判定标准。中华医学会呼吸机相关性肺炎（VAP）诊断、预防和治疗指南（2013）推荐，保护性毛刷（PSB）标本以菌落计数 $\geq 10^3$ CFU/ml 为阳性标准；支气管肺泡灌洗液（BALF）标本以菌落计数 $\geq 10^4$ CFU/ml 为阳性标准；气管内抽吸物（ETA）标本以菌落计数 $\geq 10^5$ CFU/ml 为阳性标准。中华医学会中国成人 HAP 与 VAP 诊断和治疗指南（2018）建议，医院获得性肺炎（HAP）的病原学诊断建议先通过非侵入性方法获得，无法明确致病菌时再通过侵入性方法（支气管镜）获得；VAP 除了常规经气管导管吸取呼吸道分泌物涂片和半定量培养外，可通过侵入性方法采集标本。

病例 1　男性，69 岁，既往 COPD，未规律使用吸入治疗，长期口服醋酸泼尼松（强的松）10 mg/天。4 天前受凉后出现咳嗽、咳痰、呼吸困难加重，白色黏痰，易咳出，伴发热（38.1 ℃）。血常规：WBC 15.43×10^9/L，Neu 90.3%，动脉血气分析：pH 7.23，PCO_2 66 mmHg，PO_2 52 mmHg，气管插管收入 RICU。胸部 CT 表现为：双肺散在多发淡薄片状磨玻璃密度影、实变影，边缘模糊，内见含气支气管影，并空洞形成（图 34-1）。抗生素治疗效果不佳，行床旁支气管镜检查：见气管及各级支气管黏膜充血水肿，可吸出少量淡黄色黏稠分泌物，右中叶支气管肺泡灌洗行病原学检查。气管刷片：可见曲霉菌丝，BALF 培养：烟曲霉 3+。诊断为侵袭性肺曲霉病（IPA），予伏立康唑治疗，病情好转后出院。

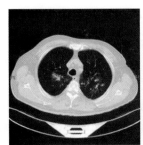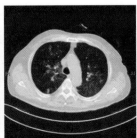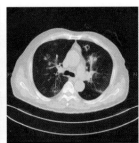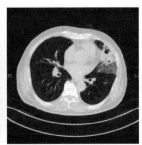

图 34-1　烟曲霉感染的肺 CT 表现

胸部 CT 可见双肺散在多发淡薄片状磨玻璃密度影、纤维索条影、实变影，边缘模糊，内见含气支气管影，并空洞形成

病例 2　男性，33 岁，既往 IgA 肾病。1 周前出现发热、干咳、呼吸困难，于肾内科住院，后呼吸困难进行性加重，出现 I 型呼吸衰竭，转入 RICU。胸部 CT 表现为双肺弥漫磨玻璃渗出影（图 34-2）。在无创通气（FiO₂ 100%）的情况下，行床旁支气管镜检查，BALF 确诊肺孢子菌肺炎（PCP），予磺胺治疗后病情好转出院。在 PCP 的诊断中，BALF 的敏感性显著优于痰标本，故尽早行支气管镜病原学检查对于明确诊断至关重要。

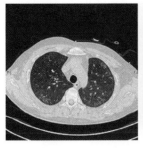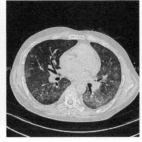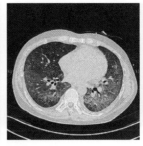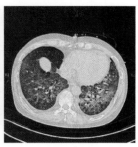

图 34-2　耶氏肺孢子菌感染的肺 CT 表现
胸部 CT 可见双肺弥漫磨玻璃密度影

病例 3　男性，43 岁，既往体健。劳累后高热、干咳、呼吸困难 3 天，伴有 I 型呼吸衰竭，收入 RICU。胸部 CT 可见双肺散在斑片状磨玻璃渗出影（图 34-3），以外周胸膜下为著，行床旁支气管镜检查 BALF-PCR 检测，诊断为柯萨奇病毒肺炎。

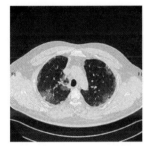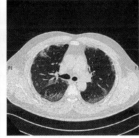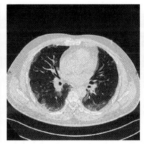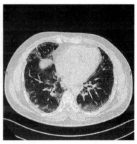

图 34-3　柯萨奇病毒感染的肺 CT 表现
胸部 CT 可见双肺散在斑片状磨玻璃渗出影，以外周胸膜下为著

四、肺部多发 / 弥漫性病变的鉴别诊断

有些肺部多发 / 弥漫性病变的病例，经充分广谱抗生素治疗无效的，应考虑非感染性疾病的可能。此时，经支气管镜行 BALF 或肺活检对于明确诊断至关重要。

病例 4　男性，28 岁，既往体健。1 周前劳累后出现乏力、头晕，3 天前出现咳嗽、咳痰，伴发热，体温 37.6 ℃，伴呼吸困难，予"头孢"治疗效果不佳。入院血常规 WBC 18.6×10^9/L，Eos 53.3%，血气分析提示 I 型呼吸衰竭，胸片提示双肺渗出性病变。行支气管镜可见双侧支气管及其分支可见少量淡黄色稀薄分泌物，气道黏膜弥漫充血，BALF 细胞计数及分类提示嗜酸性粒细胞比例显著升高为 85%，诊断为急性嗜酸性粒细胞性肺炎，予糖皮质激素治疗 2 周后，肺部病变显著吸收（图 34-4）。

五、诊治咯血

咯血是临床常见的急症之一，咯血的病因复杂，诊治难度大，大咯血可以引起呼吸道阻塞，导致窒息死亡。支气管镜检查可以为咯血的诊治提供以下帮助：①更加准确的确定出血部位；②显著提高咯血病因的诊断正确率；③为治疗方法的选择和实施提供依据；④进行局部止血治疗：药物、电凝止血等。

病例 5　男性，24 岁，既往体健。入院前 2 天晨起时出现咯血（前一天运动量大），共 3 次，总量约 600 ml，伴胸闷、咳嗽，查血常规 Hb 168 g/L，凝血功能正常，胸片未见明显异常，予止

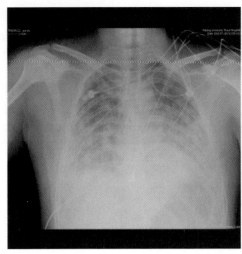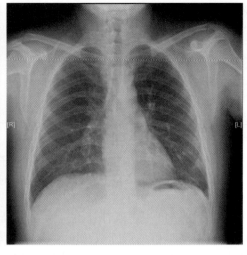

图 34-4 急性嗜酸性粒细胞性肺炎的影像学表现

胸片可见双肺渗出性病变，糖皮质激素治疗 2 周后，肺部病变显著吸收

血、抗感染治疗。入院第 2 天上午再次大咯血，咯血量约 2000 ml，导致窒息、意识丧失，予气管插管机械通气后，行床旁支气管镜检查可见右肺中间段支气管活动性出血，行支气管动脉造影检查可见右肺下叶支气管动脉造影剂外溢，行支气管动脉栓塞术后，病情逐渐稳定。

六、其他应用

1. 经支气管镜肺活检术（transbronchial lung biopsy，TBLB） 华盛顿大学医学院的回顾性队列分析，评估了机械通气患者行 TBLB 的安全性和诊断价值。针对 71 例需要肺组织病理检查（弥漫性肺浸润影）的机械通气患者，共进行了 83 例次 TBLB 操作（在 X 线引导下）。并发症：气胸（术前无胸腔引流管患者）10 例（14.3%），支气管内出血 > 30 ml 者 5 例（10%），无 TBLB 相关的死亡、肺炎病例。诊断结果：特异性组织学病理确诊 29 例次（34.9%），由于组织学检查结果直接导致治疗更改的 34 例次（41%），TBLB 标本与开胸肺活检或尸检标本病理学一致性为 84.6%（11/13）。结论：在特定的机械通气患者，TBLB 的风险是可接受的，常可避免开胸肺活检。

2. 气道介入治疗 对于由肿瘤、结核等造成的阻塞性肺不张，在采取常规的抗感染治疗、气管镜下冲洗等治疗外，经支气管镜采用高频电烧灼、球囊扩张、支架植入等手段才能解除梗阻的根本原因。

知识拓展

机械通气患者的支气管镜检查

对于需要呼吸机辅助通气的患者，行床旁支气管镜检查并发症的发生率高于一般患者。在支气管镜检查过程中及检查后，应对患者进行连续的多导生命体征监测。其具体注意事项如下。

1. 对于需呼吸机（包括无创呼吸机及有创呼吸机）辅助通气的患者，应采取积极措施，如提高吸入氧浓度，将支气管镜通过三通接口插入气管导管内，保证支气管镜检查术过程中维持足够的通气和氧合。

2. 有以下情况的患者进行操作的风险较高，检查前需谨慎权衡利弊：①机械通气时呼气末正压（positive end expiratory pressure，PEEP）> 14 cmH$_2$O、不能耐受每分钟通气量减少或检查前依赖高浓度氧疗；②颅内高压；③气管插管的内径与支气管镜外径差值< 2 mm。

　　3. 对于肺叶切除术后的机械通气患者，不推荐常规进行支气管镜检查术及支气管肺泡灌洗术来预防肺不张。

　　4. 疑诊呼吸机相关性肺炎的患者，强烈建议优先使用非侵入性检查手段以获得病原学证据，仅上述方法无效时，才考虑行支气管镜检查术。

综合思考题

第三十四章
综合思考题解析

　　1. 急诊患者何时应考虑床旁支气管镜协助建立人工气道？

　　2. 床旁支气管镜行呼吸道病原学检查的不同方法和判定标准有哪些？

参考文献

[1] Samsoon GL，Young JR. Difficult tracheal intubation：a retrospective study. Anaesthesia，1987，42（5）：487-490.

[2] Hsia DW，Ghori UK，Musani AI. Percutaneousdilational tracheostomy. Clin Chest Med，2013，34（3）：515-526.

[3] 中华医学会急重症医学分会. 中华医学会呼吸机相关性肺炎诊断、预防和治疗指南（2013版）. 中华内科杂志，2013，52（6）：542-543.

[4] 中华医学会呼吸病学分会感染学组. 中国成人医院获得性肺炎与呼吸机相关性肺炎诊断和治疗指南（2018年版）. 中华结核和呼吸杂志，2018，41（4）：255-280.

[5] Masur H，Brooks JT，Benson CA，et al. Prevention and treatment of opportunistic infections in HIV-infected adults and adolescents：Updated Guidelines from the Centers for Disease Control and Prevention，National Institutes of Health，and HIV Medicine Association of the Infectious Diseases Society of America. Clin Infect Dis，2014，58（9）：1308-1311.

[6] O'Brien J，Ettinger N，Shevlin D et al. Safety and yield of transbronchial biopsy in mechanically ventilated patients. Crit Care Med，1997，25（3）：440-446.

（杜毅鹏）

第三十五章

动脉置管、临时起搏器植入术、有创血流动力学监测、无创心功能监测

◎ 学习目标 ──────────────────────────▶

基本目标

1. 能概括动脉置管的步骤。
2. 能总结临时起搏器植入术的适应证。
3. 能说明有创血流动力学监测的各项指标和意义。
4. 能说明无创心功能监测的指标。

发展目标

1. 能进行动脉置管的操作。
2. 能进行临时起搏器植入术的操作。
3. 能运用有创血流动力学监测分析患者病情。
4. 能运用无创心功能监测分析患者病情。

一、动脉置管

（一）动脉穿刺置管的目的

1. 持续、精确地监测动脉压。
2. 多次获取动脉血标本。
3. 测定心排血量。
4. 经动脉输液、输血。

（二）动脉穿刺置管的适应证

1. 危重或大手术患者。
2. 体外循环心内直视术患者。
3. 反复动脉血气分析者。
4. 严重高血压、低血压、休克。

5．动脉血管造影、介入术。

6．需要血管活性药物者。

7．呼吸、心搏停止心肺复苏者。

（三）常用血管

1．桡动脉　自肱动脉分出，与桡骨平行下降，其下部位置较浅，表面附以皮肤和筋膜，附近没有重要的神经和血管，迷走神经分布少，不易发生神经、血管损伤。桡动脉穿刺疼痛率较低，为动脉穿刺的首选血管。穿刺前需要做 Allen 试验：①术者用双手同时按压桡动脉和尺动脉；②嘱患者反复用力握拳和张开手指 5～7 次至手掌变白；③松开对尺动脉的压迫，继续保持压迫桡动脉，观察手掌颜色变化。若手掌颜色 5 s 之内迅速变红或恢复正常，即 Allen 试验阴性，表明尺动脉和桡动脉间存在良好的侧支循环，可以行动脉穿刺；相反，若 5 s 手掌颜色仍为苍白，即 Allen 试验阳性，这表明手掌侧支循环不良。禁止做介入、动静脉内瘘等手术。

2．股动脉　在腹股沟韧带处触及股动脉搏动最强处，穿刺点位于搏动最强点偏下方 1～2 cm 处。

3．肱动脉。

4．足背动脉。

5．颈内动脉。

（四）桡动脉穿刺步骤

1．常规消毒穿刺部位，2% 利多卡因在穿刺点处皮下逐层麻醉。

2．患者平卧，上肢外展，掌侧朝上，腕背部垫一小枕，四指固定使腕部呈背曲抬高 30°～40°。

3．在桡骨茎突内侧触及桡动脉搏动最明显处，选其远端 0.5 厘米处为穿刺点。

4．穿刺针与皮肤呈 30°，向桡动脉直接刺入。

5．见针尾有血流出，即可固定针芯，将套管针向前推进，将针芯退出。

6．顺利置管后，连接测压管道系统，用肝素稀释液冲洗动脉套管，防止血凝。将测压系统与压力监测仪连接，即可显示动脉压力数值和动脉压力波形。

（五）动脉穿刺置管的并发症

1．远端肢体缺血　原因：血栓形成、血管痉挛、局部包扎过紧。

2．局部出血血肿。

3．感染　置管时间一般不超过 7 天。

二、临时起搏器植入术

（一）临时起搏的适应证

1．一般治疗性起搏

（1）急性心肌梗死、急性心肌炎、药物中毒或电解质紊乱、心脏外伤或外科术后引起的房室传导阻滞。

（2）严重窦性心动过缓。

（3）窦性停搏伴心源性脑缺氧综合征（阿 - 斯综合征）发作或近乎晕厥者。

（4）对药物治疗无效或不宜用药物或电复律的快速性心律失常。

（5）反复发作的室性心动过速、室上性心动过速、心房颤动、心房扑动。

2．诊断及研究性起搏

（1）快速性心房起搏诊断缺血性心脏病。

（2）窦房结功能的测定。

3．预防性或保护性起搏

（1）冠状动脉造影及心脏血管介入性导管治疗。

（2）快速性心律失常，在应用药物或电复律治疗有顾虑者。

（3）心律不稳定患者，在植入永久心脏起搏器或更换起搏器时。

（4）心动过缓或双束支阻滞、不完全性三分支阻滞，将要接受全麻或大手术时。

（二）术前准备及起搏路径

1．术前准备　心电图、凝血、除颤仪、急救药品、电极、临时起搏器。

2．经静脉起搏路径

（1）锁骨下静脉路径。

（2）颈内静脉路径。

（三）电极定位与固定

沿鞘管送起搏电极经锁骨下静脉、上腔静脉、右心房、三尖瓣至右室心尖部。深呼吸和咳嗽时导管顶端位置应固定不变。

（四）参数调节

1．起搏频率　起搏器连续发放脉冲的频率，一般为 40 ~ 120 次 / 分，通常取 60 次 / 分为基本频率。

2．起搏阈值　引起心脏有效收缩的最低电脉冲强度。心室起搏要求电流 3 ~ 5 mA，电压 3 ~ 6 V。

3．感知灵敏度起搏器感知 R 波的能力，心室感知灵敏度值为 1 ~ 3 mV。

（五）临时起搏的并发症

1．导管移位　最常见，发生率为 2% ~ 8%，心电图表现为不起搏或间歇性起搏。需要重新调整电极。

2．心肌穿孔　少见，发生率为 0.1%，右室游离壁穿孔。

3．导管断裂。

4．膈肌刺激。

5．腹部跳动感或顽固性呃逆。

6．心律失常。

7．穿刺并发症　皮下血肿、气胸、血胸、气栓、动脉撕裂等。

8．感染。

三、有创血流动力学监测

（一）血流动力学监测的定义

依据物理学的定律，结合生理和病理生理学概念，对循环系统中血液运动的规律进行定量、动态的连续测量和分析，并将这些数据反馈性的用于对病情发展的了解和对临床治疗的指导。血流动力学的相关参数是反映心脏、血管、血液、组织氧供氧耗及器官功能状态等方面的重要指标。

（二）重症患者血流动力学监测的意义

1．容量管理　即判定患者是否有液体反应性，并根据治疗随时调整液体平衡方案。

2．药物滴定　即心血管活性药物种类的选择以及药物滴定的量和速度的监控及调整。

3．疾病的鉴别诊断　休克的分型等。

（三）有创血流动力学监测——脉搏轮廓动脉压波形分析法（pulse indicate continous cardiac output，PiCCO）

1．基本原理　结合了经肺热稀释技术和动脉脉搏波型轮廓分析技术。采用热稀释方法测量单次的心排血量，并通过分析动脉压力波形曲线下面积来获得连续的心排量，用于进一步的血流动力学监测和容量管理（图35-1）。其测定心排血量的原理是通过中心静脉导管在右心房上部一定的时间注入一定量的冷水，该冷水与心内的血液混合，使温度下降，温度下降的血流到股动脉处，通过该处热敏电阻监测血温变化。其后低温血液被清除，血温逐渐恢复。肺动脉处的热敏电阻所感应的温度变化，记录温度稀释曲线。通过公式计算出心输出量。

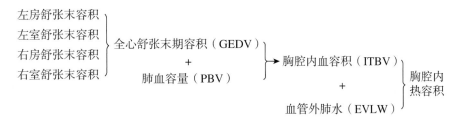

$$EVLW = ITTV（胸腔内热容积）- ITBV（胸腔内血容积）$$

图35-1　血管外肺水的计算

2．适应证与禁忌证

（1）适应证：凡需要进行心血管功能和循环容量状态测定的患者，均可采用PiCCO。如：休克、ARDS、急性心力衰竭、严重创伤、大手术等。

（2）禁忌证

1）出血性疾病；

2）主动脉瘤、大动脉炎；

3）动脉狭窄、肢体有栓塞史；

4）肺叶切除，肺栓塞，肺内巨大占位性病变；

5）体外循环期间，体温或血压短时间变异过大；

6）严重心律失常；

7）严重气胸、心肺压缩性疾病；

8）心腔肿瘤；心内分流。

3．PiCCO的两部分参数

（1）经热稀释方法得到的非连续性参数（表35-1）

表35-1　PiCCO非连续性参数

非连续性参数	名称
心排血量	CO
全心舒张末期容积	GEDV
胸腔内血容积	ITBV
血管外肺水	EVLW
肺血管通透性指数	PVPI
心功能指数	CFI
全心射血分数	GEF

（2）动脉轮廓分析法得到的连续性参数（表35-2）

表35-2 PiCCO连续性参数

连续性参数	名称
连续心排血量	CCO
动脉压	AP
心率	HR
每搏量	SV
每搏量变异	SVV
脉压变异	PPV
系统血管阻力	SVR
左心室收缩力指数	dPmx

4. PiCCO测量的参数血流动力学分类和正常值

（1）PiCCO的血流动力学参数分类（表35-3）

表35-3 PiCCO的血流动力学参数

分类	参数
容量/前负荷参数	胸腔内血容积 ITBV 全心舒张末期容积 GEDV 每搏量变异 SVV 脉压变异 PPV
流量/后负荷参数	心排血量 CO 每搏量 SV 系统血管阻力 SVR 心率 HR 动脉压 AP
心肌收缩力参数	全心射血分数 GEF 心功能指数 CFI 左心室收缩力指数 dPmx
肺相关参数	血管外肺水 EVLW 肺血管通透性指数 PVPI

（2）PiCCO测量的血流动力学参数正常值（表35-4）

表35-4 血流动力学参数正常值

参数	范围	单位
心指数（CI）	3.0～5.0	$l/min/m^2$
每搏量指数（SVI）	40～60	ml/m^2
全身血管阻力（SVRI）	1200～1800	$dyn \cdot s/cm^5/m^2$
平均动脉压（MAP）	70～90	mmHg
全心射血分数（GEF）	25～35	%
心功能指数（CFI）	4.5～6.5	l/min
心率（HR）	60～90	次/分
舒张末期容积指数（GEDI）	680～800	ml/m^2
胸腔血容积指数（ITBI）	850～1000	ml/m^2
每搏量变异（SVV）	10	%
血管外肺水指数（EVLWI）	3.0～7.0	ml/kg
肺血管通透指数（PVPI）	1.0～3.0	

5．PiCCO 容量 / 前负荷参数

（1）全心舒张末期容积 GEDV

定义：全心舒张末期容积（GEDV）是心脏 4 个腔室内的血容量。

计算：GEDV= 全心舒张末期容积 = 胸腔内热容积（ITTV）- 肺内热容积（PTV）

（2）胸腔内血容积 ITBV

定义：胸腔内血容积（ITBV）是心脏 4 个腔室的容积 + 肺血管内的血液容量。

意义：① ITBV 和 GEDV 最主要的优点是不受机械通气的影响而产生错误，因此能够在任何情况下提供前负荷情况的正确信息。②经由 GEDV 和 SV 计算得到的全心射血分数（GEF），在一定程度上反映了心肌收缩功能。

关系公式：GEF = 4 × SV/GEDV

（3）每搏量变异（SVV）

定义：反映每搏量随通气周期变化的情况。

作用：SVV 是过去 30 秒的测量结果，只适用于心律规律的完全机械通气患者。对于没有心律失常的完全机械通气患者而言，SVV 反映了心脏对因机械通气导致的前负荷周期性变化的敏感性。SVV 可用于预测扩容治疗对每搏量的提高程度。

6．PiCCO 流量 / 后负荷参数

（1）心排血量 CO

定义：在中心静脉注射指示剂后，PiCCO 动脉导管尖端的热敏电阻测量温度的变化，分析热稀释曲线后，心排血量通过改进的 Stewart-Hamilton 公式计算得到。

（2）动脉血压（AP）、心排血量（CO）、外周血管阻力（SVR）之间的关系：

动脉血压 = 心排血量 × 外周血管阻力（SV × HR）

7．肺相关参数

（1）血管外肺水 EVLW

定义：血管外肺水（EVLW）是肺内含有的水量，可以在床旁定量判断肺水肿的程度。

组成：由细胞内液、间质液体和肺泡内液体组成。

临床应用：ARDS、心源性肺水肿、感染性休克、液体管理。

优势：①血管外肺水（EVLW）通过经肺热稀释法得到，已被染料稀释法和重量法证实。②血管外肺水（EVLW）与 ARDS 的严重程度相关、患者机械通气的天数、住 ICU 的时间及死亡率明确相关，其评估肺水肿远远优于胸部 X 线摄片。

（2）肺血管通透性指数（PVPI）

优势：肺血管通透性指数能反映肺水肿的类型，在一定程度上反映了肺水肿形成的原因。

PVPI = EVLW/PBV

8．操作步骤（图 35-2）

9．决策树（图 35-3）

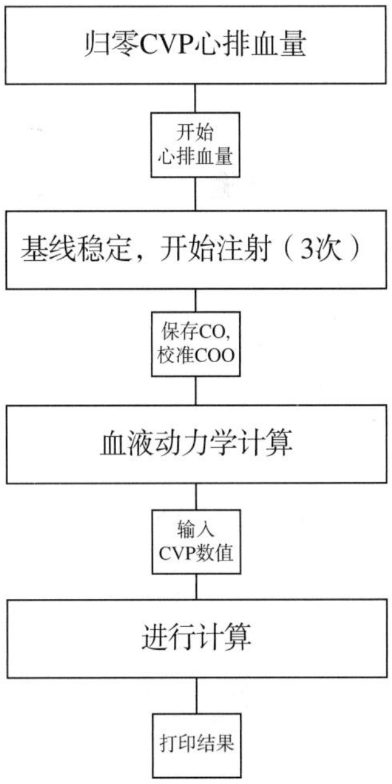

图 35-2　PiCCO 的操作步骤

四、无创心功能监测

无创心功能监测即应用胸腔电生物阻抗法（thoracic electrical bioimpedance，TEB）来进行无创的心功能检查。生物组织的阻抗会随着相应的体积变化而变化，随着心脏的收缩与舒张，主动脉的容积随血流量变化而变化，其阻抗也随血流量变化而变化，主动脉的阻抗变化量，反映并代表了主动脉的血流变化量。无创心排血量检测仪，通过体表放置的传感器，连续性测量胸部内导

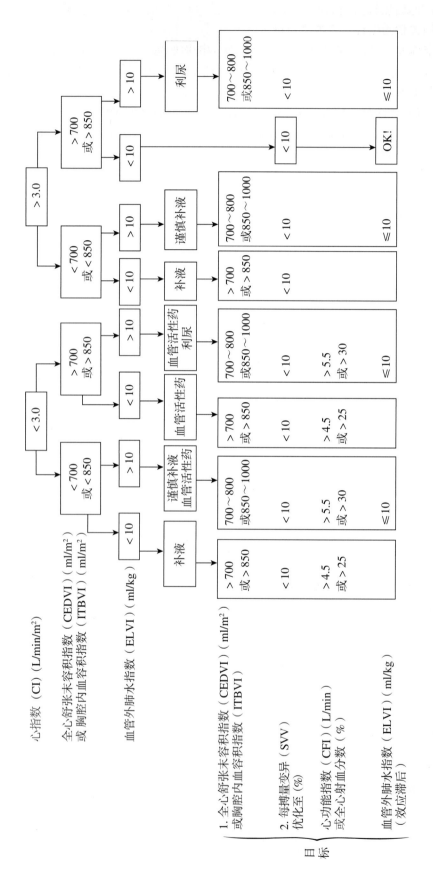

图 35-3　治疗决策树

电性的变化，分析主动脉瓣膜开关前后的血流导电性变化，得出主动脉血流加速度的峰值速度和左心室射血时间，运用数学模型计算每搏输出量。

NICOM 无创心排血量检测仪能够获得的血流动力学参数有：心排血量（CO）、心指数（CI）、每搏输出量（SV）、每搏输出量指数（SVI）、每搏输出量变异（SVV）、总外周阻力（TPR）、总外周阻力指数（TPRI）、无创血压（NIBP）、平均动脉压（MAP）、心率（HR）、胸腔液体含量（TFC）、心功率及指数（CP/CPI）。临床主要应用于急危重症患者的血流动力学监测评估，患者心脏功能的评价和动态监测，为临床诊断和治疗提供参考。对于严重的主动脉瓣反流、严重的动脉导管未闭、颈部和胸部过度移动（如抽搐、高频通气时身体颤抖）等情况不适用。

知识拓展

PiCCO 技术的局限与 TEE 监测

PiCCO 需要通过热稀释法进行校准，在连续监测发生变化时校准更为重要，但多长时间校准 1 次，目前尚无统一标准，尤其在使用血管活性药物或血管内容量变化引起动脉波形改变时。此外，PiCCO 监测需要放置动脉导管和中心静脉导管，无法避免感染、气胸、静脉血栓等不良反应的发生。

随着食管超声技术的问世和广泛应用，经食管超声心动图（trans esophageal echocardiography，TEE）成为一种可以连续监测血流动力学变量的非侵入性床旁监测技术。TEE 与经胸超声心动图（TTE）相比具有操作简单的优势，能够从心脏后方近距离观察心脏的结构和功能，克服和避免了胸壁和气体等因素的干扰，但也存在咽部黏膜出血、食管黏膜损伤、心律失常等缺陷。TEE 直接反映心室前负荷情况，反应灵敏，干扰因素少，可重复性强，而 PiCCO 易受血管活性药和容量状态的影响，需不断进行校准，且置管时间不宜过长，不适用于需长期行血流动力学监测的患者。

综合思考题

1．Allen 试验对于动脉置管的意义是什么？
2．PiCCO 测量的主要参数及意义是什么？

第三十五章
综合思考题解析

参考文献

[1] Wessling KH，de Witt，Weber AP，et al. A simple device for the continuous measurement of cardiac output. Adv CardiovascPhys，1983，5（2）：16-52.

[2] 谢永进，盖鲁粤. 脉搏指示连续心排血量技术临床应用进展. 解放军医学院学报，2013，34（8）：899-902.

（李　硕）

第三十六章

特殊给药通路的建立

◎ **学习目标**

基本目标

1. 了解骨髓腔内输液的原理和优势。
2. 掌握骨髓腔内输液的适应证、禁忌证和常用部位。
3. 掌握给药通路的选择策略。

发展目标

熟练使用弹射式或电动式骨髓腔输液装置建立给药通路。

药物治疗是抢救工作中的重要的治疗手段,快速建立可靠的给药通路对于急诊医疗工作至关重要。外周静脉是临床上最常用的给药通路。但是对于低血容量休克、心脏骤停等患者,因周围循环衰竭,外周静脉充盈差,难以快速穿刺成功,这种情况下就可以考虑通过骨髓腔内通路。

一、骨髓腔内输液的原理

骨髓腔输液(intraosseous infusion, IOI)是一种快速建立给药通路的技术,通过刺入长骨或者胸骨骨髓腔的穿刺针,将液体或药物输入到骨髓腔内,然后进入人体的血液循环。人体骨髓腔由网状的海绵静脉窦状隙组成,在骨髓腔中有很多高度分化的非塌陷的静脉网与血液循环相通。而且骨髓腔内静脉网因其特殊的结构,即使在血容量严重不足、外周静脉塌陷的情况下,仍然能够保持非塌陷状态且同体循环保持连接。因此在骨髓腔内注入的药物,经过这些非塌陷性的微小静脉网络被迅速吸收,然后进入到体循环,发挥药理学作用。

骨髓腔输液已经有近百年的历史,最早在 1922 年首次应用。在第二次世界大战期间,战地医生使用骨髓腔输液技术在战场上挽救了数千名士兵的生命。1986 年,美国心脏协会正式批准将骨髓腔输液用于儿科患者的急救复苏。2005 年,美国心脏协会、欧洲复苏协会和国际复苏联络委员会建议对于成年患者,如果外周静脉穿刺 2 次不成功应立即建立骨髓腔内通路。研究显示,经骨髓腔输入的药物,其药代动力学、药效动力学、用药剂量等与静脉用药相似,因此理论上任何能够经静脉输注的药物，均可以通过骨髓腔通路进行给药。

二、骨髓腔输液的适应证和禁忌证

（一）适应证

任何疾病需要快速建立给药通道，但无法建立常规静脉通路时，均可采用骨髓腔内输液，如心脏骤停、休克、创伤、大面积烧伤等。

（二）禁忌证

穿刺部位皮肤软组织病变（如皮肤感染、软组织感染、骨骼感染、烧伤等），穿刺部位骨骼病变（骨折、严重骨骼疾病、骨 - 筋膜室综合征、发育不良 / 骨质疏松），穿刺既往手术史（如膝关节置管、假体植入等），近期曾行骨髓腔输液。

三、骨髓腔输液的常用部位

理想的骨髓腔内输液部位要具备以下特点：骨皮质较薄，容易穿透；有较容易辨别的骨性标志；表面覆盖的组织少；容易在复杂的环境中完成操作。对于成年患者，骨髓腔输液的部位通常会选择下肢的胫骨近端、上肢的肱骨近端或胸骨柄。其中以胫骨近端最为常用。

四、骨髓腔输液的实施

以穿刺胫骨近端为例，操作步骤如下。

（一）定位

下肢适当外展外旋，膝关节稍弯曲，沿髌骨下缘向下触诊至胫骨粗隆，由胫骨粗隆向内侧滑动 2 cm，再向肢体近端滑动 1 cm 的位置即为穿刺点。此处为一较平台的骨质平面。

（二）消毒

戴无菌手套。常规方法消毒，铺洞巾。

（三）穿刺

使用专用弹射式或电动式骨髓腔输液装置，将穿刺针刺入骨髓腔。

（四）确认

拔出穿刺针针芯，连接注射器回抽可见骨髓液。

（五）固定

骨髓腔输液装置的配件将穿刺针固定。通常情况下，穿刺成功后，穿刺针即被紧密的骨皮质牢固地固定在骨骼上。

（六）冲洗

使用 10 ml 生理盐水冲洗穿刺针。

（七）输液

使用加压输液器或输液泵输注药物。

使用弹射式或电动式骨髓腔输液装置穿刺时无需麻醉。对于意识清楚的患者，建议在冲洗前经穿刺针缓慢注入 2% 利多卡因溶液 40 mg（注射时间超过 120 秒），等待 60 秒后再进行冲洗，再经穿刺针缓慢注入 2% 利多卡因溶液 20 mg（注射时间超过 60 秒），然后开始输液。

骨髓腔内通路的留置时间一般不超过 24 小时，特殊情况下可酌情延长，但是不能超过 96 小时。

五、骨髓腔输液的优势

（一）穿刺速度快

骨髓腔输液通路的最大优点就是穿刺速度快。从拆开骨髓腔输液装置的无菌包装开始，至经穿刺针开始注射药物的平均时间为 2 分钟。快速建立给药通道，对于抢救患者来说至关重要。以心脏骤停患者为例，对于初始心律为不可电击心律的患者来说，尽早给予肾上腺素是治疗的关键。而肾上腺素的给药时间每延迟 2 分钟，患者的生存机会就会下降大约 20%。因此在很多国家，对于未建立给药通道的心脏骤停患者，常首选骨髓腔输液通路。

（二）首次穿刺成功率高

骨髓腔输液通路的另一个优点就是首次穿刺成功率高。无论是弹射式还是电动式骨髓腔输液装置，首次穿刺的成功率能够达到 85%～90%。相比之下，如果选择穿刺外周静脉，当患者外周静脉塌陷（如心脏骤停、低血容量性休克）时，穿刺难度会明显增加，首次穿刺的成功率会大幅度下降。如果患者同时接受胸外按压，由于随着胸外按压的起伏肢体不断晃动，几乎无法穿刺外周静脉。

（三）操作难度低

目前临床常用的骨髓腔输液装置，操作简单，无论是医生还是护士，经过短时间的培训后就能够熟练操作。而且即使在复杂的抢救环境下（如狭窄的空间中、颠簸的急救车上），也能够快速操作。

六、骨髓腔输液的并发症

（一）液体外渗

液体外渗是骨髓腔输液最常见的并发症。穿刺过浅和穿刺针脱出是导致液体外渗的最常见原因，主要和穿刺操作不熟练有关。患者往往在输液早期即出现局部肿胀、液体自穿刺处渗出等情况，意识清楚的患者输液时疼痛剧烈。输液速度过快是另一个导致液体外渗的常见原因。一般情况下置于胫骨近端的骨髓腔内通路最大可以达到 2000 ml/h 的输液速度，如果输液速度持续超过 2000 ml/h，在开始输液后的 2 小时左右，可能会出现液体外渗的情况。另外，也可见于留置时间过长、在同一骨骼进行多次骨髓腔内置管等情况。一旦出现液体外渗应立即中止输液，拔出穿刺针。

（二）感染

目前的专用骨髓腔输液装置均为无菌包装，并配有专用的无菌固定装置，在严格遵守无菌操作的情况下，感染并发症的发生率很低。一旦发生感染，可能引发蜂窝组织炎、脓肿、骨髓炎等的表现，应该立即拔出穿刺针，给予充分的抗感染治疗，必要时对感染病灶进行引流。

（三）其他

其他少见的并发症包括穿刺针折断、脂肪栓塞等。

七、给药通路的选择策略

对于需要立即建立给药通道的患者，仍然首选外周静脉通路。但是对于穿刺困难（试穿 2 次失败）或者预先判定为穿刺困难（如心脏骤停、休克、大面积烧伤等）者，则首选骨髓腔输液通路。

对于有充分时间准备、不需要立即建立给药通道的患者，如果预计的药物治疗时间超过 24 小时，建议选择中心静脉通路，如果预计的药物治疗时间不超过 24 小时，建议选择外周静脉通路。骨髓腔通路仅作为穿刺困难患者的"过渡手段"（图 36-1）。

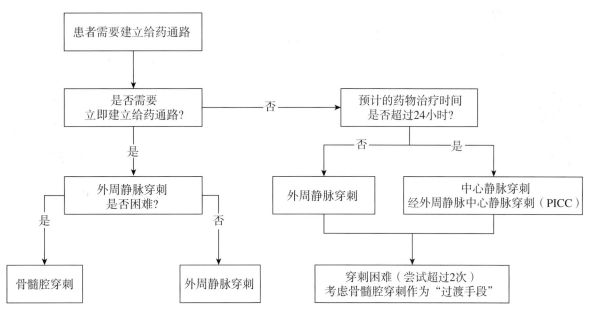

图 36-1　给药通路的选择策略

知识拓展

骨髓腔输液技术的发展

骨髓腔输液技术在 20 世纪 90 年代就已经在欧美国家使用广泛。近年来，该技术引入国内后主要应用于院前急救领域。对于心脏骤停、严重多发创伤等危重患者来说，无论是在院外还是在急诊科，该技术都能够快速建立给药通路，相比传统的外周静脉穿刺技术有突出的优点。然而，随着医学科学的不断进步和发展，尤其是以床旁超声为代表的可视化技术的广泛应用，使得静脉通路的建立难度逐年下降。超声引导下的外周静脉穿刺术使在循环条件差的患者中快速建立静脉通路成为可能。

因此，如何去准确评价骨髓腔输液技术，需要进行更多的科学研究。尤其是在心肺复苏领域，骨髓腔通路对于患者预后的影响尚不明确，经骨髓腔给药和经静脉给药相比究竟孰优孰劣，目前仍然是研究的热点。随着更多高质量临床研究结果的发布，未来骨髓腔输液技术的临床应用场景和给药通路选择的策略可能也会随之发生变化。

综合思考题

1. 对于心脏骤停的患者，哪些情况下应该优先考虑建立外周静脉通路？
2. 尝试建立骨髓腔输液通路，首次穿刺失败后应该怎么办？

第三十六章
综合思考题解析

参考文献

[1] Donnino MW，Salciccioli JD，Howell MD，et al. Time to administration of epinephrine and outcome after in-hospital cardiac arrest with non-shockable rhythms：retrospective analysis of large in-hospital data registry. BMJ,

2014，348：g3028.

[2] Leidel BA，Kirchhoff C，Braunstein V，et al. Comparison of two intraosseous access devices in adult patients under resuscitation in the emergency department：A prospective，randomized study. Resuscitation，2010，81（8）：994-999.

[3] Berg KM，Soar J，Andersen LW，et al. Adult Advanced Life Support：2020 International Consensus on Cardiopulmonary Resuscitation and Emergency Cardiovascular Care Science With Treatment Recommendations. Circulation，2020，142（16_suppl_1）：S92-S139.

[4] 中国医药教育协会急诊医学专业委员会，中华医学会北京心血管病学分会青年委员会 . 中国骨髓腔内输液通路临床应用专家共识 . 中国急救医学，2019，39（7）：620-624.

（郑　康）

第三十七章

急危重症患者镇静、镇痛

◎ 学习目标

基本目标

1. 能概括急危重症患者疼痛的原因和非镇静状态的危害。
2. 能应用药物对急危重症患者进行镇痛和镇静。

发展目标

1. 能说明镇痛、镇静治疗的并发症。
2. 能运用药物在实际中对急危重症患者进行个体化镇痛和镇静治疗。

一、急危重症患者给予镇静、镇痛治疗的意义

急危重症患者普遍处于强烈的应激状态，其常见原因如下。①自身疾病的影响：患者病情危重难以自理，各种有创操作、气管插管人机不配合，本身疾病的疼痛等；②环境因素的影响：患者身上因各种管路被约束于病床上，室内灯光刺激，昼夜颠倒，各种噪声（报警声、机器声、叫喊声等），正常的睡眠节律被剥夺等；③疼痛：气管插管及其他各种管路，肢体制动，长时间卧床等。上述因素使患者除了本身疾病外，会感到极度的"恐惧"，构成对患者的恶性刺激，增加了患者的痛苦，不安、抗拒、躁动挣扎，危及其生命安全。

非镇静状态对患者造成的危害有以下几个方面。①疼痛：会引起机体应激反应，加重脏器损害。②躁动：会出现意外拔管，影响治疗。③焦虑：增加不适感，增加氧耗。④谵妄：影响预后。⑤睡眠障碍：会引起呼吸机患者撤机困难，增加消耗。

因此，对急危重症患者要给予镇静、镇痛治疗，更强调早期干预，以镇痛治疗为基础，以患者为中心进行人文关怀，同时尽可能减少镇痛、镇静药治疗的不良反应。镇痛、镇静治疗在急危重症患者治疗中的目的为：减轻疼痛和躯体不适，改善睡眠，诱导遗忘，减轻或消除焦虑、躁动、谵妄，降低代谢率，减少氧耗，保护器官功能等。

二、急危重症患者镇静、镇痛治疗的方法

急危重症患者镇静、镇痛治疗与麻醉中的镇静是不同的。麻醉要求短暂抑制生理反射和活动，程度深、患者完全遗忘、尽可能消除疼痛，并经常使用肌松药。而急危重症患者镇静、镇痛的时间长，需要保留重要的生理反射，镇静程度需要根据临床需求而变化，需要医患交流，较少使用肌松药。目前，对急危重症患者镇静、镇痛治疗普遍存在应用不足的情况，究其原因，在镇静治疗中医生存在很多顾虑，如担心患者出现呼吸抑制、镇静过度、血压下降、呼吸机相关肺炎、呼吸机脱机困难、药物蓄积依赖、镇静效果欠佳、停药转醒后出现躁动、影响肝肾功能和胃肠功能、需要额外的人力观察病情、费用高等。这些都是医生不愿镇静，不能做好镇静的原因。因此，对于急危重症患者不同疾病的不同阶段、不同的器官功能水平，其镇静目标是不同的。需要根据患者器官功能水平制订相应的镇静目标（表37-1、表37-2），同时依据药代和药效动力学特点选择最合适的镇静药进行配伍，从而实现精准镇静，以加速患者康复，改善预后。当患者处于器官功能失代偿期/急性重症期时，应实施深度镇痛、镇静策略，目的是抑制过度应激，降低代谢和氧耗，使机体尽可能适应受到损害的氧输送状态，从而实现器官保护。如以下情况：①机械通气人机严重不协调者；②严重急性呼吸窘迫综合征（acute respiratory distress syndrome，ARDS）早期短疗程神经-肌肉阻滞剂、俯卧位通气、肺复张等治疗时；③严重颅脑损伤有颅高压者；④癫痫持续状态；⑤外科需严格制动者；⑥任何需要应用神经-肌肉阻滞剂治疗的情况，都必须以充分的深度镇痛、镇静为基础。当患者处于器官功能代偿期/恢复期时，应实施轻度镇痛、镇静策略，目的是缓解疼痛、焦虑、躁动，改善睡眠、诱导遗忘，从而保证患者安全舒适。

表37-1　根据器官功能水平制订镇静目标

评估参数		器官功能失代偿期/急性重症期	器官功能代偿期/恢复期
呼吸功能	PEEP（呼气末正压通气）	≥ 10 cmH$_2$O	< 10 cmH$_2$O
	MV（每分通气量）	≥ 26 L/min	< 26 L/min
	PPLAT（气道平台压）	≥ 30 cmH$_2$O	< 30 cmH$_2$O
	PaO$_2$/FiO$_2$（氧合指数）	≤ 200	> 200
循环功能	肾上腺素输注速度	≥ 0.05 μg/kg/min	< 0.05 μg/kg/min
	ScvO$_2$（中心静脉氧饱和度）	≤ 70%	> 70%
中枢神经功能	GCS（格拉斯哥昏迷量表）	≤ 8	> 8
	ICP（颅内压）	≥ 20 mmHg	< 20 mmHg
镇静目标		深镇静 RASS= -5 ~ -3	浅镇静 RASS = -2 ~ 0

表37-2　Richmond 躁动-镇静评分（RASS 评分）

分数	分级	描述
+4	有攻击性	非常有攻击性，暴力倾向，对医务人员造成危险
+3	非常躁动	非常躁动，拔出各种导管
+2	躁动焦虑	身体激烈移动，无法配合呼吸机
+1	不安焦虑	焦虑紧张，但身体活动不剧烈
0	清醒平静	清醒自然状态
-1	昏昏欲睡	没有完全清醒，声音刺激后有眼神接触，可保持清醒超过 10 s
-2	轻度镇静	声音刺激后能清醒，有眼神接触，< 10 s
-3	中度镇静	声音刺激后能睁眼，但无眼神接触
-4	深度镇静	声音刺激后无反应，但疼痛刺激后能睁眼或运动
-5	不可唤醒	对声音及疼痛刺激均无反应

急危重症患者烦躁的首要原因是疼痛和不适感，故重症患者应首先考虑镇痛治疗，联合镇痛治疗的镇静方案能减少疼痛发生率，降低患者镇痛评分，降低机械通气的使用率，减少气管插管时间及缩短住院时间。以镇痛为基础的镇静治疗比单纯镇静治疗获益更多，推荐在镇静治疗的同时或之前给予镇痛治疗。使用镇痛为先的镇静方法也要权衡镇痛药可干扰呼吸动力，降低胃动力及增加实施肠内营养的难度，同时还要考虑停药所导致的疼痛复发等。苯二氮䓬类和丙泊酚是作为目前镇静治疗的基本药物。右美托咪定通过拮抗中枢及外周儿茶酚胺的作用，兼具轻度镇静和镇痛效果，与其他镇痛、镇静药具有协同作用，可以减少机械通气时间和 ICU 住院时间。对于深度镇静患者宜实施每日镇静中断的给药方式。常用镇静药的特点见表 37-3。对于急危重症患者的非神经性疼痛，首选阿片类药物作为镇痛药。常用阿片类药物的药物学特性见表 37-4。近年来也建议联合应用非阿片类镇痛药（如氯胺酮、非甾体抗炎药、奈福泮和加巴喷丁等）以减少阿片类药物的用量及相关不良反应。对急危重症患者，实施目标导向的系统镇静方法（图 37-1）。

三、镇痛、镇静治疗的并发症

（一）ICU 获得性肌无力

炎症反应、长期深镇静、神经 - 肌肉阻滞剂、制动、糖皮质激素等多种因素可以导致 ICU 获得性肌无力，其中重要的诱导因素是神经 - 肌肉阻滞剂和深镇静。神经 - 肌肉阻滞剂通过抑制神经肌肉偶联而抑制肌肉的收缩活性，从而导致肌无力。神经 - 肌肉阻滞剂通常与足量的镇静药和（或）镇痛药联合应用。神经肌肉阻滞剂的应用不仅会导致即刻肌肉功能抑制，药物的残余效应也会导致 ICU 获得性肌无力。神经肌肉阻滞剂的持续使用也会增加肌萎缩的风险。因此，要积极治疗原发病，尽量减少或避免引起肌无力的药物，早期康复训练，充足的营养支持等均有助于肌无力的预防及恢复。

（二）循环功能抑制

对于血流动力学不稳定、低血容量或交感兴奋性升高的患者，镇痛、镇静治疗容易引发低血压。因此镇痛、镇静治疗期间应进行循环功能监测，根据患者的血流动力学变化调整给药剂量及速度，并适当进行液体复苏，必要时给予血管活性药物，力求维持血流动力学平稳。

（三）呼吸功能抑制

多种镇痛、镇静药都可以产生呼吸抑制，深度镇静还可以导致患者咳嗽和排痰能力减弱，影响呼吸功能恢复和气道分泌物的清除，增加肺部感染机会。因此实施镇痛、镇静过程中要密切监测呼吸频率、节律及幅度，并在病情允许的情况下尽可能及时调整为浅镇静。

（四）消化功能影响

阿片类镇痛药可抑制肠道蠕动从而导致便秘和腹胀。应用促胃肠动力药物，联合应用非阿片类镇痛药和新型阿片类制剂等措施能减少上述不良反应发生。

（五）其他

如造成压疮、深静脉血栓等并发症等。因此对于接受镇痛、镇静治疗的重症患者应注意护理、变换体位、早期活动等方式以减少上述并发症的发生。

大剂量镇痛药或镇静剂治疗超过一周即可产生神经系统适应或生理依赖，如果迅速中断治疗可导致戒断症状：如阿片类镇痛药可能引起瞳孔扩大、流泪、心动过速、呼吸急促等；苯二氮䓬类药物可能引起烦躁不安、头痛、焦虑、易激、谵妄发作等；丙泊酚的症状与苯二氮䓬类药物类似。因此镇静、镇痛药的撤离应按照每日 10%～25% 的剂量递减。

表 37-3 常用镇静药的特点

镇静药	首剂后起效时间	清除半衰期	首次剂量	维持剂量	不良反应	备注
咪唑安定	2~5 min	3~11 h	0.01~0.05 mg/kg	0.02~0.1 mg/kg/h	呼吸抑制；低血压；可能导致谵妄	对循环影响小；乙醇、药物戒断反应的一线选择
地西泮	2~5 min	20~120 h	5~10 mg	0.03~0.1 mg/kg	呼吸抑制；低血压	半衰期过长，不容易实现"浅镇静"策略，不推荐作为镇静一线选择
丙泊酚	1~2 min	快速清除 34~64 min	5 μg/kg/min	1~4 mg/kg/h	低血压；呼吸抑制；高甘油三脂；输注点疼痛；丙泊酚输注综合征	儿童镇静时要特别注意丙泊酚输注综合征，高甘油三脂患者慎用，可以降低频率，谵安发生概率低
右美托咪定	5~10 min	1.8~3.1 h	1 μg/kg，超过 10 min 缓慢输注	0.2~0.7 μg/kg/h	心动过缓；低血压	可以预防、治疗谵安，对循环影响小

表 37-4 常用阿片类药物的药物学特性

阿片类药物	起效时间	半衰期	负荷剂量	维持剂量	不良反应
芬太尼	1~2 min	2~4 h	0.35~0.5 μg/kg	0.7~10 μg/kg/h	比吗啡更少的低血压。累积有肝损害
吗啡	5~10 min	3~4 h	2~4 mg	2~30 mg/h	累计用量有肝肾损害。有一定的组织胺释放
瑞芬太尼	1~3 min	3~10 min	0.5~1.0 μg/kg iv（>1 min）	0.02~0.15 μg/kg/min	没有肝肾损害。如果体重>130% 理想体重，使用理想体重计算
舒芬太尼	1~3 min		0.2~0.5 μg/kg	0.2~0.3 μg/kg/h	剂量个体差异性较大，分布半衰期长，代谢半衰期短，长期使用可能增加机械通气时间

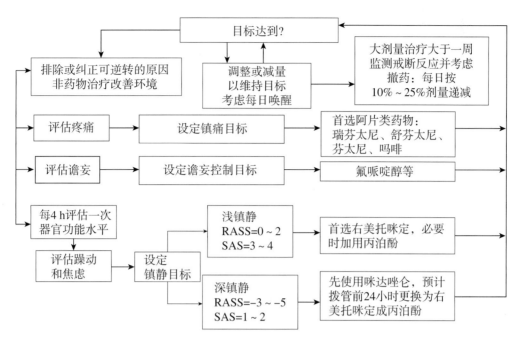

图 37-1　目标导向的系统镇静方法

知识拓展

镇静催眠药在临床应用中的成瘾问题

耐受性增高或出现戒断症状不等同于镇静催眠药成瘾。根据国际疾病分类第十一次修订本（International Classification of Diseases 11th Revision，ICD-11）关于"镇静催眠药依赖"（6C44.2）的诊断标准，除存在依赖性的生理特征（耐受性，停止或减少使用后出现戒断症状）外，还强调失控性使用，以及行为模式上存在优先于其他活动的特征。此外，镇静催眠药成瘾除与药物本身的药理特性有关外，还与使用者的易感性、处方者的技巧及多种社会环境因素有关。所以，在临床实践中，对具有确切适应证而无禁忌证的患者，应及时处方镇静催眠药，尽快缓解患者的痛苦。

综合思考题

1. 急危重症患者给予镇痛、镇静治疗的必要性是什么？

2. 对于一个脓毒性休克、Ⅱ型呼吸衰竭、有创呼吸机辅助通气的患者，如何进行镇静、镇痛治疗？

第三十七章
综合思考题解析

参考文献

中华医学会重症医学分会. 中国成人 ICU 镇痛和镇静治疗指南. 中华重症医学电子杂志，2018，4（2）：90-113.

（李　硕）

中英文专业词汇索引